梗阻性子宫阴道发育异常超声和手术对比诊断

Obstructive Uterovaginal Anomalies Comparison
Between Diagnostic Ultrasound and Surgical Findings

主　编　王慧芳　秦成路
副主编　王　玥　石瑾秋　胡守容

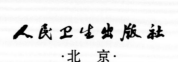

人民卫生出版社
·北京·

图书在版编目（CIP）数据

梗阻性子宫阴道发育异常超声和手术对比诊断 / 王慧芳，秦成路主编 . -- 北京 ：人民卫生出版社，2024.9. -- ISBN 978-7-117-36901-5

Ⅰ. R339.2

中国国家版本馆 CIP 数据核字第 2024GL1100 号

人卫智网	www.ipmph.com	医学教育、学术、考试、健康，购书智慧智能综合服务平台
人卫官网	www.pmph.com	人卫官方资讯发布平台

梗阻性子宫阴道发育异常超声和手术对比诊断

Gengzuxing Zigong Yindao Fayu Yichang Chaosheng he
Shoushu Duibi Zhenduan

主　　编：王慧芳　　秦成路
出版发行：人民卫生出版社（中继线 010-59780011）
地　　址：北京市朝阳区潘家园南里 19 号
邮　　编：100021
E - mail：pmph @ pmph.com
购书热线：010-59787592　　010-59787584　　010-65264830
印　　刷：北京华联印刷有限公司
经　　销：新华书店
开　　本：889 × 1194　　1/16　　印张：26
字　　数：750 千字
版　　次：2024 年 9 月第 1 版
印　　次：2024 年 10 月第 1 次印刷
标准书号：ISBN 978-7-117-36901-5
定　　价：249.00 元
打击盗版举报电话：**010-59787491**　　**E-mail：WQ @ pmph.com**
质量问题联系电话：**010-59787234**　　**E-mail：zhiliang @ pmph.com**
数字融合服务电话：**4001118166**　　**E-mail：zengzhi @ pmph.com**

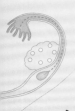

编者名单

（以姓氏笔画为序）

王　玥（北京大学深圳医院）　　　　金爱红（深圳市第二人民医院）

王慧芳（北京大学深圳医院）　　　　胡　艳（北京大学深圳医院）

石瑾秋（深圳市罗湖区人民医院）　　胡小红（北京大学深圳医院）

刘延花（深圳市罗湖区人民医院）　　胡守容（深圳市罗湖区人民医院）

杜　辉（北京大学深圳医院）　　　　段启林（深圳市罗湖区人民医院）

李　环（北京大学深圳医院）　　　　秦成路（深圳市罗湖区人民医院）

李华峰（深圳市人民医院）　　　　　郭　蓉（深圳市罗湖区人民医院）

李瑞珍（北京大学深圳医院）　　　　黄　嵘（北京大学深圳医院）

杨青山（北京大学深圳医院）　　　　曾荔苹（北京大学深圳医院）

何　芳（北京大学深圳医院）　　　　赖云英（深圳市罗湖区人民医院）

张丹丹（深圳市罗湖区人民医院）　　颜荣华（北京大学深圳医院）

陈　华（深圳市第二人民医院）　　　魏蔚霞（北京大学深圳医院）

林　琪（深圳市人民医院）

主编助理

叶婷婷（深圳大学总医院）　　　　　胡启彩（北京大学深圳医院）

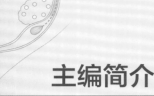
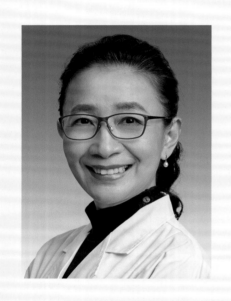

王慧芳　北京大学深圳医院超声影像科主任医师,医学硕士,硕士研究生导师。中华医学会超声医学分会第九届委员会妇产超声学组成员,中国医师协会超声医师分会妇产超声专业委员会委员,中国超声医学工程学会妇产超声专业委员会委员,广东省医学会产前诊断学分会委员,深圳市超声医学工程学会盆底及生殖超声专业委员会主任委员。

1985年毕业于武汉同济医科大学(现华中科技大学同济医学院)临床医学系,曾赴美国俄勒冈健康与科学大学(Oregon Health and Science University,OHSU)和中国香港中文大学访问学习。从事妇产科临床和妇产科超声诊断工作近40年,始终工作在临床一线,与临床密切结合,在妇产科超声诊断领域积累了丰富的临床经验,尤其是在盆底超声诊断、生殖道畸形超声诊断及女性生育力超声评估方面造诣深厚。率先将双平面超声技术应用于下生殖道畸形和盆底疾病的诊断,开创性地推动了该领域的发展,并牵头组织撰写了《中华超声医学杂志(电子版)》重点号"梗阻性子宫阴道发育异常的超声诊断"专题,为推动超声技术在女性梗阻性生殖道畸形诊断中的应用作出了重要贡献,获得了业界的高度评价。作为核心专家组成员,参与了多项专家共识的编写,包括《盆底超声检查中国专家共识》(2022版)《子宫内膜异位症超声评估中国专家共识》(2022版)和《女性尿道超声检查中国专家共识》(2022版)。在国内外期刊发表50余篇医学论文,培养研究生21名,获国家发明专利1项。

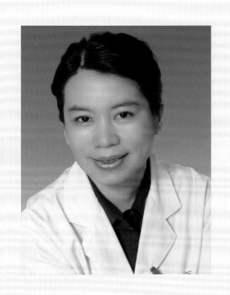

秦成路　深圳市罗湖区妇幼保健院副院长，深圳市罗湖区人民医院妇三科主任，产科主任，产前诊断中心主任，医学博士，硕士研究生导师，罗湖术式传承人。现任中华预防医学会盆底功能障碍防治专业委员会委员，中国医师协会妇产科医师分会委员，广东省医师协会妇科内镜医师分会委员，广东省泌尿生殖协会盆底学分会委员，广东省泌尿生殖协会性医学分会常务委员，深圳市医师协会妇产科医师分会常务理事，美国妇科腹腔镜医师协会（American Association of Gynecologic Laparoscopists，AAGL）会员，广东省医学会计划生育学分会优生与遗传学组副组长。

毕业于中山医科大学（现中山大学中山医学院）临床医学系，获中山大学妇产科学硕士学位。2010年赴德国坎普顿医学中心（Klinikum Kempten）交流学习，2012—2014年赴美国波士顿塔夫茨医学中心（Tufts Medical Center）及密苏里大学医学院（University of Missouri School of Medicine）学习。长期从事妇产科临床工作，有丰富的临床经验，擅长腹腔镜及宫腔镜治疗不孕、子宫肌瘤、卵巢囊肿、女性生殖道畸形及盆底功能障碍性疾病等，在国内外核心期刊发表论文多篇，出版专著2部，主持科研项目多项。2006年获深圳市科学技术进步奖，2010年获恩德思医学科学技术奖。2022年获第六届"南粤好医生"称号，2024年获广东省"最美产科医生"称号。

这是一部颇具意义，饶有兴味的新书。它的出版可喜可贺！

关于女性性器官的发育畸形及功能障碍是个重要的学术命题。因为出生缺陷可以高达 5.6%，而女性性器官的缺陷占很大比例，这对于青少年的身心发育成长有着重要影响。虽然它们尚归于少见病甚至罕见病之列，但在临床上已不十分少见。近年来，对于胚胎发育、临床分类、治疗方法等都有了新的进展，而本书侧重于影像学对梗阻性疼痛症状进行深入讨论，更是切中要害，一语中的的。

临床上，对于子宫阴道发育异常的处理的要点应是：早期发现，早期诊断，适时合理处理。这对于青少年女性的发育成长至关重要。其中，除了遗传学研究以外，解剖学的发现与确认乃为关键。内镜检查固然重要，而影像学更为实用。有些发育异常并无症状，如 MRKH 综合征、有些类型的阴道斜隔综合征等。一位中国台湾学者很聪明地对 16 岁女学生进行超声普查（因为不宜做妇科普查），如果有肾缺如，再进行全面妇科检查，从而发现阴道斜隔综合征。可见，把影像学和临床结合起来是一个非常实用而多有裨益的方法。

本书另一个巧妙的命题选择是梗阻性子宫阴道发育异常。因为女性性器官的发育异常很复杂，分类繁多，处理不一。而早期发现又至关重要，处理选择的时间和方法有很大的差异。而梗阻性的发育异常在其中居首要地位。无症状的发育异常一般检查很难发现，且多数甚至无需处理。所以选择梗阻性的发育异常进行深入研究正中了我们现今常用的一句话，"抓住了卡脖子的问题"。

本书由妇科与超声影像科专家共同担任主编，是一个多学科合作（multi-disciplinary treatment，MDT）的典范。临床医学，或诊断处理，实际上是由各个专业密切结合来完成的。临床医生要懂检查、药物及相关技术；其他学科也要深入到临床学科中来，共同发现问题，解决问题，提高思维方法，提高技术能力。有益于医疗，有益于病人。

所以，看过这部书稿之后，我认为它不啻于雪中送炭，亦是锦上添花。

是为感悟，权作为序。

中国医学科学院北京协和医院

2024 年秋

序 二

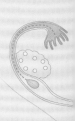

金秋十月，万物丰盈。欣闻王慧芳、秦成路教授新著《梗阻性子宫阴道发育异常超声和手术对比诊断》即将面世，我充满期待与关注。作为国内一本系统论述梗阻性子宫阴道发育异常超声诊断的专著，其出版无疑将在该超声领域起到积极的推动作用，对临床实践具有重要意义。

王慧芳教授是我多年的挚友，她始终坚守在临床一线，以敏锐的洞察力在临床中发现问题，并以超声技术为工具，以执着的探索精神解决问题。她对知识的求真务实，对问题的探根究底，令我深感钦佩。她率先将双平面超声技术应用于下生殖道畸形和盆底疾病的诊断，推动了超声技术在女性梗阻性生殖道畸形诊断中的全新应用，赢得了业界的广泛认可与赞誉。这本专著正是她和团队多年临床积累的结晶。

本书结构严谨，共分为13章。依托胚胎学的理论基础，以影像解剖学作为核心，利用丰富的病例，结合当下最新的研究文献和指南，全面阐释了梗阻性子宫阴道发育异常的病因、分类体系以及超声和手术表现的对比。特别值得一提的是，本书精选了60个珍贵病例，每个病例都配有详尽的超声图像和手术对比分析，并附有解说视频，构建了完整的梗阻性子宫阴道发育异常的诊疗知识体系，并为读者提供了实用性极强的诊断思路，完美地展现了影像学与临床实践的有机融合。

在细细品读这些章节和病例时，深深为作者的严谨治学态度所感动。书中有些病例甚至是20余年前的诊断实例，影像资料依然保存详实完整。作者更是带着反思的态度对每个病例进行了全面剖析。这种追根溯源、知行合一的学术精神，正是"学非探其花，要自拨其根"的生动诠释。

我衷心祝愿这部佳作能够为广大超声同道带来启迪，为梗阻性子宫阴道发育异常的超声诊断和治疗开辟新的途径。在此，我向王慧芳教授及其团队表示由衷的敬意，并诚挚地向所有关心女性健康的同仁推荐这部力作。

首都医科大学附属北京妇产医院

2024 年 9 月

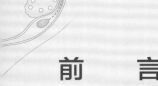

前　言

　　据统计,女性生殖道畸形在普通人群中的患病率高达 7%,而其中最为复杂、处理最为棘手的当属梗阻性子宫阴道发育异常(obstructive uterovaginal anomalies,OUVA),它常涉及多系统的畸形,诊疗难度大。尽管 OUVA 属于罕见病,但由于我国人口基数庞大,在临床工作中并不少见。多年来,我们诊治的每一位 OUVA 患者都有着自己的"血泪史",她们不仅承受着身体上的"痛",更是承受着精神上的"苦",这激励我们不断学习、努力探索,随着 OUVA 诊治水平日臻成熟,促使我们将多年的临床诊治经验和思考加以总结,与广大超声科、医学影像科、妇科、泌尿外科、病理科,以及相关专业的同行们分享。

　　在临床实践中,我们愈加体会到多学科合作的重要性:胚胎学是基石,影像学是利器,临床是指南,病理是衡尺。本书共十三章,第一章至第九章以胚胎学为起点,以影像解剖学为主线,系统阐述 OUVA 的分类分型,每种 OUVA 的临床表现、超声和 MRI 特点,以及与手术对比诊断的要点和注意事项,以帮助读者建立起 OUVA 诊治的"基础 - 影像 - 临床"的知识体系和诊断思维模式。由于 OUVA 常同时合并其他复杂的生殖道畸形,为方便同行们理解和学习,第十章至第十二章分别讨论了 MRKH 综合征(Mayer-Rokitansky-Kuster-Hauser syndrome)、持续性泌尿生殖窦和性发育异常。此外,我们还从多年的积累中精选了 60 个临床及影像资料完整的病例汇聚于第十三章以飨读者,这些病例或经典、或罕见可遇不可求、或疑难极具挑战性。

　　编写的过程,也是求索的过程,更是对知识的不断精进的过程。在病例分析中,每当遇到可疑之处,我们就会回顾并追溯病史,复盘影像资料,比对手术视频和病理结果,多方求证,并与相关学科专家讨论,研读文献,修正诊断,认真分析漏诊、误诊原因。为能更全面、更精准地呈现每一个病例,我们还精心绘制了示意图,录制了有解说的超声和手术视频,相信同行们在细细品读之后,定能触摸到 OUVA 诊疗的脉搏,洞悉其诊断的奥秘。

　　独到用心,一图胜千言。为能准确直观地呈现 OUVA 的特征,方便不同学科的同行们学习和理解,本书配有 1 500 多张超声图像、MRI 图像、手术图像和示意图。这也是国内第一部从影像到手术全面阐述 OUVA 的专著,希望借此帮助同行们更好地理解 OUVA,在理论指导实践、实践丰富理论的迭代中,不断提升 OUVA 的诊治水平。这也是本书的特色经典之处。

　　跨学科的交流碰撞开阔了视野,活跃了思维,更提升了自己。本书是多学科合作的结晶,特别感谢深圳多家医院超声科、医学影像科、妇科、泌尿外科、病理科,以及相关学科同行们的鼎力相助。在病例追溯过程中,承蒙全国各地医院同行们的热情帮助,并提供珍贵的病例影像和手术资料,使得本书内容更加全面、详实,在此,一并致谢为本书贡献智慧和力量的专家们!

知行之艰，行而不辍，OUVA 的诊疗任重而道远。回望这些年 OUVA 诊疗的进步，令人欣喜；但望见前方漫漫长路，更需砥砺前行。本书只是一个开端，是我们探索路上的一段跋涉，聚沙成塔，集腋成裘，我们由衷地希望，本书能唤起更多同道对 OUVA 的关注和思考，为后来者提供借鉴，推动 OUVA 诊疗事业向纵深发展。

本书的编写得到了北京大学深圳医院和深圳市罗湖区人民医院超声科、妇科、医学影像科、泌尿外科和病理科的大力支持，得到了家人对我们工作的理解和支持，在此一并送上我们最诚挚的谢意。

由于我们的水平所限，书中难免有不妥疏漏之处，特别是鉴别诊断分析及病例分享要点解析，恳请同行们不吝斧正，欢迎发送邮件至邮箱 renweifuer@pmph.com，或扫描下方二维码，关注"人卫妇产科学"，对我们的工作予以批评指正，以期在再版修订时进一步完善。

本书献给为推动我国 OUVA 诊疗作出贡献的专家和同行们！特别致敬罗光楠教授！

王慧芳　秦成路

2024 年 9 月

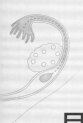

目　　录

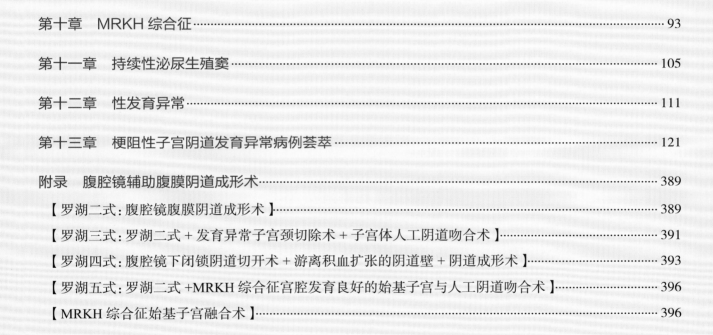

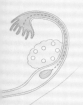

二维码资源

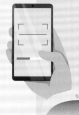

扫描二维码观看配套增值服务：

1. 首次观看需要激活。方法如下：①用手机微信扫描封底蓝色贴标上的二维码(特别提示：贴标有两层，揭开第一层，扫描第二层二维码)，按界面提示输入手机号及验证码登录，或点击"微信用户一键登录"；②登录后点击"立即领取"，再点击"查看"，即可观看配套增值服务。

2. 激活后再次观看的方法有两种：①手机微信扫描书中任一二维码；②关注"人卫助手"微信公众号，选择"知识服务"，进入"我的图书"，即可查看已激活的配套增值服务。

第一章

女性生殖系统胚胎发育概述

女性生殖系统包括内生殖器和外生殖器。内生殖器位于真骨盆内,包括性腺(卵巢)、生殖管道(阴道、子宫和输卵管)及附属腺(前庭大腺),左、右两侧卵巢和输卵管合称为子宫附件。外生殖器又称外阴,包括阴阜、阴蒂、大阴唇、小阴唇和阴道前庭。在胚胎发育的第4周初,胚内中胚层分化为间介中胚层,第4周末尿生殖嵴(urogenital ridge)形成,继而分化为中肾嵴和生殖腺嵴,为泌尿系统和生殖系统发生的原基。女性生殖系统的发育包括性腺的发育、生殖管道的发育和外生殖器的发育。

【性腺(卵巢)的发育】

1. 未分化期 人类的遗传性别在受精时即由精子的核型确定,即是X染色体精子与卵子结合,还是Y染色体精子与卵子结合。在胚胎发育的第4周,原始生殖细胞向生殖腺嵴迁移,第6周迁入初级性索,此时的生殖腺无性别特征,为未分化性腺。不论胚胎的性染色体是XX还是XY,性腺的结构皆相同,具有向睾丸或卵巢分化的双向潜能。

2. 卵巢的分化 未分化性腺的分化是由性染色体复合物(XX或XY)决定的。如果胚胎的遗传性为女性,其原始生殖细胞携带XX性染色体,无Y染色体短臂上特有的Y染色体性别决定区(sex-determining region of Y chromosome,SRY),不能诱导未分化性腺向睾丸分化。第7周即进入性分化阶

段,未分化性腺自然发育为卵巢。

卵巢最初位于腹后壁上部,随着体积增大,逐渐突入腹膜腔,被厚而短的腹膜皱襞悬吊于腹腔腰部。随着腹膜皱襞变细变长,纤维索状的引带逐步形成,上端连于卵巢尾端,经子宫角延伸至腹股沟管,止于大阴唇前端。随着胚胎发育,引带相对缩短而牵拉卵巢下降,在第3个月,卵巢即停留在盆腔,引带最终形成卵巢固有韧带和子宫圆韧带。

【女性生殖管道的发育】

1. 未分化期 在胚胎发育的第6周,男女两性胚胎都有两套生殖管道,即中肾管(mesonephric duct)和中肾旁管(paramesonephric duct)。中肾管又称沃尔夫管(Wolffian duct),中肾旁管又称副中肾管或米勒管(Müllerian duct)。中肾旁管由尿生殖嵴头端外侧的体腔上皮内陷卷折而成,上段较长,纵行于中肾管外侧;中段横行跨过中肾管腹侧向内弯曲,到达中肾管内侧;下段在中线并列下行,其末端为盲端,突入尿生殖窦(urogenital sinus)背侧壁,形成一个隆起,称窦结节(sinus tubercle),又称米勒结节(Müllerian tubercle)。中肾管开口于窦结节的两侧。此时期为生殖管道的未分化期,中肾管和中肾旁管同步发育(图1-1A)。

2. 生殖管道的分化 在未分化性腺向卵巢分化的过程中,由于缺乏雄性激素,以及无抗米勒管激

素(anti-Müllerian hormone,AMH)的抑制作用,中肾管退化,中肾旁管则进一步发育。中肾旁管上段和中段将发育为输卵管,起始端呈漏斗状开口于体腔,形成输卵管伞端。中肾旁管下段的融合发生在第7周和第9周之间,融合的中肾旁管头端形成子宫、子宫颈,融合的尾端将形成阴道的上2/3,第20周左右才完成隔膜的吸收(图1-1B、C)。尿生殖窦的骨盆部分窦结节同时分化为窦阴道结节(sinovaginal node)。窦阴道结节增生延长形成阴道板(vaginal plate),起初为实心结构,在第5个月时,阴道板演化成中空的阴道,形成阴道的下1/3。阴道上端与子宫相通,下端以处女膜与阴道前庭相隔,处女膜通常在出生时穿孔(图1-2)。此时期为生殖管道的分化期。

若中肾管退化不全,残留中肾管上皮细胞团增生,其中部分增生的细胞团内出现腔隙而形成囊肿,或因阻塞、分泌物潴留等而形成囊肿,称为中肾管囊肿(mesonephric duct cyst),也称为加特纳管囊肿(Gartner duct cyst)。囊肿部位一般发生在中肾管走行的途中,如输卵管系膜旁、子宫侧壁、子宫颈侧壁、阴道前外侧壁和外阴等部位,临床常无症状。

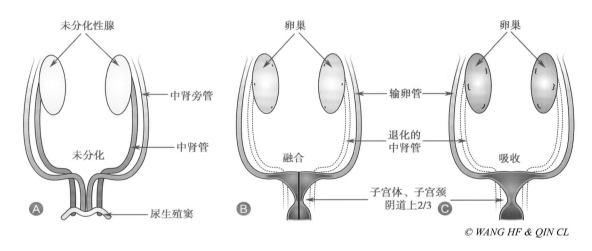

图 1-1　女性生殖管道分化示意图

A.未分化期,具有未分化性腺、中肾管和中肾旁管;B.性腺开始分化,中肾管退化,中肾旁管发育,中肾旁管下段在中线开始合并融合;C.隔膜吸收,形成单个子宫腔。

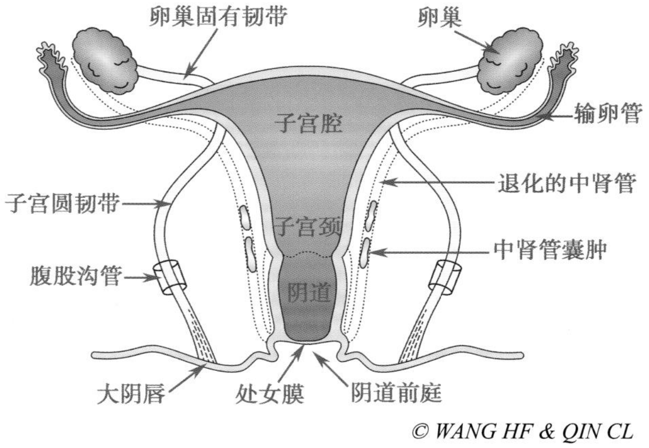

图 1-2　女性生殖管道(新生儿期)示意图

【女性外生殖器的发育】

1. 未分化期　在胚胎第4~6周,外生殖器处于未分化状态,男女两性的外生殖器是相同的。

2. 外生殖器的分化　因无雄性激素的作用,未分化的外生殖器在第7周开始向女性方向分化,在卵巢分泌的雌激素的影响下,性别特征于第9周开始显现,至第12周才呈现明显区别。由泄殖腔膜分化的生殖结节增大发育成阴蒂;两侧的尿生殖褶部分合并形成小阴唇;两侧阴唇阴囊隆起在阴蒂前方融合形成阴阜,后方融合形成阴唇后联合,未融合的部分形成大阴唇。尿生殖沟保持开放,尿道沟扩展,并与尿生殖窦下段共同形成尿道和阴道前庭。

【女性生殖系统发育的关键阶段】

女性生殖系统胚胎发育的关键阶段详见表1-1。

【中肾旁管发育过程导图】

女性中肾旁管发育过程导图详见图1-3。

【女性生殖系统胚胎发育导图】

女性生殖系统胚胎发育导图详见图1-4。

表 1-1　女性生殖系统胚胎发育的关键阶段

生殖系统发育阶段		时间(妊娠周数)/周	重要胚胎结构
性腺(卵巢)的发育	未分化期	4~6	原始生殖细胞 生殖腺嵴 中肾嵴 尿生殖嵴 未分化性腺
	性腺分化	7~10	卵巢 引带
女性生殖管道的发育	未分化期	6	中肾管 中肾旁管 尿生殖窦 窦结节(米勒结节)
	生殖管道分化	7~20	中肾管退化 中肾旁管分化 输卵管 子宫、子宫颈、阴道上2/3 窦阴道结节 阴道板 阴道下1/3
女性外生殖器的发育	未分化期	4~6	泄殖腔膜 泄殖腔褶 尿生殖窦褶 肛褶 生殖结节 阴唇阴囊隆起 尿生殖窦下段
	外生殖器分化	7~12	阴阜、阴蒂 大阴唇、小阴唇 阴道前庭

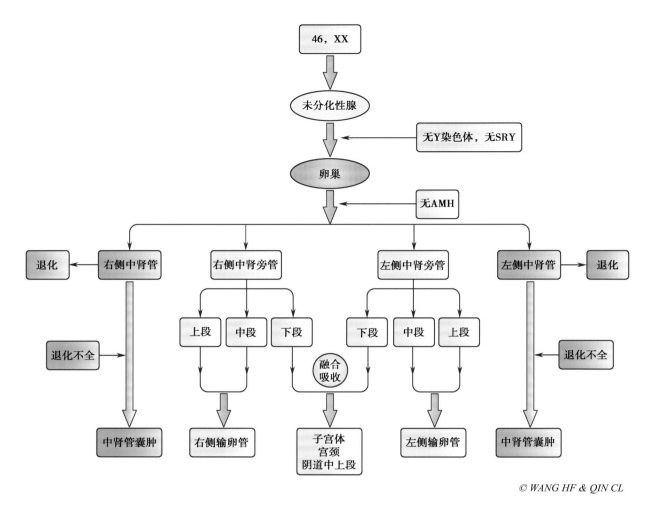

© WANG HF & QIN CL

图 1-3 女性中肾旁管发育过程导图

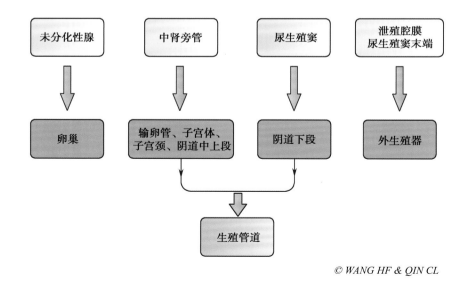

© WANG HF & QIN CL

图 1-4 女性生殖系统胚胎发育导图

◆【注意】

1. 女性生殖系统的发育是一个复杂、动态的过程,涉及性别决定,以及性腺、生殖管道和外生殖器的分化,通过复杂的联合作用发育为女性生殖系统。在发育的过程中出现任何偏差,都会带来异常发育的风险。

2. 了解女性生殖系统胚胎发育,是为了更好地理解女性生殖系统发育异常的发生和发展。

3. 性腺分化异常最常见的临床表现是外生殖器性别模糊和青春期性征发育异常,而生殖管道的发育异常主要表现为生殖道的解剖结构异常。

4. 女性生殖管道发育异常是非常复杂的,关于人类子宫和阴道胚胎发育的解释仍然存在许多争议,因为很难观察到胚胎的早期发育情况。有些少见、罕见畸形的胚胎发病机制尚未明确,特别是子宫颈和阴道的畸形,还有些无法用传统的胚胎发育理论解释,这也对传统理论提出了挑战。

5. 女性泌尿系统和生殖系统均起源于间介中胚层,在起源上密切相关,发育可相互影响,因此在诊断生殖系统发育异常时,要考虑是否合并有泌尿系统的发育异常。

（王慧芳　秦成路　王玥　胡守容）

参 考 文 献

1. 李继承, 邵淑娟. 组织学与胚胎学. 10 版. 北京: 人民卫生出版社, 2024.

2. 孔北华, 马丁, 段涛. 妇产科学. 10 版. 北京: 人民卫生出版社, 2024.

3. 成令忠, 王一飞, 钟翠平. 组织胚胎学——人体发育和功能组织学. 上海: 上海科学技术文献出版社, 2003.

4. MANN G S, BLAIR J C, GARDEN A S. Imaging of gynecological disorders in infants and children. Springer Berlin: Heidelberg, 2012.

5. CRUM C P, NUCCI M R, HOWITT, et al. Diagnostic gynecologic and obstetric pathology. 3rd ed. Amsterdam: Elsevier, 2018.

6. PETER C K, LEUNG J Q. Human reproductive and prenatal genetics. 2nd ed. Amsterdam: Elsevier, 2019.

7. ZHENG W, FADARE O. Gynecologic and obstetric pathology. Singapore: Springer, 2019.

8. HUTSON J, GROVER S. Disorders/differences of sex development. Singapore: Springer, 2020.

9. SADLER T W. Langman's medical embryology. 14th Ed. USA: Lippincott Williams & Wilkins, 2020.

10. FAVORITO L A. Translational research in pediatric urology: basic and clinical aspects. Singapore: Springer, 2021.

11. MAKIYAN Z. New theory of uterovaginal embryogenesis. Organogenesis, 2016, 12 (1): 33-41.

12. ACIÉN P, ACIÉN M. The presentation and management of complex female genital malformations. Human Reproduction Update, 2016, 22 (1): 48-69.

13. TAN H H, TAN S K, SHUNMUGAN R, et al. A case of persistent urogenital sinus: pitfalls and challenges in diagnosis. Sultan Qaboos Univ Med J, 2017, 17 (4): e455-e459.

14. PITOT M A, BOOKWALTER C A, DUDIAK K M. Müllerian duct anomalies coincident with endometriosis: a review. Abdominal Radiology, 2020, 45 (6): 1723-1740.

15. HABIBA M, HEYN R, BIANCHI P, et al. The development of the human uterus: morphogenesis to menarche. Human reproduction update, 2021, 27 (1): 1-26.

16. KONAR H. Mullerian Malformations and reconstructive surgery: clinicians' approach. Journal of Obstetrics and Gynecology of India, 2021, 71: 11-20.

17. MENTESSIDOU A, MIRILAS P. Surgical disorders in pediatric and adolescent gynecology: Vaginal and uterine anomalies. International journal of gynecology and obstetrics, 2023, 160 (3): 762-770.

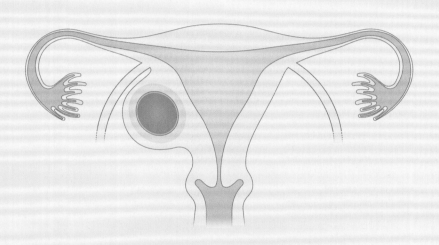

第二章

梗阻性子宫阴道发育异常的分类及分型

子宫阴道发育异常是由于米勒管和/或尿生殖窦发育异常所致,其在普通人群中的患病率估计高达 7%。由于异常的类型复杂、临床表现多样、影像学检查方式和研究人群的不同,其确切患病率尚不清楚,目前也没有一种分类能完全涵盖所有可能发生的异常。国际上常用的分类有 1988 年美国生育学会(American Fertility Society,AFS)提出的分类,2005 年 Oppelt 等提出的阴道 - 子宫颈 - 子宫 - 附件 - 相关畸形(vagina cervix uterus adnex-associated malformation,VCUAM)分类和 2013 年欧洲人类生殖与胚胎学会(European Society of Human Reproduction and Embryology,ESHRE)及欧洲妇科内镜学会(European Society for Gynaecological Endoscopy,ESGE)提出的分类。最近,美国生殖医学学会(American Society for Reproductive Medicine,ASRM)成立了米勒管发育异常分类工作组,以 1988 年标志性的 AFS 分类为基础,扩充并更新制定了《ASRM 米勒管发育异常分类 2021 版》,与 1988 年 AFS 分类不同的是,新版分类对异常类别不再编号,而是由描述性术语来标识,以提高对米勒管发育异常的识别,便于临床医师之间和医患之间的沟通和交流,以期达到有效改善临床诊治的目的。

子宫阴道发育异常可发生在女性生殖管道的任何部分,临床表现多样,可无症状或有症状,可无梗阻或有梗阻,可完全性梗阻或部分性梗阻,可单独出现,也可能是两种或多种异常的组合,可合并其他系统异常(如泌尿系统异常),也可表现为综合征的一部分。其中由于梗阻性子宫阴道发育异常(obstructive uterovaginal anomalies,OUVA)的复杂性,临床上极易误诊、误治,不必要的手术和器官切除时有发生,严重影响青少年女性的身心健康和发育成长,同时也给日后的家庭生活带来一系列问题。OUVA 虽属罕见病,但我国人口基数庞大,临床工作中并不少见,需要给予高度重视。

【OUVA 定义】

根据 2021 年中国医师协会妇产科医师分会女性生殖道畸形学组发表的《梗阻性子宫阴道发育异常诊治的中国专家共识》,梗阻性子宫阴道发育异常是指子宫有功能性内膜,但子宫或以下某个水平生殖道未能完全贯通,月经血流出受阻,导致相应的生理或生育功能障碍。大多数子宫阴道发育异常的患者无症状,而有症状者多为梗阻性子宫阴道发育异常。美国妇产科医师协会(American College of Obstetricians and Gynecologists,ACOG)于 2019 年发表了《梗阻性子宫阴道发育异常管理建议》,建议在评估疑似梗阻性子宫阴道发育异常患者时,需进行完整的病史采集、体格检查和影像学检查。准确的临床诊断对正确处理 OUVA 至关重要。良好的临床结局离不开完整的疾病评估、对发育异常的清晰认识、充足的术前咨询、周全的手术干预及术后的长期管理。

【OUVA 的分类和分型】

2021 年《梗阻性子宫阴道发育异常诊治的中国专家共识》根据梗阻的部位不同,将 OUVA 分为五大类:梗阻性子宫发育异常、梗阻性子宫颈发育异常、梗阻性阴道发育异常、梗阻性处女膜发育异常和梗阻性外阴发育异常。《ASRM 米勒管发育异常分类 2021 版》提出了 9 大类异常,将复杂的、无法分类的异常单独归类为第 9 类的复杂性异常(complex anomalies),复杂性异常往往是梗阻性的,子宫峡部未发育也归于第 9 类。2022 年《女性生殖器官畸形命名及定义修订的中国专家共识》(2022 版)增加了子宫附腔畸形(accessory cavitated uterine malformation,ACUM),并规范了女性生殖器官畸形的命名。笔者结合相关文献和近年来所发表的专家共识和分类,将 OUVA 分为如下 6 大类(表 2-1)。

1. 梗阻性子宫发育异常(图 2-1)

(1)子宫附腔畸形:位于子宫圆韧带附着处下方子宫前外侧壁肌层内的囊性病变,囊腔内壁衬有功能性子宫内膜组织,周围环绕较厚的子宫肌层。

(2)Robert 子宫:子宫分隔偏于子宫腔一侧,将该侧子宫腔完全封闭,使之成为与阴道和对侧子宫腔不相通的梗阻的半宫腔,与同侧输卵管相通。Robert 子宫根据梗阻的半宫腔大小和积血情况可分为 3 型。Ⅰ 型 Robert 子宫(典型的 Robert 子宫)梗阻的半宫腔大,内有大量积血;Ⅱ 型 Robert 子宫梗阻的半宫腔小,无功能性内膜或内膜发育不良,一般无积血;Ⅲ 型 Robert 子宫梗阻的半宫腔小,子宫内膜组织较少,内有少量积血。

(3)有功能性内膜的残角子宫:为一侧米勒管不同程度发育异常,仅有子宫体及输卵管形成,而无子宫颈及阴道结构,子宫体末端为盲端。当残角子宫腔有子宫内膜时可分为 2 型。Ⅰ 型残角子宫为残角子宫腔有子宫内膜,与对侧单角子宫腔有瘘管相通;Ⅱ 型残角子宫为残角子宫腔有子宫内膜,与对侧单角子宫腔不相通。

(4)有功能性内膜的 MRKH 综合征:子宫为始基子宫,子宫颈及阴道未发育。一侧或双侧始基子宫腔内有功能性内膜。

表 2-1　OUVA 分类、表现及分型

OUVA 分类	表现	分型
梗阻性子宫体发育异常	子宫附腔畸形(ACUM)	
	Robert 子宫	分 3 型
	有功能性内膜的残角子宫	分 2 型
	有功能性内膜的 MRKH 综合征	
梗阻性子宫峡部未发育	子宫峡部未发育	
梗阻性子宫颈发育异常	子宫颈未发育	5 种表现
	子宫颈完全闭锁	
	子宫颈外口闭塞	
	条索状子宫颈	
	子宫颈残迹	
梗阻性阴道发育异常	阴道斜隔	分 4 型
	阴道闭锁	分 3 型
	阴道横隔	分 2 型
梗阻性处女膜发育异常	处女膜闭锁	4 种表现
	微孔处女膜	
	筛孔样处女膜	
	处女膜纵隔	
梗阻性外阴发育异常	阴唇融合	分 2 型

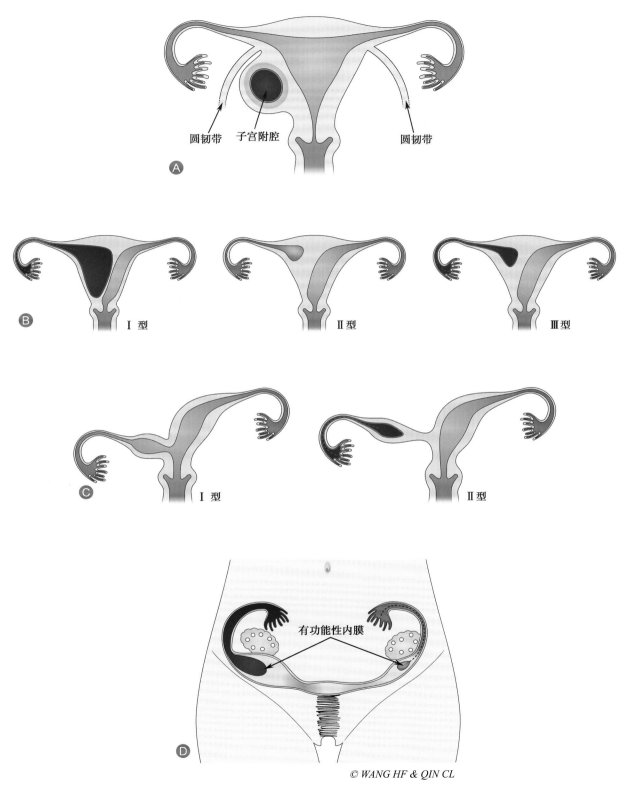

图 2-1　梗阻性子宫体发育异常示意图
A. 子宫附腔畸形；B. Robert 子宫；C. 有功能性内膜的残角子宫；D. 有功能性内膜的 MRKH 综合征。

2. 梗阻性子宫峡部未发育（图 2-2） 可能是由于米勒管发育节段性缺陷所致。子宫峡部未发育，子宫腔与子宫颈管不连接、不相通，主要表现为因子宫峡部缺如导致的子宫体和子宫颈分离错位。

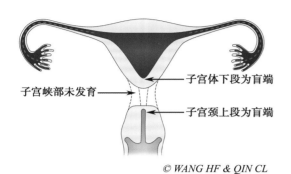

© WANG HF & QIN CL

图 2-2　子宫峡部未发育示意图

3. 梗阻性子宫颈发育异常（图 2-3） 是一种罕见的米勒管发育异常，在女性生殖系统发育异常中，子宫颈畸形发病率低，且常与阴道畸形相伴出现，可有子宫颈未发育、子宫颈完全闭锁、子宫颈外口闭塞、条索状子宫颈和子宫颈残迹 5 种表现。

子宫颈发育异常可伴或不伴双子宫畸形；伴有双子宫者，子宫颈发育异常大多仅见于一侧子宫颈，而另一侧子宫颈多发育良好。

4. 梗阻性阴道发育异常

（1）阴道斜隔综合征：中肾管和米勒管发育异常所致的一种非对称的先天性畸形。分为 4 型（图 2-4）：Ⅰ 型阴道斜隔（无孔斜隔型）、Ⅱ 型阴道斜隔（有孔斜隔型）、Ⅲ 型阴道斜隔（无孔斜隔合并子宫颈瘘管型）和Ⅳ 型阴道斜隔（子宫颈闭锁型）。

Ⅰ 型和Ⅳ 型为完全梗阻型，Ⅱ 型和Ⅲ 型为不完全梗阻型。

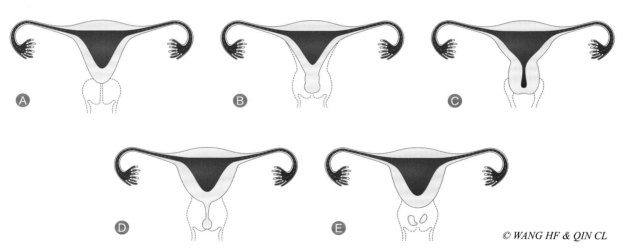

© WANG HF & QIN CL

图 2-3　梗阻性子宫颈发育异常示意图
A. 子宫颈未发育；B. 子宫颈完全闭锁；C. 子宫颈外口闭塞；D. 条索状子宫颈；E. 子宫颈残迹。

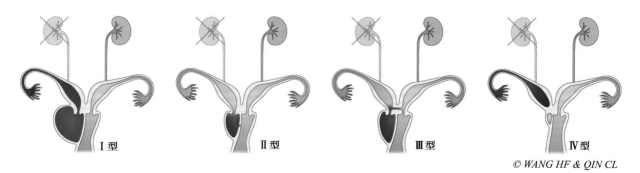

© WANG HF & QIN CL

图 2-4　阴道斜隔综合征分型示意图
A. Ⅰ 型阴道斜隔；B. Ⅱ 型阴道斜隔；C. Ⅲ 型阴道斜隔；D. Ⅳ 型阴道斜隔。

（2）阴道闭锁：因尿生殖窦及米勒管末端发育异常，未形成贯通的阴道。分为阴道下段闭锁（即Ⅰ型阴道闭锁）、阴道完全闭锁（即Ⅱ型阴道闭锁）和阴道近段闭锁（图2-5）。

（3）阴道横隔：根据阴道横隔上有孔或无孔，以及阴道横隔的位置高低不同，其临床表现不尽相同。根据阴道横隔上有孔或无孔，可分为有孔型和无孔型；根据阴道横隔位置的高低，可分为高位阴道横隔和低位阴道横隔（图2-6）。

5. 梗阻性处女膜发育异常　处女膜发育异常表现为处女膜闭锁、微孔处女膜、筛孔样处女膜和处女膜纵隔（图2-7）。可分为完全梗阻型的处女膜闭锁和不完全梗阻型的微孔处女膜、筛孔样处女膜和处女膜纵隔。

6. 梗阻性外阴发育异常（图2-8）　阴唇融合：两侧阴唇融合分为完全性融合和部分性融合。融合的阴唇完全或部分遮蔽尿道外口和阴道口，阴道前庭不可见。

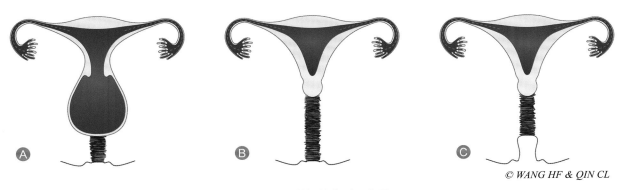

© WANG HF & QIN CL

图2-5　阴道闭锁分型示意图
A. 阴道下段闭锁；B. 阴道完全闭锁；C. 阴道近段闭锁。

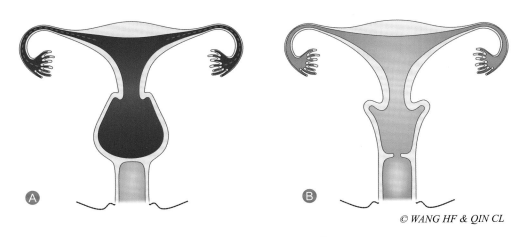

© WANG HF & QIN CL

图2-6　阴道横隔分型示意图
A. 无孔型阴道横隔；B. 有孔型阴道横隔。

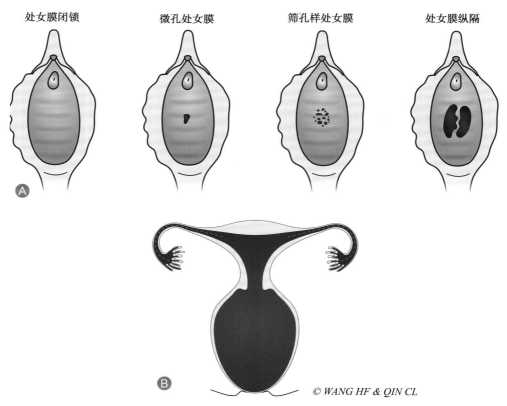

图 2-7　处女膜发育异常示意图
A. 处女膜发育异常示意图；B. 处女膜闭锁示意图。

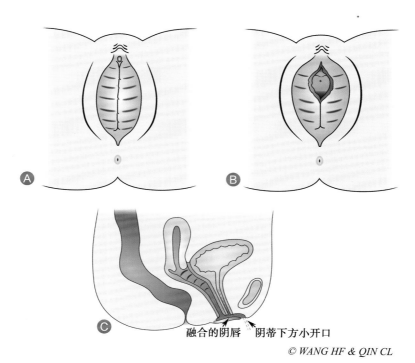

图 2-8　阴唇融合分型示意图
A. 阴唇完全性融合示意图；B. 阴唇部分性融合示意图；C. 阴唇融合侧面观示意图。

【注意】

1. 子宫阴道发育异常的临床表现各异,有些无任何临床症状,有些在不同年龄段有不同的症状,对生育的影响也有很大差异。这些发育异常的治疗,从随访观察到手术实施都有很多不同。因此,对先天性子宫阴道发育异常进行明确分类非常重要。

2. 对子宫阴道发育异常进行分类分型,是为了系统描述子宫体、子宫颈和阴道的异常情况,描述与正常的差异性,为讨论和研究提供标准化的术语,更好地理解临床表现、诊断和治疗,方便临床工作中各相关学科医生更好地进行沟通和交流。

3. 子宫阴道发育异常非常复杂,特别是梗阻性的发育异常,任何分类分型,都不可能做到囊括所有的发育异常,在临床工作中遇到无法分类的复杂性异常,建议用文字描述或以示意图来表示。

（王慧芳　秦成路　王 玥　石瑾秋）

参 考 文 献

1. CHAN Y Y, JAYAPRAKASAN K, ZAMORA J, et al. The prevalence of congenital uterine anomalies in unselected and high-risk populations: a systematic review. Hum Reprod Update, 2011, 17 (6): 761-771.

2. DEBIEC K E, AMIES OELSCHLAGER A M E. Uterovaginal anomalies: a guide for the generalist obstetrician-gynecologist. Clin Obstet Gynecol, 2020, 63 (3): 512-527.

3. American Fertility Society. Classifications of adnexal adhesions, distaltubal cclusion, tubal occlusion secondary to tubal ligation, tubalpregnancies, mullerian anomalies and intrauterine adhesions. Fertil Steril, 1988, 49 (6): 944-955.

4. OPPELT P, RENNER S P, BRUCKER S, et al. The VCUAM (Vagina Cervix Uterus Adnex-associated Malformation) classification: a new classification for genital malformations. Fertil Steril, 2005, 84 (5): 1493-1497.

5. GRIMBIZIS G F, GORDTS S, DI SPIEZIO SARDO A, et al. The ESHRE/ESGE consensus on the classification of female genital tract congenital anomalies. Hum Reprod, 2013, 28 (8): 2032-2044.

6. PFEIFER S M, ATTARAN M, GOLDSTEIN J, et al. ASRM müllerian anomalies classification 2021. Fertil Steril, 2021, 116 (5): 1238-1252.

7. Management of acute obstructive uterovaginal anomalies: ACOG Committee Opinion, Number 779. Obstet Gynecol, 2019, 133 (6): 1290-1291.

8. 中国医师协会妇产科医师分会女性生殖道畸形学组. 梗阻性子宫阴道发育异常诊治的中国专家共识. 中华妇产科杂志, 2021, 56 (11): 746-752.

9. 中华医学会妇产科学分会, 中国医师协会妇产科医师分会女性生殖道畸形学组. 女性生殖器官畸形命名及定义修订的中国专家共识 (2022 版). 中华妇产科杂志, 2022, 57 (8): 575-580.

10. SKINNER B, QUINT E H. Obstructive reproductive tract anomalies: a review of surgical management. J Minim Invasive Gynecol, 2017, 24 (6): 901-908.

11. DEENADAYAL M, GÜNTHER V, ALKATOUT I, et al. Critical Role of 3D ultrasound in the diagnosis and management of Robert's uterus: a single-centre case series and a review. Facts Views Vis Obgyn, 2021, 13 (1): 41-49.

12. 朱兰, 郎景和, 宋磊, 等. 关于阴道斜隔综合征、MRKH综合征和阴道闭锁诊治的中国专家共识. 中华妇产科杂志, 2018, 53 (1): 35-42.

13. Diagnosis and Management of Hymenal Variants: ACOG Committee Opinion, Number 780. Obstet Gynecol, 2019, 133 (6): e372-e376.

14. GRIMBIZIS G F, DI SPIEZIO SARDO A, SARAVELOS S H, et al. The Thessaloniki ESHRE/ESGE consensus on diagnosis of female genital anomalies. Hum Reprod, 2016, 31 (1): 2-7.

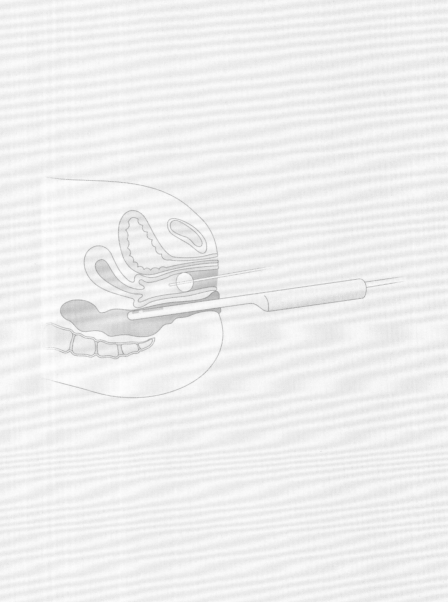

第三章

子宫阴道的超声、磁共振成像和宫腔镜、腹腔镜检查及其正常表现

子宫阴道发育异常大多数没有临床症状,有症状的多为梗阻性发育异常。梗阻性子宫阴道发育异常(OUVA)在青春期前明确诊断困难。梗阻部位和程度不同,其临床表现有所差异。完全性梗阻者临床主要表现为青春期后原发性闭经、周期性腹痛并进行性加重和盆腔痛,梗阻严重时可伴有泌尿系统和直肠压迫症状。不完全性梗阻者临床主要表现为月经淋漓不尽、不规则阴道流血,如果伴发感染,可有阴道脓性分泌物或异常排液。OUVA 如果延迟诊治,可导致经血逆流,输卵管积血,继而引起盆腔感染和盆腔粘连,可继发盆腔子宫内膜异位症和子宫腺肌病,严重影响患者的生活质量和生育能力。

临床根据症状、体征、专科检查、影像学和其他辅助检查综合评估进行诊断。一些复杂的异常则需要多学科合作,以获得明确的诊断。超声检查可以显示梗阻的部位,以及梗阻导致积血的范围,同时超声具有方便、无创和可重复的优势,是首选的、也是最常用且有效的影像学诊断方法。磁共振成像检查软组织分辨率高,具有独特优势,能清晰显示梗阻的部位,为临床提供更直观的影像,对各种复杂畸形和伴发的泌尿系统异常有重要诊断价值。宫 / 腹腔镜联合检查是侵入性的,不能作为一线检查方法,但却是治疗各种子宫阴道发育异常的首选方法,目前也是诊断和鉴别诊断的"金标准",能为阴道、子宫颈管、子宫腔、输卵管口、子宫外部轮廓和周围解剖结构提供高度可靠的诊断信息。

第一节　子宫阴道的超声检查和正常表现

手术成功的前提是术前的准确诊断,2019 年美国妇产科医师协会(ACOG)的"梗阻性子宫阴道发育异常管理建议"和 2021 年中国医师协会妇产科医师分会女性生殖道畸形学组的《梗阻性子宫阴道发育异常诊治的中国专家共识》均认为超声检查是最常用且有效的影像学诊断方法。鉴于 OUVA 的复杂性和多样性,超声需要通过多途径、多种成像模式联合检查,并结合临床表现和体征,才能明确梗阻的部位和梗阻的类型,并排查有无合并其他系统形态学异常,为临床提供可靠的影像学诊断信息。有些严重梗阻患者通常是在急诊进行最初的超声检查,这就需要超声科医师了解和熟悉 OUVA 的解剖学特征和分类,及时作出初步诊断。

【多途径、多种成像模式联合超声检查】

子宫阴道的超声成像模式有二维超声、三维超声和超声造影成像；常用探头有凸阵探头、线阵探头、端射式腔内探头和腔内双平面探头；检查途径有经腹、经会阴、经阴道和经直肠。无论选择何种探头、成像模式和检查途径，超声都应提供子宫外部轮廓、子宫壁、子宫腔、子宫颈、阴道、卵巢、输卵管和泌尿系统的解剖结构，以及可测量的信息。

1. 经腹超声检查　由于 OUVA 患者多在青春期后发病，经阴道超声检查往往受到限制，因此，经腹超声是首选的检查途径。经腹超声检查具有很多优势：①可以提供子宫客观可靠的解剖信息；②可以提供子宫以外相关盆腔异常的有用信息，如卵巢异常（良恶性肿瘤、卵巢子宫内膜异位囊肿）、输卵管积水（血）等；③可提供泌尿系统异常信息；④对阴道梗阻部位和积血情况提供可测量的信息。由于多为青春期患者，腹壁脂肪薄，可用腔内探头经腹超声检查，腔内探头频率较高，扫查角度较大，可获得更清晰的盆腔脏器影像。

正中矢状面超声扫查在膀胱后方、子宫颈下方及直肠前方可见阴道的中上段，表现为长条状低回声结构，中央闭合的阴道腔为线样高回声。由于耻骨声影的遮挡，阴道的下段往往无法完全显示；横切面在膀胱后方、子宫颈下方可见阴道短条状低回声结构，闭合的阴道腔为线样高回声（图 3-1）。

2. 经会阴超声检查　在阴道梗阻的情况下，经患者同意，可进行经会阴超声检查，在膀胱尿道和直肠之间可观察阴道内积血的情况。当阴道积血达阴道下段时，可经会阴测量阴道积血的下缘与阴道前庭之间的距离，以判断闭锁阴道的长度或低位阴道横隔的位置。另外，由于受探头穿透力和直肠内容物影响，经会阴超声检查往往无法清晰显示阴道中上段的积血，此时可选择经腹超声检查。

正中矢状面超声扫查在尿道和肛管之间可见阴道下段腔内的气体线，由于声束和阴道平行，阴道与尿道和直肠之间的界线显示不清，另外，由于受探头穿透力和直肠内容物影响，中上段阴道结构往往显示不清（图 3-2）。

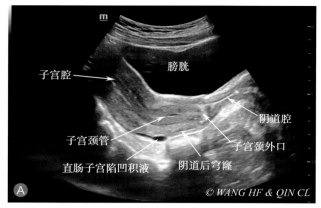

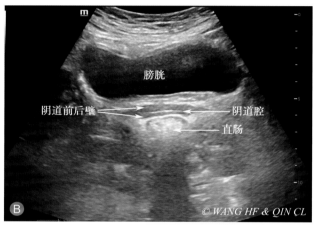

图 3-1　经腹超声检查
A. 经腹超声检查，子宫体、子宫颈和阴道上段矢状面；
B. 阴道横断面。

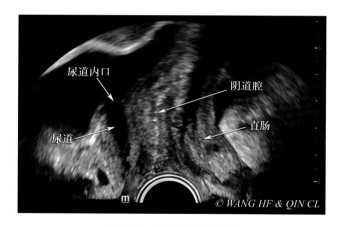

图 3-2　经会阴超声检查
经会阴超声检查，盆底正中矢状面，见尿道、
阴道下段、肛管和直肠。

3. 经阴道超声检查　有性生活史的患者可选择经阴道超声检查，但在阴道梗阻的情况下通常无法检查。经阴道超声检查可更清晰显示子宫体、子宫颈的情况，可以进一步对子宫外部轮廓、子宫壁、

子宫腔、子宫颈,以及相关盆腔病理情况提供更可靠、客观和可测量的信息(图3-3)。

4. 经直肠超声检查　无性生活史的患者或在阴道梗阻的情况下,经患者同意,可进行经直肠超声检查。经直肠端射式腔内探头检查,可清晰显示子宫体、子宫颈和相关盆腔病理情况,还可显示阴道中上段、子宫颈内外口,以及尿道、阴道和子宫颈三者之间的关系(图3-4)。

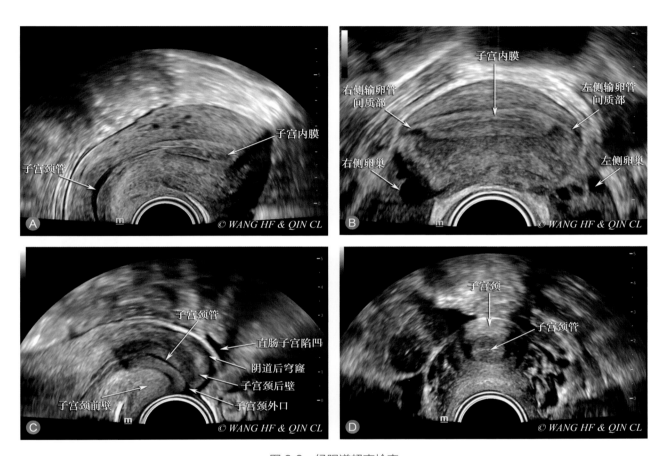

图 3-3　经阴道超声检查
A. 经阴道超声检查,子宫体和子宫颈矢状切面;B. 子宫体横切面,显示两侧子宫角及输卵管间质部;
C、D. 子宫颈矢状切面和横切面。

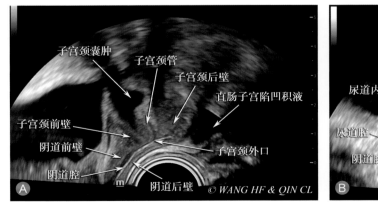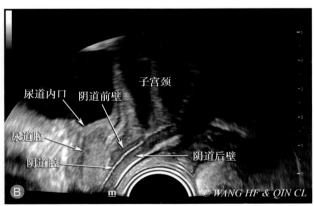

图 3-4　经直肠超声检查
A. 经直肠超声检查,显示阴道上段和子宫颈;B. 显示尿道、阴道和子宫颈。

5. 经直肠双平面超声检查 正中矢状面超声扫查在膀胱尿道后壁与直肠前壁之间的正常阴道表现为"三线两区"征,"三线"为由近场至远场的三条高回声线,分别为阴道后壁纤维组织膜、闭合在一起的阴道前后壁黏膜层和阴道前壁的纤维组织膜;"两区"为低回声的阴道前、后壁肌层。阴道黏膜层在育龄女性中表现为较粗大的皱襞。横切面上阴道肌层呈低回声的"倒梯形",分别对应阴道前后壁及两侧壁,闭合在一起的前后壁黏膜层呈高回声的"U"形或"H"形(图3-5)。

在矢状切面和横切面观察阴道和尿道结构,可以评估阴道梗阻情况,测量闭锁的阴道长度(阴道内积血最下缘与闭锁的阴道口之间的距离),还可以评估阴道闭锁手术后再闭锁的情况。

6. 三维超声 三维超声克服了二维超声很难获得子宫冠状切面的局限,常可通过经阴道、直肠超声检查获得。①腔内三维超声获得的子宫冠状面,可清晰显示子宫腔形态和子宫底部的外部轮廓,梗阻积血部位与子宫腔的关系,为梗阻性子宫发育异常提供了更为直观可靠的影像学诊断信息。②腔内三维超声可获得子宫颈横切面和冠状切面,可以更好地评估子宫颈的形态和子宫颈管的界线,以评估子宫颈发育情况。另外,经会阴盆底三维超声可以显示尿道、阴道和直肠的横切面,以及三者之间的关系;在子宫输卵管造影过程中,可利用盆腔液体的衬托,三维超声可显示两侧宫骶韧带走行(图3-6)。

7. 阴道超声造影检查(sonovaginography,SVG) 无论是在阴道内注入生理盐水的阴道超声水造影(saline infusion sonohysterogram,SIS),还是在阴道内注入超声凝胶的阴道超声凝胶造影(gel sonovaginography,GSG),都可经腹、经阴道或经直肠超声多途径观察。SVG无创、操作简单、低成本,对某些阴道斜隔、阴道横隔、阴道手术后狭窄、阴道尿道瘘、阴道膀胱瘘、阴道直肠瘘等异常都有很高的辅助诊断价值。经直肠双平面超声结合阴道超声造影检查是一种新尝试,可以显示阴道腔内的结构,对阴道畸形的诊断具有独特的临床应用价值(图3-7)。

8. 经直肠双平面超声结合棉签指示检查 尿道外口和阴道口显示不清时,可将浸满石蜡油的小棉签放置在尿道外口或阴道口作为指示点,可准确测量尿道长度和闭锁的阴道长度。还可将浸满石蜡油的小棉签插入阴道内探查,指示阴道梗阻部位(图3-8)。

9. 子宫输卵管超声造影检查(hysterosalpingo-contrast sonography,HyCoSy) 可以显示子宫腔和输卵管,能够较好地显示大部分的子宫腔发育异常,是协助诊断子宫畸形的重要方法,有其他辅助检查不可替代的优势。在造影过程中,可利用盆腔液体的衬托,达到盆腔水造影的效果,观察宫骶韧带和输卵管伞端(图3-9)。

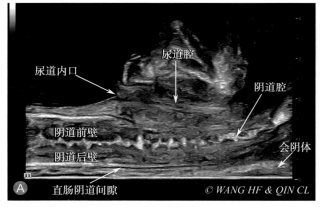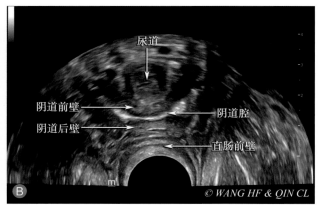

图 3-5 经直肠双平面超声检查
经直肠双平面超声检查,显示尿道、阴道和直肠前壁
A. 正中矢状面;B. 横切面。

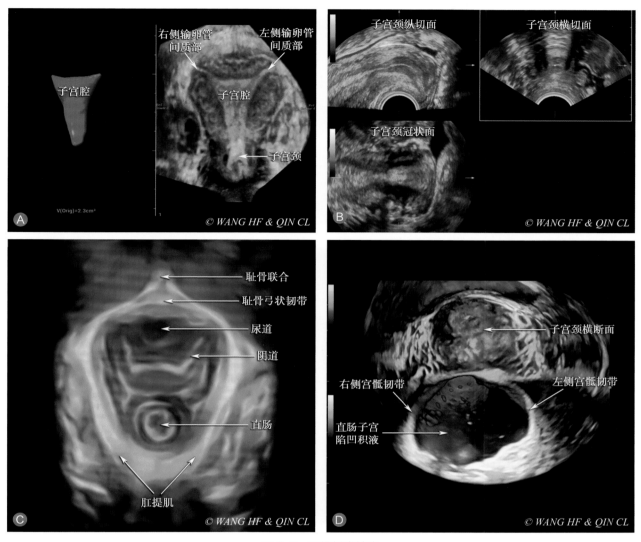

图 3-6　三维超声检查
A. 子宫三维成像；B. 子宫颈三维成像；C. 盆底三维成像；D. 宫骶韧带三维成像。

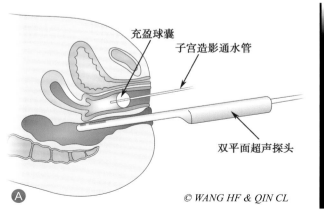

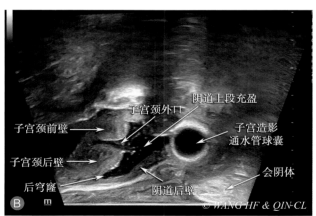

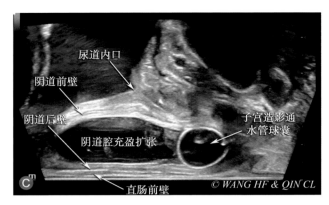

图 3-7 经直肠双平面超声结合阴道水造影检查
A. 经直肠双平面超声结合阴道水造影检查示意图；
B、C. 阴道水造影检查观察阴道。

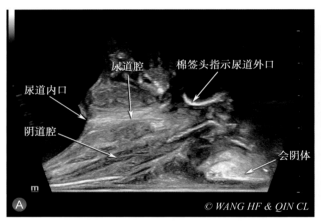

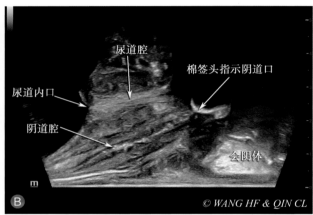

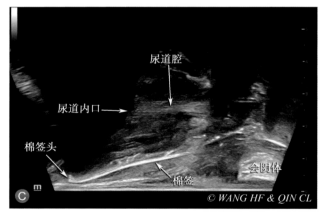

图 3-8 经直肠双平面超声结合棉签指示检查
A. 棉签头指示尿道外口；B. 棉签头指示阴道口；C. 棉签探查阴道。

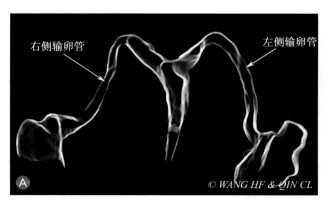

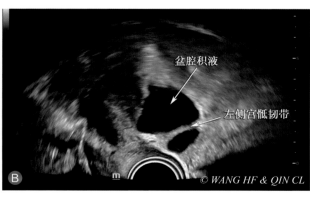

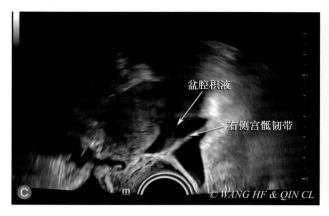 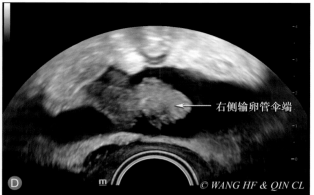

图 3-9　子宫输卵管超声造影检查和盆腔水造影

A. 子宫输卵管超声造影检查；B~D. 盆腔水造影观察宫骶韧带和输卵管伞端。

【注意】

1. 重视阴道的超声检查　大部分 OUVA 和阴道畸形密切相关，故对阴道这一特殊器官的超声检查显得尤为重要，需要引起高度重视。阴道是一个不定形可塑的器官，也是经血排出的通道，阴道前壁长 70~90mm，后壁长 100~120mm，阴道壁由内向外由黏膜层、肌层和纤维组织膜构成。多途径、多种成像模式下可全面了解阴道正常和异常解剖结构。

2. 重视泌尿系统的超声检查　基于胚胎学，米勒管发育异常与泌尿系统发育异常密切相关。双子宫、纵隔子宫及双角子宫与阴道斜隔的组合通常伴有阴道斜隔侧的肾脏缺如。虽然也有双侧肾脏发育的病例报道，但对这些文献中所提及的病例进行分析发现，都存在某种程度肾、输尿管发育异常或肾旋转不良的情况。同理，如果发现一侧肾脏发育异常，建议应检查有无双子宫、纵隔子宫、双角子宫畸形和子宫颈的发育异常，以及是否有阴道的梗阻。

（王慧芳　王玥　胡守容）

第二节　子宫阴道的磁共振成像检查和正常表现

磁共振成像（magnetic resonance imaging，MRI）检查无 X 线辐射，且具有多参数、多序列、多方位成像和软组织分辨率高的独到优势，成为女性生殖系统发育异常，特别是各种复杂性梗阻性子宫阴道发育异常的重要影像学检查手段。MRI 能清晰显示梗阻的部位和各种复杂畸形的形态，尤其适用于复杂的生殖道畸形或合并严重的盆腔并发症，以及不能行经阴道超声检查的女性，为临床提供了更为直观的影像信息，对各种复杂畸形的精确诊断具有重要价值。国内外专家共识均推荐对于常规超声检查诊断不明确的复杂性生殖道畸形的患者，推荐盆腔 MRI 检查。

【MRI 检查方法】

MRI 检查方法的种类很多，每种方法均有其适应范围和诊断价值。用于子宫阴道的 MRI 检查方法常用的有两种。

1. 平扫检查　常规行 T_1 加权像（T_1 weighted

image，T₁WI）和 T₂ 加权像（T₂ weighted image，T₂WI）并脂肪抑制（fat suppression，FS）技术检查，其中 T₂WI 检查能显示子宫、子宫颈和卵巢的解剖结构，有助于确定病变的起源和累及范围。弥散加权成像（diffusion weighted imaging，DWI）检查有助于子宫及附件良、恶性病变的鉴别。

2. 增强检查　经静脉快速注入顺磁性对比剂后，使用 T₁WI 检查的方法，于不同延迟时间点连续对病变区行脂肪抑制 T₁WI 多期增强扫描。

子宫阴道的 MRI 检查一般采用仰卧位。成像方位有横轴位、冠状位和矢状位，横轴位上下范围包含耻骨联合以上的全部盆腔，冠状位前后范围包含整个盆腔，矢状位左右范围包含子宫及附件。常规扫描序列有 T₁WI、T₂WI、T₂WI-FS 和 DWI。

【子宫阴道的正常 MRI 表现】

1. 平扫检查　在 T₁WI 上，均匀低信号的子宫体、子宫颈和阴道各部位解剖结构显示清晰。T₂WI 在矢状位上，子宫体、子宫颈和阴道呈分层表现。子宫体在 T₂WI 结构分四层：①子宫内膜，呈高信号，表面 2/3 为功能层，下 1/3 为基底层；②结合带，呈低信号，为内肌层，纵行平滑肌，厚 2~8mm；③子宫

肌层，呈中等信号，为疏松外层肌层；④浆膜层，呈低信号。子宫颈管成年长约 25~30mm，子宫颈在 T₂WI 上分四层：①最内层，呈高信号黏液；②黏膜层（柱状上皮），呈高信号，低于黏液信号；③纤维肌肉间质层（结合带），呈低信号，由纤维母细胞和平滑肌细胞构成，厚 2~8mm；④肌层，呈中等信号，基质较疏松，厚 2~8mm。阴道壁由最内层的黏膜，以及其下的平滑肌、大量弹力纤维及静脉丛构成。阴道在 T₂WI 结构分为两层：①内带，呈高信号，上皮、黏液；②外带，呈低信号，平滑肌、弹力纤维和静脉丛（图 3-10）。

正常卵巢在 T₁WI 上表现为均匀低信号，在 T₂WI 上可见卵巢内的高信号卵泡，中心部为低至中等信号。MRI 检查中正常输卵管难以识别。T₁WI、T₂WI 上可见周围高信号脂肪组织内成对的均匀低信号的子宫圆韧带及宫骶韧带（图 3-11）。

2. 增强检查　常规增强检查时，子宫内膜和子宫外肌层强化明显，而交界区强化程度低。动态增强检查时，子宫、阴道各层强化程度随检查时间而异。子宫颈的强化从周边向中心强化，黏膜层和子宫颈最外层肌层强化明显，至延迟期强化均匀，而纤维肌肉间质层（结合带）的强化程度低于黏膜层和肌层（图 3-12）。

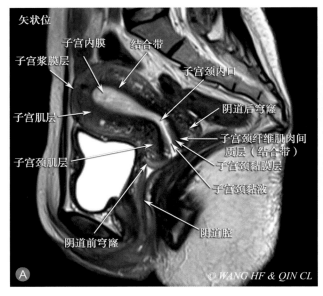

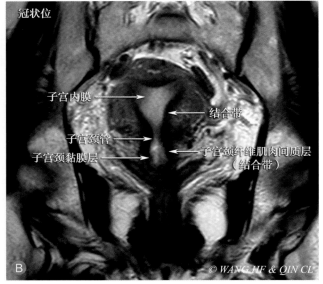

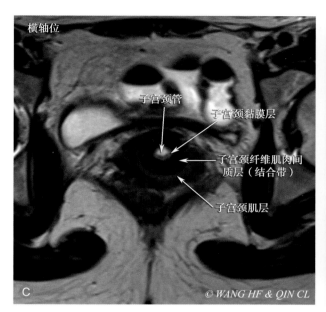

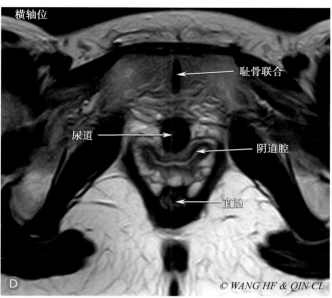

图 3-10　平扫检查,正常子宫和阴道的 MRI 表现

A~D. T$_2$WI 在矢状位、冠状位和横轴位上,子宫体、子宫颈和阴道呈分层表现。

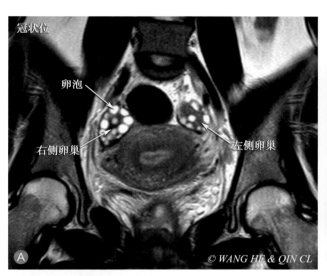

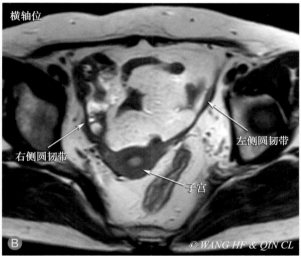

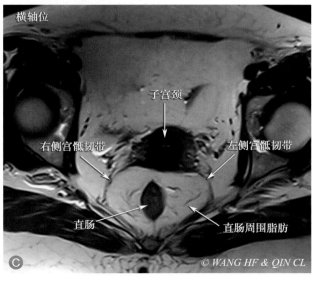

图 3-11　平扫检查,正常卵巢和圆韧带、宫骶韧带的 MRI 表现

A. T$_2$WI 上可见卵巢内的高信号卵泡; B. 周围高信号脂肪组织内成对的均匀低信号子宫圆韧带; C. 宫骶韧带。

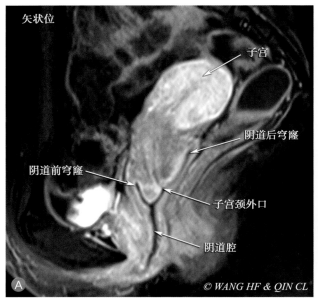

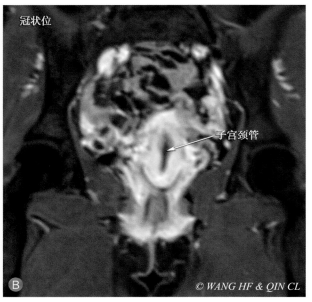

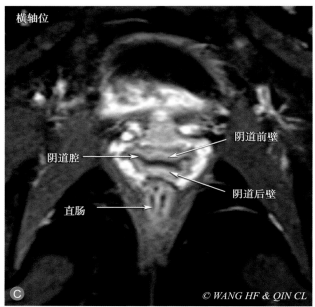

图 3-12　增强检查,正常子宫和阴道的 MRI 表现

A~C. 增强检查,子宫内膜和子宫外肌层、子宫颈和阴道肌层强化明显,结合带强化程度低。

（胡小红　黄嵘）

第三节　子宫阴道的宫腔镜、腹腔镜检查和正常表现

　　宫腔镜、腹腔镜是微创性妇科诊疗技术,且因能融诊断与治疗为一体的优点而广泛应用于妇科领域。宫腔镜可以直观、准确评估子宫腔形态和病变。腹腔镜可对盆腔进行全方位观察,从而对子宫、卵巢、输卵管的形态及病变做出全面、准确的评价。宫腔镜、腹腔镜联合检查,可更全面、系统了解内生殖器情况,具有其他检查方法无法比拟的优势。

【宫腔镜表现（图 3-13）】

1. 阴道　窥阴器暴露可见，下窄上宽，呈长筒状，阴道前壁较短，后壁较长，阴道壁可见绛红色的横行黏膜皱襞。阴道顶部称为穹窿，包绕子宫颈阴道部。

2. 子宫颈外口　窥阴器前后叶固定于阴道前后穹窿即可暴露子宫颈阴道部和子宫颈外口。未产妇子宫颈外口通常呈圆形；经产妇受阴道分娩影响形成横裂，将子宫颈分为前唇和后唇。

3. 子宫颈管　正常子宫颈内腔呈圆形或椭圆形的管状，称为子宫颈管（cervical canal），正常成年女性长 25~30mm。子宫颈管表面由淡红、泛白或红色的子宫颈管黏膜覆盖，因黏膜折叠呈峰沟相间状，隆起明显时超声检查易误认为子宫颈管息肉。子宫颈管长度因人而异，绝经后或者有剖宫产史的妇女子宫颈管相对较长。

4. 子宫峡部　子宫体与子宫颈之间形成最狭窄的部分，称为子宫峡部（isthmus uteri），在非孕期长约 10mm，其上端因解剖上狭窄，称为解剖学内口；其下端因在此处子宫内膜转变为子宫颈黏膜，称为组织学内口。妊娠期子宫峡部逐渐伸展变长，妊娠末期可达 70~100mm，形成子宫下段，成为软产道的一部分，也是剖宫产术常用的切口部位。

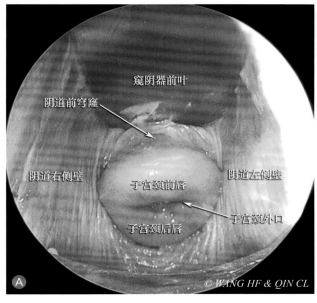

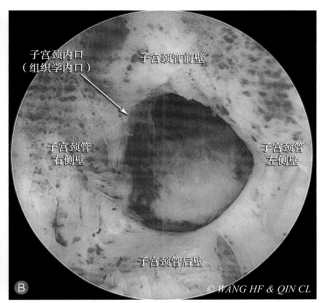

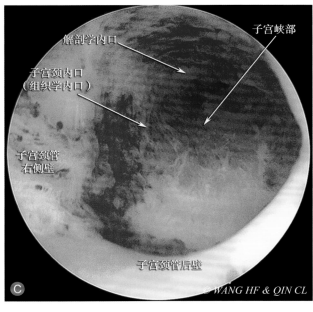

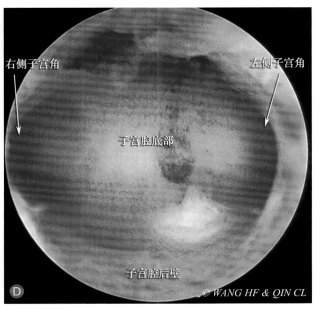

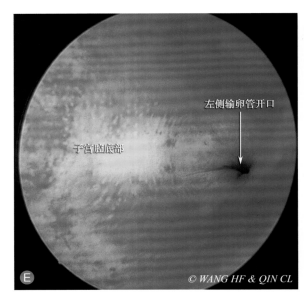
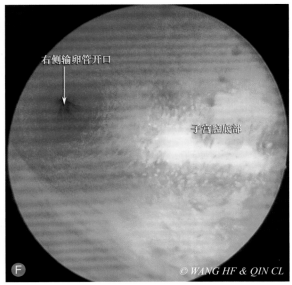

图 3-13　阴道、子宫颈和子宫腔的宫腔镜所见
A. 阴道穹窿、子宫颈外口；B. 子宫颈管、子宫颈内口和子宫峡部；C~E. 子宫腔、子宫角和输卵管开口。

5. 子宫腔　正常生育期的子宫腔在膨宫良好的状态下似一倒置的烧瓶。"瓶颈"为子宫颈管，"瓶体"为子宫腔，在子宫底的两侧可以看到左右两侧输卵管开口。若膨宫压力降低，双侧子宫角又似较深的漏斗。子宫颈管和双侧输卵管开口是识别正常子宫腔的标志。从子宫颈内口到一侧输卵管开口为子宫侧壁，双侧输卵管开口之间为子宫底，由子宫底到子宫颈内口前、后缘分别为子宫的前、后壁，子宫腔容量约 5ml。

【腹腔镜表现（图 3-14）】

1. 子宫　子宫是有腔壁厚的肌性器官，外观红色，呈上宽下窄，前后略扁的倒置梨形，长 70~80mm，宽 40~50mm，厚 20~30mm。子宫分为子宫体和子宫颈两部分，子宫体较宽，顶部为子宫底，子宫底两侧为子宫角。子宫浆膜层为覆盖子宫底部及其前后面的脏腹膜。在子宫前面，近子宫峡部处的腹膜向前反折覆盖膀胱，形成膀胱子宫陷凹。在子宫后面，腹膜沿子宫后壁向下，至子宫颈后方及阴道后穹窿再折向直肠，形成直肠子宫陷凹（rectouterine pouch），也称道格拉斯陷凹（Douglas pouch）。

2. 输卵管　输卵管为一对细长而弯曲的肌性管道，长 80~140mm，位于阔韧带上缘内，内侧与子宫角相连通，外端游离呈伞状。由内向外分为间质部、峡部、壶腹部和伞部四部分：①间质部连接进入子宫角，长约 10mm；②峡部短而直，壁厚腔小，长 20~30mm；③壶腹部粗而长，长 50~80mm，壁薄腔大，腔内可见丰富皱襞；④在输卵管最外侧端为伞部，长 10~15mm，开口于腹腔，管口处可见许多指状突起，有"拾卵"功能。

3. 圆韧带　起自子宫角的前面、输卵管近端的稍下方，由平滑肌和结缔组织构成，呈圆索状，长 120~140mm。在阔韧带前叶的覆盖下向前外侧走行，到达两侧骨盆侧壁后经腹股沟管止于大阴唇前端。

4. 卵巢及其韧带　卵巢为一对扁椭圆形的性腺，色白，大小约为 40mm×30mm×10mm，由外侧的骨盆漏斗韧带（卵巢悬韧带）和内侧的卵巢固有韧带（卵巢韧带）固定于盆壁与子宫之间。

5. 阔韧带　位于子宫两侧呈翼状的双层腹膜皱襞，内可见丰富血管。

6. 宫骶韧带　起自子宫体和子宫颈交界处后面的上侧方，向两侧绕过直肠达第 2、3 骶椎前面的筋膜，宫骶韧带呈扁索状，表面被覆腹膜，内含平滑肌、结缔组织和支配膀胱的神经。行广泛性子宫切除术时，可因切断宫骶韧带和损伤神经引起尿潴留。宫骶韧带短厚有力，向后向上牵引子宫颈，维持子宫前倾位置。

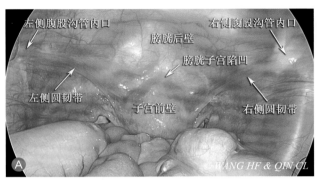
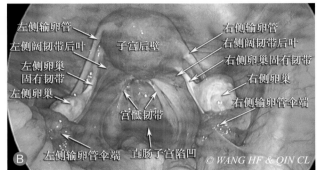
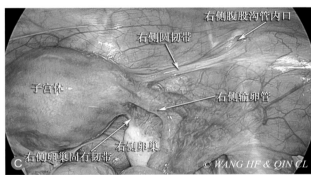
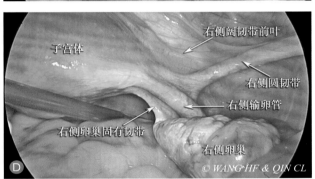
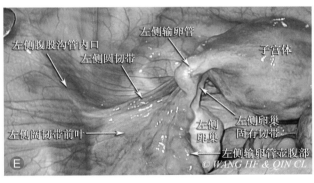
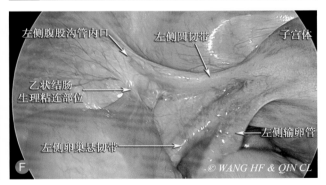
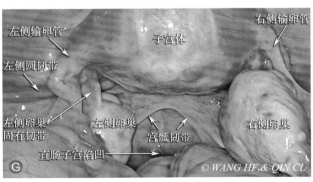
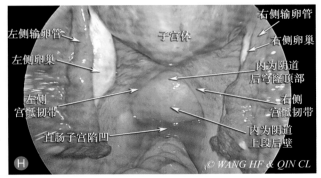

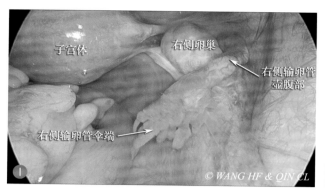
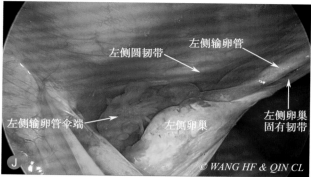

图 3-14 盆腔的腹腔镜所见

A~J. 膀胱子宫陷凹、子宫体、圆韧带、腹股沟管内口、输卵管、卵巢固有韧带、卵巢悬韧带、阔韧带前后叶、
宫骶韧带、直肠子宫陷凹和输卵管伞端。

（魏蔚霞 李 环）

参 考 文 献

1. Management of acute obstructive uterovaginal anomalies: ACOG Committee Opinion, Number 779. Obstet Gynecol, 2019, 133 (6): 1290-1291.

2. 中国医师协会妇产科医师分会女性生殖道畸形学组. 梗阻性子宫阴道发育异常诊治的中国专家共识. 中华妇产科杂志, 2021, 56 (11): 746-752.

3. DIETRICH J E, MILLAR D M, QUINT E H. Obstructive reproductive tract anomalies. J Pediatr Adolesc Gynecol, 2014, 27 (6): 396-402.

4. SKINNER B, QUINT E H. Obstructive reproductive tract anomalies: a review of surgical management. J Minim Invasive Gynecol, 2017, 24 (6): 901-908.

5. GRIMBIZIS G F, DI SPIEZIO SARDO A, SARAVELOS S H, et al. The Thessaloniki ESHRE/ESGE consensus on diagnosis of female genital anomalies. Hum Reprod, 2016, 31 (1): 2-7.

6. 王慧芳, 王玥. 跟进梗阻性子宫阴道发育异常诊治进展, 关注超声评估的重要性和面临的挑战. 中华医学超声杂志 (电子版), 2022, 19 (10): 1025-1030.

7. 王慧芳, 胡守容, 郭蓉, 等. 多途径超声联合检查在先天性阴道闭锁诊断中的应用价值. 中华医学超声杂志 (电子版), 2022, 19 (10): 1065-1070.

8. DESSOLE S, FARINA M, RUBATTU G, et al. Sonovaginography is a new technique for assessing rectovaginal endometriosis. Fertil Steril, 2003, 79 (4): 1023-1027.

9. SIBAL M. Gel sonovaginography: a new way of evaluating a variety of local vaginal and cervical disorders. J Ultrasound Med, 2016, 35 (12): 2699-2715.

10. BALICA A, SCHERTZ K, WALD D, et al. Transabdominal sonography to measure the total vaginal and mucosal thicknesses. J Clin Ultrasound, 2017, 45 (8): 461-464.

11. 胡守容, 王玥, 陈广兰, 等. 经直肠双平面高频超声对正常女性阴道形态的评估. 中华医学超声杂志 (电子版), 2021, 18 (11): 1056-1060.

12. ACIÉN P, ACIÉN M. The presentation and management of complex female genital malformations. Hum Reprod Update, 2016, 22 (1): 48-69.

13. GRAUPERA B, PASCUAL M A, HERETER L, et al. Accuracy of three-dimensional ultrasound compared with magnetic resonance imaging in diagnosis of Müllerian duct anomalies using ESHRE-ESGE consensus on the classification of congenital anomalies of the female genital tract. Ultrasound Obstet Gynecol, 2015, 46 (5): 616-622.

14. 徐克, 龚启勇, 韩萍. 医学影像学. 9 版. 北京: 人民卫生出版社, 2018.

15. 李真林, 倪红艳. 中华医学影像技术学·MR 成像技术卷. 北京: 人民卫生出版社, 2017.

16. 孔北华, 马丁, 段涛. 妇产科学. 10 版. 北京: 人民卫生出版社, 2024.

17. 夏恩兰, 黄胡信. 妇科内镜学. 2 版. 北京: 人民卫生出版社, 2020.

第四章

梗阻性子宫体发育异常

梗阻性子宫体发育异常（obstructive corpus uteri anomalies）主要包括子宫附腔畸形、Robert 子宫、有功能性内膜的残角子宫和有功能性内膜的 MRKH 综合征。

第一节　子宫附腔畸形

子宫附腔畸形（accessory cavitated uterine malformation，ACUM）指位于子宫圆韧带附着处下方子宫前外侧壁肌层内的囊性病灶，多见于年轻女性，囊腔内壁覆盖有功能性的子宫内膜，周围环绕较厚的子宫肌层。1912 年由 Oliver 首次报道。ACUM 是一种并不罕见的梗阻性子宫发育异常，是年轻女性严重痛经的原因之一，多年来常以"青少年型囊性子宫腺肌瘤（juvenile cystic adenomyomas，JCA）"或"子宫样肿块（uterus-like mass）"等名称发表于杂志中，与囊性子宫腺肌病或腺肌瘤等多有混淆。目前关于 ACUM 的研究有限，缺乏基于人群的研究，已发表的文章主要为病例报告和病例系列，由于临床对其未充分认识，这些病例往往被延迟诊断或误诊。ACUM 的患病率尚不清楚，其实际患病率可能被低估。

【发病机制】

ACUM 的病因及发病机制尚不清楚。目前多数学者倾向于 ACUM 可能代表了一种先天性米勒管发育异常，被认为是由于胚胎发育过程中圆韧带附着区域的米勒管组织的重复和持续存在所致，可能与引带（后来发育为圆韧带）的发育障碍有关。也有学者认为是米勒管病（Müllerianosis）之一，即胚胎发育过程中米勒管组织错位（发生脱靶或移位），或称为米勒管迷离瘤（Müllerian choristomas）。

【病理解剖学要点（见图 2-1A）】

1. 位于圆韧带附着处下方子宫左或右前外侧壁，这一特殊部位的子宫肌层内孤立性囊性病变，与子宫腔不相通，与输卵管不相通。

2. 孤立性囊腔内壁衬有由子宫内膜腺体和间质组成的功能性子宫内膜，囊腔中含有巧克力样液体，囊腔周边环绕较厚的子宫平滑肌组织，平滑肌纤维大多排列有序。

3. 子宫通常具有双侧子宫角、输卵管及与输卵管相通的正常子宫腔，卵巢发育正常。

4. 在子宫其他部位无明显子宫腺肌病病灶，但在邻近子宫附腔的子宫肌层内可出现小的子宫腺肌病病灶。

【临床表现、分型和治疗】

1. 临床表现

（1）ACUM 多发生在小于 30 岁的未产妇，但也可发生于 30 岁以上的女性或经产妇。

（2）严重痛经或盆腔疼痛（疼痛通常发生在病变的同侧，与梗阻性生殖道异常的疼痛发生机制一致，封闭的囊腔因周期性出血、囊腔扩张和囊内压力增加而导致疼痛），患者常在整个月经周期中都存在盆腔疼痛，疼痛通常对药物治疗不敏感。

（3）ACUM 通常不影响正常子宫腔或输卵管，目前尚无证据表明其会导致严重的不规则阴道出血或生育能力下降，也未见不孕情况的报道。

（4）部分 ACUM 患者囊腔周围环绕的肌层内存在子宫腺肌病病灶，这可能与囊内周期性出血和囊腔内压力升高有关。

（5）可伴有腹膜子宫内膜异位症或卵巢子宫内膜异位囊肿等。

2. 临床分型　目前未见 ACUM 临床分型的报道。

3. 临床治疗　腹腔镜下保留子宫的子宫附腔囊性病灶的彻底切除是目前最有效的治疗手段。

【超声表现（图 4-1）】

经阴道或经直肠的腔内超声检查是首选和最佳的超声检查方式，腔内探头频率较高，可以更清晰地显示病灶的特征及盆腔脏器情况。

1. 二维超声表现

（1）位于子宫角下方左或右前外侧壁肌层内孤立性子宫附腔病灶，大小通常为 20~40mm，为一圆形或椭圆形囊性病变区，囊内可为无回声，或呈均匀点状低回声，呈磨玻璃样表现，与卵巢子宫内膜异位囊肿内部回声相似，偶见中高回声。

（2）在月经周期的不同时期及药物治疗后（如口服避孕药及促性腺激素释放激素类似物等药物），囊腔内容物的回声与表现可发生变化，与卵巢子宫内膜异位囊肿有相似之处。

（3）囊腔的周围可见较厚的、回声尚均匀的子宫肌层包绕。

（4）囊腔与子宫腔不相通，子宫腔形态正常，通常无明显子宫腺肌病的超声表现，但在邻近子宫附腔的子宫肌层内可有小的子宫腺肌病病灶。

（5）可见正常的双侧子宫角及与输卵管延续的间质线，与囊性病灶无明显关系。

（6）彩色多普勒血流成像（color doppler flow imaging, CDFI）显示囊性病变内无血流信号，囊壁周围常可见环绕血流信号。

（7）泌尿系统超声检查，通常无异常表现。

2. 三维超声表现　经阴道或经直肠三维超声检查有助于 ACUM 的诊断。

（1）三维超声可在三个正交平面上显示子宫附腔囊性病灶为球形或椭圆形，偶见囊性病灶不规则，与正常子宫腔完全分离。

（2）三维超声可以成像子宫冠状面，观察子宫整体解剖情况，更好地显示子宫内膜形态和两侧子宫角，从而全面直观显示囊性病灶与子宫腔的关系。

3. 子宫输卵管超声造影　可确定囊性病灶是否与子宫腔连通，并有助于 ACUM 与其他梗阻性子宫发育异常的鉴别。

【MRI 表现（图 4-2）】

MRI 可明确显示病灶内有出血性的囊腔，因此有助于 ACUM 的诊断。

T_2WI 显示，位于子宫角下方的子宫左或右前外侧壁见局灶性类圆形病灶，部分凸入阔韧带，中心为一囊腔，与子宫腔不相通，被 T_2 低信号环包围，与交界区相同；增强未见强化。子宫腔形态正常，子宫内膜、交界区及肌层结构清晰。T_1WI 显示病灶腔内有高信号，为具有出血性表现的囊腔。

【宫腔镜和腹腔镜表现（图 4-3）】

1. 宫腔镜　子宫腔形态正常，两侧输卵管开口正常。

2. 腹腔镜　圆韧带附着处下方子宫左或右前外侧壁隆起，部分凸入阔韧带前部，两侧子宫角、输卵管及卵巢外观正常。可完整剥离 ACUM 囊性病灶，病灶壁为较厚的肌纤维组织，腔内含有巧克力色的液体。部分患者可见腹膜子宫内膜异位症病灶或卵巢子宫内膜异位囊肿等。

【病理诊断（图 4-4）】

大体见切除的子宫附腔标本,剖检为一壁厚的囊腔样结构,囊腔中含有巧克力样液体,囊腔周边环绕较厚的子宫平滑肌组织。镜下见子宫附腔壁为排列有序的平滑肌细胞,内壁被覆由子宫内膜腺体和间质组成的功能性子宫内膜。

【鉴别诊断】

1. **ACUM 与其他子宫肌层囊性病变鉴别**　ACUM 主要与子宫肌瘤囊性变和成年型囊性子宫腺肌瘤鉴别（表 4-1）。

2. **ACUM 与其他子宫畸形鉴别**　ACUM 需要与有功能性内膜的 II 型残角子宫、Robert 子宫、不全纵隔子宫和不全双角子宫鉴别（表 4-2）。

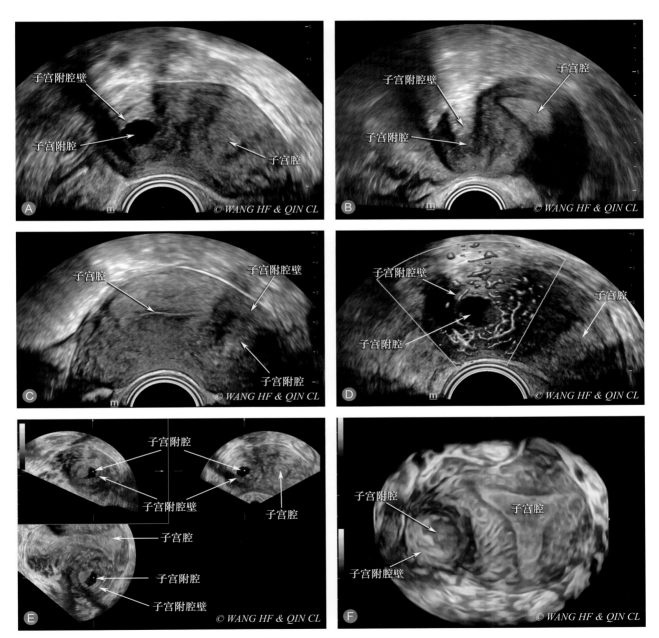

图 4-1　ACUM 超声表现

A. 经阴道二维超声检查,子宫附腔内可为无回声;B、C. 磨玻璃样回声和中高回声,子宫附腔周围可见较厚肌层包绕;D. CDFI 显示子宫附腔内无血流信号,囊壁周围常可见环绕血流信号;E. 三维超声在三个正交平面上显示子宫附腔与正常子宫腔完全分离;F. 三维超声子宫冠状面显示子宫腔与子宫附腔不相通。

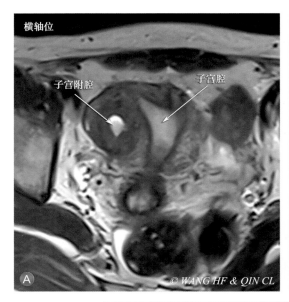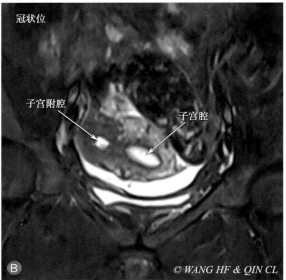

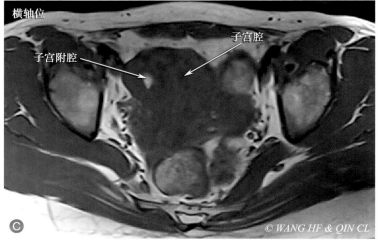

图 4-2 ACUM MRI 表现

A、B. 位于子宫角下方子宫右前外侧壁的子宫附腔,中心为一囊腔,与子宫腔不相通,子宫腔形态正常,子宫内膜、交界区及肌层结构清晰;C.T$_1$WI 显示腔内有高信号,为具有出血性表现的囊腔。

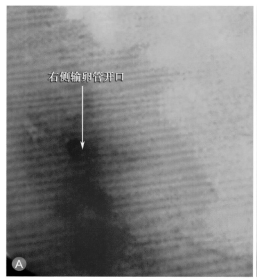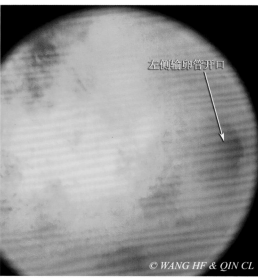

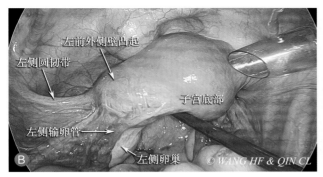
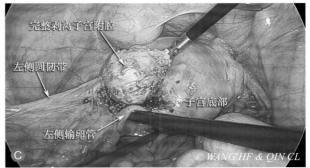
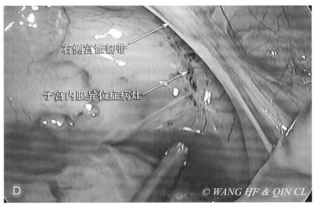

图 4-3　ACUM 宫腔镜和腹腔镜表现

A. 子宫腔形态正常,两侧输卵管开口正常;B. 腹腔镜见圆韧带附着处下方子宫左前外侧壁隆起,
两侧子宫角外观正常;C. 可完整剥离子宫附腔;D. 盆腔可见子宫内膜异位症病灶。

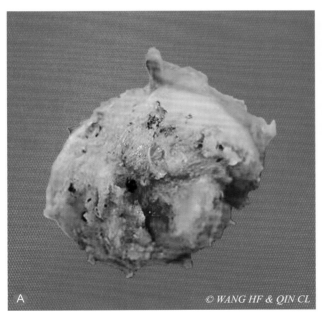
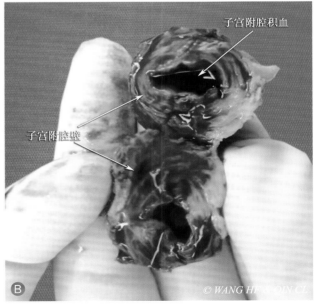

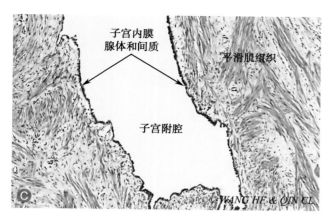

图 4-4 ACUM 标本图和病理图
A. 完整剥离的子宫附腔；B. 剖检子宫附腔内含陈旧性积血；
C. 镜下内壁被覆可见由子宫内膜腺体和间质组成的功能性
子宫内膜。

表 4-1 ACUM 与子宫肌瘤囊性变和成年型囊性子宫腺肌瘤鉴别

项目	ACUM	子宫肌瘤囊性变	成年型囊性子宫腺肌瘤
病史	以年轻患者多见 无子宫腔操作史	年龄范围更广 有肌瘤病史	年龄较大,常涉及子宫腔操作史,临床表现也往往出现在子宫腔手术后
临床表现	严重痛经或盆腔疼痛	无明显痛经	早期一般无明显症状,随着病情发展,可有痛经、慢性盆腔痛及子宫异常出血
子宫腔形态	正常	正常	正常
交界区(JZ)	正常	正常	可增厚、中断或模糊不清
囊性病变部位	恒定而特殊:圆韧带附着处下方子宫左或右前外侧壁,与子宫腔和输卵管不相通	肌层任何部位	可发生于子宫任何部位,通常更靠近子宫肌层与内膜交界区
囊性病变形态及内部回声	类圆形,多呈典型的磨玻璃样表现	多呈无回声区,且表现多样	多呈大小不等,形态不规则的无回声区,可见典型的磨玻璃样表现
囊性病变腔内壁	囊内壁附着有功能性内膜构成的"子宫腔样"结构,有内膜基底层	内壁缺乏子宫内膜组织	有覆盖囊腔的子宫内膜样组织,但基底层缺失
囊性病变周围回声	包绕回声均匀的平滑肌组织	回声多不均匀	有多发的腺肌病病灶

表 4-2 ACUM 与其他子宫畸形鉴别

项目	ACUM	II 型残角子宫	Robert 子宫	不全纵隔子宫	不全双角子宫
临床表现	青春期出现痛经	青春期出现痛经	青春期出现痛经	无痛经	无痛经
子宫底部外形	正常	残角子宫与单角子宫的子宫底分开,呈不对称双角	正常或一侧子宫角稍膨隆	正常	两侧子宫角分开,呈对称的双角
子宫底部凹陷	<1cm	>1cm	<1cm	<1cm	>1cm
子宫腔	正常	单角子宫宫腔呈管状,残角子宫有内膜但与单角子宫腔不相通	两个大小不等的子宫腔,通常不相通	两个对称的子宫腔	两个对称的子宫腔
肌层	子宫角下方前外侧壁肌层内孤立性囊性病灶	常回声均匀,可有子宫腺肌病的表现	常回声均匀	常回声均匀	常回声均匀
子宫颈	一个	一个	一个	一个(可两个)	一个(罕见两个)
阴道	正常	正常	正常	正常(可有阴道纵隔)	正常(罕见阴道纵隔)

【诊断要点】

由于对ACUM认识不足,常常造成延迟诊断,并将其误诊为子宫肌瘤变性、囊性腺肌病、残角子宫等,综合评估有助于提高术前确诊率,减少误诊、误治。

1. 严重痛经及盆腔疼痛。

2. 子宫圆韧带附着处下方前外侧壁肌层内囊性病灶,周边有厚的肌层包绕。

3. 存在正常子宫内膜腔。

4. 环绕子宫附腔周围的子宫肌层中可能存在小的子宫腺肌病病灶,但子宫其他部位肌层通常无明显的子宫腺肌病表现。

5. 通常疼痛对药物治疗不敏感。

6. 手术可完整剥离并切除子宫附腔。

7. 病理检查见囊腔内衬有子宫内膜上皮的腺体和间质。

【注意】

1. 有学者提出,用"孤立性肿块"可能不够准确,因为个别病例在子宫的同一侧区域存在2个囊腔的情况,强调不以囊性病灶个数为必须诊断标准。

2. 据报道,囊性病灶多为类圆形(平均直径为25~42mm,囊腔内径平均为10~23mm),但也可为长椭圆形或长条形,加上囊腔周边环绕的肌层组织,整个病灶最大径线可达80mm。笔者所诊断的病例中,有囊性病灶为长条形的病例,囊腔最大径线超过60mm。

3. 文献报道,"正常子宫"这一标准也并非必不可少的,极少数情况下,ACUM可能伴有其他子宫发育异常,例如双子宫、单角子宫和纵隔子宫等。

4. 文献报道子宫附腔内一般有积血,但笔者所见病例中有子宫附腔内仅见内膜回声,未见积血的病例,与典型表现不同,查阅文献未见报道,可能是子宫附腔太小,内膜发育不良所致。

5. 有文献报道子宫附腔妊娠的罕见病例,认为最有可能的是卵子通过子宫附腔圆顶两侧的小附属物进入子宫附腔,这些小附属物代表未发育的原始输卵管。有学者认为卵子受精有两种假说:一种认为精子通过正常子宫的子宫颈管、子宫腔、输卵管进入腹膜腔,然后再通过附属物进入子宫附腔使卵子受精;另一种认为精子通过子宫肌壁淋巴管进入子宫附腔使卵子受精。

6. ACUM病例荟萃详见第十三章"梗阻性子宫阴道发育异常病例荟萃"病例1~4。

(王慧芳 秦成路 王玥 胡小红)

参 考 文 献

1. NAFTALIN J, BEAN E, SARIDOGAN E, et al. Imaging in gynecological disease (21): clinical and ultrasound characteristics of accessory cavitated uterine malformations. Ultrasound Obstet Gynecol, 2021, 57 (5): 821-828.

2. OLIVER J. An accessory uterus distended with menstrual fluid enucleated from the substance of the right broad ligament. Lancet, 1912, 179: 1609.

3. 中华医学会妇产科学分会, 中国医师协会妇产科医师分会女性生殖道畸形学组. 女性生殖器官畸形命名及定义修订的中国专家共识 (2022 版). 中华妇产科杂志, 2022, 57 (8): 575-580.

4. ACIÉN P, ACIÉN M, FERNÁNDEZ F, et al. The cavitated accessory uterine mass: a Müllerian anomaly in women with an otherwise normal uterus. Obstet Gynecol, 2010, 116 (5): 1101-1109.

5. ACIÉN P, BATALLER A, FERNÁNDEZ F, et al. New cases of accessory and cavitated uterine masses (ACUM): a significant cause of severe dysmenorrhea and recurrent pelvic pain in young women. Hum Reprod, 2012, 27 (3): 683-694.

6. PETERS A, RINDOS N B, GUIDO R S, et al. Uterine-sparing laparoscopic resection of accessory cavitated uterine masses. J Minim Invasive Gynecol, 2018, 25 (1): 24-25.

7. 戴晴. 浅谈子宫附腔畸形的临床特征及超声影像学应用进展. 中华医学超声杂志 (电子版), 2022, 19 (10): 1036-1041.

8. PEYRON N, JACQUEMIER E, CHARLOT M, et al. Acces-

sory cavitated uterine mass: MRI features and surgical correlations of a rare but underrecognised entity. Eur Radiol, 2019, 29 (3): 1144-1152.

9. MOLLION M, HOST A, FALLER E, et al. Report of two cases of Accessory Cavitated Uterine Mass (ACUM): Diagnostic challenge for MRI. Radiol Case Rep, 2021, 16 (11): 3465-3469.

10. WILCOX A, SCHMIDT M, LUCIANO D. Identification of juvenile cystic adenomyoma using high-resolution imaging. Obstet Gynecol, 2020, 136 (5): 1021-1024.

11. ACIÉN P, ACIÉN M. Accessory and cavitated uterine mass versus juvenile cystic adenomyoma. F S Rep, 2021, 2 (3): 357-358.

12. MARTIN D C, KONINCKX P R. Juvenile cystic adenomyomas: acquired adenomyosis variant or congenital Mülle-

rian defects？. F S Rep, 2021, 2 (2): 145.

13. TAKEUCHI H, KITADE M, KIKUCHI I, et al. Diagnosis, laparoscopic management, and histopathologic findings of juvenile cystic adenomyoma: a review of nine cases. Fertil Steril, 2010, 94: 862-868.

14. MAHEY R, CHELUVARAJU R, KUMARI S, et al. Robert's Uterus versus Juvenile Cystic Adenomyoma-Diagnostic and Therapeutic Challenges-Case Report and Review of Literature. J Hum Reprod Sci, 2023, 16 (1): 79-86.

15. ARYA S, BURKS H R. Juvenile cystic adenomyoma, a rare diagnostic challenge: Case Reports and literature review. F S Rep, 2021, 2 (2): 166-171.

16. HARITH M, ALKHATEEB H M, ENAS M, et al. Twin pregnancy in an accessory cavitated non-communicating uterus. Int J Surg Case Rep, 2015, 10 (3): 45-48.

第二节　Robert 子宫

Robert 子宫（Robert uterus）为非对称的子宫分隔伴梗阻的半宫腔内经血潴留。子宫分隔从子宫底至子宫颈内口上方，偏于子宫腔一侧，将该侧子宫腔完全封闭，使之成为与对侧子宫腔及阴道不相通的盲腔，盲腔与同侧输卵管相通，子宫外轮廓基本正常，故也有人称之为斜隔子宫。1969 年法国著名的妇科专家 Robert H 首次描述了这种子宫畸形，后人为纪念他的发现，将这种类型的子宫畸形称为 Robert 子宫。

Robert 子宫是一种罕见的梗阻性子宫发育异常，是青少年女性严重痛经的原因之一，国内多年来以"斜隔子宫"或"盲角子宫"等名称见于文献中。早在 2015 年，中华医学会妇产科学分会发表的《关于女性生殖器官畸形统一命名和定义的中国专家共识》建议与国际命名统一，推荐使用 Robert 子宫（Robert uterus）。2021 年，美国生殖医学学会（American Society for Reproductive Medicine，ASRM）更新的《ASRM 米勒管发育异常分类 2021 版》，将 Robert 子宫归类于第 6 大类的子宫纵隔，为一种罕见的特殊类型的纵隔子宫。

Robert 子宫术前诊断困难，需依赖影像学评估。影像学评估对于 Robert 子宫的术前诊断、手术计划制订，以及术后疗效评估都具有非常重要的作用。此外，影像学评估还能使患者能够清楚地了解自身症状的病因，以及手术治疗后的最终结果。

【发病机制】

作为一种罕见的米勒管发育异常，Robert 子宫发病机制尚未明确，其确切的胚胎发育异常机制一直存在争议。一般认为是在胚胎发育过程中双侧米勒管融合正常，但吸收障碍所致，为不对称的、阻塞性的完全纵隔子宫，一侧子宫腔与子宫颈管和阴道相连相通，另一侧的子宫腔与子宫颈管和阴道不相连不相通；也有学者认为可能是子宫峡部节段性发育不全，米勒管下段头侧之间有持续性隔膜存在。Robert 子宫可以合并泌尿系统畸形，以及因尿生殖窦发育异常而导致的阴道闭锁。

【病理解剖学要点】

Ludwin 总结了 Robert 子宫的"三联症"特点，即在一个子宫底正常的子宫腔内存在斜隔，一侧为梗阻的半宫腔，而对侧为管状的单角子宫腔，构成一种罕见的梗阻性子宫发育异常。

1. 子宫外部轮廓正常（子宫底可稍有凹陷），子宫腔内见一斜隔。

2. 一侧为阻塞的半宫腔积血（或无积血）。

3. 对侧为管状的单角子宫腔，与子宫颈和阴道相连相通。

【临床表现、分型和治疗】

1. 临床表现　斜隔阻碍经血排出,使经血滞留在梗阻的半宫腔内,甚至逆流至腹腔,导致痛经、输卵管积血,甚至盆腔子宫内膜异位症。

(1)子宫斜隔隔板的终止点高低不同,患者的临床表现会不相同。

(2)较高的隔板几乎呈横行,梗阻的半宫腔可以很小,其内仅存少许粉色分泌物,临床症状轻微;较低的隔板可达子宫颈内口,梗阻的半宫腔大,积血多,痛经或腹痛严重。

(3)如果隔板上有孔,梗阻情况不明显,可无明显临床症状。

2. 临床分型　根据梗阻的半宫腔大小及其内膜功能,将 Robert 子宫分为 3 型(见图 2-1B):

(1)Ⅰ型 Robert 子宫(典型的 Robert 子宫):梗阻的半宫腔大,子宫内膜发育好,梗阻的半宫腔内有大量积血,并可压迫对侧的管状单角子宫腔,通常出现在青春期早期,伴有严重的进行性痛经。

(2)Ⅱ型 Robert 子宫:梗阻的半宫腔小,无功能性内膜或内膜发育不良,一般无积血,如果有积血,出现的时间也相对较晚,常反复流产或不孕,通常被误诊为单角子宫。

(3)Ⅲ型 Robert 子宫:梗阻的半宫腔内有少量积血,半宫腔中残留有功能性子宫内膜组织,子宫内膜组织较少,常见于育龄早期的患者,伴有进行性痛经和子宫内膜异位症。

另外,根据隔板上有无孔道,也可分为有孔型 Robert 子宫和无孔型 Robert 子宫。

3. 临床治疗　手术是治疗 Robert 子宫的唯一有效方法。

早期诊治很重要,对改善患者的生活质量和预后有重要意义。既往通常通过开腹手术或腹腔镜行梗阻的半宫腔切除术或子宫内膜切除术。目前宫腔镜联合腹腔镜保留子宫的斜隔切除术是有效的治疗手段。宫腔镜、腹腔镜联合超声监测,可提高手术安全性,尤其适用于梗阻狭小的半宫腔。

【超声表现(图 4-5)】

经阴道或经直肠的腔内超声检查是首选和最佳的超声检查方式,腔内探头频率较高,可以更清晰地显示子宫腔内结构、斜隔的厚度、斜隔的终止点、梗阻的半宫腔大小及盆腔情况。

1. 二维超声表现

(1)子宫外部轮廓正常(子宫底部可见轻微凹陷,但小于 1cm),梗阻半宫腔的子宫角可稍向外膨隆。

(2)子宫腔内可见不对称的类肌层回声的分隔(由子宫底至一侧宫壁)。

(3)可见两个大小不等的子宫腔,梗阻的半宫腔可见积血(或无积血)或合并同侧的输卵管积血,与子宫颈不相通;对侧的子宫腔为管状的单角子宫腔,与子宫颈相通。

(4)可有盆腔子宫内膜异位症和子宫腺肌病超声表现。

(5)泌尿系统超声检查,可有或无发育异常的表现。

2. 三维超声表现　经阴道或经直肠三维超声检查有助于 Robert 子宫的诊断。

(1)三维超声可显示子宫冠状切面,可显示正常子宫外部轮廓。

(2)三维超声能显示子宫腔内结构、斜隔的厚度及斜隔的终止点。

(3)三维超声能显示梗阻的半宫腔和对侧的单角子宫腔的关系。

(4)三维超声能显示管状的单角子宫腔与子宫颈相通,梗阻的半宫腔与子宫颈不相通。

3. 子宫输卵管超声造影　可明确显示单角子宫腔及与之相连的输卵管,与梗阻的半宫腔不相通。如果分隔上有小孔,可见造影剂通过"小孔"进入梗阻的半宫腔甚至进入与之相连的输卵管。

【MRI 表现(图 4-6)】

MRI 可明确显示子宫外部轮廓、内部结构以及输卵管有无积血,有助于 Robert 子宫的诊断。冠状位和横轴位可显示子宫轮廓正常,阻塞的半宫腔与子宫颈不相通,管状的单角子宫腔与子宫颈相通,可见输卵管积血和腹腔积血。

【宫腔镜和腹腔镜表现(图 4-7)】

宫腔镜和腹腔镜联合检查,是诊断 Robert 子宫的"金标准"。

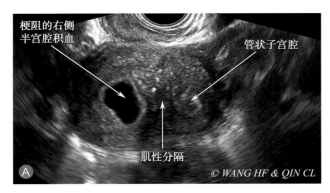

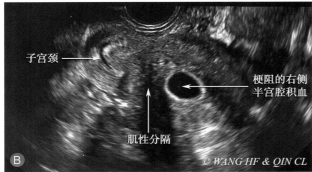

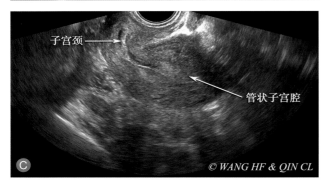

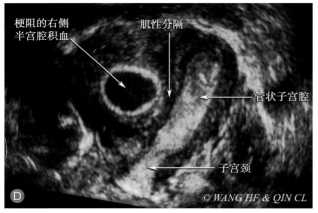

图 4-5　Robert 子宫超声表现

A. 子宫外部轮廓正常，两个大小不等的子宫腔；B. 梗阻的右侧半宫腔积血与子宫颈不相通；C. 对侧为管状的单角子宫腔，与子宫颈相通；D. 三维超声子宫冠状切面显示正常的子宫外部轮廓、斜隔的厚度及斜隔的终止点和梗阻的右侧半宫腔，对侧的管状单角子宫腔与子宫颈相连相通。

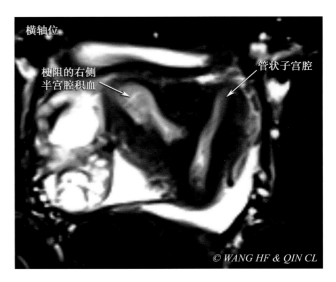

图 4-6　Robert 子宫 MRI 表现

子宫外部轮廓正常，子宫横径增宽，子宫腔内可见一肌性斜隔，左侧呈管状的单角子宫腔，与子宫颈相连接；右侧为梗阻的半宫腔，与子宫颈不相通。

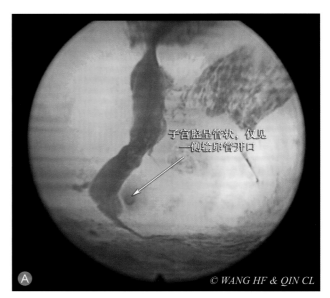

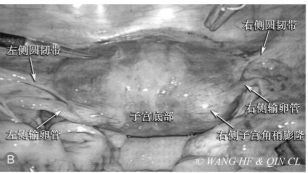

图 4-7　Robert 子宫宫腔镜和腹腔镜所见

A. 宫腔镜见子宫腔形态异常，呈管状的单角子宫腔，仅见一个输卵管开口；B. 腹腔镜见子宫外部轮廓正常，横径稍宽，一侧子宫角可稍膨隆，双侧输卵管未见异常。

1. 宫腔镜　子宫腔形态异常,呈管状,仅见一个输卵管开口。

2. 腹腔镜　可见子宫底形态正常或一侧膨隆,膨隆侧输卵管可增粗或积血,盆腔内常常可见逆流的经血。部分患者可见盆腔子宫内膜异位症或卵巢子宫内膜异位囊肿等。

【鉴别诊断】

Robert 子宫需要与 ACUM、Ⅱ 型残角子宫、不全纵隔子宫和不全双角子宫鉴别(表 4-2)。

【诊断要点】

Robert 子宫临床罕见,由于对其认识不够,术前准确诊断比较困难,容易误诊为残角子宫、子宫肌瘤变性等,综合评估有助于提高术前确诊率,减少误诊、误治。

1. 原发性痛经,严重程度不同,症状不一。

2. 子宫外部轮廓正常,梗阻的半宫腔子宫角可稍向外膨隆。

3. 子宫腔内可见一斜行的类肌层回声的分隔(由子宫底至一侧宫壁)。

4. 可见两个大小不等的子宫腔,梗阻的半宫腔可有积血(或无积血)或合并同侧输卵管积血,与子宫颈和阴道不相通;对侧的子宫腔为管状的单角子宫腔,与子宫颈和阴道相通。

5. 可伴有或不伴有泌尿系统畸形。

● 【注意】

1. Robert 子宫术前诊断较困难,多依赖于影像学评估,且临床症状与有功能性内膜的残角子宫相似,常常误诊为Ⅱ型残角子宫。早期准确诊断,以及确定斜隔厚度和最薄点的位置,对于手术方案的选择非常重要。

2. 二维超声诊断 Robert 子宫畸形有一定的局限性,难以与Ⅱ型残角子宫鉴别。

3. 子宫输卵管造影有可能将 Robert 子宫误诊为单角子宫。

4. 当斜隔上存在较大"孔"时(罕见),梗阻的半宫腔内无积血,无明显临床症状,常被误诊为单角子宫合并残角子宫。

5. Robert 子宫常与单角子宫伴有功能性内膜的残角子宫混淆而导致误诊,这些患者常被切除梗阻的半宫腔,这种手术可能会对子宫功能产生影响。

6. Robert 子宫梗阻的半宫腔可妊娠,可能是精子或受精卵经腹膜发生了迁移,迄今为止,只有少数病例报道。

7. Robert 子宫病例荟萃详见第十三章"梗阻性子宫阴道发育异常病例荟萃"病例 5~8。

(秦成路　王慧芳　胡守容　赖云英)

参 考 文 献

1. LUDWIN A, LUDWIN I, MARTINS W P. Robert's uterus: modern imaging techniques and ultrasoundguided hysteroscopic treatment without laparoscopy or laparotomy. Ultrasound Obstet Gynecol, 2016, 48 (4): 526-529.

2. ROBERT H. Asymmetrical bifidities with unilateral menstrual retention (apropos of l2 cases). Chirurgie, 1970, 96 (11): 796-799.

3. 中华医学会妇产科学分会. 关于女性生殖器官畸形统一命名和定义的中国专家共识. 中华妇产科杂志, 2015, 50 (9): 648-651.

4. PFEIFER S M, ATTARAN M, GOLDSTEIN J, et al. ASRM müllerian anomalies classification 2021. Fertil Steril, 2021, 116 (5): 1238-1252.

5. LUDWIN A, LUDWIN I, BHAGAVATH B, et al. Pre, intra, and postoperative management of Robert's uterus. Fertil Steril, 2018, 110 (4): 778-779.

6. KISU I, NAKAMURA K, SHIRAISHI T, et al. Inappropriate surgery in a patient with misdiagnosed Robert's uterus.

BMC Womens Health, 2021, 21 (1): 264-270.

7. MITTAL P, GUPTA R, MITTAL A, et al. Magnetic resonance imaging (MRI) depiction of Robert's uterus: A rare müllerian duct anomaly presenting with cyclical pain in young menstruating woman. Pol J Radiol, 2017, 82 (3): 134-136.

8. SHAH N, CHANGEDE P. Hysteroscopic management of Robert's uterus. J Obstet Gynaecol India, 2020, 70 (1): 86-88.

9. DEENADAYAL M, GÜNTHER V, ALKATOUT I, et al. Critical role of 3D ultrasound in the diagnosis and management of Robert's uterus: A single-Centre case series and a review. Facts Views Vis Obgyn, 2021, 13 (1): 41-49.

10. BALLABH S, SIMON B, EBENEZER E D, et al. Imaging features of Robert's uterus: Case series of a rare mullerian duct anomaly. Trop Doct, 2021, 51 (4): 553-560.

11. LIU Y, WANG S, HONG Y, et al. Pregnancy in the blind hemicavity of Robert's uterus: A case report. Radiol Case Rep, 2021, 16 (5): 1085-1087.

12. YANG Q M, LI H, HE S H, et al. Pregnancy in a blind hemi-cavity of Robert's uterus with ipsilateral renal agenesis: a case report and literature review. J Int Med Res, 2019, 47 (7): 3427-3434.

13. ROMANSKI P A, BORTOLETTO P, PFEIFER S M. Unilateral obstructed müllerian anomalies: A series of unusual variants of known anomalies. J Pediatr Adolesc Gynecol, 2021, 34 (5): 749-757.

14. DI SPIEZIO SARDO A, GIAMPAOLINO P, SCOGNAMIGLIO M, et al. An exceptional case of complete septate uterus with unilateral cervical aplasia (Class U2bC3V0/ESHRE/ESGE classification) and isolated mullerian remnants: Combined hysteroscopic and laparoscopic treatment. J Minim Invasive Gynecol, 2016, 23 (1): 16-17.

15. MAHEY R, CHELUVARAJU R, KUMARI S, et al. Robert's uterus versus Juvenile cystic adenomyoma-Diagnostic and therapeutic challenges-Case report and review of literature. J Hum Reprod Sci, 2023, 16 (1): 79-86.

第三节　有功能性内膜的残角子宫

残角子宫(rudimentary horn of the uterus)为一侧米勒管(Müllerian duct)不同程度发育异常,仅有子宫体及输卵管形成,而无子宫颈发育,同侧有发育正常的卵巢,可伴有同侧泌尿系统发育异常;另一侧米勒管发育成子宫体、子宫颈、阴道及输卵管,即为单角子宫(unicornuate uterus),单角子宫仅有一侧子宫角并与该侧输卵管相通。当残角子宫腔有子宫内膜,且与单角子宫腔有瘘管相通时,为有功能性交通性残角子宫(Ⅰ型残角子宫);当残角子宫腔有子宫内膜,但与单角子宫腔不相通时,导致经血流出受阻,为有功能性非交通性残角子宫(Ⅱ型残角子宫)。有功能性内膜的残角子宫月经期可出现经血流出受阻,也是年轻女性严重痛经的原因之一,是一种罕见的梗阻性子宫发育异常。

单角子宫合并残角子宫的真实的发病率很难估计,因为只有那些有不孕问题或盆腔疼痛的女性才会就医。据统计约74%~90%的单角子宫伴有残角子宫,这之中又有约1/4是有功能性非交通性残角子宫,常出现各类并发症,残角子宫妊娠(rudimentary horn pregnancy,RHP)就是残角子宫罕见且严重的并发症。

【发病机制】

残角子宫与单角子宫通常合并存在。实际上,"真正的"单角子宫是单角子宫对侧完全缺乏子宫、输卵管、肾脏和输尿管,是一侧泌尿生殖嵴发育不全的结果,非常罕见。与这种罕见情况不同,平时临床上所见的单角子宫更常见的是存在与单角子宫相连的残角子宫,残角子宫有与之相连的圆韧带和输卵管,是米勒管侧方融合障碍,两侧米勒管未能在中央正常融合所致,其中一侧发育正常,为单角子宫,另一侧头端发育良好,有正常的输卵管,而尾端发育不良,无子宫颈结构,最终成为残角子宫。

大部分患者残角子宫内无功能性内膜,少部分有功能性内膜。由于米勒管发育的程度不同,残角子宫宫腔可大可小。残角子宫患者双侧卵巢发育正常,性激素水平也正常,而残角子宫内膜常有不同程度的发育不良,造成子宫内膜的低增殖能力,这就解释了部分发育不良的残角子宫延迟出血的原因。由于残角子宫无子宫颈,有功能性子宫内膜的残角子宫患者因经血无法流出,引起残角子宫宫腔积血,甚至逆流进入盆腔,增加盆腔子宫内膜异位症和子宫腺肌病发生的风险。另外,还可并发罕见且严重的残角子宫妊娠。

【病理解剖学要点】

1. 不对称的双角子宫(一侧为单角子宫,对侧为发育不良的残角子宫)。

2. 有功能性内膜的残角子宫腔与对侧的单角子宫腔可相通或不相通。

3. 有功能性内膜的残角子宫无子宫颈,与阴道不相连、不相通。

4. 有功能性内膜的残角子宫与对侧单角子宫连接位于子宫颈内口水平之上的任何部位,可与对侧的单角子宫紧邻,呈肌性连接,也可远离,呈纤维带样连接。

【临床表现、分型和治疗】

1. 临床表现

(1)往往有严重痛经(Ⅱ型残角子宫),也可无痛经(Ⅰ型残角子宫)。

(2)可有经血淋漓不尽(Ⅰ型残角子宫)。

(3)盆腔包块(残角子宫侧输卵管积血)。

(4)急腹症(残角子宫扭转,残角子宫妊娠破裂)。

(5)常合并盆腔子宫内膜异位症和子宫腺肌病。

2. 临床分型　根据残角子宫是否有子宫内膜覆盖的子宫腔,以及是否与单角子宫有交通孔道,分为3型:

(1)Ⅰ型:残角子宫有子宫内膜覆盖的子宫腔,且与单角子宫腔有瘘管相通(见图 2-1C)。

(2)Ⅱ型:残角子宫有子宫内膜覆盖的子宫腔,与单角子宫腔不相通,为有功能性非交通性残角子宫(见图 2-1C)。

(3)Ⅲ型:残角子宫没有子宫内膜覆盖的子宫腔结构(图 4-8)。

3. 临床治疗　腹腔镜手术切除有功能性内膜的残角子宫是最有效的治疗方法。

【超声表现(图 4-9)】

残角子宫发育的程度不同,造成其表现复杂多样。经阴道或经直肠的腔内超声检查是首选和最佳的超声检查方式,腔内探头频率较高,可以更清晰地显示残角子宫的回声特征及盆腔脏器的情况。

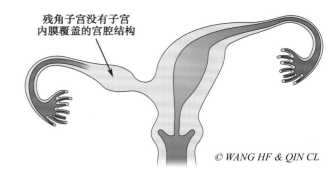

© WANG HF & QIN CL

图 4-8　Ⅲ型残角子宫示意图

1. 二维超声表现

(1)不对称的双角子宫(一侧为单角子宫,其对侧为有子宫内膜的残角子宫),残角子宫腔与单角子宫腔可有瘘管相通,或与单角子宫腔不相通。残角子宫腔内可有积血或无积血。

(2)残角子宫多位于对侧单角子宫的中部或下部,少数位于子宫底部,残角子宫与对侧单角子宫可近可远,连接部分可宽可窄。

(3)残角子宫无子宫颈。

(4)残角子宫与阴道不相通。

(5)可有盆腔子宫内膜异位症和子宫腺肌病超声表现。

(6)部分残角子宫侧的输卵管可有积血或盆腔积血的表现。

(7)泌尿系统超声检查可有肾脏发育异常。

2. 三维超声表现　经阴道或经直肠三维超声检查有助于诊断。

(1)三维超声能更好地显示单角子宫与对侧残角子宫的关系。

(2)三维超声能更好地显示管状的单角子宫腔与子宫颈相连相通。

(3)三维超声能更好地显示残角子宫腔的大小和积血情况。

3. 子宫输卵管超声造影　可确定管状的单角子宫腔与同侧的输卵管相通,可显示Ⅰ型残角子宫腔与单角子宫腔相通的瘘管,并有助于与其他梗阻性子宫发育异常的鉴别。

【MRI 表现(图 4-10)】

MRI 在冠状位、横轴位和矢状位可显示位于单角子宫旁边的非交通性积血的残角子宫腔,残角子宫腔不与子宫颈相连相通,单角子宫腔与子宫颈相连相通,并能明确显示残角子宫和单角子宫之间的解剖连接情况。

【宫腔镜和腹腔镜表现(图4-11)】

1. 宫腔镜 宫腔形态异常,呈管状的单角子宫腔,仅见一个输卵管开口。

2. 腹腔镜 盆腔一侧见发育良好的单角子宫和同侧输卵管相连接,另一侧为发育不良的残角子宫与同侧输卵管相连接,无子宫颈结构;残角子宫多位于对侧单角子宫的中部或下部,少数位于子宫底部,有肌性束状结构与单角子宫体相连。盆腔内常常可见逆流的经血。部分患者可见盆腔子宫内膜异位症或卵巢子宫内膜异位囊肿等。

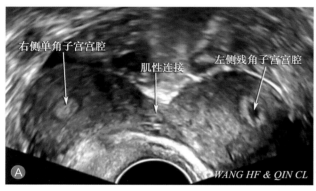

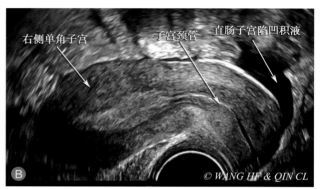

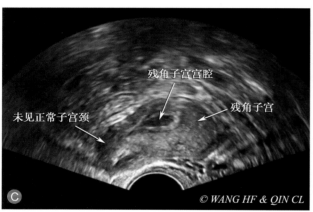

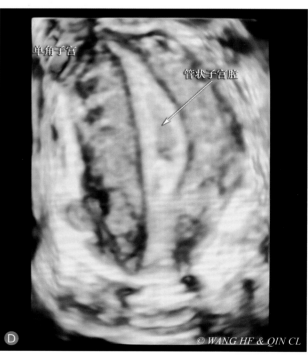

图4-9 有功能性内膜的残角子宫超声表现
A. 子宫外部轮廓异常,不对称的双角子宫,两者肌性连接;
B. 单角子宫腔与子宫颈相连相通;C. 残角子宫腔内有积血,与子宫颈不相通;D. 三维超声显示单角子宫宫腔呈管状。

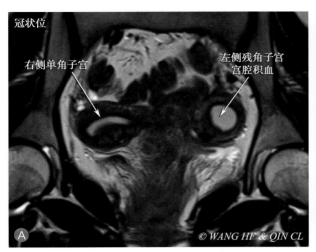

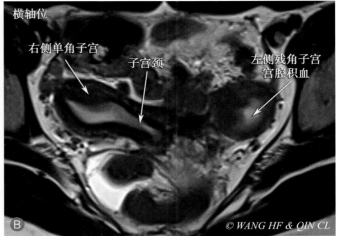

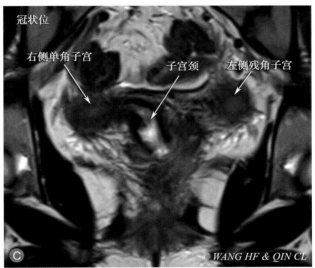

图 4-10　有功能性内膜的残角子宫 MRI 表现

A~C. 位于单角子宫旁的非交通性积血的残角子宫腔,残角子宫腔不与子宫颈相连相通,单角子宫腔与子宫颈相连相通。

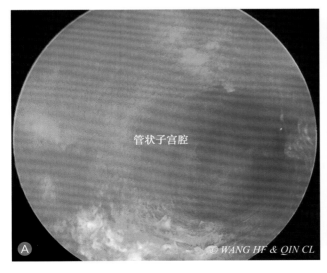

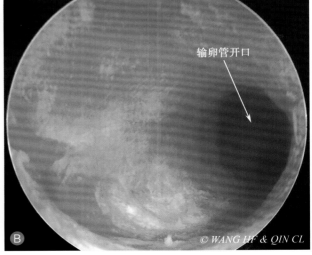

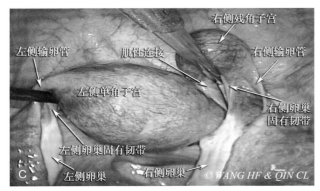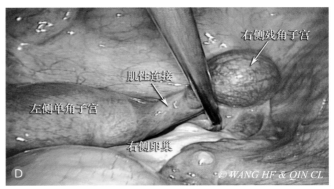

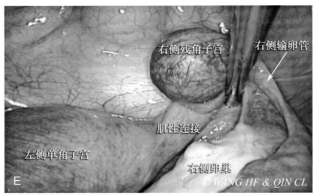

图 4-11　有功能性内膜的残角子宫宫腔镜和腹腔镜所见

A、B. 宫腔镜见宫腔呈管状,仅见一侧输卵管开口;C~E. 腹腔镜见盆腔一侧为发育良好的单角子宫和同侧输卵管相连接,
另一侧为发育不良的残角子宫与同侧输卵管相连接,无子宫颈结构,与单角子宫肌性连接。

【鉴别诊断】

有功能性内膜的残角子宫表现多样,容易漏诊、误诊,在诊断中需要认真进行鉴别。Ⅰ型残角子宫需要与双子宫、完全双角子宫和完全纵隔子宫鉴别(表 4-3);Ⅱ型残角子宫需要与 Robert 子宫和有功能性内膜的 MRKH 综合征鉴别(表 4-4);另外还需要与罕见的Ⅳ型阴道斜隔综合征鉴别(表 4-5)。

表 4-3　Ⅰ型残角子宫与双子宫、完全双角子宫和完全纵隔子宫鉴别

项目	Ⅰ型残角子宫	双子宫	完全双角子宫	完全纵隔子宫
临床表现	可有或无痛经	无痛经	无痛经	无痛经
子宫底部外形	残角子宫与单角子宫的子宫底分开,呈不对称双角	两侧子宫角完全分开,对称	两侧子宫角分开,呈对称的双角	正常
子宫底部凹陷	>1cm	两个子宫体完全分开	>1cm	<1cm
子宫腔	残角子宫腔与对侧的管状单角子宫腔有瘘管相通	两个大小基本对称的管状子宫腔	对称的管状单角子宫腔	对称的管状单角子宫腔
子宫颈	一个	两个	一个(罕见两个)	一个(可两个或子宫颈纵隔)
阴道	常正常	常合并有阴道纵隔或阴道斜隔	常正常	常正常,可合并阴道纵隔或阴道斜隔

表 4-4　Ⅱ型残角子宫与 Robert 子宫和有功能性内膜的 MRKH 综合征鉴别

项目	Ⅱ型残角子宫	Robert 子宫	有功能性内膜的 MRKH 综合征
临床表现	月经正常,青春期出现周期性腹痛	月经正常,青春期出现周期性腹痛	原发性闭经,青春期出现周期性腹痛
子宫底部外形	残角子宫与单角子宫的子宫底分开,呈不对称双角	子宫底部平坦,无明显凹陷,一侧子宫角稍膨隆	盆腔两侧可见两个完全分开的始基子宫
子宫腔	残角子宫腔与对侧呈管状的单角子宫腔不相通	两个大小不对称且不相通的子宫腔,一侧为单腔,一侧为盲腔	一侧或双侧有功能性内膜
子宫颈	一个	一个	无,索状带连接两侧始基子宫下缘
阴道	正常	正常	完全缺失或上 2/3 缺失

表 4-5　Ⅱ型残角子宫与Ⅳ型阴道斜隔综合征鉴别

项目	Ⅱ型残角子宫	Ⅳ型阴道斜隔综合征
临床表现	经期正常,周期性腹痛	经期正常,周期性腹痛
外阴专科检查	正常	正常
子宫体	残角子宫宫腔积血,且不与对侧单角子宫腔相通	发育异常(双子宫、纵隔子宫、双角子宫) 一侧子宫腔可积血
子宫颈	1 个子宫颈 单角子宫与子宫颈相连相通 残角子宫无子宫颈 残角子宫与对侧的单角子宫连接处位于单角子宫子宫颈内口水平以上	2 个子宫颈 一侧子宫颈发育正常 阴道斜隔侧子宫颈发育异常(子宫颈未发育、子宫颈完全闭锁、子宫颈外口闭塞)
阴道	正常,无积血	通畅,斜隔后腔窄小,可无积血
泌尿系统	双肾通常正常 也可有残角子宫侧肾脏缺如或发育不良	阴道斜隔侧肾脏缺如或发育不良

【诊断要点】

有功能性内膜的残角子宫临床特点多不典型,术前准确诊断比较困难,容易误诊为子宫肌瘤变性、双子宫畸形、卵巢肿瘤等,综合评估有助于提高术前诊断确诊率,减少误诊、误治。

1. 无特征性临床表现,痛经可有可无,经血可有淋漓不尽,也可有严重痛经及盆腔疼痛。当发生残角子宫扭转或残角子宫妊娠破裂,可有急腹症表现。

2. 不对称的双角(一侧为单角子宫,其对侧为残角子宫)。

3. 有功能性内膜的残角子宫腔与对侧单角子宫腔不相通,或仅有瘘管相通。

4. 残角子宫无子宫颈,且与阴道不相连、不相通。

5. 可有盆腔子宫内膜异位症或子宫腺肌病表现。

6. 可伴泌尿系统畸形。

🏷 **【注意】**

1. 残角子宫可大可小,不能以大小来确定残角子宫。

2. 残角子宫与对侧的单角子宫的连接形式多样(可近可远,可肌性连接也可纤维连接,可广泛连接也可窄带连接),手术难度很大程度上受残角子宫和单角子宫之间解剖连接程度影响,当附着面广时,手术往往更复杂。术前准确评估其连接方式,对手术方式的选择很重要。

3. 子宫横切面连续扫查是发现子宫体发育异常的重要基本方法。发现单角子宫时,一定要在其对侧寻找有无残角子宫存在。

4. 一定注意残角子宫子宫角部的扫查,避免漏诊有功能性内膜的小宫腔。

5. 残角子宫妊娠是一种罕见并发症,且可能危及母亲和胎儿生命,尽管有足月妊娠的报道,但子宫破裂的风险极高,准确的产前超声检查,确保尽早正确地做出诊断,对防止严重并发症的发生至关重要。

6. 鉴于残角子宫妊娠的罕见性及其危险性,一旦诊断Ⅰ型或Ⅱ型残角子宫,需与患者沟通,切除有功能性内膜的残角子宫以防止发生残角子宫妊娠而造成严重后果。

7. 有功能性内膜的残角子宫病例荟萃详见第十三章"梗阻性子宫阴道发育异常病例荟萃"病例9~12。

(王慧芳　秦成路　王 玥　胡小红)

参 考 文 献

1. 中华医学会妇产科学分会, 中国医师协会妇产科医师分会女性生殖道畸形学组. 女性生殖器官畸形命名及定义修订的中国专家共识 (2022 版). 中华妇产科杂志, 2022, 57 (8): 575-580.

2. 中国医师协会妇产科医师分会女性生殖道畸形学组. 梗阻性子宫阴道发育异常诊治的中国专家共识. 中华妇产科杂志, 2021, 56 (11): 746-752.

3. PFEIFER S M, ATTARAN M, GOLDSTEIN J, et al. ASRM müllerian anomalies classification 2021. Fertil Steril, 2021, 116 (5): 1238-1252.

4. The American Fertility Society. Classifications of adnexal adhesions, distal tubal occlusion, tubal occlusion secondary to tubal ligation, tubal pregnancies, müllerian anomalies and intrauterine adhesions. Fertil Steril, 1988, 49 (6): 944-955.

5. YOO R E, CHO J Y, KIM S Y, et al. A systematic approach to the magnetic resonance imaging-based differential diagnosis of congenital Müllerian duct anomalies and their mimics. Abdom Imaging, 2015, 40 (1): 192-206.

6. TELLUM, BRACCO B, DE BRAUD L V, et al. Reproductive outcome in 326 women with unicornuate uterus. Ultrasound Obstet Gynecol, 2023, 61 (1): 99-108.

7. PETERS A, RINDOS N B, GUIDO R S, et al. Uterine-sparing laparoscopic resection of accessory cavitated uterine masses. J Minim Invasive Gynecol, 2018, 25 (1): 24-25.

8. 张多多, 朱兰, 郎景和. 残角子宫妊娠的临床特点. 中华妇产科杂志, 2018, 53 (4): 274-277.

9. MAHEY R, CHELUVARAJU R, KUMARI S, et al. Robert's uterus versus Juvenile cystic adenomyoma-Diagnostic and therapeutic challenges-Case report and review of literature. J Hum Reprod Sci, 2023, 16 (1): 79-86.

10. KOUGIOUMTSIDOU A, MIKOS T, GRIMBIZIS G F, et al. Three-dimensional ultrasound in the diagnosis and the classification of congenital uterine anomalies using the ESHRE/ESGE classification: a diagnostic accuracy study. Arch Gynecol Obstet, 2019, 299 (3): 779-789.

11. PIRIYEV E, ROMER T. Coincidence of uterine malformations and endometriosis: a clinically relevant problem？. Arch Gynecol Obstet, 2020, 302 (5): 1237-1241.

12. PITOT M A, BOOKWALTER C A, DUDIAK K M. Mullerian duct anomalies coincident with endometriosis: a review. Abdom Radiol (NY), 2020, 45 (6): 1723-1740.

13. KIRK E, ANKUM P, JAKAB A, et al. Terminology for describing normally sited and ectopic pregnancies on ultrasound: ESHRE recommendations for good practice. Hum Reprod Open, 2020, 2020 (4): 55.

14. LUDWIN A, LINDHEIM S R. Unicornuate uterus and the non-communicating functional horn: continued debate on the diagnosis, classification, and treatment. Fertil Steril, 2020, 113 (4): 772-773.

15. TESEMMA M G. Pregnancy in Noncommunicating Rudimentary Horn of Unicornuate Uterus: A Case Report and Review of the Literature. Case Rep Obstet Gynecol, 2019, 2019: 1489751.

16. ABBOUD K, GIANNINI A, D'ORIA O, et al. Laparoscopic Management of Rudimentary Uterine Horns in Patients with Unicornuate Uterus: A Systematic Review. Gynecol Obstet Invest, 2023, 88 (1): 1-10.

第四节　有功能性内膜的 MRKH 综合征

MRKH 综合征（Mayer-Rokitansky-Küster-Hauser syndrome）是一种严重的先天性生殖道发育异常，在国内，很长一段时间称之为"先天性无子宫、无阴道"。因其与阴道闭锁等疾病名称相混淆，且与国际上关于该疾病的名称不相符，早在 2015 年中华医学会妇产科学分会《关于女性生殖器官畸形统一命名和定义的中国专家共识》就明确指出我国应与国际统一，采用"MRKH 综合征"这一名称，建议废除"先天性无子宫、无阴道"的诊断。

MRKH 综合征表现为双侧始基子宫（rudimentary uterus），阴道完全缺失或阴道上 2/3 缺失，输卵管、卵巢发育正常，第二性征为正常女性，染色体核型为 46,XX。MRKH 综合征患者通常有双侧始基子宫，始基子宫为实性的肌性结节，无子宫内膜分化。但国内外近几年研究发现，部分 MRKH 综合征患者的一侧或两侧始基子宫内也可有子宫内膜的分化。由于有功能性内膜的始基子宫的经血流出受阻，可出现相应的梗阻症状，所以有功能性内膜的 MRKH 综合征也是一种罕见的梗阻性子宫发育异常。

【发病机制】

MRKH 综合征的病因及发病机制尚不明确，一般认为是双侧米勒管未发育或发育不全所致。以双侧始基子宫，阴道完全缺失或阴道上 2/3 缺失为特征，其中部分 MRKH 综合征患者由于米勒管发育的程度不同，可以表现为有功能性内膜的始基子宫，内膜增殖能力常低于正常子宫内膜，但雌、孕激素受体表达正常。由于 MRKH 综合征患者的性激素水平通常正常，但子宫内膜的低增殖能力导致内膜出血时间延迟，患者较晚出现周期性腹痛，腹痛程度通常也较轻。有功能性内膜的 MRKH 综合征患者因经血流出受阻，引起始基子宫积血，甚至经血逆流进入腹腔，增加了盆腔子宫内膜异位症和始基子宫腺肌病发生的风险。

【病理解剖学要点（见图 2-1D）】

1. 单侧或双侧始基子宫内存在有功能性内膜。
2. 双侧始基子宫无子宫颈结构，肌性索状带连接两侧始基子宫下缘。
3. 阴道完全缺失或上 2/3 阴道缺失。
4. 发育正常的卵巢位于两侧始基子宫内上方。

【临床表现和治疗】

1. 临床表现　因 MRKH 综合征患者始基子宫内的子宫内膜增殖能力低于正常子宫内膜，经血的产生不似正常子宫，故腹痛症状多不严重。

（1）青春期无月经来潮，可伴有周期性下腹痛。

（2）始基子宫可有子宫腺肌病的表现。

（3）可伴有盆腔子宫内膜异位症或卵巢子宫内膜异位囊肿等。

2. 临床治疗　腹腔镜手术切除 MRKH 综合征患者的有功能性内膜的始基子宫是主要治疗手段，可以降低腹痛及发生盆腔子宫内膜异位症的风险。如果始基子宫发育良好，可行保留始基子宫的手术——始基子宫人工阴道吻合术（参考附录"腹腔镜辅助腹膜阴道成形术"）。

【超声表现（图 4-12）】

经腹、经直肠和经直肠双平面超声联合检查，可以显示双侧始基子宫，并可识别始基子宫内有无子宫内膜，膀胱尿道后壁与直肠前壁之间未见阴道结构显示或见呈盲端的阴道下段（详见第十章 MRKH

综合征)。

1. 二维超声表现

(1)一侧或双侧始基子宫内可见子宫内膜回声,有的始基子宫可因宫腔积血或合并子宫腺肌病而体积增大,甚至接近或大于正常子宫体。

(2)无子宫颈结构,可见肌性索状带连接两侧始基子宫下缘。

(3)膀胱尿道后壁与直肠前壁之间未见阴道显示或见呈盲端的阴道下段。

(4)双侧卵巢常位于双侧始基子宫内侧或内上方。

(5)可有盆腔子宫内膜异位症和子宫腺肌病超声表现。

(6)部分患者可有输卵管积血和盆腔积血表现。

(7)部分患者可有泌尿系统发育异常。

2. 三维超声表现 经直肠三维超声检查有助于诊断有功能性内膜的 MRKH 综合征,可显示始基子宫腔内有功能性的内膜和宫腔积血,并可评估子宫腔大小。

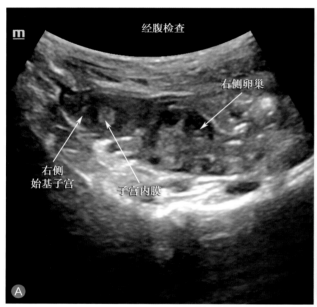

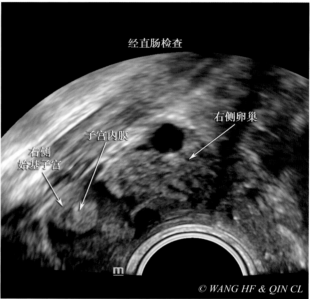

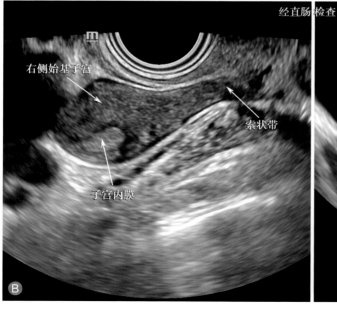

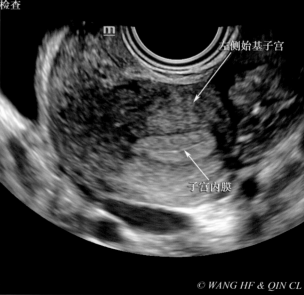

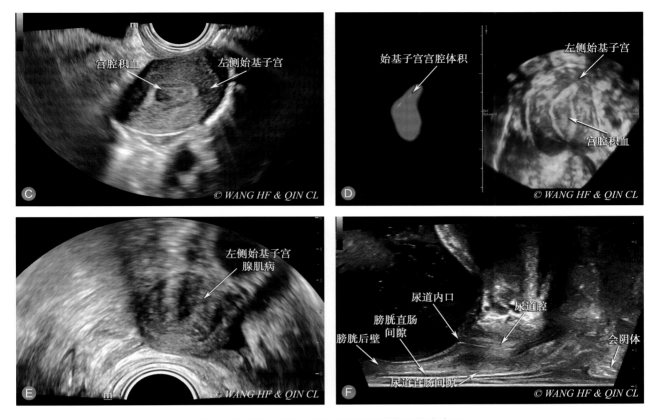

图 4-12　有功能性内膜的 MRKH 综合征超声表现

A. 经腹及经直肠超声检查,右侧始基子宫内见子宫内膜回声,右侧卵巢位于右侧始基子宫内侧;B. 左、右侧始基子宫内均见子宫内膜回声;C、D. 左侧始基子宫宫腔内积血;E. 左侧始基子宫腺肌病;F. 经直肠双平面超声检查,在膀胱尿道后壁与直肠前壁之间未见正常阴道结构。

【MRI 表现(图 4-13)】

MRI 对软组织的分辨力更高,可以识别 90% 的米勒管发育不良中的米勒管始基结构,对子宫颈、子宫体的结构检查更为精确,尤其对于存在有功能性内膜但子宫发育不良的患者,具有更高的诊断价值。

T₂ 加权冠状位和横轴位,可见双侧始基子宫位于盆腔两侧,一侧或双侧始基子宫有子宫内膜。

【腹腔镜表现(图 4-14)】

盆腔中央未见正常子宫,在盆腔两侧见由索状带连接的始基子宫,未见子宫颈结构,可见输卵管与始基子宫相连,双侧始基子宫内侧可见发育正常的卵巢。盆腔内常可见逆流的经血。部分患者可见盆腔子宫内膜异位症或卵巢子宫内膜异位囊肿等。

【鉴别诊断】

有功能性内膜的 MRKH 综合征需要与 II 型残角子宫鉴别(见表 4-4)。

【诊断要点】

1. 原发性闭经,周期性下腹痛,性交困难。

2. 双侧始基子宫,在一侧或双侧始基子宫内可见子宫内膜样回声,有的始基子宫可因宫腔积血或合并子宫腺肌病而体积增大,甚至接近或大于正常子宫体。

3. 无子宫颈结构,可见肌性索状带连接两侧始基子宫下缘。

4. 膀胱尿道后壁与直肠前壁之间未见正常阴道显示,或见阴道下段,顶端为盲端。

5. 双侧卵巢常位于双侧始基子宫内侧。

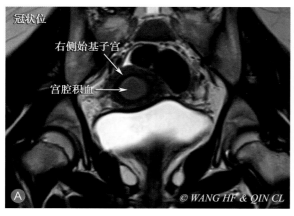

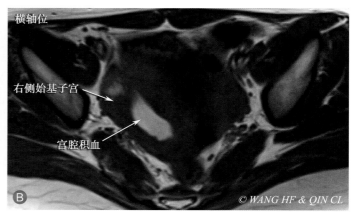

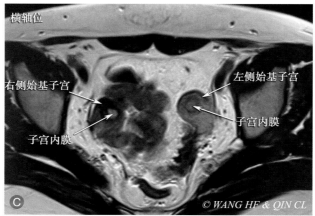

图 4-13　有功能性内膜的 MRKH 综合征 MRI 表现
A、B. 一侧始基子宫有功能性内膜；C. 双侧始基子宫有功能性内膜。

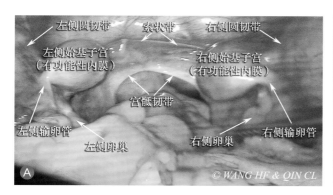

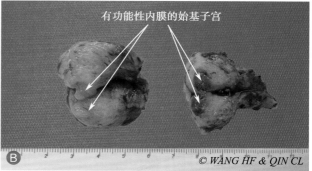

图 4-14　有功能性内膜的 MRKH 综合征腹腔镜所见
A. 盆腔两侧见有功能性内膜的始基子宫；B. 完整切除的双侧始基子宫，剖检内有功能性内膜。

【注意】

1. 必须认识到 MRKH 综合征患者的始基子宫可能在成年后发育成为有功能性内膜的始基子宫。在经腹超声检查中,未发育的米勒管结构很难识别,在青春期前容易导致误诊。

2. 对于合并周期性下腹痛或不规则下腹痛症状的 MRKH 综合征患者,应认真检查双侧始基子宫内有无内膜的存在,特别是位于始基子宫子宫角部有内膜的小宫腔。

3. 部分有内膜的单侧或双侧始基子宫可因宫腔积血或合并子宫腺肌病而体积增大,甚至接近或大于正常子宫体,不要误诊为残角子宫或双子宫畸形。

4. 部分患者可在阴道重建治疗后数年才表现出周期性下腹痛症状,因此,应在 MRKH 综合征患者确诊时即要对始基子宫是否有子宫内膜进行准确评估。

5. 在临床处理中,医师在理解患者及家属有强烈保留子宫意愿的同时,应告知成功生育的可能性极低及相关指南的建议,在行阴道成形术时,应同时切除无生育潜能的有功能性内膜的始基子宫,避免因并发症导致多次手术,减少对患者的伤害。

6. 腹腔镜检查对于大多数 MRKH 综合征患者的诊断并非必要,但有周期性腹痛的 MRKH 综合征患者可进行腹腔镜探查,并及时施行有功能性内膜的始基子宫切除术。

7. 有功能性内膜的 MRKH 综合征病例荟萃详见第十三章"梗阻性子宫阴道发育异常病例荟萃"病例 13~16。

（秦成路　王慧芳　石瑾秋　赖云英）

参 考 文 献

1. 朱兰, 郎景和, 宋磊, 等. 关于阴道斜隔综合征、MRKH 综合征和阴道闭锁诊治的中国专家共识. 中华妇产科杂志, 2018, 53 (1): 35-42.

2. 中华医学会妇产科学分会, 中国医师协会妇产科医师分会女性生殖道畸形学组. 女性生殖器官畸形命名及定义修订的中国专家共识 (2022 版). 中华妇产科杂志, 2022, 57 (8): 575-580.

3. Committee on Adolescent Health Care. ACOG committee opinion No. 728: Müllerian agenesis: diagnosis, management, and treatment. Obstet Gynecol, 2018, 131 (1): e35-e42.

4. JONES Ⅲ H W, ROCK J A. Te linde's operative gynecology. 11th ed. Philadelphia: Wolters Kluwer, 2015.

5. PREIBSCH H, RALL K, WIETEK B M, et al. Clinical value of magnetic resonance imaging in patients with Mayer Rokitansky Küster Hauser (MRKH) syndrome: diagnosis of associated malformations, uterine rudiments and intrauterine endometrium. Eur Radiol, 2014, 24 (7): 1621-1627.

6. 中国医师协会妇产科医师分会女性生殖道畸形学组. 梗阻性子宫阴道发育异常诊治的中国专家共识. 中华妇产科杂志, 2021, 56 (11): 746-752.

7. RALL K, BARRESI G, WALLWIENER D, et al. Uterine rudiments in patients with Mayer-Rokitansky-Küster-Hauser syndrome consist of typical uterine tissue types with predominantly basalis-like endometrium. Fertil Steril, 2013, 99 (5): 1392-1399.

8. TIAN W, CHEN N, LIANG Z, et al. Clinical features and management of endometriosis among patients with MRKH and functional uterine remnants. Gynecol Obstet Invest, 2021, 86 (6): 518-524.

9. 段佳丽, 陈娜, 朱兰. MRKH 综合征临床研究新进展. 中华妇产科杂志, 2022, 57 (10): 793-796.

10. 田维杰, 陈娜, 王媛, 等. 有功能性子宫内膜的 MRKH 综合征多次手术治疗 1 例. 中华妇产科杂志, 2022, 57 (1): 66-67.

11. DENG S, ZHU L, TIAN Q. Evaluation and management of unexpected functional rudimentary uteri in Mayer Rokitansky Küster Hauser syndrome of Chinese women. Biomed Res Int, 2020, 2020: 6808409.

12. KONRAD L, DIETZE R, KUDIPUDI P K, et al. Endometriosis in MRKH cases as a proof for the coelomic metaplasia hypothesis？. Reproduction, 2019, 158 (2): R41-R47.

13. KUBOTA M, OSUGA Y, KATO K, et al. Treatment guide-

lines for persistent cloaca, cloacal exstrophy, and Mayer Rokitansky Küster Häuser syndrome for the appropriate transitional care of patients. Surg Today, 2019, 49 (12): 985-1002.

14. ENATSU A, HARADA T, YOSHIDA S, et al. Adenomyosis in a patient with the Rokitansky-Kuster-Hauser syndrome. Fertil Steril, 2000, 73 (4): 862-863.

15. DELIGEOROGLOU E, CHRISTOPOULOS P, CREATSAS G. A unique case of descending salpingitis and functioning endometrium in a Müllerian remnant in a woman with Mayer-Rokitansky-Küster-Hauser syndrome. Fertil Steril, 2005, 83 (5): 1547-1548.

16. PARKAR R B, KAMAU W J. Images in endoscopy. Laparoscopic excision of bilateral functioning noncommunicating and rudimentary uterine horns in a patient with Mayer-Rokitansky-Küster-Hauser syndrome and pelvic endometriosis. J Minim Invasive Gynecol, 2009, 16 (5): 522-524.

第五章

梗阻性子宫峡部发育异常

子宫峡部未发育（uterus isthmus agenesis，UIA）是一种非常罕见的米勒管发育异常，发病率不详，文献多为个案报道，且存在争议，其命名也较多（先天性子宫体子宫颈分离、先天性子宫体子宫颈离断、先天性子宫峡部闭锁，先天性子宫峡部缺如）。有学者认为，子宫峡部未发育导致的子宫颈和子宫体的分离，不符合任何传统的子宫发育异常分类，应该单独列出，作为一种特殊子宫发育异常的类别。子宫峡部未发育常有正常发育的子宫体、子宫颈和阴道，主要表现为子宫峡部的缺如，子宫体和子宫颈分离。由于子宫体发育良好且有功能性内膜，而子宫峡部的缺如导致子宫体与子宫颈分离不连通，引起经血潴留、流出受阻，出现原发性闭经、周期性腹痛等临床症状，为梗阻性的发育异常。

中国医师协会妇产科医师分会女性生殖道畸形学组2021年发表的《梗阻性子宫阴道发育异常诊治的中国专家共识》和中华医学会妇产科学分会、中国医师协会妇产科医师分会女性生殖道畸形学组发表的《女性生殖器官畸形命名及定义修订的中国专家共识（2022版）》均未列入此种非常罕见的米勒管发育异常。美国生殖医学学会发表的《ASRM米勒管发育异常分类2021版》，首次将此类畸形命名为子宫峡部未发育，并归于第9类的复杂性发育异常（complex anomalies）。

【发病机制】

子宫峡部（isthmus uteri）为子宫体与子宫颈之间最狭窄的部分，在非孕期长约10mm，其上端因解剖上狭窄，称为解剖学内口，其下端因在此处子宫内膜转变为子宫颈黏膜，称为组织学内口。妊娠期子宫峡部逐渐伸展变长，妊娠末期可达70~100mm，形成子宫下段，成为软产道的一部分，故子宫峡部的特殊生理功能的重要性是不言而喻的。

子宫峡部未发育发病机制仍不详，认为可能是米勒管节段性缺陷所致，当子宫峡部未发育，子宫体与子宫颈不连接、不相通，必然造成严重的月经血流出受阻。

【病理解剖学要点（见图 2-2）】

1. 子宫峡部未发育，子宫体与子宫颈分离，或仅有纤维组织连接，子宫体下段为盲端，子宫颈外口和子宫颈发育良好，子宫颈管上段为盲端。

2. 阴道常发育正常。

3. 可同时合并其他米勒管的发育异常。

【临床表现、分类和治疗】

1. **临床表现** 症状出现的早晚、严重程度与子宫内膜的功能有关。

（1）青春期无月经来潮，有周期性下腹痛。

（2）可有持续性下腹胀痛或绞痛等表现。

（3）合并严重的经血逆流时,可有输卵管积血扩张。

（4）由于子宫峡部缺如,宫腔积血严重可发生子宫体扭转急腹症表现。

（5）阴道发育常正常。

（6）常合并盆腔子宫内膜异位症。

2. 临床分类 临床暂无分类报道。

3. 临床治疗 将子宫颈与子宫体吻合以恢复连续通畅的生殖道,解除梗阻症状,保留生育能力是手术治疗 UIA 的主要目标。目前,常用的手术为子宫颈体吻合术(cervico-uterine anastomosis)。

【超声表现(图 5-1)】

经腹及经阴道或经直肠的腔内超声检查是首选和最佳的检查方式,可观察子宫体和子宫颈的形态和大小,子宫体和子宫颈的连接情况。

1. 二维超声表现

（1）子宫体常发育良好(可有发育异常的表现),且有功能性内膜,往往有宫腔积血,可有输卵管积血。

（2）子宫体与子宫颈完全分离,子宫腔和子宫颈管之间没有观察到连接,子宫体与子宫颈常发生错位分离。子宫体下段为盲端;子宫颈发育良好,子宫颈管上段为盲端,可见子宫颈外口;阴道发育常正常。

（3）常有盆腔子宫内膜异位症的超声表现,也可有子宫腺肌病超声表现。

（4）泌尿系统超声检查,可有发育异常的表现。

2. 三维超声表现 经阴道或经直肠三维超声检查有助于 UIA 的诊断。

（1）三维超声可显示子宫外部轮廓正常和宫腔内积血。

（2）三维超声可显示子宫体与子宫颈之间错位分离。

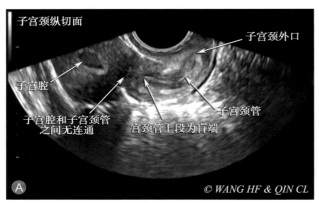

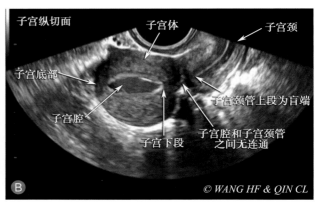

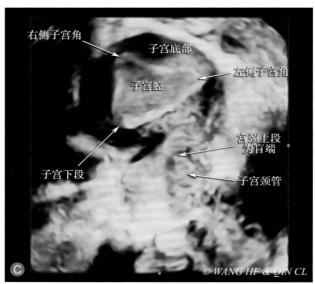

图 5-1　子宫峡部未发育超声表现

A~C.经直肠二维及三维超声扫查,子宫腔和子宫颈管之间无连通,子宫体与子宫颈错位分离,不在一个轴线上。

【MRI 表现（图 5-2）】

MRI 对评估子宫体、子宫颈及阴道的结构异常更为精确，多平面成像能提供更为详细的解剖细节，尤其是可清晰呈现子宫体与子宫颈错位分离，不连接不相通。

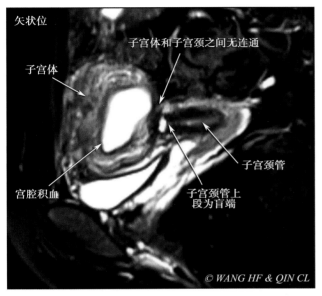

图 5-2　子宫峡部未发育 MRI 表现
子宫腔下段未延续至子宫颈，子宫体与子宫颈错位分离。

【宫腔镜和腹腔镜表现】

1. 宫腔镜　有正常阴道的患者，可观察到发育良好的子宫颈外口、子宫颈管，子宫颈管上段为盲端。

2. 腹腔镜　子宫体常发育良好（也可见子宫体发育异常），盆腔内可见逆流的经血。子宫体下方未见连接的子宫颈结构，子宫体与子宫颈错位分离。部分患者可见盆腔子宫内膜异位症病灶或卵巢子宫内膜异位囊肿等（图 5-3）。

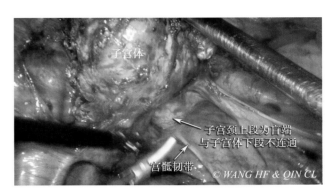

图 5-3　子宫峡部未发育腹腔镜所见
分离盆腔粘连，子宫体下方未见正常子宫颈结构，子宫体和子宫颈错位分离；部分患者可见盆腔子宫内膜异位症病灶或卵巢子宫内膜异位囊肿等。

【鉴别诊断】

由于子宫峡部未发育非常罕见，很容易造成误诊，需要与各种类型的子宫颈发育异常鉴别（表 5-1）。

表 5-1　子宫峡部未发育与子宫颈发育异常鉴别

项目	子宫峡部未发育	子宫颈发育异常		
		子宫颈外口闭塞	子宫颈未发育	其他 3 种表现的子宫颈发育异常
临床表现	原发性闭经 周期性下腹痛	原发性闭经 周期性下腹痛	原发性闭经 周期性下腹痛	原发性闭经 周期性下腹痛
子宫体	宫腔积血	宫腔积血	宫腔积血	宫腔积血
子宫峡部	缺如 子宫体与子宫颈错位分离	存在 子宫体与子宫颈正常连接	子宫腔下段未见子宫颈发育	存在 子宫体与发育异常的子宫颈连接
子宫颈	子宫颈管上段为盲端	可见扩张的子宫颈管和闭塞的子宫颈外口	未见子宫颈发育	发育异常
阴道	常正常	阴道完全闭锁或阴道上段闭锁	阴道完全闭锁或阴道上段锁	阴道完全闭锁或阴道上段闭锁

【诊断要点】

梗阻性子宫峡部未发育非常罕见,准确诊断仍然是一个挑战。子宫峡部未发育可引起严重宫腔积血和经血逆流,继而引起严重的盆腔子宫内膜异位症。提高对子宫峡部未发育的认识,结合临床表现综合评估,可达到早诊断、早治疗和保护好患者生育力的目的。

1. 青春期无月经来潮,有周期性下腹痛。

2. 宫腔积血合并严重的经血逆流,可有输卵管积血。

3. 子宫峡部未发育,子宫体与子宫颈分离或错位是特征性表现。

4. 子宫颈发育良好,可见子宫颈管和子宫颈外口。

5. 阴道发育多正常。

6. 常有盆腔子宫内膜异位症表现,也可有子宫腺肌病表现。

7. 可伴有泌尿系统畸形。

【注意】

1. 梗阻性子宫峡部未发育非常罕见,需要医生提高对此病的认识。

2. 需要与子宫颈发育异常鉴别,子宫峡部为子宫体下段的特殊解剖结构,不属于子宫颈范畴,所以,子宫峡部未发育,不属于子宫颈发育异常范畴。

3. 当发现子宫体下方与子宫颈不相连、不相通时,一定要认真寻找子宫体的后下方或左、右后下方有无子宫颈结构,不要将分离的子宫颈误认为是残角子宫或其他病变。

4. 子宫峡部未发育,子宫颈外口和阴道常发育正常。

5. 术前正确诊断子宫峡部未发育,对手术方式的选择很重要。子宫颈与子宫体吻合是主要的手术治疗方式,由于手术难度大,术后发生吻合口狭窄的风险高,建议转诊至有诊治经验的医疗机构。

6. 梗阻性子宫峡部未发育病例荟萃详见第十三章"梗阻性子宫阴道发育异常病例荟萃"病例17~18。

(王慧芳　秦成路　石瑾秋　赖云英)

参 考 文 献

1. 中国医师协会妇产科医师分会女性生殖道畸形学组. 梗阻性子宫阴道发育异常诊治的中国专家共识. 中华妇产科杂志, 2021, 56 (11): 746-752.

2. KISU I, TANAKA K, BANNO K, et al. Repair of congenital 'disconnected uterus': a new female genital anomaly？. Hum Reprod, 2015, 30 (1): 46-48.

3. 中华医学会妇产科学分会, 中国医师协会妇产科医师分会女性生殖道畸形学组. 女性生殖器官畸形命名及定义修订的中国专家共识 (2022 版). 中华妇产科杂志, 2022, 57 (8): 575-580.

4. PFEIFER S M, ATTARAN M, GOLDSTEIN J, et al. ASRM müllerian anomalies classification 2021. Fertil Steril, 2021, 116 (5): 1238-1252.

5. 孔北华, 马丁, 段涛. 妇产科学. 10 版. 北京: 人民卫生出版社, 2024.

6. YANG L D, ZHANG C, YANG L, et al. Congenital Atresia of Uterine Isthmus: Successful Diagnosis and End-To-End Anastomosis. J Pediatr Adolesc Gynecol, 2015, 28 (4): e113-e117.

7. CARRERAS N, DE GUIRIOR C, MUNMANY M, et al. Diagnosis and Surgical Treatment of Uterine Isthmus Atresia: A Case Report and Review of the Literature. J Minim Invasive Gynecol, 2021, 28 (1): 137-141.

8. MIKOS T, GORDTS S, GRIMBIZIS G F. Current knowledge about the management of congenital cervical malformations: a literature review. Fertil Steril, 2020, 113 (4): 723-732.

9. JONES Ⅲ H W, ROCK J A. Te linde's operative gynecology. 11th ed. Philadelphia: Wolters Kluwer, 2015.

10. RICHARDS A, PHY J L, HUANG J C. Primary cervico-uterine anastomosis in a patient with agenesis of the uterine isthmus: a case report and review. J Obstet Gynaecol Res, 2018, 44 (12): 2199-2203.

11. PAN H X, LUO G N, QIN C L. Congenital separated uterine cervix and body. J Minim Invasive Gynecol, 2020, 27 (7): 1553-4669.

12. MENTESSIDOU A, MIRILAS P. Surgical disorders in pediatric and adolescent gynecology: Vaginal and uterine anomalies. Int J Gynaecol Obstet, 2023, 160 (3): 762-770.

第六章

梗阻性子宫颈发育异常

先天性子宫颈发育异常（congenital cervical dysplasia）是一种罕见的米勒管发育异常，女性生殖系统发育异常中，子宫颈畸形发病率低，且常与子宫或阴道畸形相伴出现。子宫颈发育异常的发病率不确定，文献多为个案报道，发病率从 1/100 000 到 1/80 000 不等。子宫颈发育异常常伴发阴道近段或阴道完全闭锁。当子宫体发育良好且有功能性内膜，但因子宫颈部位梗阻，导致经血流出受阻，引起经血潴留，出现原发性闭经、周期性腹痛等临床症状，称为梗阻性子宫颈发育异常。

中华医学会妇产科学分会、中国医师协会妇产科医师分会女性生殖道畸形学组发表的《女性生殖器官畸形命名及定义修订的中国专家共识（2022版）》已经规范了先天性子宫颈发育异常的统一命名。

【发病机制】

梗阻性子宫颈发育异常发病机制不详，目前认为是由于米勒管尾端发育不全或发育停滞所致。

子宫颈由两侧米勒管尾端融合形成。米勒管融合始于子宫峡部，是两侧米勒管融合与吸收的起点，而后分别向头端和尾端进展。尾端融合在子宫峡部与泌尿生殖窦之间进行，故子宫颈和阴道畸形常相伴出现。子宫颈未发育，子宫体下段缩窄终止于腹膜，多伴有阴道完全闭锁。

【病理解剖学要点】

子宫颈发育异常的程度不同，其表现复杂多样。

1. 子宫颈未发育 子宫体下段缩窄，其下方无子宫颈结构，常伴发阴道闭锁。

2. 子宫颈完全闭锁 子宫体下方有发育不良的子宫颈，未见子宫颈管，常伴发阴道闭锁。

3. 子宫颈外口闭塞 子宫体下方有发育正常的子宫颈、子宫颈管和子宫颈内口，子宫颈管腔存在，但子宫颈外口闭塞，常伴发阴道闭锁。

4. 条索状子宫颈 子宫体下方无正常子宫颈，可见一实性无管腔的条索样结构，子宫颈由不同长度和直径的纤维索组成，可有子宫颈腺体，常伴发阴道闭锁。

5. 子宫颈残迹 子宫体下方无正常子宫颈，子宫颈呈碎片状，与子宫腔无交通，也无子宫颈腺体，常伴发阴道闭锁。

【临床表现、分类和治疗】

1. 临床表现 症状出现的早晚、严重程度与子宫内膜的功能有关。

（1）青春期无月经来潮，有周期性下腹痛。

（2）可有持续性下腹痛或绞痛、急腹症等表现。

（3）合并严重的经血逆流，可有输卵管积血。

（4）因子宫颈发育异常，宫腔积血严重时，可发生子宫扭转,但非常罕见。

(5)合并阴道闭锁,则有性交困难。

(6)超过 50% 的患者合并盆腔子宫内膜异位症。

2. 临床分类 2022 年中华医学会妇产科学分会,中国医师协会妇产科医师分会女性生殖道畸形学组《女性生殖器官畸形命名及定义修订的中国专家共识(2022 版)》,将先天性子宫颈发育异常分为以下 5 类(见图 2-3):

(1)子宫颈未发育(cervical agenesis):英文含义为 "no cervix",替代其他名称如 "先天性无子宫颈" 和 "子宫颈缺如"。

(2)子宫颈完全闭锁(cervical atresia):替代曾用名称如 "子宫颈发育不良"。

(3)子宫颈外口闭塞(cervical os obstruction):建议 "子宫颈外口" 替代 "子宫颈",部位更清晰;用 "闭塞" 与 "闭锁" 区分,以避免歧义。

(4)条索状子宫颈(cervical cord)。

(5)子宫颈残迹(fragment of cervix)。

以上 5 类子宫颈发育异常常合并阴道完全闭锁或阴道上段闭锁,临床上以子宫颈未发育、子宫颈完全闭锁和子宫颈外口闭塞多见。

3. 临床治疗 解除梗阻和保留生育功能是手术治疗先天性子宫颈发育异常的主要目标。

需要根据不同的子宫颈发育异常类型、盆腔子宫内膜异位症和盆腔粘连的严重程度,权衡利弊,选择最佳的手术方案。包括保留生育功能的手术和不保留生育功能的手术(子宫切除术)。虽然保留生育功能的手术可以建立正常的月经周期,为患者带来妊娠的希望,但这类手术的术后并发症不容小觑,术后再狭窄和闭锁的风险高。

笔者医院通过多年的临床实践,采用的罗湖三式(详见附录)就是针对阴道完全闭锁合并子宫颈发育异常的患者进行的子宫体与人工阴道吻合,既保留了子宫,又恢复了生殖道通畅,建立了正常月经周期,使先天性子宫颈发育异常的患者获得了生育的希望,取得了较好的临床效果。

【超声表现(图 6-1)】

子宫颈发育异常的程度不同,其表现复杂多样。多途径超声联合检查是首选和最佳的超声检查方式,可以提供子宫颈解剖结构的可靠、客观和可测量的信息,也可以观察到有无子宫颈、子宫颈管回声,以及子宫颈形态和大小。

1. 二维超声表现

(1)子宫体常发育良好(偶见发育异常,可为单角子宫或双角子宫),且有功能性内膜,常有子宫腔内积血、输卵管积血和盆腔积血表现,但在非月经期,子宫腔内可少量积血甚至无积血表现。

(2)依子宫颈发育异常的不同类型而表现不同:①子宫腔可积血,子宫体下段常窄小,其下方未见子宫颈结构,为子宫颈未发育的超声表现;②子宫腔可积血,子宫体下段发育不良,子宫体下方见发育不良的子宫颈,子宫内膜未向子宫颈延伸,未见子宫颈管,为子宫颈完全闭锁的超声表现;③子宫腔可积血,子宫颈管可扩张积血,子宫颈外口闭塞,为子宫颈外口闭塞超声表现。对于其他两种类型(条索状子宫颈和子宫颈残迹)的子宫颈发育异常,超声检查可能只表现为宫体下方仅见子宫颈痕迹,无明确子宫颈结构显示,但很难准确鉴别和分类。

(3)子宫颈发育异常,常合并阴道完全闭锁,在膀胱尿道后壁与直肠前壁之间未见正常的阴道结构。

(4)常有盆腔子宫内膜异位症和子宫腺肌病超声表现。

(5)可有泌尿系统发育异常的超声表现。

2. 三维超声表现 经直肠三维超声检查有助于子宫颈发育异常的诊断。

(1)三维超声能显示子宫外部轮廓正常和宫腔积血情况。

(2)三维超声能显示子宫体与子宫颈之间的连接情况。

3. 子宫体 - 人工阴道吻合术后超声表现 在子宫腔内可见梅花头导尿引流管,一直延伸至人工阴道内。

【MRI 表现(图 6-2)】

MRI 检查对评估子宫颈及阴道上段的结构异常更为精确,可以在多个平面提供详细解剖细节,尤其是可清晰呈现子宫颈未发育、子宫颈完全闭锁和子宫颈外口闭塞三种畸形的解剖结构。子宫体下段狭窄,下方未见子宫颈结构是子宫颈未发育的 MRI 表现;子宫体下段发育不良,子宫体下方可见子宫颈样结构,但未见子宫内膜延续至子宫颈,未见子宫颈管,是子宫颈完全闭锁的 MRI 表现;宫腔积血和子宫颈管积血扩张,子宫颈外口闭塞,是子宫颈外口闭塞的 MRI 表现。对于其他两种类型的先天性子宫颈发育异常,MRI 检查也很难分辨,可能只表现为子宫颈痕迹。

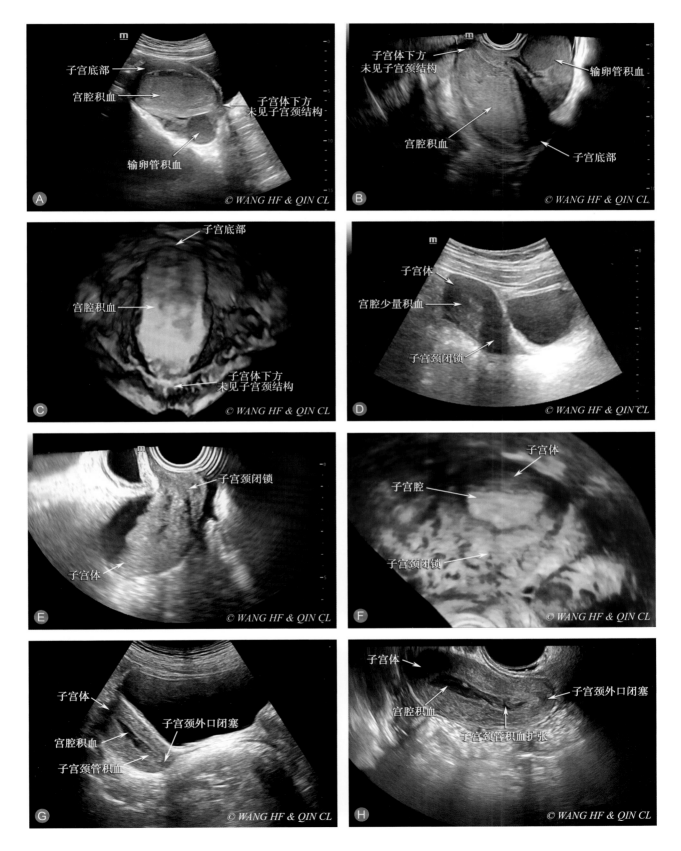

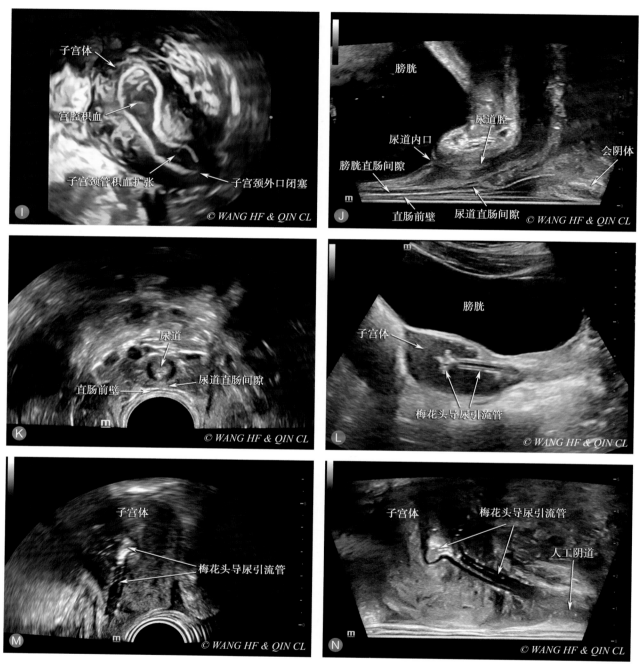

图 6-1　子宫颈发育异常超声表现

A~C. 经腹及经直肠二维、三维超声检查,在子宫体下方未见正常子宫颈结构;D~F. 子宫体下段发育不良,子宫颈完全闭锁;
G~I. 子宫体和子宫颈管积血扩张,子宫颈外口闭塞;J、K. 经直肠双平面超声检查,膀胱尿道后壁与直肠前壁之间未见正常的
阴道结构,仅见低回声结缔组织间隙;L~N. 子宫体 - 人工阴道吻合术后,子宫腔和人工阴道内见梅花头导尿引流管。

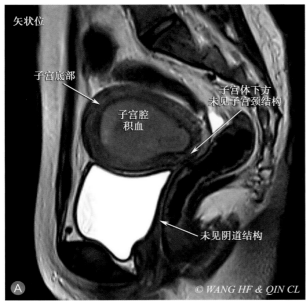

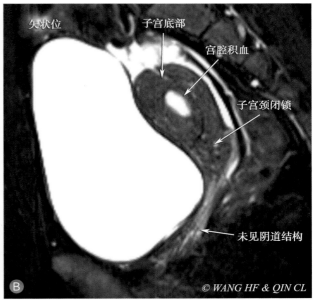

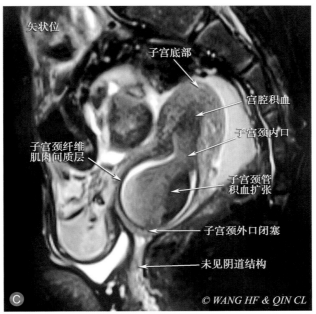

图 6-2　子宫颈发育异常的 MRI 表现
A. 子宫颈未发育；B. 子宫颈完全闭锁；C. 子宫颈外口闭塞。

【腹腔镜表现（图 6-3）】

子宫体常发育良好，也可见子宫体发育异常（单角子宫或双角子宫），子宫腔内常积血，子宫体饱满，盆腔内可见逆流的经血。分离膀胱子宫腹膜反折，可见发育异常的子宫颈，切开发育异常的子宫颈，可见陈旧性积血流出。部分患者可见盆腔子宫内膜异位症或卵巢子宫内膜异位囊肿。

【鉴别诊断】

梗阻性子宫颈发育异常表现多样，容易造成漏、误诊，特别是子宫颈外口闭塞的患者，子宫颈积血扩张失去正常形态，常常被诊断为阴道上段积血，需与高位阴道下段闭锁和高位完全性阴道横隔鉴别（表 6-1）。

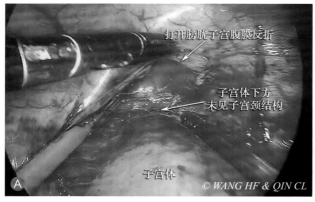 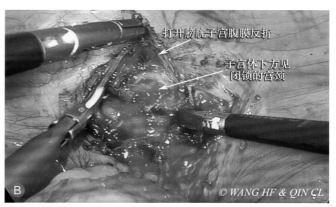

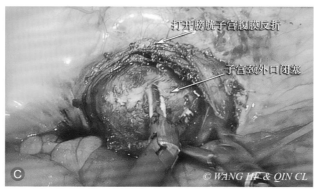

图 6-3　子宫颈发育异常的腹腔镜所见

A. 打开膀胱子宫腹膜反折,宫体下方未见正常的子宫颈；B. 打开膀胱子宫腹膜反折,子宫体下方见发育异常的子宫颈,切开为子宫颈完全闭锁；C. 打开膀胱子宫腹膜反折,见子宫颈外口闭塞。

表 6-1　子宫颈外口闭塞与高位阴道下段闭锁和高位完全性阴道横隔鉴别

项目	子宫颈外口闭塞	高位阴道下段闭锁	高位完全性阴道横隔
临床表现	原发性闭经 周期性下腹痛	原发性闭经 周期性下腹痛	原发性闭经 周期性下腹痛
外阴专科检查	外阴外观正常 但阴道前庭常无阴道开口	外阴外观正常 但阴道前庭无阴道开口	发育正常的处女膜环 阴道开口正常
子宫体	宫腔积血	宫腔积血	宫腔积血
子宫颈	可见扩张的子宫颈和闭塞的子宫颈外口	可分辨扩张的子宫颈,扩张的子宫颈与子宫体和阴道上段相通	可分辨扩张的子宫颈,扩张的子宫颈与子宫体和阴道上段相通
阴道	阴道内无积血,阴道完全或阴道近端闭锁	阴道上段积血,其下方未见阴道结构	阴道上段积血,其下方可见阴道结构

【诊断要点】

结合临床表现综合评估有助于提高梗阻性子宫颈发育异常术前诊断率,减少误诊、误治。结合病史、妇科专科检查和多途径超声联合检查是诊断梗阻性子宫颈发育异常的首选方法,同时结合 MRI 检查,有助于进一步评估子宫颈、阴道和盆腔整体情况,达到精准诊断的目的。

1. 青春期无月经来潮,有周期性下腹痛。

2. 宫腔积血合并严重的经血逆流,可有输卵管积血。

3. 子宫体下方未见正常子宫颈结构。

4. 当发现子宫颈发育异常时,应认真检查有无阴道的发育异常。

5. 常有盆腔子宫内膜异位症表现,也可有子宫腺肌病表现。

6. 可伴有泌尿系统畸形。

🏷 【注意】

1. 梗阻性子宫颈发育异常罕见,需要医生提高对此病的认识。

2. 梗阻性子宫颈发育异常是一类少见、表现复杂多样、常合并阴道发育异常的生殖道畸形。当发现子宫颈发育异常时,一定要认真检查阴道有无异常,注意观察有无阴道气体线显示,有条件时建议使用经直肠双平面超声观察膀胱尿道后壁与直肠前壁之间有无"三线两区"的阴道结构。

3. 术前应准确评估子宫颈发育异常的类型和严重程度,对手术方式的选择很重要。梗阻性子宫颈发育异常临床处理以手术为主,但非常棘手,极易发生并发症且效果常常不尽如人意,建议转诊至有诊治经验的医疗机构。

4. 在选择保留或不保留生育功能手术时,必须综合考虑患者的意愿、子宫颈发育异常的类型、盆腔病损的情况和医师的诊治经验,与患者充分沟通,选择个体化的、最佳的治疗方法,尽可能减轻患者的痛苦及心理压力。

5. 梗阻性子宫颈发育异常病例荟萃详见第十三章"梗阻性子宫阴道发育异常病例荟萃"病例19~21。

（秦成路　王慧芳　石瑾秋　赖云英）

参 考 文 献

1. FUJIMOTO V Y, MILLER J H, KLEIN N A, et al. Congenital cervical atresia: report of seven cases and review of the literature. Am J Obstet Gynecol, 1997, 177 (6): 1419-1425.

2. 中国医师协会妇产科医师分会女性生殖道畸形学组. 梗阻性子宫阴道发育异常诊治的中国专家共识. 中华妇产科杂志, 2021, 56 (11): 746-752.

3. GRIMBIZIS G F, TSALIKIS T, MIKOS T, et al. Successful end-to-end cervico-cervical anastomosis in a patient with congenital cervical fragmentation: case report. Hum Reprod, 2004, 19 (5): 1204-1210.

4. MIKOS T, GORDTS S, GRIMBIZIS G F. Current knowledge about the management of congenital cervical malformations: a literature review. Fertil Steril, 2020, 113 (4): 723-732.

5. 中华医学会妇产科学分会, 中国医师协会妇产科医师分会女性生殖道畸形学组. 女性生殖器官畸形命名及定义修订的中国专家共识 (2022 版). 中华妇产科杂志, 2022, 57 (8): 575-580.

6. 王姝, 朱兰, 郎景和. 子宫颈畸形的胚胎发育机制及临床分类新观点. 中国计划生育和妇产科, 2017, 9 (9): 8-11.

7. PFEIFER S M, ATTARAN M, GOLDSTEIN J, et al. ASRM müllerian anomalies classification 2021. Fertil Steril, 2021, 116 (5): 1238-1252.

8. JONES Ⅲ H W, ROCK J A. Te linde's operative gynecology.

11th ed. Philadelphia: Wolters Kluwer, 2015: 525-526.

9. ACIEN P, ACIEN M, SANCHEZ-FERRER M L. Müllerian anomalies "without a classification": from the didelphys-unicollis uterus to the bicervical uterus with or without septate vagina. Fertil Steril, 2009, 91 (6): 2369-2375.

10. Yang L D, Zhang C, Yang L, et al. Congenital atresia of uterine isthmus: successful diagnosis and end-to-end anastomosis. J Pediatr Adolesc Gynecol, 2015, 28 (4): e113-e117.

11. CARRERAS N, DE GUIRIOR C, MUNMANY M, et al. Diagnosis and surgical treatment of uterine isthmus atresia: a case report and review of the literature. J Minim Invasive Gynecol, 2021, 28 (1): 137-141.

12. 康佳, 朱兰. 先天性子宫颈发育异常的分类和手术治疗. 中华妇产科杂志, 2019, 54 (10): 701-703.

13. RICHARDS A, PHY J L, HUANG J C. Primary cervico-uterine anastomosis in a patient with agenesis of the uterine isthmus: a case report and review. J Obstet Gynaecol Res, 2018, 44 (12): 2199-2203.

14. 陈欣, 胡莎, 罗红. 梗阻性子宫颈发育异常的超声特征及其诊断价值. 中华医学超声杂志 (电子版), 2022, 19 (10): 1052-1057.

15. KIMBLE R, MOLLOY G, SUTTON B, et al. Partial Cervical Agenesis and Complete Vaginal Atresia. J Pediatr Adolesc Gynecol, 2016, 29 (3): e43-e47.

16. PAUL K G, KOSURI K C, BAYAD H, et al. Congenital uterovaginal abnormalities, it's embryogenesis, surgical management and clinical implications. Obstet Gynecol Sci, 2020, 63 (5): 655-659.

17. MENTESSIDOU A, MIRILAS P. Surgical disorders in pediatric and adolescent gynecology: Vaginal and uterine anomalies. Int J Gynaecol Obstet, 2023, 160 (3): 762-770.

第七章

梗阻性阴道发育异常

梗阻性阴道发育异常（obstructed vagina anomalies）主要包括阴道斜隔综合征、阴道闭锁和阴道横隔。

第一节 阴道斜隔综合征

阴道斜隔综合征（oblique vaginal septum syndrome，OVSS）是一种罕见的先天性泌尿生殖系统的畸形，发病率为 0.1%~3.8%，为中肾管和米勒管发育异常所致的一种非对称的先天性畸形。双子宫双子宫颈、阴道斜隔和斜隔侧肾缺如为阴道斜隔综合征典型的"三联症"表现。国际上将该综合征称之为 Herlyn-Werner-Wunderlich 综合征（Herlyn-Werner-Wunderlich syndrome，HWWS）或 OHVIRA 综合征（obstructed hemivagina and ipsilateral renal anomaly，OHVIRA）；北京协和医院于 1985 年首次提出"阴道斜隔综合征"这一名称，简明形象，便于记忆和应用，迄今为止，国内多数文献和临床均应用"阴道斜隔综合征"。阴道斜隔综合征患者斜隔侧子宫有功能性内膜，由于阴道斜隔的存在，可引起经血潴留，经血流出受阻或不畅，青春期后出现周期性下腹痛，或月经不规律、阴道异常排液等，为一种罕见的梗阻性阴道发育异常。

【发病机制】

阴道斜隔综合征是一种非对称性泌尿和生殖管道畸形，具体的致病机制目前尚不明确。泌尿系统和生殖系统均起源于中胚层的尿生殖嵴，在性腺未分化期，男女两性胚胎都有两套生殖管道，即中肾管和中肾旁管。中肾旁管的发育依赖于中肾管的发育。中肾管近泄殖腔处向胚体的背外侧头端发出一盲管，称输尿管芽。如果输尿管芽未形成或早期退化，则无法诱导后肾发生，从而导致肾缺如。当一侧中肾管由于各种因素未发育完全时，同侧中肾旁管和输尿管芽的发育均会受到影响，从而导致肾脏、输尿管、子宫、阴道一系列畸形。中肾旁管发育中的一个或多个环节出现异常，会导致各种复杂表型变异。双子宫是由于两条中肾旁管之间完全缺乏侧向融合所致；中肾旁管尾端和窦阴道结节之间的垂直融合障碍，或阴道板缺乏腔化，被认为是导致阴道隔膜和子宫颈发育不全的原因。中肾旁管和中肾管之间密切的胚胎学关系导致生殖道和泌尿系统发育异常之间存在密切关联，特别是肾发育不全和阻塞性单侧阴道发育异常密切相关。侧向和垂直融合缺陷的组合导致了 OVSS "三联症"的经典特征，或偶尔出现更罕见的异常,影像学技术可能有时无法充分识别这些异常。

【病理解剖学要点】

1. 约70%的患者有典型的阴道斜隔综合征"三联症"表现 双子宫双子宫颈、阴道斜隔和斜隔侧肾缺如。

2. 约30%的患者存在泌尿生殖系统解剖变异,为非典型的阴道斜隔综合征表现 ①子宫发育异常可以表现为纵隔子宫(完全纵隔子宫和不全纵隔子宫)和双角子宫(完全双角子宫和不全双角子宫);子宫颈发育异常可为双子宫颈、子宫颈纵隔,甚至一侧子宫颈发育异常(子宫颈未发育、子宫颈完全闭锁或子宫颈外口闭塞等)。②泌尿系统发育异常可以表现为斜隔侧肾发育不良,如多囊性肾发育不良(multicystic dysplastic kidney,MCDK)、肾萎缩和重复肾畸形等;重复输尿管畸形和残存输尿管末端异位开口于阴道斜隔后腔。③罕见同时合并阴道横隔和阴道闭锁等阴道发育异常。

3. 阴道斜隔 阴道斜隔起源于两侧子宫颈之间,斜行附着于一侧阴道壁(附着点可高可低),遮蔽该侧子宫颈,斜隔后方与斜隔侧子宫颈之间形成"斜隔后腔"。阴道斜隔的两面均覆盖阴道上皮组织。

4. 阴道旁囊性结构 在少数阴道斜隔综合征患者阴道旁可见壁薄的囊性结构,可单房或多房,有学者认为它们是中肾管囊肿(mesonephric cyst),也称为加特纳管囊肿(Gartner duct cyst),它们不与膀胱相连通,但可与阴道(或斜隔后腔)相通,也可不相通。由于阴道旁囊性结构通常不会引起明显的症状,在手术治疗中通常不需要切除,目前尚缺乏病理学证据来证实其性质。

【临床表现、分型和治疗】

1. 临床表现 阴道斜隔综合征分型复杂,临床表现多样,多数患者于初潮后就诊。

(1)经血引流不畅:斜隔上无孔的患者主要表现为月经初潮后不久即出现痛经和盆腔包块,症状严重,且发病年龄小;斜隔上有孔或子宫颈上有瘘管的患者主要表现为阴道异常分泌物(如经期延长、血性分泌物、脓性分泌物);合并一侧子宫颈闭锁的患者可因闭锁侧宫腔积血而表现为周期性下腹痛。

(2)合并感染:因阴道斜隔后腔积血或引流不畅,可继发感染,表现为青春期后的腹痛、阴道流血淋漓不尽和阴道流脓等。

(3)合并盆腔子宫内膜异位症:因阴道斜隔后腔积血或引流不畅,多合并盆腔子宫内膜异位症,其中合并卵巢子宫内膜异位囊肿者最常见且多发生于阴道斜隔侧。

2. 临床分型(见图2-4) 根据阴道斜隔的形态,北京协和医院于1985年提出了阴道斜隔综合征的三种经典分型。2022年中华医学会妇产科学分会、中国医师协会妇产科医师分会女性生殖道畸形学组发表的《女性生殖器官畸形命名及定义修订的中国专家共识(2022版)》新增了第4种分型,即子宫颈闭锁型,其中Ⅰ型和Ⅳ型为完全梗阻型,Ⅱ型和Ⅲ型为不完全梗阻型。

(1)Ⅰ型阴道斜隔(无孔斜隔型):阴道斜隔后腔与阴道间无通道,阴道斜隔侧的子宫腔及斜隔后腔内均有大量积血。

(2)Ⅱ型阴道斜隔(有孔斜隔型):阴道斜隔上有直径数毫米的小孔(可为单个或数个小孔),使斜隔后腔与阴道相通,斜隔侧的子宫腔及斜隔后腔的部分积血可通过斜隔上的小孔流出,但流出不畅,斜隔后腔内积血通常较少。

(3)Ⅲ型阴道斜隔(无孔斜隔合并子宫颈瘘管型):在两个子宫颈管之间或斜隔后腔与对侧子宫颈管之间有一小瘘管,斜隔后腔的积血可通过该瘘管从另一侧子宫颈排出,但流出不畅,斜隔后腔内积血通常较少。

(4)Ⅳ型阴道斜隔(子宫颈闭锁型):阴道斜隔侧子宫颈发育异常,其下方的斜隔后腔常窄小无积血。

3. 临床治疗 手术切除阴道斜隔及解除梗阻是Ⅰ型、Ⅱ型和Ⅲ型阴道斜隔综合征的主要治疗方法;Ⅳ型阴道斜隔综合征不同于其他3种类型,可根据子宫颈闭锁的程度和患者的意愿,行闭锁的子宫切除术或子宫阴道贯通术。早诊早治,既能解除梗阻症状,又有助于预防盆腔子宫内膜异位症,以及盆腔粘连、感染、脓肿等并发症的发生,对保护患者的生育力至关重要。宫腔镜下行阴道斜隔切除术,建议同时行术中超声监测,可以更好地观察阴道斜隔后腔与正常阴道及膀胱三者之间的解剖关系,以避免膀胱、尿道或直肠的损伤。

【超声表现(图 7-1)】

子宫发育异常可表现为双子宫、纵隔子宫和双角子宫。根据阴道斜隔附着于阴道壁位置的高低、斜隔上有无孔、子宫颈水平有无瘘管,以及一侧子宫颈发育情况,其超声表现复杂多样。经腹、经会阴和经阴道(或直肠)多途径超声联合检查是首选和最佳的超声检查方式。有条件的可行经直肠双平面超声检查(详见第三章第一节"子宫阴道的超声检查和正常表现"),可为临床手术提供有关阴道斜隔综合征的可靠、客观和可测量的信息。

1. 二维超声表现

(1)Ⅰ型(无孔斜隔型):阴道内可见条带状等回声的阴道斜隔,斜隔后腔大量积血,斜隔侧子宫腔可积血,子宫颈管可扩张。

(2)Ⅱ型(有孔斜隔型):在不同月经周期,斜隔后腔的积血可多可少,有时斜隔后腔积血很少,超声往往漏诊。超声很难显示斜隔上直径约数毫米的小

孔,行阴道水造影检查,有的患者可观察到水经过斜隔上的小孔,进入到斜隔后腔。当合并感染时,斜隔后腔积液可增多,其内可见絮状回声。

(3)Ⅲ型(无孔斜隔合并子宫颈瘘管型):在不同月经周期斜隔后腔的积血可多可少。两侧子宫颈管之间或斜隔后腔与对侧子宫颈管之间的小瘘管,大多数情况下超声很难显示,但有经验的超声科医生有时可以观察到。当合并感染时,斜隔后腔积液可增多,其内可见絮状回声。

(4)Ⅳ型(子宫颈闭锁型):子宫颈发育异常可为子宫颈未发育、子宫颈完全闭锁或子宫颈外口闭塞等,其下方的斜隔后腔往往无积血。

(5)泌尿系统检查:阴道斜隔侧的肾脏缺如,也可表现为多囊性发育不良肾或重复肾畸形等,少见残余输尿管末端异位开口于阴道斜隔后腔。

(6)阴道斜隔侧子宫和输卵管可积血,可有卵巢子宫内膜异位囊肿和子宫腺肌病的超声表现。

2. 三维超声表现　经直肠或经阴道三维超声检查有助于子宫发育异常、子宫颈发育异常和斜隔后腔的观察和诊断。

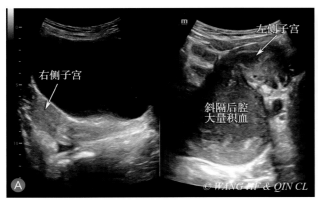

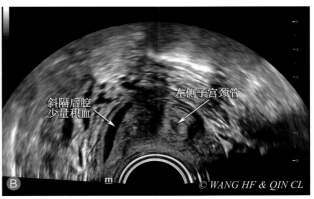

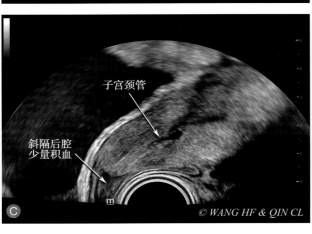

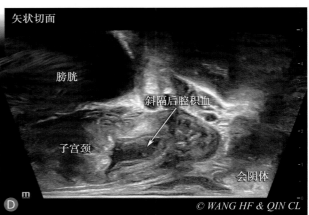

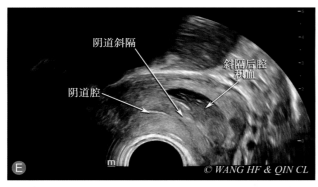

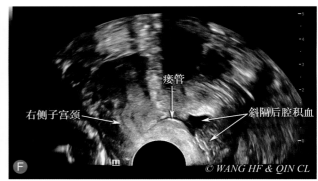

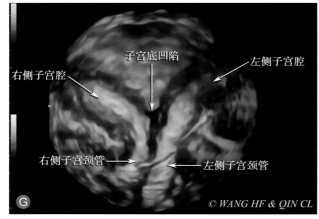

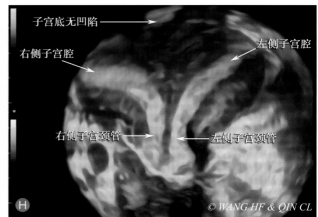

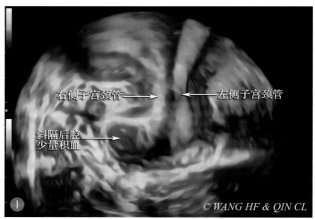

图 7-1　阴道斜隔综合征超声表现

A. 经腹超声检查,Ⅰ型阴道斜隔,双子宫,左侧宫腔积血,左侧子宫颈管扩张,斜隔后腔大量积血;B、C. 经直肠超声检查,Ⅱ型阴道斜隔,斜隔后腔少量积血;D、E. 经直肠双平面超声检查,Ⅱ型阴道斜隔,斜隔后腔少量积血;F. Ⅲ型斜隔后腔与对侧子宫颈管之间见小瘘管;G~I. 三维超声见不全双角子宫双子宫颈管,完全纵隔子宫双子宫颈管,右侧子宫颈下方见斜隔后腔少量积血。

【MRI 表现(图 7-2)】

MRI 检查能多方位、多层面、多序列、大范围成像,能够准确显示子宫体、子宫颈、阴道及泌尿系统畸形,明确斜隔位置及斜隔后腔积血等,评估斜隔后腔扩张程度,阴道斜隔下缘距阴道口的距离,对于手术策略的制定有重要参考价值。

【宫腔镜和腹腔镜表现(图 7-3)】

1. 宫腔镜　可见斜隔侧阴道壁膨隆,斜隔对

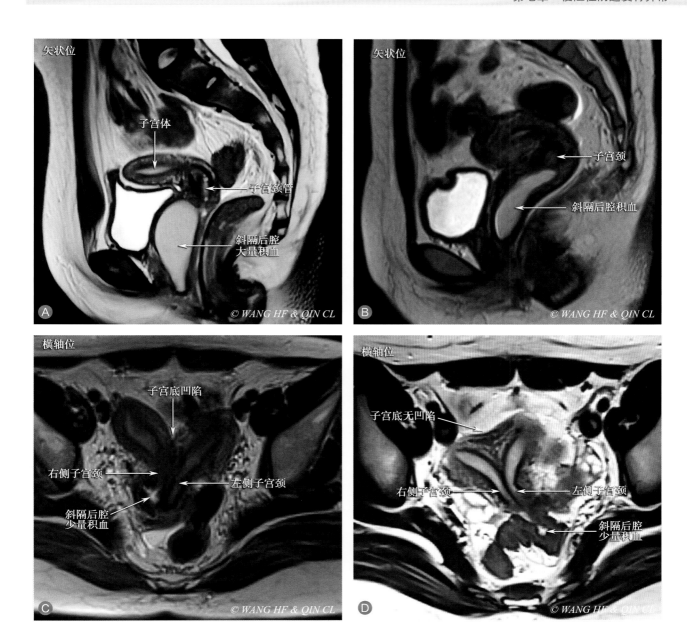

图 7-2　阴道斜隔综合征 MRI 表现

A. Ⅰ型阴道斜隔,斜隔后腔大量积血;B~D. Ⅱ型阴道斜隔,斜隔后腔少量积血,
不全双角子宫双子宫颈,完全纵隔子宫双子宫颈。

侧的子宫颈。当阴道斜隔后腔大量积血,推挤正常阴道时,宫腔镜也可能无法观察到斜隔对侧的子宫颈。

2. 腹腔镜　可见子宫发育异常(双子宫、双角子宫或完全纵隔子宫)。阴道斜隔侧子宫体因宫腔积血而增大,盆腔内可见逆流的经血,部分患者由于经血逆流严重,同时存在输卵管积血、卵巢子宫内膜异位囊肿、盆腔子宫内膜异位症,以及盆腔粘连。病

程长久者可同时伴有子宫腺肌病。

【鉴别诊断】

Ⅰ型阴道斜隔综合征需要与完全性阴道横隔鉴别(表 7-1);Ⅱ型和Ⅲ型阴道斜隔综合征需要与不完全性阴道横隔鉴别(表 7-2)。Ⅳ型阴道斜隔综合征需要与有功能性内膜的残角子宫(Ⅱ型残角子宫)鉴别(见表 4-5)。

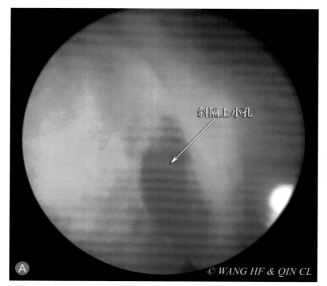

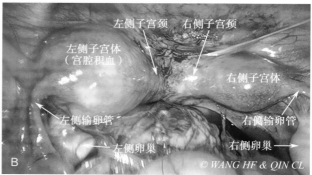

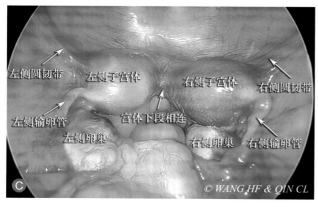

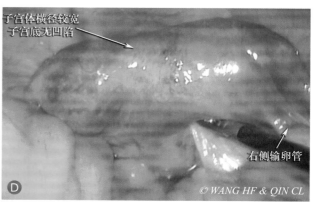

图 7-3　阴道斜隔综合征宫腔镜和腹腔镜所见

A. Ⅱ型阴道斜隔，宫腔镜见阴道斜隔上小孔；B~D. 腹腔镜见双子宫、不全双角子宫和完全纵隔子宫。

表 7-1　Ⅰ型阴道斜隔综合征与完全性阴道横隔鉴别

项目	Ⅰ型阴道斜隔综合征	完全性阴道横隔
临床表现	经期正常，周期性下腹痛	原发性闭经，周期性下腹痛
外阴专科检查	发育正常的处女膜环，阴道开口正常	发育正常的处女膜环，阴道开口正常
子宫体	发育异常（双子宫、纵隔子宫、双角子宫），一侧子宫腔有积血	发育正常，子宫腔可积血
子宫颈	2 个子宫颈，一侧子宫颈可有扩张 少见子宫颈纵隔	1 个子宫颈，可有扩张
隔的位置	阴道斜隔起源于两侧子宫颈之间，斜行附着于一侧阴道壁，附着点可高可低	横隔水平附着于阴道壁，附着的位置可高可低
阴道	当斜隔低位附着一侧阴道壁，同侧子宫颈下方斜隔后腔内大量积血，与阴道腔不相通 当斜隔高位附着一侧阴道壁，同侧子宫颈下方斜隔后腔内少量积血，与阴道腔不相通	低位横隔，阴道内大量积血 高位横隔，阴道上段积血
泌尿系统	一侧肾脏缺如或发育不良	泌尿系统发育正常

表 7-2　Ⅱ型和Ⅲ型阴道斜隔综合征与不完全性阴道横隔鉴别

项目	Ⅱ型和Ⅲ型阴道斜隔综合征	不完全性阴道横隔
临床表现	经期正常或经期延长,阴道异常分泌物	月经血可流出不畅,可有阴道异常分泌物
外阴专科检查	发育正常的处女膜环,阴道开口正常	发育正常的处女膜环,阴道开口正常
子宫体	发育异常(双子宫、纵隔子宫、双角子宫)	发育正常
子宫颈	2个子宫颈或子宫颈纵隔	1个子宫颈
阴道	一侧子宫颈下方的阴道斜隔后腔少量积血,与主阴道通过小孔或瘘管相通	常常无积血 如果引流不畅时,阴道横隔上方会有积血
泌尿系统	一侧肾脏缺如或发育不良	泌尿系统发育正常

【诊断要点】

阴道斜隔综合征是一组复杂的泌尿生殖道畸形。患者病史、妇科专科检查和多途径超声联合检查是诊断阴道斜隔综合征首选且重要的方法,同时结合 MRI 检查,进一步评估盆腔整体情况,准确识别其解剖变异和梗阻部位,为临床手术决策提供精准详细的影像学诊断信息。术前明确诊断及分型,对指导临床手术治疗,改善预后,均有重要的临床意义。

1. 青春期月经来潮,伴有周期性下腹痛,是Ⅰ型和Ⅳ型阴道斜隔综合征的临床表现。

2. 月经周期正常,经期延长,阴道异常分泌物(血性、脓性分泌物),是Ⅱ型和Ⅲ型阴道斜隔综合征的临床表现。

3. 双子宫双子宫颈、阴道斜隔和斜隔侧肾缺如是阴道斜隔综合征典型"三联症"表现。

4. Ⅰ型阴道斜隔综合征的斜隔后腔内常大量积血。Ⅱ型和Ⅲ型阴道斜隔综合征的斜隔后腔内一般是少量积血。Ⅳ型阴道斜隔综合征的斜隔后腔内往往无积血,当斜隔侧子宫腔和斜隔后腔之间有潜在的瘘管存在时,斜隔后腔也可积血;当斜隔低位附着一侧阴道壁,斜隔后腔范围大,即使子宫腔和斜隔后腔不相通,此时的斜隔后腔内也可因阴道分泌物集聚,造成斜隔后腔积液。

5. Ⅳ型阴道斜隔综合征诊断的关键点在于斜隔侧子宫颈发育异常,常为子宫颈未发育、子宫颈完全闭锁或子宫颈外口闭塞。

【注意】

1. 阴道斜隔综合征因发病率低,外生殖器外观正常,存在月经,客观上更容易掩盖真正病情,从而造成诊断延迟和诊断困难,以及漏、误诊的情况。因此,需要提高对这种畸形的认识。

2. 当遇到有痛经、月经异常或阴道分泌物异常等临床表现的患者,超声检查发现双子宫(纵隔子宫或双角子宫)时,应高度警惕有阴道斜隔综合征的可能,应加做泌尿系统的超声检查。

3. 阴道斜隔综合征患者中,纵隔子宫和双角子宫并不少见,因此,未发现双子宫也不能排除阴道斜隔综合征。

4. 当影像检查怀疑有输尿管异位开口于阴道斜隔后腔时,应进一步明确是否有异位肾或发育不良肾,否则在阴道斜隔切除术后会出现阴道漏尿的情况。

5. 发现阴道旁壁薄的囊性结构,考虑为加特纳管囊肿(Gartner duct cyst)时,需要与重复输尿管畸形和残存输尿管末端异位开口于阴道斜隔后腔相鉴别。

6. 不完全梗阻型阴道斜隔综合征的患者,梗阻侧的子宫也可妊娠。

7. Ⅳ型阴道斜隔综合征临床罕见,在诊断和治疗上存在一定困难,容易造成误诊、误治,临床医师及影像科医师应提高对本类罕见畸形的认识。

8. 近年来经直肠双平面超声开始应用于阴道成像,可清晰显示正常阴道解剖结构,对阴道发育异常有很好的诊断价值。有条件的医疗机构,推荐使用。

9. 阴道斜隔综合征病例荟萃详见第十三章"梗阻性子宫阴道发育异常病例荟萃"病例22~27。

(王慧芳　秦成路　王玥　黄嵘)

参 考 文 献

1. 朱兰, 郎景和, 宋磊, 等. 关于阴道斜隔综合征, MRKH 综合征和阴道闭锁诊治的中国专家共识. 中华妇产科杂志, 2018, 53 (1): 35-42.

2. SMITH N A, LAUFER M R. Obstructed hemivagina and ipsilateral renal anomaly (OHVIRA) syndrome: management and follow-up. Fertil Steril, 2007, 87 (4): 918-922.

3. DIAS J L, JOGO R. Herlyn-Werner-Wunderlich syndrome: pre-and post-surgical MRI and US findings. Abdom Imaging, 2015, 40 (7): 2667-2682.

4. 孝梦甦, 戴晴, 齐振红. 先天性阴道斜隔综合征临床特征及影像学诊断价值的初步研究. 中华医学超声杂志 (电子版), 2022, 19 (10): 1058-1064.

5. REICHMAN D E, LAUFER M R. Congenital uterine anomalies affecting reproduction. Best Pract Res Clin Obstet Gynaecol, 2010, 24 (2): 193.

6. MEHRA S, CHAMARIA K, GARGA U C, et al. Imaging diagnosis of Herlyn-Werner-Wunderlich syndrome-an extremely rare urogenital anomaly. J Clin Diagn Res, 2015, 9 (5): 06-08.

7. ZHANG J, XU S, YANG L, et al. MRI image features and differential diagnoses of Herlyn-Werner-Wunderlich syndrome. Gynecol Endocrinol, 2020, 36 (6): 484-488.

8. FEDELE L, MOTTA F, FRONTINO G, et al. Double uterus with obstructed hemivagina and ipsilateral renal agenesis: pelvic anatomic variants in 87 cases. Hum Reprod, 2013, 28 (6): 1580-1583.

9. ACIEN P, SUSARTE F, ROMERO J, et al. Complex genital malformation: ectopic ureter ending in a supposed mesonephric duct in a woman with renal agenesis and ipsilateral blind hemivagina. Eur J Obstet Gynecol Reprod Biol, 2004, 117 (1): 105-108.

10. ACIEN P, ACIEN M. The presentation and management of complex female genital malformations. Hum Reprod Update, 2016, 22 (1): 48-69.

11. HALL-CRAGGS M A, KIRKHAM A, CREIGHTON S M. Renal and urological abnormalities occurring with Müllerian anomalies. J Pediatr Urol, 2013, 9 (1): 27-32.

12. ZHANG H, NING G, FU C, et al. Herlyn-Werner-Wunderlich syndrome: diverse presentations and diagnosis on MRI. Clin Radiol, 2020, 75 (6): 17-25.

13. 卞美璐, 黄荣丽, 吴葆桢, 等. 先天性阴道斜隔. 中华妇产科杂志, 1985, 20 (2): 85-88.

14. ZHU L, CHEN N, TONG J L, et al. New classification of Herlyne-Wernere-Wunderlich syndrome. Chin Med J (Engl), 2015, 128 (2): 222-225.

15. 张浩, 马奔, 方艺川. 宫腔镜电切术用于Ⅰ型Ⅱ型阴道斜隔综合征- 附6例病例分析及技术思考. 妇产与遗传 (电子版), 2018, 8 (1): 27-29.

16. BEHR S C, COURTIER J L, QAYYUM A. Imaging of müllerian duct anomalies. Radiographics, 2012, 32 (6): E233-E250.

17. SHEIH C P, LI Y W, LIAO Y J, et al. Diagnosing the combination of renal dysgenesis, Gartner's duct cyst and ipsilateral mullerian duct obstruction. J Urol, 1998, 159: 217e21.

18. SABDIA S, SUTTON B, KIMBLE R M. The obstructed hemivagina, ipsilateral renal anomaly, and uterine didelphys triad and the subsequent manifestation of cervical aplasia. J Pediatr Adolesc Gynecol, 2014, 27 (6): 375-378.

19. KIECHL-KOHLENDORFER U, GELEY T, MAURER K, et al. Uterus didelphys with unilateral vaginal atresia: multicystic dysplastic kidney is the precursor of "renal agenesis" and the key to early diagnosis of this genital anomaly. Pediatr Radiol, 2011, 41 (9): 1112-1116.

20. YUAN P, QI L, WANG L. Incontinence after vaginal septum resection for a missed diaguosis of ectopic dysplastic kidney and ureter. Int Urogynecol J, 2017, 28 (4): 645-646.

第二节　阴道闭锁

先天性阴道闭锁（congenital vaginal atresia）是较为罕见的女性先天性生殖道发育异常，其在活产儿中发病率为 1/10 000~1/4 000，是尿生殖窦及米勒管末端发育异常而未形成贯通的阴道所致。患者表现为阴道部分或完全闭锁，伴有或不伴有子宫颈发育异常。阴道闭锁患者的子宫体常发育良好且有功能性内膜，可引起经血流出受阻，经血潴留，临床表现为青春期后无月经来潮，有周期性下腹痛并进行性加重，为一种罕见的梗阻性阴道发育异常。

【发病机制】

先天性阴道闭锁的胚胎学研究仍然是目前研究的热点，引起解剖结构异常的发生发展和机制仍未明确。大多数学者认为，阴道由泌尿生殖窦和融合的米勒管发育而来，阴道闭锁为泌尿生殖窦及米勒管末端发育异常而未形成贯通导致。泌尿生殖窦和米勒管的发育可受到各种不明因素的影响，不同因素影响可导致阴道发育停止在不同阶段，最终导致不同类型的阴道发育异常。

【病理解剖学要点】

阴道闭锁可分为完全闭锁和部分闭锁，闭锁可发生在阴道全程或部分阴道段（近段或远段），闭锁的阴道被纤维结缔组织替代。

依据阴道闭锁的范围及累及子宫颈的程度不同，其表现复杂多样。

1. 阴道下段闭锁（阴道远段闭锁）　有发育正常的阴道上段、子宫颈及子宫体。罕见子宫颈发育不良。

2. 阴道完全闭锁　多合并子宫颈发育异常，子宫颈发育异常表现为子宫颈未发育、子宫颈完全闭锁和子宫颈外口闭塞等。子宫体存在有功能性子宫内膜。

3. 阴道近段闭锁　与阴道完全闭锁一样，多合并子宫颈发育异常。

4. 阴道闭锁还可合并泌尿系统和其他系统的发育异常。

【临床表现、分型和治疗】

1. 临床表现　主要表现为青春期无月经来潮、周期性下腹痛、盆腔包块及压迫症状。症状出现的早晚、严重程度与子宫内膜的发育程度有关。阴道下段闭锁的患者由于有部分阴道，经血潴留其中，造成阴道积血，阴道积血的量与阴道闭锁长度呈负相关，阴道积血的量越多提示阴道闭锁长度越短；阴道完全闭锁和阴道近段闭锁的患者无阴道积血，但输卵管积血及卵巢子宫内膜异位囊肿更常见。

外阴专科检查：阴道完全闭锁和阴道下段闭锁的患者外阴外观正常，但阴道前庭无阴道口，闭锁处黏膜表面色泽正常，不向外隆起；阴道近段闭锁患者，外阴外观正常，阴道前庭可见阴道口，并可见完整的处女膜缘，可有阴道下段。

2. 临床分型（见图 2-5）　由于先天性阴道闭锁的闭锁程度和范围不同，尚缺乏统一的分类方法。阴道闭锁的临床分型往往决定不同的治疗策略，术前必须明确诊断。Acién 根据胚胎学起源，将阴道闭锁分为完全闭锁（complete atresia of vagina）和节段性闭锁（segmental atresia of vagina）。Ruggeri 总结了 167 例阴道畸形病例，基于胚胎学、解剖学和临床标准提出了阴道畸形的分类及手术治疗，将阴道闭锁分为阴道远段闭锁（distal segment atresia of vagina）、阴道近段闭锁（proximal segment atresia of vagina）和完全阴道缺失（agenesis complete lack of vagina）。阴道近段闭锁在临床工作中更为罕见，因其临床表现和处理与阴道完全闭锁基本一样，临床上常归于阴道完全闭锁管理。

目前国内常采用北京协和医院的分类方法，根据阴道闭锁程度，将其分为两种类型：

（1）阴道下段闭锁：也称为Ⅰ型阴道闭锁，阴道上段、子宫颈和子宫体发育正常。

（2）阴道完全闭锁：也称为Ⅱ型阴道闭锁，多合并子宫颈发育异常，子宫体发育正常或虽有畸形但有功能性内膜。

笔者根据多年的临床实践经验总结，通过阴道下段闭锁的长度细分为低位阴道下段闭锁（闭锁长度<30mm）、中位阴道下段闭锁（闭锁长度在30~60mm之间）和高位阴道下段闭锁（闭锁长度≥60mm）。

3. 临床治疗　先天性阴道闭锁一经诊断，应尽早手术，手术方式以解除梗阻、重建阴道和预防人工阴道再闭锁为原则。术前准确评估临床分型及选择合适的手术治疗方案，对改善患者长期预后至关重要。

（1）低位阴道下段闭锁，如果无其他并发症，可行"单纯阴道贯通手术"，即将积血扩张的阴道壁下缘下拉，覆盖切开闭锁的阴道下段表面，与阴道前庭黏膜对应缝合，形成光滑的阴道壁。但必须强调，即使低位的阴道闭锁，术后的阴道扩张也非常重要，否则仍然会发生阴道粘连、缩窄挛缩和闭锁的可能。

（2）中位阴道下段闭锁，如果阴道内积血多，阴道壁充分扩张，可采取"单纯阴道贯通手术"；如果阴道内积血不多，阴道没有明显扩张，加上年幼患儿会阴部发育较差，膀胱尿道后壁与直肠前壁之间的间隙狭小，易造成膀胱、尿道或直肠的损伤，故临床上常采用"腹腔镜下闭锁阴道切开术＋游离积血扩张的阴道壁＋阴道成形术"（即"罗湖四式"）。

（3）高位阴道下段闭锁，需要行"腹腔镜下闭锁阴道切开术＋游离积血扩张的阴道壁＋阴道成形术"（即"罗湖四式"）。

（4）阴道完全闭锁和阴道近段闭锁往往合并子宫颈发育异常，临床处理应根据个体化、人性化的原则选择手术方式。如果选择不保留子宫，可行单纯子宫切除术，日后再择期行阴道成形术；如果选择保留子宫，则行保留子宫的阴道成形术和子宫人工阴道吻合术。"罗湖二式＋发育异常子宫颈切除术＋子宫体人工阴道吻合术"（即"罗湖三式"），降低了手术难度，取得了满意的临床效果（详见附录"腹腔镜辅助腹膜阴道成形术"）。

【超声表现】

阴道闭锁超声表现复杂多样（图7-4）。经腹、经会阴和经直肠多途径超声联合检查是首选和最佳的超声检查方式。有条件的可行经直肠双平面超声结合棉签指示检查，以准确测量下段闭锁的长度（详见第三章第一节"子宫阴道的超声检查和正常表现"），可为临床手术提供关于阴道闭锁的可靠和可测量的信息，以便制订临床手术方案。

1. 二维超声表现

（1）阴道下段闭锁：

1）低位阴道下段闭锁：子宫可发育正常或异常，子宫腔内可积血，子宫颈管可扩张，阴道中上段大量积血，积血下缘与闭锁的阴道口之间可见稍低回声的纤维结缔组织，为闭锁的阴道下段。经直肠双平面超声检查，在阴道积血下方、尿道后壁与直肠前壁之间未见正常的阴道结构显示，仅见稍低回声的纤维结缔组织，为闭锁的阴道下段，测量闭锁段的长度<30mm。

2）中位阴道下段闭锁：子宫可发育正常或异常，子宫腔内可积血，子宫颈管可扩张，阴道中上段积血，积血下缘与闭锁的阴道口之间可见稍低回声的纤维结缔组织，为闭锁的阴道下段。经直肠双平面超声检查，在阴道积血的下方、膀胱尿道后壁与直肠前壁之间未见正常的阴道结构显示，仅见稍低回声的纤维结缔组织，为闭锁的阴道下段，测量闭锁段的长度范围30~60mm。

3）高位阴道下段闭锁：子宫可发育正常或异常，子宫腔内可积血，子宫颈管可扩张，阴道上段积血，积血下缘与闭锁的阴道口之间可见稍低回声的纤维结缔组织，为闭锁的阴道下段。经直肠双平面超声检查，在阴道积血下方、膀胱尿道后壁与直肠前壁之间未见正常阴道结构显示，仅见稍低回声的纤维结缔组织，为闭锁的阴道下段，测量闭锁段的长度≥60mm。

（2）阴道完全闭锁：子宫体可发育正常或异常，子宫腔内可积血，子宫颈发育异常，在子宫下方、膀胱尿道后壁与直肠前壁之间的阴道走行区域未见积血。经直肠双平面超声检查，在膀胱尿道后壁与直肠前壁之间仅见稍低回声的纤维结缔组织，未见正常阴道结构。

（3）阴道近段闭锁：子宫体可发育正常或异常，子宫腔内可积血，子宫颈发育异常，在子宫下方、膀胱尿道后壁与直肠前壁之间的阴道走行区域未见积血。经直肠双平面超声检查,在尿道后壁与直肠前壁之间见阴道腔气体线高回声,结合棉签指示检查,可见顶端为盲端的阴道下段,可测量阴道下段的长度。

阴道闭锁患者可有输卵管积血、盆腔子宫内膜异位症和子宫腺肌病等超声表现。

2. 三维超声表现　经直肠三维超声检查有助于子宫和子宫颈发育异常的诊断。

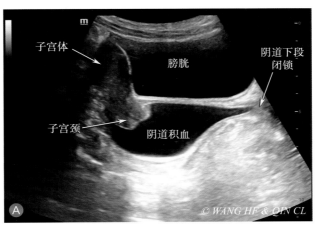

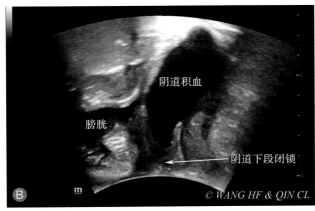

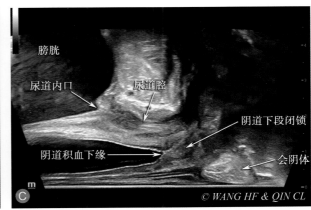

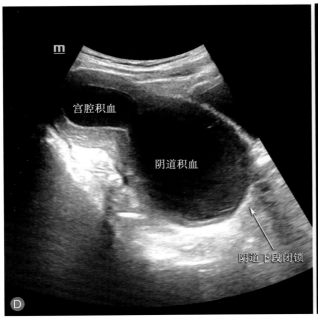

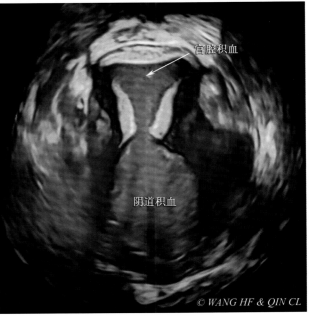

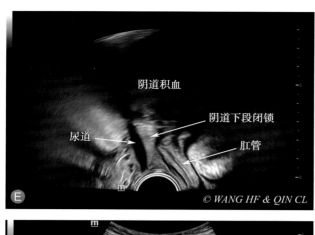

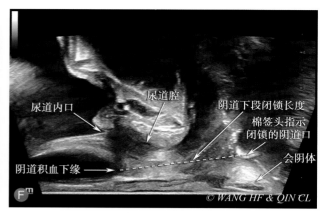

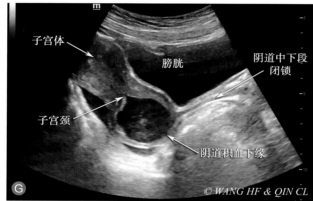

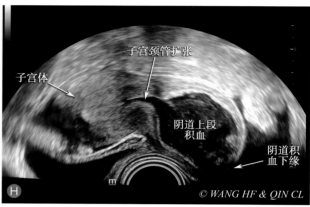

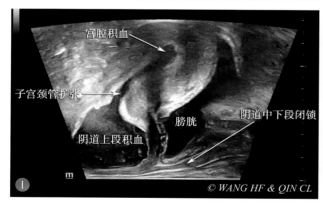

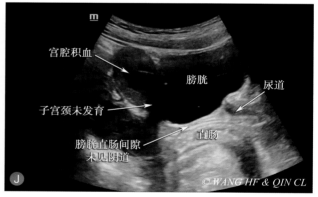

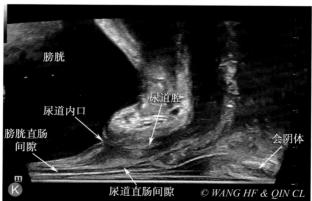

图 7-4 阴道闭锁超声表现

A、B、C. 经腹、经会阴及经直肠双平面超声检查，低位阴道下段闭锁；D、E、F. 中位阴道下段闭锁；

G、H、I. 高位阴道下段闭锁；J、K. 阴道完全闭锁。

【MRI 表现(图 7-5)】

MRI 软组织分辨率较高,能整体显示闭锁的阴道、阴道内积血及与子宫的相对位置关系,可显示闭锁的阴道水平以上的生殖道积血、扩张,测量闭锁阴道的长度。MRI 多序列、多方位成像可以识别各种子宫颈的发育异常,能很好地鉴别子宫颈发育异常和高位阴道闭锁。

【腹腔镜表现(图 7-6)】

子宫可发育良好,也可见发育异常,通常因宫腔积血而致子宫体增大,盆腔内可见逆流的经血,部分患者由于经血逆流严重,同时存在附件区包块,为输卵管积血、卵巢子宫内膜异位囊肿以及重度盆腔粘连所致。病程长久者可同时伴有子宫腺肌病。超声刀分离膀胱子宫腹膜反折,暴露积血的阴道上段,在最

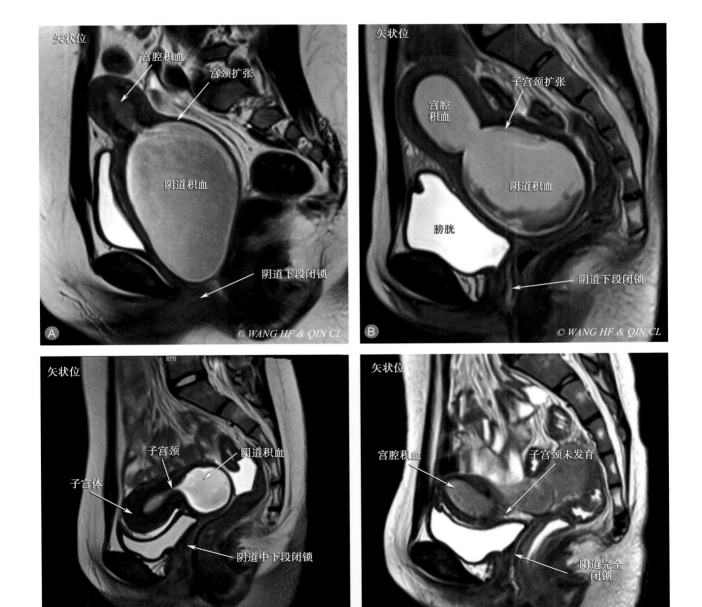

图 7-5　阴道闭锁 MRI 表现

A. 低位阴道下段闭锁;B. 中位阴道下段闭锁;C. 高位阴道下段闭锁;D. 阴道完全闭锁。

膨隆处切开阴道前壁,见多量浓稠巧克力样积血流出。

【鉴别诊断】

阴道闭锁分型不同,其表现也不尽相同。低

位阴道下段闭锁需要与低位完全性阴道横隔和处女膜闭锁鉴别(表7-3);高位阴道下段闭锁需要与高位完全性阴道横隔和子宫颈外口闭塞鉴别(见表6-1)。

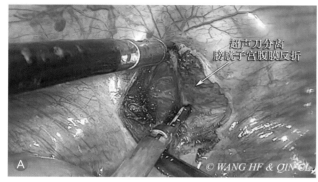
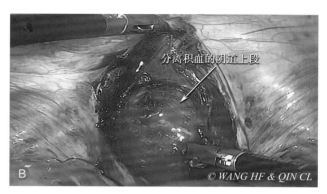
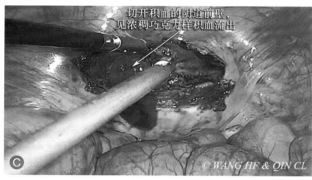

图7-6 阴道闭锁腹腔镜所见
A.超声刀分离膀胱子宫腹膜反折;B.暴露积血的阴道上段;C.在最膨隆处切开阴道前壁,见多量浓稠巧克力样积血流出。

表7-3 低位阴道下段闭锁与低位完全性阴道横隔和处女膜闭锁鉴别

项目	低位阴道下段闭锁	低位完全性阴道横隔	处女膜闭锁
临床表现	原发性闭经,周期性下腹痛	原发性闭经,周期性下腹痛	原发性闭经,周期性下腹痛
外阴专科检查	外阴外观正常 前庭无阴道开口 闭锁处黏膜表面色泽正常,不向外隆起	发育正常的处女膜环,阴道开口正常	处女膜紫染,膨出
子宫体	发育正常 子宫腔可积血	发育正常 子宫腔可积血	发育正常 子宫腔可积血
子宫颈	可有扩张	可有扩张	可有扩张
阴道	大量积血 阴道积血下方未见阴道下段	大量积血 阴道积血下方可见正常的阴道下段	大量积血
经会阴超声检查	阴道积血的下缘与探头之间有距离	阴道积血的下缘与探头之间有距离	阴道积血的下缘与探头紧贴
经直肠双平面超声检查	可测量闭锁阴道的长度	可测量阴道横隔距阴道口的距离	无法测量
泌尿系统	发育正常	发育正常	发育正常

【诊断要点】

结合病史、妇科专科检查和多途径超声联合检查是诊断梗阻性阴道闭锁基本而重要的方法,同时结合MRI检查,有助于进一步评估盆腔整体情况,达到精准诊断的目的。

1. 青春期无月经来潮,有周期性下腹痛,是阴道闭锁最重要的临床表现。

2. 症状出现的早晚和严重程度因人而异,主要与子宫内膜发育程度有关,子宫内膜发育好,症状出现较早且严重;子宫内膜发育稍差,症状可能出现晚且不明显。

3. 高位阴道下段闭锁和阴道完全闭锁常有严重的经血逆流,可有输卵管积血和盆腔子宫内膜异位症表现。

4. 阴道下段闭锁,阴道中上段积血,子宫和子宫颈发育正常。

5. 阴道完全闭锁和阴道近段闭锁,阴道内无积血,子宫颈发育异常。

6. 经直肠双平面超声检查,能够为临床提供更为详细和准确的诊断信息。

【注意】

1. 阴道闭锁类型和子宫内膜的发育程度,决定了临床症状出现的早晚和严重程度。

2. 高位阴道下段闭锁的患者,阴道上段的积血不要误认为是子宫颈外口闭塞伴子宫颈管的积血扩张,术前需要明确诊断,这对手术方式的选择尤为重要。

3. 多途径超声联合检查是首选检查方法,当阴道积血严重、输卵管积血和卵巢子宫内膜异位囊肿改变盆腔脏器位置,以致超声难以分辨时,需要结合MRI检查,为临床手术方式的选择提供更全面的影像信息。

4. 近年来经直肠双平面超声开始应用于阴道成像,可清晰显示正常阴道解剖结构,对阴道发育异常有很好的诊断价值,有条件的医疗机构,推荐使用。

5. 阴道闭锁病例荟萃详见第十三章"梗阻性子宫阴道发育异常病例荟萃"病例28~34、病例57~58。

(秦成路 王慧芳 石瑾秋 胡守容)

参 考 文 献

1. 朱兰, 郎景和, 宋磊, 等. 关于阴道斜隔综合征, MRKH综合征和阴道闭锁诊治的中国专家共识. 中华妇产科杂志, 2018, 53 (1): 35-42.

2. Management of acute obstructive uterovaginal anomalies: ACOG Committee Opinion, Number 779. Obstet Gynecol, 2019, 133 (6): e363-e371.

3. ACIÉN P, ACIÉN M I. The history of female genital tract malformation classifications and proposal of an updated system. Hum Reprod Update, 2011, 17 (5): 693-705.

4. RUGGERI G, GARGANO T, ANTONELLINI C, et al. Vaginal malformations: a proposed classification based on embryological, anatomical and clinical criteria and their surgical management (an analysis of 167 cases). Pediatr Surg Int, 2012, 28 (8): 797-803.

5. MEI L, ZHANG H, CHEN Y, et al. Clinical features of congenital complete vaginal atresia combined with cervical aplasia: A retrospective study of 19 patients and literature review. Congenit Anom, 2021, 61 (4): 127-132.

6. 秦成路, 罗光楠. 女性青少年生殖道畸形 中国计划生育和妇产科, 2019, 11 (12): 10-12.

7. 秦成路, 罗光楠, 罗新. 先天性阴道闭锁治疗策略探讨. 中国计划生育和妇产科, 2020, 12 (3): 17-20.

8. KARAPNAR O S, ÖZKAN M, OKYAY A G, et al. Evaluation of vaginal agenesis treated with the modified McIndoe technique: a retrospective study. J Turk German Gynecol Assoc, 2016, 17 (2): 101-105.

9. 中国医师协会妇产科医师分会女性生殖道畸形学组. 梗阻性子宫阴道发育异常诊治的中国专家共识. 中华妇产

科杂志, 2021, 56 (11): 746-752.

10. 胡守容, 王玥, 陈广兰, 等. 经直肠双平面高频超声对正常女性阴道形态的评估. 中华医学超声杂志 (电子版), 2021, 18 (11): 1056-1060.

11. LUDWIN A, PFEIFER S M. Reproductive surgery for müllerian anomalies: a review of progress in the last decade. Fertil Steril, 2019, 112 (3): 408-416.

12. XU S, ZHANG J, WANG S, et al. MRI features and differential diagnoses of congenital vaginal atresia. Gynecol Endocrinol, 2019, 35 (9): 777-781.

13. PITOT M A, BOOKWALTER C A, DUDIAK K M. Müllerian duct anomalies coincident with endometriosis: a review. Abdom Radiol, 2020, 45 (6): 1723-1740.

14. AWAD E E, EL-AGWANY A S. Distal vaginal atresia misdiagnosed as imperforate hymen: A case managed by transperineal vaginal pull through (distal colpoplasty). Egypt J Radiol Nucl Med, 2015, 46 (4): 1155-1158.

第三节　阴道横隔

阴道横隔 (transverse vaginal septum) 是罕见的米勒管 (Müllerian duct) 发育异常, 为两侧米勒管会合后的尾端与尿生殖窦连接处未贯通或部分贯通所致, 其发病率从 1/72 000 到 1/2 100 不等。阴道横隔可位于阴道内任何部位, 以阴道上、中段交界处多见。阴道横隔上可以有孔, 也可以无孔。阴道横隔患者的子宫常发育良好, 有功能性内膜, 可引起经血潴留, 经血流出受阻或不畅, 出现原发性闭经、月经期延长、周期性腹痛等临床症状, 为一种罕见的梗阻性阴道发育异常。

【发病机制】

阴道横隔的发病机制尚不明确。目前认为是两侧米勒管融合后的尾端与尿生殖窦连接处未贯通或部分贯通所致。阴道完全未贯通或部分未贯通, 残留一层黏膜样组织, 两侧覆以鳞状上皮, 即形成阴道横隔。

【病理解剖学要点】

阴道横隔上可有孔或无孔, 横隔的位置可高可低, 其表现复杂多样。

1. 阴道横隔上无孔, 横隔的上方阴道内积血, 经血流出受阻, 为完全性阴道梗阻。

2. 阴道横隔上有孔, 经血流出不畅, 横隔的上方阴道内可无积血, 或少量积血, 为不完全性阴道梗阻。

3. 阴道横隔厚薄不一, 一般 <10mm。

4. 阴道横隔可伴有子宫和阴道的发育异常, 很少伴有泌尿系统和其他系统异常。

【临床表现、分型和治疗】

1. 临床表现　阴道横隔上有无孔及阴道横隔的位置高低不同, 其临床表现不尽相同。

(1) 无孔阴道横隔为完全性阴道梗阻, 表现为青春期无月经来潮, 有周期性下腹痛, 并进行性加剧; 有孔阴道横隔为不完全性阴道梗阻, 可有经血流出不畅的表现, 当横隔上孔隙较小时, 可表现为痛经, 经期延长。

(2) 高位无孔阴道横隔, 常合并严重的经血逆流, 可有输卵管积血。

(3) 高位有孔阴道横隔, 多无临床症状, 性生活常不受影响, 位置偏低者可影响性生活。少数患者分娩时发生梗阻性难产才发现有阴道横隔。

2. 临床分型（见图 2-6）

(1) 根据阴道横隔上有无孔, 可分为无孔型和有孔型。当阴道横隔上无孔时为无孔型阴道横隔 (也称完全性阴道横隔), 隔上有孔时为有孔型阴道横隔 (也称不完全性阴道横隔)。

(2) 根据阴道横隔位置的高低, 可分为高位阴道横隔和低位阴道横隔。横隔可位于阴道内任何部位, 以上、中段交界处多见。阴道横隔隔膜的厚度厚薄不一, 一般较薄, 小于 10mm, 常位于阴道上段子宫颈附近。

3. 临床治疗　临床上阴道横隔一经诊断, 建议手术切除阴道横隔, 解除阴道梗阻。临床需要了解阴道横隔的位置、厚度, 以及与子宫颈外口的关系,才能安全进行手术切除,避免损伤膀胱、尿道或直肠,术前的详细评估非常重要。

【超声表现】

阴道横隔上有无孔及位置高低不同,其表现复杂多样。经腹、经会阴和经阴道(或经直肠)多途径超声联合检查是首选和最佳的超声检查方式。有条件的机构,可行经直肠双平面超声结合阴道水造影检查或棉签指示检查(详见第三章"第一节子宫阴道的超声检查和正常表现"),可以明确阴道横隔的位置、厚度及隔上有无小孔,为临床手术提供有关阴道横隔的可靠、客观和可量化的信息。

1. 二维超声表现(图 7-7)

(1)完全性高位阴道横隔常有宫腔积血、输卵管积血和经血逆流所致的盆腔积血的超声表现。阴道横隔上方阴道积血,下方阴道闭合,可测量积血的下缘距阴道口的距离,判断横隔位置的高低。

(2)不完全性阴道横隔常无宫腔积血,也无阴道

积血。经阴道超声检查时发现探头顶端不能触及子宫颈外口,可间接提示有阴道横隔存在,但不适合无性生活女性。

(3)经直肠双平面超声结合阴道水造影检查,可动态观察充盈的阴道腔和腔内结构,清楚显示阴道横隔、横隔的厚度和横隔上的小孔(见图 3-7A)。

(4)经直肠双平面超声结合棉签指示检查,可观察到小棉签头触及横隔下缘,并可测量横隔距离阴道口的距离。

2. 三维超声表现　经直肠或经阴道三维超声检查有助于子宫发育异常的诊断。

【MRI 表现】

MRI 软组织分辨率较高,能整体显示阴道横隔与子宫及阴道的相对位置关系,可显示阴道横隔水平以上的阴道积血扩张,积血下方可见横向走行的条带状异常信号,并能显示和测量阴道横隔的厚度、宽度和长度。

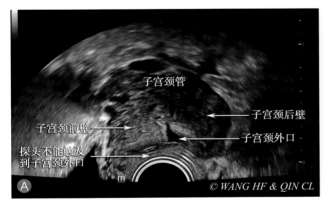
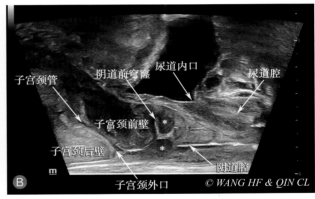
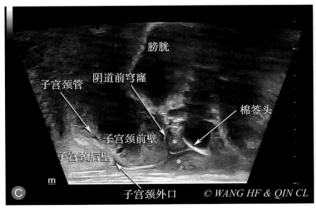
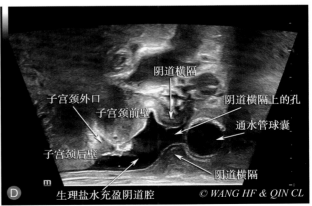

图 7-7　高位有孔型阴道横隔超声表现

A. 经阴道超声检查,探头顶端不能触及子宫颈外口;B. 经直肠双平面超声检查,阴道腔线与子宫颈外口不延续,子宫颈下方的阴道壁明显增厚,星号(*)所示;C. 结合棉签指示检查,可见棉签头不能触及子宫颈外口;D. 结合阴道水造影检查,子宫颈下方可见阴道横隔,隔上有孔。

【宫腔镜和腹腔镜表现】

1. 宫腔镜 无法显示子宫颈,可见横隔下方的阴道,可观察到横隔上的小孔。

2. 腹腔镜 子宫常发育良好,也可见子宫体发育异常,盆腔内可见逆流的经血集聚,部分患者可见盆腔子宫内膜异位症或卵巢子宫内膜异位囊肿等。

【鉴别诊断】

阴道横隔临床表现多样,容易造成漏误诊,完全性高位阴道横隔需要与高位阴道下段闭锁和子宫颈外口闭塞鉴别(见表6-1)。完全性低位阴道横隔需要与低位阴道下段闭锁和处女膜闭锁鉴别(见表7-3)。

【诊断要点】

结合病史、妇科专科检查和多途径超声联合检查是诊断梗阻性阴道横隔首选而重要的方法,同时结合 MRI 检查,有助于进一步评估盆腔整体情况,达到精准诊断的目的。

1. 青春期无月经来潮,有周期性下腹痛,是完全性阴道横隔重要的临床表现。

2. 高位完全性阴道横隔常伴有严重的经血逆流,可有输卵管积血和盆腔子宫内膜异位症表现。

3. 阴道横隔上方见阴道大量积血,下方可见闭合的阴道,为完全性阴道横隔。

4. 经直肠双平面超声结合阴道水造影检查,能够为临床提供更为详细和准确的诊断信息。

5. 经直肠双平面超声结合阴道棉签指示检查,可判断阴道积血下方的阴道是闭锁还是闭合,并能测量阴道横隔距阴道口的距离。

【注意】

1. 阴道横隔临床症状出现在青春期月经来潮后。青春期前单纯阴道横隔,无论横隔上是否有孔,都很难发现。

2. 阴道横隔可合并阴道纵隔和处女膜闭锁等发育异常,虽然罕见,但也有报道,需引起警惕。

3. 常规超声对横隔的显示有限。若阴道横隔上方阴道有积液,下方阴道无积液,阴道横隔不易显示,难以与阴道下段闭锁鉴别时,可行结合棉签指示检查加以鉴别。

4. 经直肠双平面超声结合阴道水造影检查,对诊断阴道横隔上是否有孔有较高的诊断价值。

5. 阴道横隔病例荟萃详见第十三章"梗阻性子宫阴道发育异常病例荟萃"病例35~36。

(胡守容 秦成路 王慧芳 石瑾秋)

参 考 文 献

1. 孔北华, 马丁, 段涛. 妇产科学. 10 版. 北京: 人民卫生出版社, 2024.

2. JONES Ⅲ H W, ROCK J A. Te linde's operative gynecology. 11th ed. Philadelphia: Wolters Kluwer, 2015.

3. 鲁红, 蔡晓彤, 李奎. 梗阻性阴道横隔的影像学评估及临床诊治进展. 中华医学超声杂志 (电子版), 2022, 19 (10): 1042-1045.

4. DELIGEOROGLOU E, MAKRAKIS E, CREATSAS G. Obstruction of the female genital tract because of vaginal septum in adolescence. Gynecol Surg, 2001, 17 (1): 49-56.

5. MOAWAD N S, MAHAJAN S T, MOAWAD S A, et al. Uterus didelphys and longitudinal vaginal septum coincident with an obstructive transverse vaginal septum. J Pediatr Adolesc Gynecol, 2009, 22 (5): e163-e165.

6. HOFFMAN B L, SCHORGE J O, BRADSHAW K D, et al. Williams gynecology. 3rd ed. New York: Graw-Hill Education, 2016.

7. WILLIAMS C E, NAKHAL R S, HALL-CRAGGS M A, et al. Transverse vaginal septae: management and long-term outcomes. BJOG, 2014, 121 (13): 1653-1658.

8. BORUAH D K, YADAV R R, MAHANTA K, et al. MR imaging evaluation of obstructing vaginal malformations with hematocolpos or hematometra in adolescent girls: A cross sectional study. The egyptian Journal of Radiology and

Nuclear Medicine, 2017, 48 (4): 1187-1196.

9. ZIZOLFI B, FORESTE V, MARIA C, et al. Perforated transverse vaginal septum in a virgin patient: a hymen-sparing hysteroscopicultrasound-guided approach. J Minim Invasive Gynecol, 2020, 28 (1): 3-4.

10. Management of Acute Obstructive Uterovaginal Anomalies: ACOG Committee Opinion, Number 779. Obstet Gynecol, 2019, 133 (6): 1290-1291.

11. 胡守容, 王玥, 陈广兰, 等. 经直肠双平面高频超声对正常女性阴道形态的评估. 中华医学超声杂志 (电子版), 2021, 18 (11): 1056-1060.

12. DESSOLE S, FARINA M, RUBATTU G, et al. Sonovaginography is a new technique for assessing rectovaginal endometriosis. Fertil Steril, 2003, 79 (4): 1023-1027.

13. 胡守容, 郭蓉, 王慧芳. 经直肠双平面高频超声结合阴道水造影检查诊断阴道高位不全性横隔一例. 中华医学超声杂志 (电子版), 2022, 19 (10): 1143-1144.

14. TANITAME K, TANITAME N, URAYAMA S, et al. Congenital anomalies causing hemato/hydrocolpos: imaging findings, treatments, and outcomes. Jpn J Radiol, 2021, 39 (8): 733-740.

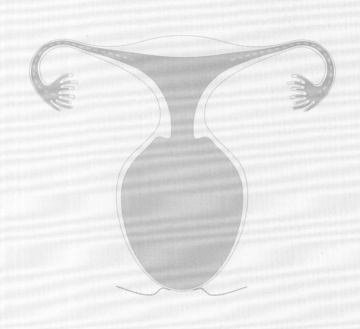

第八章

梗阻性处女膜发育异常

处女膜闭锁(imperforate hymen,IH),又称无孔处女膜,女性新生儿的患病率约为0.1%,系胚胎发育过程中,阴道末端的泌尿生殖窦组织未腔化所致。因处女膜无孔,阴道分泌物或经血排出受阻,积聚在阴道内,甚至可经输卵管逆流至腹腔,造成患者青春期发生周期性下腹坠痛,且症状逐渐加剧,是一种罕见的梗阻性处女膜发育异常。

【发病机制】

处女膜是位于阴道口的一层黏膜,其内外表面覆盖有鳞状上皮,中间包含结缔组织、血管和神经末梢。由于处女膜中央上皮细胞退化,通常在出生前破裂,阴道管完全形成,膜退化后仅在阴道口周围存留有一层薄的黏膜皱襞。然而,在膜的退化过程中可能会发生变化,形成完全不退化的无孔处女膜,造成完全性梗阻,或形成部分退化的微孔处女膜(microperforate hymen)、筛孔样处女膜(cribriform hymen)和处女膜纵隔(septate hymen),造成不完全性梗阻。

【病理解剖学要点】

阴道末端的泌尿生殖窦组织未腔化形成无孔处女膜,在新生儿期表现为阴道积水或阴道黏液潴留;青春期,表现为阴道内大量积血,阴道内压力增加,

阴道口薄薄的处女膜向阴道外膨隆,其颜色由其后面的阴道积血所致,呈深紫色或深蓝色。做瓦尔萨尔瓦(Valsalva)动作时,该膜膨隆将进一步扩大。阴道的极度扩张性或许能在一定程度上防止青春期处女膜闭锁患者经血逆流至盆腔,只要早诊断、早治疗,处女膜闭锁较少会引起继发性盆腔子宫内膜异位症。

【临床表现、分型和治疗】

处女膜闭锁的临床表现,因患者出现症状时的年龄和相关并发症而有所不同。多数患者于初潮后就诊。

1. 临床表现

(1)完全梗阻型处女膜:①新生儿期:处女膜闭锁可能在新生儿期表现为阴道积水或阴道黏液潴留。检查时,阴道口处可见鼓胀、半透明或黄色囊性突出物。少数情况下会导致尿潴留、输尿管梗阻,甚至尿路感染和肾积水。②青春期:处女膜闭锁在青春期表现为原发性闭经和下腹疼痛,可有尿潴留、排尿困难、便秘和排便困难等表现。患者通常会出现阴道口膨隆,表面呈紫蓝色,瓦尔萨尔瓦动作时,处女膜膨隆明显增大。处女膜膨隆虽然常见,但也可因处女膜较厚而不明显。

(2)不完全梗阻型处女膜:通常无明显症状。患

者可能由于不能插入卫生棉条或由于性交困难而来就诊。此外,微孔处女膜患者由于阴道部分阻塞和引流不畅,可有月经淋漓不尽或恶臭分泌物的表现。如经血不能够完全从阴道排出,可引起感染,严重者可逆流至盆腔,导致输卵管卵巢脓肿。

2. 临床分型(见图 2-7) 无孔处女膜为完全梗阻型,微孔处女膜、筛孔样处女膜和处女膜纵隔为不完全梗阻型。

3. 临床治疗 手术切开闭锁的处女膜、解除梗阻是主要治疗方法,应在术前或术中放置导尿管,以确定尿道的确切位置,避免尿道的损伤。

完全梗阻的处女膜闭锁,明确诊断后可行处女膜切开,缝合黏膜边缘,防止瘢痕形成和狭窄。

不完全梗阻的处女膜发育异常(包括微孔处女膜、筛孔样处女膜和处女膜纵隔),明确诊断后可手术切除多余的处女膜组织以形成一个功能性处女膜环。

【超声表现】

经腹、经会阴和经直肠多途径超声联合检查是首选和最佳的超声检查方式。

1. 无孔处女膜二维超声表现(图 8-1)

(1)新生儿期阴道内可见明显积液。青春期阴道内积血,当月经不断来潮,阴道可极度扩张,子宫颈管可扩张,经血也可集聚在子宫腔内形成宫腔积血。

(2)经血逆流,可引起输卵管积血及盆腔积血。

(3)可有膀胱尿潴留表现。

(4)经会阴超声检查,阴道积液(积血)下缘紧贴探头表面。

2. 经直肠双平面超声检查 青春期后无孔处女膜在膀胱尿道后壁与直肠前壁之间可见阴道内大量积血,阴道积液下方明显向阴道口外膨隆。微孔处女膜经血排出不畅时,在阴道内可见陈旧性积血(图 8-2)。

3. 三维超声表现 经直肠三维超声检查有助于子宫发育异常的诊断。

【MRI 表现】

MRI 检查能多方位、多层面、多序列、大范围成像,能够准确显示子宫体、子宫颈、阴道及泌尿系统畸形,对明确诊断和鉴别诊断有重要参考价值。处

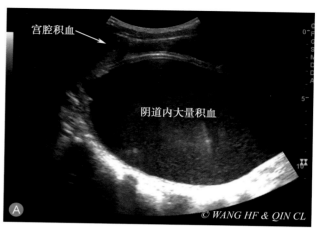

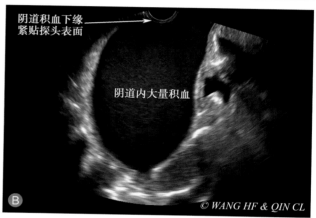

图 8-1 处女膜闭锁超声表现
A. 经腹超声检查,宫腔积血,阴道极度扩张积血;
B. 经会阴超声检查,阴道大量积血的下缘紧贴探头表面。

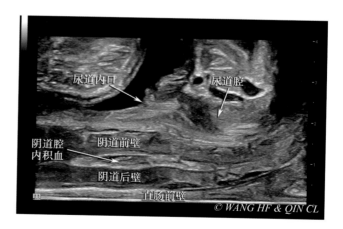

图 8-2 微孔处女膜超声表现
经直肠双平面超声检查,阴道腔内见陈旧性积血。

女膜闭锁时,阴道内充满液性信号,下端呈圆柱状,张力高。

【宫腔镜和腹腔镜表现】

1. 宫腔镜 明确诊断的患者一般不需要宫腔

镜检查和治疗。

2. 腹腔镜　当延迟诊断时,盆腔内经血逆流严重,出现子宫内膜异位症,或并发感染而导致双侧输卵管卵巢脓肿时,需要腹腔镜手术治疗。

【鉴别诊断】

处女膜闭锁需要与低位阴道下段闭锁和低位完全性阴道横隔鉴别(见表 7-3)。

【诊断要点】

处女膜闭锁的诊断和治疗都较为简单,但因其发病率低,且无特异性表现,漏、误诊或延迟诊断较

为常见。

1. 临床上,处女膜闭锁患者在新生儿期外阴检查时,在阴道口处可见膨隆、半透明或黄色囊性突出物;青春期无月经来潮,伴有周期性下腹痛和下坠感,阴道口薄薄的处女膜膨隆明显,表面呈紫蓝色。

2. 新生儿期阴道内明显积液。青春期阴道内大量积血,阴道可极度扩张,子宫颈管可扩张,子宫腔可积血。

3. 经会阴超声检查,阴道内积液(积血)下缘紧贴探头表面。

4. 经直肠双平面超声检查,膀胱尿道后壁与直肠前壁之间的阴道大量积液(积血)。

🏷 【注意】

1. 新生儿期阴道内积液,常被误诊为膀胱尿潴留,经会阴超声可明确诊断和鉴别诊断。

2. 对于主诉下腹痛、腹部肿胀和原发性闭经的青春期患者,应怀疑存在阴道内积血,不要将阴道内积血误认为是膀胱尿潴留。

3. 阴道内大量积血和宫腔积血,阴道壁和子宫壁可能会过度扩张延伸而变薄,有穿孔危险,尽量避免不必要的阴道内或子宫腔器械操作。

4. 虽然常见处女膜膨隆和表面呈紫蓝色,但也可因处女膜较厚而不明显,需要与低位阴道下段闭锁和低位无孔型阴道横隔鉴别。

5. 处女膜闭锁常单独发生,也可同时伴发阴道横隔、阴道纵隔或阴道斜隔等阴道发育异常。

6. 近年来经直肠双平面超声检查开始应用于阴道成像,推荐有条件的医疗机构使用该检查技术。

7. 为防止上行感染和败血症的风险,应避免对阴道积血患者的闭锁处女膜进行简单切开和引流。如果怀疑患者有远段阴道闭锁或阴道横隔,建议转诊至有丰富诊治经验的医疗机构进行治疗。

(石瑾秋　王慧芳　王玥　黄嵘)

参 考 文 献

1. Diagnosis and Management of Hymenal Variants: ACOG Committee Opinion, Number 780. Obstet Gynecol, 2019, 133 (6): e372-e376.

2. STELLING J R, GRAY M R, DAVIS A J, et al. Dominant transmission of imperforate hymen. Fertil Steril, 2000, 74 (6): 1241-1244.

3. JONES Ⅲ H W, ROCK J A. Te linde's operative gynecology. 11th ed. Philadelphia: Wolters Kluwer, 2015: 472-475.

4. RAMAREDDY R S, KUMAR A, ALLADI A. Imperforate Hymen: Varied Presentatton, New Associattons, and Management. J Indian Assoc Pediatr Surg, 2017, 22 (4):

207-210.

5. POSNER J C, SPANDORFER P R. Early detectton of imperforate hymen prevents morbidity from delays in diagnosis. Pediatrics, 2005, 115 (4): 1008-1012.

6. LEE K H, HONG J S, JUNG H J, et al. Imperforate Hymen: A Comprehensive Systemattc Review. J Clin Med, 2019, 8 (1): 56.

7. GOTO K. Acute urinary retenttion in two adolescent girls with imperforate hymen. J Obstet Gynaecol Res, 2019, 45 (3): 739-742.

8. MOUSSAOUI D, ABDULCADIR J, YARON M. Hymen

and virginity: What every paediatrician should know. J Paediatr Child Health, 2022, 58 (3): 382-387.

9. PERALTA-PALMEZANO F J, ESCOBAR-SERNA D P, PERALTA-PALMEZANO J J. Imperforate hymen causing hematometrocolpos and acute urinary retentton. J Clin Images Med Case Rep, 2022, 3 (8): 1980.

10. JANG E, SO K A, KIM B, et al. Delayed diagnosis of imperforate hymen with huge hematocolpometra: A case report. World J Clin Cases, 2021, 9 (29): 8901-8905.

第九章

梗阻性外阴发育异常

阴唇融合(labia fusion,LF)又称阴唇粘连(labial adhesions,LA)、阴唇凝集(labial agglutination)或外阴粘连(synechia vulvae),是儿童期常见现象。阴唇融合为小阴唇中线粘连封闭,被认为是一种后天性疾病,不会在出生时出现,最常见于3个月~3岁的幼儿。据估计患病率约为2%~5%,发病高峰期为13~23个月。

阴唇融合确切的病因尚不明确,可能是雌激素暴露不足所致。主要表现为青春期月经正常来潮,但经血和尿液自同一孔道流出,常被误认为是"周期性血尿"。阴唇融合可以部分或完全遮蔽阴道开口,很少阻塞尿道外口,为一种梗阻性外阴发育异常。

【发病机制】

阴唇融合确切的发病机制尚不清楚,被认为是微创伤低雌激素化的阴唇皮肤在上皮化过程中发生的。正常情况下,新生儿体内含有来自母亲的雌激素,这种雌激素水平可能需要几个月的时间才能降低。因此在出生后的前3个月内,母体雌激素在婴儿体内仍然丰富时,这种情况极为罕见。阴唇融合最有可能在出生后13~23个月首次出现,这段时间是婴儿体内的母体雌激素显著下降的时期,也是婴儿身体活动更加活跃的时期,因此,婴儿体内低雌激素水平下的创伤或感染,均会造成阴唇融合的发生

和发展。阴唇融合通常是自限性的,青春期早期当内源性雌激素开始产生时会自然纠正。

若阴唇融合伴发硬化性苔藓时,融合的特点是致密且难以治疗,并且可能持续到青春期或成年期。

【病理解剖学要点】

阴唇融合通常从小阴唇的后系带开始,在中线上粘连融合并继续向前,通常在阴蒂下方有一小开口,患者可从这里排尿。融合的阴唇可以部分或完全遮蔽阴道开口,很少遮蔽尿道外口。

【临床表现、分型和治疗】

阴唇融合可引起排尿习惯改变,甚至出现排尿困难或排尿不能成线状,母亲在给孩子清洁或洗澡时可能会注意到这一情况。

有时,医生在常规临床评估过程中会发现阴唇融合,也有少数患者阴唇融合一直持续到青春期或成年期。

1. 临床表现

(1)患儿可有外阴疼痛、瘙痒或刺激,阴道分泌物增多。

(2)妇科专科检查见会阴开口与正常肛门开口之间被覆一层会阴皮肤组织,阴道前庭、尿道外口、阴道口被其遮蔽。

(3)尿流方向改变,排尿时尿液可积聚在融合阴

唇软组织后方的闭合腔隙及阴道内,排尿后滴尿,排尿困难和尿频。

(4)复发性尿路感染。

(5)在严重的情况下,阴唇融合会导致尿路完全梗阻,继发尿潴留及肾积水。

(6)青春期月经正常来潮,但发现经血和尿液自同一孔道流出,常被误认为是"周期性血尿"。

2. 临床分型(见图 2-8) 阴唇融合程度和分型对确定治疗方案有重要的临床指导意义。

根据融合的阴唇遮蔽尿道外口和阴道口的程度不同,分为完全性和部分性。完全性阴唇融合是会阴开口与正常肛门开口之间被覆一层会阴皮肤组织,阴道前庭、尿道外口和阴道口被完全掩盖,融合处通常有一个微小或针尖大的开口,位于阴蒂下方,尿液由此流出;部分性阴唇融合是会阴开口与正常肛门开口之间被覆的会阴皮肤组织部分遮蔽尿道外口和阴道口,通常无明显症状。

2020 年,Mirzaman Huseynov 等根据阴唇融合程度、融合组织的厚度,以及融合对局部类固醇治疗的反应,将阴唇融合疾病分为 4 个亚型:

(1)Ⅰ型:融合组织半透明而薄,在检查过程中仅轻微牵引唇褶即可将其分离。处女膜和其他前庭结构可以很容易在薄而半透明的融合线后面看到。局部类固醇治疗即可实现完全分离。

(2)Ⅱ型:融合组织较厚,处女膜和其他前庭结构不可见。处女膜与小阴唇轻微粘连。大部分患者局部类固醇治疗后完全恢复。

(3)Ⅲ型:融合组织较厚,处女膜和其他前庭结构不可见。融合的纤维化组织牢固地黏附在处女膜边缘。大部分患者局部类固醇治疗后未见明显改善。

(4)Ⅳ型:融合区域偏向右侧或左侧,不位于中线(一侧小阴唇黏附到另一侧小阴唇的内表面发生的粘连)。患者需手术分离。

3. 临床治疗 阴唇融合常常是自限性的,无症状的阴唇融合可以保守治疗,在等待期间或在青春期,当孩子体内开始产生雌激素时,这些融合可能会自行分离。

Ⅰ型和Ⅱ型阴唇融合的患者,局部类固醇治疗应作为一线治疗方法;Ⅲ型和Ⅳ型患者,一线治疗应为手术分离。严重的阴唇完全融合,造成尿液流出受阻或阴道梗阻,应手术分离粘连的阴唇。

阴唇融合治疗后复发很常见。文献报道,复发率为 11%~76%,手动分离和手术分离的复发率分别为 51.8% 和 12.8%。容易出现复发性阴唇融合的患者可能有较厚的粘连,融合区域偏向右侧或左侧,融合的中缝不明显。导致复发性融合的因素包括会阴卫生条件差、清洁过度、创伤、复发性生殖器感染、持续的内科疾病或皮肤病。

【超声表现】

经腹、经会阴和经直肠多途径超声联合检查是首选的超声检查方式。

1. 二维超声表现

(1)经腹超声检查,子宫和双侧附件通常表现正常。

(2)经会阴高频超声检查,可见正常尿道腔和阴道腔气体线,完全性阴唇融合在融合阴唇软组织后方可见闭合腔隙,患者排尿时检查,可见尿液集聚在闭合的腔隙内。

(3)严重患者可表现为膀胱尿潴留甚至肾积水。

2. 经直肠双平面超声检查 经直肠双平面超声可见正常尿道腔和阴道腔。阴唇完全性融合的患者在阴蒂下方融合阴唇上的小开口处注入生理盐水,或让患者排尿时检查,可见生理盐水或尿液集聚在融合阴唇后方的腔隙内,腔隙因生理盐水或尿液集聚而扩张,可观察到尿道外口和阴道口均开口于此腔隙(图 9-1)。

【X 线造影检查】

在无法确定融合阴唇后面的确切解剖结构时,可在融合阴唇上的小开口处注入造影剂,或同步行排尿膀胱尿道造影,可显示膀胱和尿道结构正常,尿道和阴道均开口于融合阴唇后方腔隙。

【鉴别诊断】

完全性阴唇融合需要与持续性泌尿生殖窦鉴别(表 9-1)。

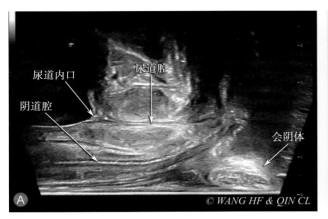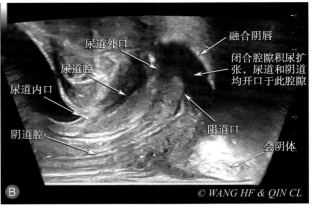

图 9-1　阴唇完全性融合超声表现

A. 经直肠双平面超声检查,尿道和阴道正常;B. 排尿时检查,可见尿液集聚在融合
阴唇软组织后方的腔隙,尿道和阴道均开口于此腔隙。

表 9-1　完全性阴唇融合与持续性泌尿生殖窦鉴别

项目	完全性阴唇融合	持续性泌尿生殖窦
发病年龄	青春期前期,最常见 1~2 岁幼儿	青春期前期,最常见 1~2 岁幼儿
临床表现	大部分无特殊表现 可有外阴疼痛、瘙痒和阴道分泌物增多 青春期后有周期性血尿的表现	一般无特殊表现 可有外阴疼痛、瘙痒 青春期后有周期性血尿的表现
外阴专科检查	在阴蒂下方见一小开口 融合的阴唇可以部分或完全遮蔽阴道口	外生殖器模糊 阴蒂可肥大似阴茎 阴唇可以部分或完全融合 会阴仅有一个开口,未见正常尿道外口和阴道口
子宫体	发育正常	发育正常
子宫颈	正常	正常
阴道	无积液	可有或无积液
经会阴超声检查	可见正常尿道和阴道腔 在融合阴唇软组织后方可见闭合的腔隙	未见正常尿道 未见正常阴道下段
经直肠双平面超声检查	可见正常尿道和阴道结构 排尿检查,融合阴唇后方闭合的腔隙积液扩张 尿道和阴道均开口于此腔隙	可见尿道内口、上段尿道和共同通道,并可见尿道和阴道汇合处,可测量尿道内口到汇合处的距离

【诊断要点】

阴唇融合主要以临床诊断为主,超声检查的目的主要是探明融合阴唇后面的结构。

1. 临床上,阴唇融合通常不会引起任何症状,因此大多数情况下并不需要治疗。阴唇融合是青春期前青少年的常见现象,在成年人较少见。

2. 融合的小阴唇遮蔽尿道外口和阴道口的程度可不同,分为完全性和部分性,阴唇融合程度分型对确定治疗方案有重要临床指导意义。

3. 阴唇融合通常是自限性的,严重的阴唇完全融合,造成尿液流出受阻或阴道梗阻,应手术分离粘连的阴唇,但治疗后阴唇融合复发很常见,需要临床关注。

4. 阴唇融合主要与持续性泌尿生殖窦鉴别。

💠【注意】

　　1. 阴唇融合是婴幼儿时期一种相对常见的疾病,但家长会担心女儿生殖器是否正常并造成困扰,所以准确评估非常重要。

　　2. 阴唇融合不会在出生时出现,而是在婴儿期后期形成,大多数无明显症状,很容易被家人忽略。

　　3. 阴唇融合一般不会引起相关并发症,但要注意,在严重的情况下,阴唇融合也会导致尿路完全梗阻,而引起一系列临床症状(尿潴留、肾积水)。

　　4. 阴唇融合主要靠临床诊断,但超声检查或 X 线造影检查,可以帮助确定融合的厚度和融合阴唇后面的解剖结构,有助于避免手术过程中的损伤。

　　5. 阴唇融合的复发率较高,因此,在治疗过程中应告知家长此病复发的可能性。复发的风险随着年龄的增长而降低,良好的卫生习惯可以预防复发。

　　6. 梗阻性外阴发育异常病例分享详见第十三章"梗阻性子宫阴道发育异常病例荟萃"病例 37。

（王　玥　王慧芳　秦成路　胡小红）

参 考 文 献

1. 中华医学会妇产科学分会, 中国医师协会妇产科医师分会女性生殖道畸形学组. 女性生殖器官畸形命名及定义修订的中国专家共识 (2022 版). 中华妇产科杂志, 2022, 57 (8): 575-580.

2. BACON J L, ROMANO M E, QUINT E H. Clinical recommendation: labial adhesions. J Pediatr Adolesc Gynecol, 2015, 28 (5): 405-409.

3. HUSEYNOV M, HAKALMAZ A E. Labial Adhesion: New classification and treatment protocol. J Pediatr Adolesc Gynecol, 2020, 33 (4): 343-348.

4. LEUNG A K, ROBSON W L, TAY-UYBOCO J. The incidence of labial fusion in children. J Paediatr Child Health, 1993, 29 (3): 235-236.

5. AL-SALEM, AHMED H. Pediatric gynecology. Switzerland: Springer Cham, 2020.

6. EYK N V, ALLEN L, GIESBRECHT E, et al. Pediatric vulvovaginal disorders: a diagnostic approach and review of the literature. J Obstet Gynaecol Can, 2009, 31 (9): 850-862.

7. SINGH V, KUMAR M, SINGH G. Acquired labial synechia in a virgin reproductive-aged woman: presentation and management. Int Urogynecol J, 2021, 32 (12): 3317-3319.

8. DOWLUT-MCELROY T, HIGGINS J, WILLIAMS K B, et al. Treatment of Prepubertal Labial Adhesions: A Randomized Controlled Trial. J Pediatr Adolesc Gynecol, 2019, 32 (3): 259-263.

9. GOUTHAM KRISHNA T C, SAGILI H, JAYALAKSHMI D. Labial adhesions in a pre-pubertal girl: The importance of awareness. Trop Doct, 2021, 51 (7): 661-662.

10. KALAMPALIKIS A, IVANIDOU S, MICHALA L. Labial fusion in adolescence secondary to lichen sclerosus. J Obstet Gynaecol, 2021, 41 (4): 647-650.

MRKH 综合征

MRKH 综合征（Mayer-Rokitansky-Küster-Hauser syndrome）为胚胎时期米勒管发育异常所致的以始基子宫及阴道缺失为主要临床表现的综合征，其发病率为 1/5 000~1/4 000。这种复杂的畸形是原发性闭经的第二大常见原因。在中国，很长一段时间将其称之为"先天性无子宫、无阴道"，因与阴道闭锁等疾病名称相混淆，且与国际上关于该疾病的名称不符，2015 年中华医学会妇产科学分会《关于女性生殖器官畸形统一命名和定义的中国专家共识》建议要与国际命名统一，推荐使用"MRKH 综合征"的国际统一命名。

【发病机制】

MRKH 综合征的病因及发病机制尚不明确，一般认为是双侧米勒管发育不全（Müllerian agenesis）或双侧米勒管尾端发育不良所致。在 MRKH 综合征的患者中，输卵管和卵巢通常发育正常，无正常发育的子宫，但存在始基子宫（rudimentary uterus）。由于米勒管发育不全的严重程度不同，少数始基子宫内可有发育不良的内膜或有功能性内膜，部分有内膜的单侧或双侧始基子宫可因宫腔积血或合并子宫腺肌病致子宫体积增大，甚至接近或大于正常子宫体的大小，但无子宫颈结构。由于阴道上 2/3 和下 1/3 胚胎起源不同，部分 MRKH 综合征患者可有短小的阴道下段，但阴道上 2/3 缺如。

MRKH 综合征患者染色体核型为 46,XX，卵巢发育正常，性激素水平正常，卵巢通常位于盆腔，部分患者卵巢位置可较高，位于髂窝甚至更高位置，这可能与胚胎卵巢起源有关。卵巢起源于生殖嵴，最初位于后腹壁的上方，在引带的作用下迁移至盆腔，卵巢的迁移过程依赖于米勒管的正常发育，当米勒管发育和融合障碍时，可阻止卵巢的下降，导致卵巢位置过高，停滞在腹腔，出现卵巢下降不良。MRKH 综合征患者的子宫阔韧带或卵巢悬韧带可原发性薄弱延长，导致卵巢过度活动，加上始基子宫未融合，同侧始基子宫及卵巢可下移至腹股沟区，造成卵巢异位，甚至疝入腹股沟管内，形成始基子宫或卵巢腹股沟疝。

【病理解剖学要点】

MRKH 综合征病理学主要表现为未发育或发育不全的米勒管遗迹，即盆腔两侧的始基子宫及连接两者下缘的索状带，部分患者索状带在盆腔中央处膨大为子宫颈原基，但无子宫颈结构；米勒管尾端发育停滞导致阴道上 2/3 缺如，而尿生殖窦发育正常，外阴及阴道前庭正常，可见处女膜环，可有短小的阴道下段。盆腔内可见发育正常的双侧卵巢紧邻同侧始基子宫内侧（图 10-1）。

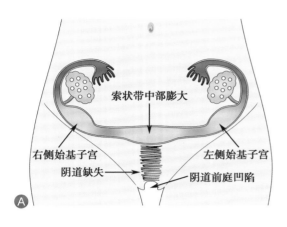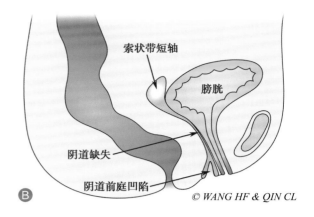

© WANG HF & QIN CL

图 10-1　MRKH 综合征示意图
A. 冠状位；B. 正中矢状位。

【临床表现、分型和治疗】

MRKH 综合征患者幼年时无症状,青春期后女性第二性征发育正常,表现为正常女性特征。因卵巢发育及功能均正常,有排卵,故女性激素检测表现为正常水平。患者常因青春期后无月经来潮就诊时被发现。

1. 临床表现

(1)原发性闭经:青春期后无月经来潮。

(2)性交困难:少数患者直至婚后性交困难而就诊发现;极少数患者可因长期性交顶压在阴道前庭形成凹穴、尿道扩张,甚至会阴直肠瘘。

(3)周期性下腹痛:极少数 MRKH 综合征患者始基子宫内存在有功能性内膜,可随月经周期出现周期性下腹痛,影响正常工作和生活。这类患者往往发病早,易被发现。

(4)合并其他器官畸形或异常:部分患者可合并泌尿系统畸形,包括单侧肾缺如、盆腔异位肾、马蹄肾等;骨骼系统畸形,主要为脊柱发育畸形,少数患者可合并面部及肢端骨骼发育畸形;其他系统畸形或异常包括心脏畸形、听力障碍等。

2. 临床分型　临床上基于是否合并泌尿系统或骨骼系统发育畸形,国内外专家共识将 MRKH 综合征分为Ⅰ型和Ⅱ型:

(1)Ⅰ型:单纯型。仅子宫、阴道发育异常,而泌尿系统、骨骼系统发育正常。此型常见。

(2)Ⅱ型:复杂型。除子宫、阴道发育异常外,伴有泌尿系统、骨骼系统、心血管系统、听觉系统或视觉系统发育畸形,其中以泌尿系统及骨骼系统发育异常最为多见。若同时合并米勒管、泌尿系统、颈胸段体节发育异常者被称为米勒管未发育 - 肾脏未发育 - 颈胸段体节发育异常综合征(Müllerian duct aplasia, renal aplasia, and cervicothoracic somite dysplasia, MURCS syndrome)。

3. 临床治疗　MRKH 综合征的治疗有非手术治疗和手术治疗。非手术治疗为顶压扩张法,对于不合并功能性子宫内膜的 MRKH 综合征患者,2018 年美国妇产科医师协会(ACOG)指南"米勒管发育不全:诊断、管理和治疗"推荐非手术治疗(顶压法)为一线治疗方法。在中国,建议患者 18 岁后手术治疗,而非结婚前进行,更有利于患者恢复身心健康。对于少数始基子宫内存在有功能性内膜的患者,青春期后即可出现因经血流出受阻而导致周期性下腹痛及盆腔子宫内膜异位症,应在明确诊断后尽早手术治疗,及时切除有功能性内膜的始基子宫,但人工阴道成形术建议在性发育成熟后(一般建议 18 岁之后)进行。

(1)非手术治疗:即顶压扩张法,为首选治疗方法。直接用模具在发育较好的外阴舟状窝处向内顶压成形的方法。顶压扩张法需在医师的指导和患者随诊下进行,方法不当可能会导致泌尿系统感染、人工阴道出血等并发症。也有少数患者通过性伴侣的性行为进行顶压成形者。顶压扩张法因耗费时间长,有些患者难以顺利完成。

(2)手术治疗:即人工阴道成形术,适用于非手术治疗失败或主动选择手术治疗的 MRKH 综合征患者。手术的基本原理是在膀胱尿道后壁与直肠前壁之间分离造穴,形成一个人工穴道,应用不同的方法寻找合适的衬里或替代组织重建阴道。需强调手术应由对 MRKH 综合征疾病诊治经验丰富的医师来完成,以保证首次手术的成功。目前最常用的是腹膜法阴道成形术和生物补片法阴道成形术。手术近期并发症包括术中人工造穴时邻近器官(尿道、膀胱、直肠等)的损伤及出血;术后并发症有人工阴道膀胱瘘和人工阴道直肠瘘等。远期并发症主要是成形的人工阴道顶端息肉和人工阴道狭窄,甚至闭锁。

罗光楠教授首创的腹腔镜辅助腹膜阴道成形术(罗湖二式),将传统阴道重建复杂的手术进行创新,是方法简单、安全、损伤小、痛苦少、康复快、效果好的规范化手术方式,且具有不需长期戴模具和便于应用推广等优点,在临床中取得较好的治疗效果(详见附录"腹腔镜辅助腹膜阴道成形术")。

(3)心理学辅导:MRKH 综合征患者多存在自卑心理,因隐私保密的心理需求,不愿诊治或术后随访。此类患者应进行及时诊疗,必要时进行两性关系、人际关系方面的心理辅导。

(4)子宫移植:目前子宫移植技术还基本处于探索研究阶段,随着子宫移植技术的手术方式、免疫调控策略更规范、安全和有效,将会给 MRKH 综合征患者带来孕育自己后代的希望。

【超声表现】

MRKH 综合征是女性生殖道最严重的发育异常,其超声表现复杂多样。根据 MRKH 综合征病理解剖学要点,结合 MRI 的影像学特点,笔者在临床回顾性研究中发现约 82.7% 的患者有典型超声表现,17.3% 的患者有非典型超声表现。超声分型有利于病情评估及指导后续临床治疗。经腹、经会阴和经直肠多途径超声联合检查是首选和最佳的超声检查方法。有条件的机构,可行经直肠双平面超声检查(详见第三章第一节"子宫阴道的超声检查和正常表现"),为临床手术提供有关 MRKH 综合征的

可靠、客观和可测量的影像信息。

1. MRKH 综合征典型"四联症"超声表现(图 10-2)

(1)双侧始基子宫位于盆腔两侧,表现为梭形或长条形肌性回声,未见子宫内膜和子宫颈回声。

(2)连接两侧始基子宫下缘的索状带位于膀胱底部后下方,表现为条带状稍低回声,索状带可细长,可短粗,中央稍膨大。

(3)双侧卵巢分别紧邻同侧始基子宫内侧。

(4)经直肠双平面超声检查,在膀胱尿道后壁与直肠前壁之间未见正常阴道"三线两区"结构,仅见低回声结缔组织间隙。结合棉签指示检查,可有助于辨别有无阴道下段及测量其长度。

2. MRKH 综合征非典型超声表现(图 10-3)

(1)始基子宫位置异常:可为单侧位置异常,也可为双侧位置异常,始基子宫可位于腹股沟区,甚至疝入腹股沟管内形成"始基子宫腹股沟疝"。

(2)始基子宫有功能性内膜或宫腔积血:可为单侧,也可为双侧。

(3)连接两侧始基子宫下缘的索状带,可表现为网状结构,彩色多普勒血流成像表现为扩张的血管,频谱多普勒超声成像表现为静脉血流频谱。

(4)卵巢位置异常:可为单侧位置异常,也可为双侧位置异常,卵巢可位于上腹部(可至肝肾间隙或脾肾间隙),也可下移至腹股沟区,甚至与始基子宫一起疝入腹股沟管形成"卵巢始基子宫腹股沟疝"。

3. 泌尿系统检查　可有泌尿系统异常的超声表现,如肾脏缺如、盆腔异位肾,马蹄肾和重复肾畸形等。

4. 其他伴发的异常超声表现　始基子宫可有子宫肌瘤、子宫腺肌病的表现;卵巢可有卵巢囊肿、卵巢畸胎瘤、多囊卵巢和卵巢子宫内膜异位囊肿的表现。

【MRI 表现(图 10-4)】

MRI 检查有多方位、多层面、多序列、成像范围大和高软组织对比度的优点,能够对相关盆腔解剖结构进行详细和客观的评估,能够准确显示始基子宫和卵巢的位置,以及泌尿系统有无畸形。由于 MRKH 综合征具有异质性,MRI 影像学特征可分为

典型表现(双侧始基子宫结节、索状带、无阴道和双侧正常卵巢)与非典型表现(始基子宫内有功能性内膜、卵巢位置异常),尤其对于 MRKH 综合征的患者是否存在有功能性内膜和是否合并子宫腺肌病具有明确的诊断价值,对于手术策略的制定有重要参考价值。

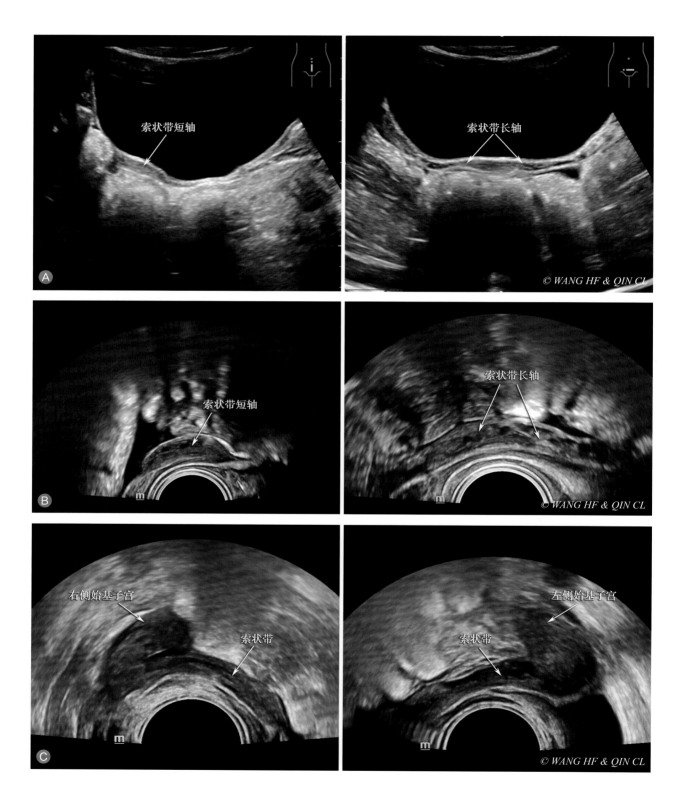

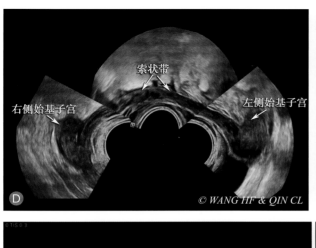

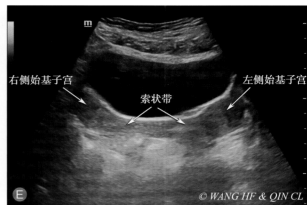

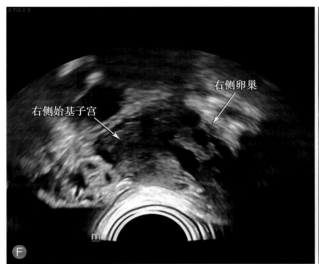

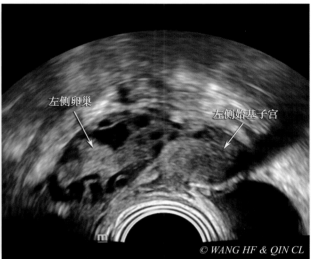

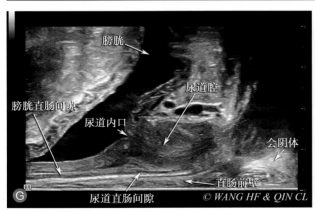

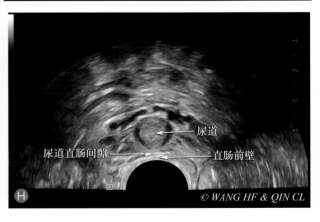

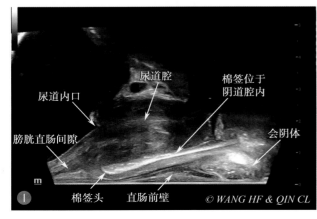

图 10-2 MRKH 综合征典型"四联症"超声表现

A、B. 经腹、经直肠超声检查,盆腔正中矢状面在膀胱后方见椭圆形索状带短轴,横切面见长条形索状带;C~F. 左、右侧始基子宫位于盆腔两侧,下缘与索状带相连(C、D),索状带可长(D)、可短(E),双侧卵巢分别紧邻同侧始基子宫内侧(F);G~I. 经直肠双平面超声检查,膀胱尿道后壁与直肠前壁之间未见正常阴道结构(G、H),结合棉签指示检查有助于辨别阴道下段及测量其长度(I)。

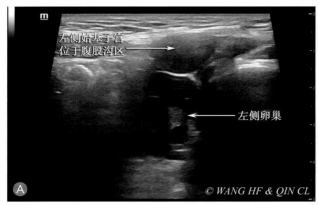

左侧始基子宫
位于腹股沟区

左侧卵巢

© WANG HF & QIN CL

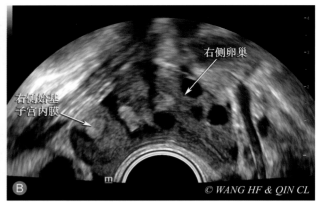

右侧卵巢

右侧始基
子宫内膜

© WANG HF & QIN CL

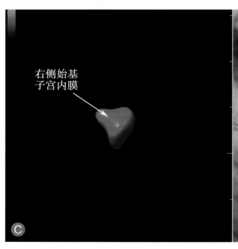

右侧始基
子宫内膜

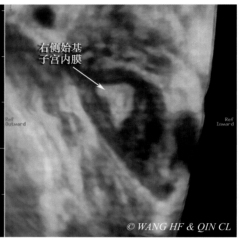

右侧始基
子宫内膜

Ref
Outward

Ref
Inward

© WANG HF & QIN CL

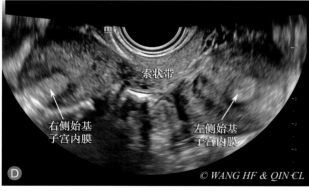

索状带

右侧始基
子宫内膜

左侧始基
子宫内膜

© WANG HF & QIN CL

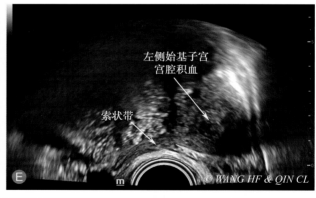

左侧始基子宫
宫腔积血

索状带

© WANG HF & QIN CL

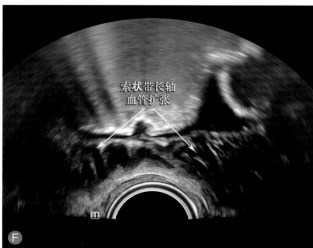

索状带长轴
血管扩张

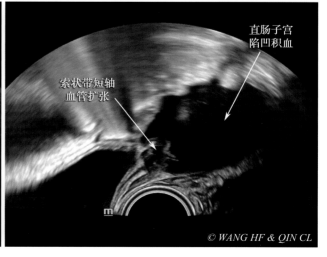

索状带短轴
血管扩张

直肠子宫
陷凹积血

© WANG HF & QIN CL

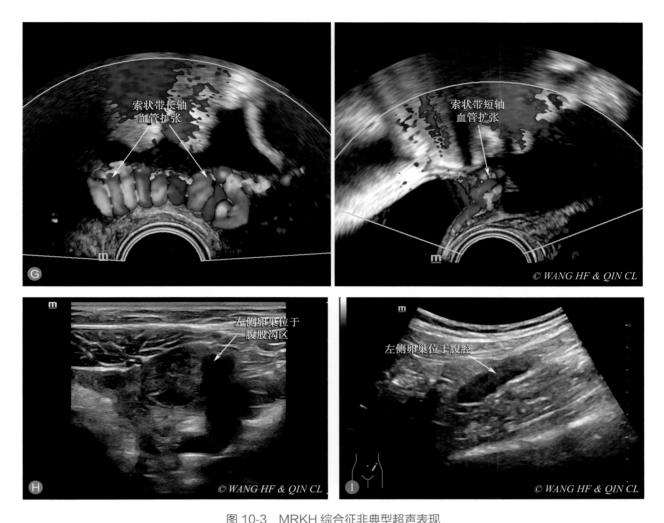

图 10-3 MRKH 综合征非典型超声表现

A. 左侧始基子宫部分疝入腹股沟管内；B、C. 右侧始基子宫内可见内膜；D. 双侧始基子宫内可见子宫内膜；E. 左侧始基子宫宫腔积血；F、G. 索状带内血管明显扩张；H. 卵巢异位至腹股沟区；I. 卵巢异位至腹腔。

【腹腔镜表现（图 10-5）】

盆腔两侧分别可见左、右侧结节状的始基子宫，始基子宫的子宫角与同侧输卵管相连，始基子宫子宫角前外下方可见同侧子宫圆韧带附着，并向外下走行达腹股沟管，始基子宫子宫角部内侧可见卵巢固有韧带和同侧卵巢，未见子宫颈，宫骶韧带附着于索状带中部稍膨大处的后方，连接两侧始基子宫下缘的索状带位于膀胱底部后下方，中央处可稍膨大，索状带可短粗或细长。当始基子宫内有功能性内膜和宫腔积血时，盆腔内可见逆流的经血。部分患者由于经血逆流严重，可同时存在输卵管积血、盆腔子宫内膜异位症、卵巢子宫内膜异位囊肿，以及盆腔粘连。病程长者可伴有子宫腺肌病。

【人工阴道成形术后超声表现（图 10-6）】

人工阴道成熟期经直肠双平面超声检查，矢状切面在膀胱尿道后壁与直肠前壁之间见人工阴道，表现为"一线两区"征，中间高回声的"一线"为紧贴的人工阴道前后壁黏膜层，"两区"为人工阴道前后壁呈均匀低回声的结缔组织；横切面，中间呈弧形高回声为人工阴道前后壁黏膜层，人工阴道前后壁呈均匀低回声。由于缺乏阴道纤维组织膜，人工阴道前壁与膀胱尿道后壁分界不清，人工阴道后壁与直肠前壁分界不清晰，CDFI 显示人工阴道走行区域可见较丰富的血流信号（详见附录"腹腔镜辅助腹膜阴道成形术"）。

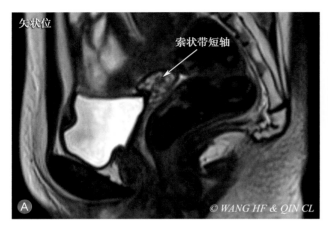

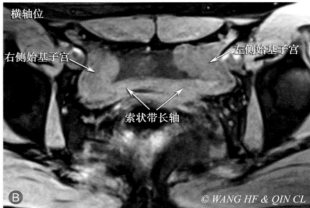

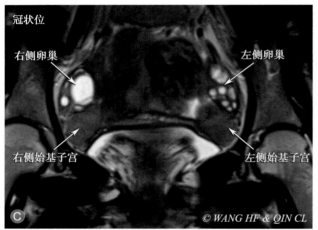

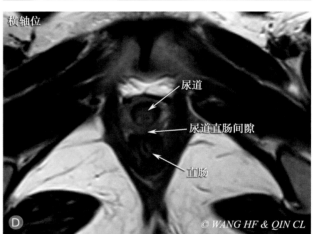

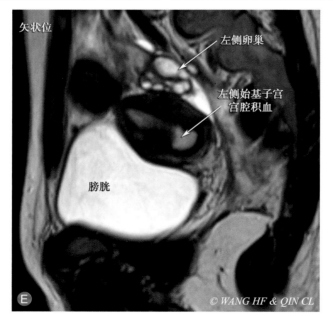

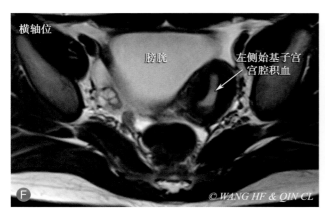
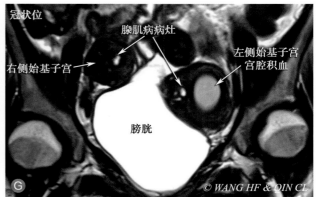

图 10-4　MRKH 综合征 MRI 表现

A. 矢状位见索状带短轴,阴道走行区域未见正常阴道显示;B. 横轴位见左、右侧始基子宫位于盆腔两侧,下缘与索状带相连 C. 冠状位见左右侧卵巢分别位于左右侧盆腔;D. 横轴位在尿道和直肠间未见阴道结构;E、F. 左侧始基子宫宫腔积血;G. 左侧始基子宫宫腔积血并双侧始基子宫腺肌病。

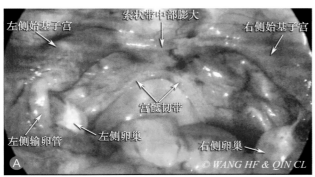
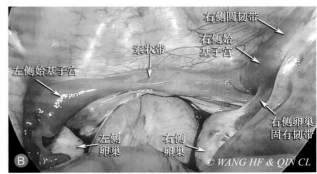
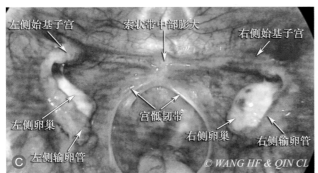
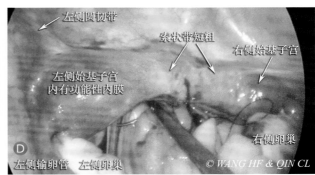
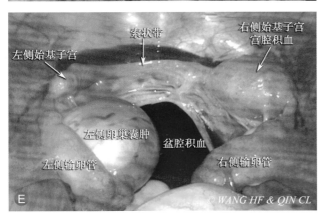

图 10-5　MRKH 综合征腹腔镜所见

A、B. 盆腔两侧分别可见左、右侧始基子宫,始基子宫子宫角与同侧输卵管相连,始基子宫宫角前下方可见同侧子宫圆韧带附着,并向外下走行达腹股沟管,始基子宫子宫角部内侧可见卵巢固有韧带和同侧卵巢;未见子宫颈,宫骶韧带附着于索状带中部稍膨大处的后方,连接两侧始基子宫下缘的索状带,中部稍膨大;C、D. 索状带可短粗,可细长;E. 右侧始基子宫宫腔积血,经血逆流至盆腔。

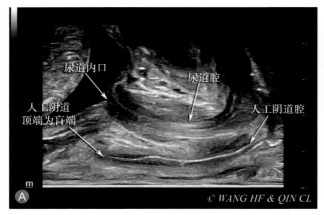
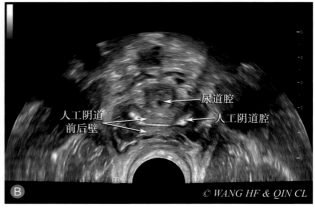
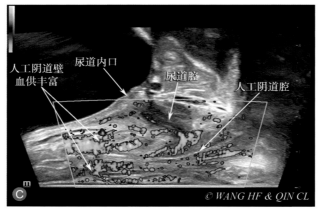

图 10-6　MRKH 综合征人工阴道成熟期超声表现

A. 矢状面；B. 横切面；C. CDFI 显示人工阴道走行区域可见较丰富的血流信号。

【鉴别诊断】

MRKH 综合征主要与其他原发性闭经的疾病进行鉴别，有功能性内膜的 MRKH 综合征还需要与 Ⅱ 型残角子宫和 Robert 子宫鉴别（见表 4-4）。

MRKH 综合征是一种复杂且具有异质性的疾病，大多数病例的病因仍不清楚，除与上述的疾病鉴别外，还需要与女性表型的 46,XY 型女性发育异常（46,XY disorders of sex development,46,XY DSD）鉴别，如完全性雄激素不敏感综合征、46,XY 完全型性腺发育不全等疾病，这些患者的女性表型是由于雄激素作用或合成异常而导致男性化不足所致（详见第十二章"性发育异常"）。

【诊断要点】

MRKH 综合征是一种复杂且具有异质性的疾病，患者病史、妇科专科检查和多途径超声联合检查是诊断最基本而重要的方法，同时结合 MRI 检查，进一步评估盆腔整体情况，准确识别其典型和非典型表现，以利于 MRKH 综合征的准确诊断，并指导后续临床治疗。

1. 原发性闭经是 MRKH 综合征的最主要临床表现，极少数患者伴有周期性下腹痛。

2. MRKH 综合征患者通常具有正常的第二性征、正常的核型和与年龄相适应的女性激素水平，这是与特纳综合征或完全性雄激素不敏感综合征鉴别的关键点。

3. 大部分 MRKH 综合征的患者具有典型的"四联症"超声表现，少数患者为非典型超声表现。

4. 少数 MRKH 综合征患者合并有泌尿系统和骨骼系统的异常。

5. 经直肠双平面超声检查，能够为临床提供阴道发育异常更详细的诊断信息。

【注意】

1. 注重索状带的超声观察和鉴别诊断。当索状带细长时,两侧始基子宫贴近盆壁,超声检查时容易漏诊两侧的始基子宫,误认为无子宫;当索状带粗短时,两侧始基子宫相距近,易误诊为双子宫;当索状带中部膨大时,易误诊为发育不良的子宫(表10-1)。

表 10-1　始基子宫与幼稚子宫、残角子宫、单角子宫和双子宫鉴别

项目	始基子宫 (rudimentary uterus)	幼稚子宫 (infantile uterus)	残角子宫 (rudimentary uterine horn)	单角子宫 (unicornuate uterus)	双子宫 (didelphic uterus)
临床表现	原发性闭经	常无月经来潮	月经正常	月经正常	月经正常
发病机制	双侧米勒管未发育或其尾端发育停滞而未向下延伸所致,表现为双侧始基子宫,位于盆腔两侧,其下缘由索状带相连,索状带中部常膨大	双侧米勒管融合形成子宫后停止发育所致,有子宫内膜	一侧米勒管不同程度发育异常,仅有子宫体及输卵管形成,而无子宫颈,子宫体末端为盲端	一侧米勒管发育成子宫体、子宫颈,子宫体仅有一侧子宫角,并与该侧输卵管相通	双侧米勒管完全未融合,发育形成两个宫体和子宫颈,各有同侧输卵管
子宫腔	常无子宫腔,极少数患者单侧或双侧始基子宫内可有子宫内膜	有子宫腔	常无子宫腔,少数可有子宫腔及有子宫内膜	管状子宫腔	两个管状子宫腔
子宫颈	无子宫颈	一个	无子宫颈	一个	两个
阴道	阴道完全缺失或阴道上 2/3 缺失	通常正常	通常正常	通常正常	常合并有阴道纵隔或阴道斜隔
常见于	MRKH 综合征,罕见于 DSD	DSD	单角子宫并残角子宫	单角子宫并残角子宫	OVSS

2. MRKH 综合征临床表现具有异质性,无创影像学检查可明确两侧始基子宫内有无功能性内膜的存在,这可使患者避免或至少推迟到阴道重建手术时进行腹腔镜探查。

3. 文献报道,MRKH 综合征有盆腔疼痛史的患者除了始基子宫内有功能性内膜组织存在之外,排卵被认为是周期性疼痛的最可能原因,故影像学检查尤为重要。

4. 极少数患者出现一侧或双侧腹股沟肿胀,腹股沟疼痛,劳累、咳嗽、打喷嚏、长时间坐着和站立时疼痛加剧,休息时减轻,应考虑有始基子宫腹股沟疝或卵巢腹股沟疝的可能,应及时做出准确诊断,尽早手术,避免嵌顿造成卵巢组织缺血坏死和卵巢功能下降。

5. MRKH 综合征患者繁衍后代的愿望可以通过体外受精和妊娠载体来实现。卵巢位置对于取卵策略具有重要意义。如果卵巢位置异常,不管是位于上腹部还是腹股沟管区,都无法通过传统的经阴道入路取卵,可经腹取卵,如无法经腹取卵,可行腹腔镜下始基子宫融合术 + 卵巢复位术,有利于经人工阴道取卵。

6. 除了熟悉 MRKH 综合征典型的影像学表现外,应充分认识非典型影像学表现,减少误诊或延误诊断,特别是始基子宫接近正常子宫大小且具有功能性内膜的患者,常不能正确诊断,还错误地认为 MRKH 综合征患者没有子宫,而将连接两侧始基子宫下缘的索状带中部膨大处误认为是始基子宫。

　　7. 近年来经直肠双平面超声检查开始应用于阴道成像,可清晰显示正常阴道解剖结构,对阴道发育异常有很好的诊断价值,有条件的医疗机构,推荐使用。

　　8. MRKH 综合征病例荟萃详见第十三章"梗阻性子宫阴道发育异常病例荟萃"病例 38~45、病例 59~60。

（秦成路　王慧芳　石瑾秋　赖云英）

参 考 文 献

1. JONES Ⅲ H W, ROCK J A. Te Linde's Operative Gynecology. 11th ed. Philadelphia: Wolters Kluwer, 2015: 510-512.

2. 朱兰, 郎景和, 宋磊, 等. 关于阴道斜隔综合征、MRKH 综合征和阴道闭锁诊治的中国专家共识. 中华妇产科杂志, 2018, 53 (1): 35-42.

3. ACOG Committee Opinion No. 728 Summary: Müllerian Agenesis: Diagnosis, Management, And Treatment. Obstet Gynecol, 2018, 131 (1): 196-197.

4. CHOUSSEIN S, NASIOUDIS D, SCHIZAS D, et al. Müllerian dysgenesis: a critical review of the literature. Arch Gynecol Obstet, 2017, 295 (6): 1369-1381.

5. HERLIN M, BJORN A M, RASMUSSEN M, et al. Prevalence and patient characteristics of Mayer-Rokitansky-Küster-Hauser syndrome: a nationwide registry-based study. Hum Reprod, 2016, 31 (10): 2384-2390.

6. SYSAK R, BLUSKA P, STENCL P, et al. Agenesis of female internal reproductive organs, the Mayer-Rokitansky-Küster-Hauser syndrome. Bratisl Lek Listy, 2021, 122 (12): 839-845.

7. DIETRICH J E, HERTWECK S P, BOND S. Undescended ovaries: a clinical review. J Pediatr Adolesc Gynecol, 2007, 20 (2): 57-60.

8. GWEON S, LEE J, HWANG S, et al. A successful laparoscopic neovaginoplasty using peritoneum in Müllerian agenesis with inguinal ovaries accompanied by primary ovarian insufficiency. Obstet Gynecol Sci, 2016, 59 (4): 342-345.

9. 魏莉, 张更, 赵广跃, 等. 中国首例移植子宫成功妊娠分娩报道及文献复习. 中华器官移植杂志, 2019, 40 (10): 610-614.

10. HERLIN M K, PETERSEN M B, BRÄNNSTRÖM M. Mayer-Rokitansky-Küster-Hauser (MRKH) syndrome: a comprehensive update. Orphanet J Rare Dis, 2020, 15 (1): 1-16.

11. RALL K, EISENBEIS S, HENNINGER V, et al. Typical and atypical associated findings in a group of 346 patients with Mayer-Rokitansky-Küster-Hauser syndrome. J Pediatr Adolesc Gynecol, 2015, 28 (5): 362-368.

12. MOHANTY H S, SHIRODKAR K, PATIL A R, et al. A rare case of adult ovarian hernia in MRKH syndrome. BJR Case Rep, 2017, 3 (3): 20160080.

13. 陈广兰, 王慧芳, 胡守容, 等. MRKH 综合征的超声影像学特征及其诊断价值. 中华医学超声杂志 (电子版), 2022, 19 (10): 1046-1051.

14. WANG Y, HE Y L, YUAN L, et al. Typical and atypical pelvic MRI characteristics of Mayer-Rokitansky-Küster-Hauser syndrome: a comprehensive analysis of 201 patients. Eur Radiol, 2020, 30 (7): 4014-4022.

15. WANG Y, LU J, ZHU L, et al. Increased incidence of abnormally located ovary in patients with Mayer-Rokitansky-Küster-Hauser syndrome: a retrospective analysis with magnetic resonance imaging. Abdom Radiol (NY), 2018, 43 (11): 3142-3146.

16. MAHEY R, GUPTA P, CHELUVARAJU R, et al. Atypical Mayer-Rokitansky-Küster-Hauser syndrome with bilateral inguinal hernia of adnexa-laparoscopic transabdominal preperitoneal repair with ovarian plication. J Minim Invasive Gynecol, 2023, 30 (8): 609-610.

第十一章

持续性泌尿生殖窦

持续性泌尿生殖窦(persistent urogenital sinus,PUGS)又称为泌尿生殖窦畸形(urogenital sinus abnormality,UGSA),是一种非常罕见的泌尿生殖系统先天性畸形,在女性新生儿中发病率约为6/100 000。PUGS确切的病因尚不清楚,可能是胚胎发育早期阶段米勒管的迁移停滞导致泌尿生殖窦较长,尿道和阴道未能完全分离,只有一个排泄口。PUGS可能单独存在,也可伴发其他系统畸形,如生殖道、泌尿系统、胃肠道和心血管系统的畸形,也可作为复杂综合征的一部分表现,如先天性肾上腺皮质增生症(congenital adrenal hyperplasia,CAH)。患者主要表现为青春期无正常月经来潮,但发现经血和尿液从同一开口排出,常被误认为是"周期性血尿",为一种罕见的外阴发育异常。

【发病机制】

PUGS确切的病因尚不清楚。在女性正常胚胎发育过程中,妊娠第12~16周,发育中的阴道和泌尿生殖窦之间的交界处向尾部移位,直至停在泌尿生殖窦后壁,与前庭的尿道分离以获得单独的阴道开口,泌尿生殖系统发育完成。与男性不同,女性胎儿由于睾酮水平较低,尿道沟保持开放,形成阴道前庭,当这种正常结构在发育的过程中受雄激素水平升高的影响,就会造成尿道 - 阴道融合,导致PUGS。较高水平的雄激素会导致阴道和尿道融合

的区域向近端(即朝向膀胱颈)移动。尽管有些患者外观具有部分男性化特征,但患者染色体核型为46,XX,且具有女性内生殖器官,包括子宫、卵巢和阴道,阴道口可能连接到尿道而不是开口于阴道前庭,阴道和尿道的汇合部位可位于从膀胱颈附近的近端到会阴附近的远端之间的任何部位。

【病理解剖学要点】

持续性泌尿生殖窦,表现为尿道和阴道的单一共同通道,是一种小型管状结构,与正常尿道相比,其直径更宽大;它内壁覆盖鳞状上皮,如同阴道上皮;阴道通常在PUGS的后方或侧方终止。PUGS经常与肾或肛肠畸形,以及其他复杂的米勒管畸形(双子宫、双阴道或阴道纵隔)有关,有不明确的外生殖器,可表现为不同程度的阴蒂增大和阴唇融合。

【临床表现、分型和治疗】

由于尿道阴道汇合口的位置高低和共同通道开口的大小不同,PUGS的临床表现差异很大。

1. 临床表现

(1)常有尿路感染。

(2)青春期无月经来潮,可有周期性血尿或经血从会阴仅有的一个开口排出。

(3)性交困难。

(4)表现为盆腔肿块(梗阻引起膀胱扩张、阴道

扩张)、阴道积液(泌尿生殖窦狭窄所致)和肾积水(梗阻导致上尿路扩张)。

(5)由于大多数 PUGS 患者是先天性肾上腺皮质增生症(congenital adrenal hyperplasia,CAH),因此还存在外生殖器模糊和高血压等表现。

(6)妇科专科检查:会阴仅有一个开口,未见正常尿道外口和阴道口。可有外生殖器模糊的表现,如不同程度的阴蒂增大和阴唇融合等。

2. 临床分型 PUGS 的分类对于病情描述、畸形程度评估、确定后续治疗方案和临床管理至关重要。当缺陷发生在胚胎发育早期时,就会出现较长的泌尿生殖窦、较短的阴道和高位汇合口;当缺陷发生在中晚期时,会出现较短的泌尿生殖窦,可具有正常长度的阴道和低位汇合口。

正确了解阴道与尿道汇合处的确切位置是手术治疗的前提,治疗的目标包括实现排尿控制和正常的性功能。目前还没有国际公认和统一的分类评估标准。

Prader 在 1958 年,根据外生殖器男性化程度及尿道与阴道是否交会,将 PUGS 分为 5 型:①Ⅰ型表现为阴蒂稍大,阴道、尿道正常;②Ⅱ型表现为阴蒂较大,阴唇部分融合,阴道口呈漏斗状,但阴道口与尿道口仍分离;③Ⅲ型表现为阴蒂明显增大,阴唇完全融合,外阴仅可见一开口;④Ⅳ型表现为阴蒂明显增大如阴茎,阴蒂基部有一开口,类似尿道下裂;⑤Ⅴ型表现为阴蒂酷似男性阴茎,尿道口位于阴蒂头部,大阴唇完全融合。

Powell 在 1995 年,根据阴道和尿道的汇合位置将 PUGS 分为 4 种临床分型:①Ⅰ型以阴唇融合为特征;②Ⅱ型以远端汇合为特征;③Ⅲ型以近端或高位汇合和以较长的共同通道为特征;④Ⅳ型以阴道缺失为特征。

Rink 在 2005 年认为对生殖器模糊和泌尿生殖窦异常的理想描述应包括男性化程度、阴茎大小、外生殖器外观,以及尿道阴道汇合处相对于膀胱颈和泌尿生殖窦窦口的真实位置,提出了 PVE 分类系统(P 代表拉伸的阴茎长度和宽度;V 代表根据膀胱颈到阴道下缘的距离,以及阴道下缘到泌尿生殖窦窦口的距离;E 以 Prader 量表记录外生殖器外观)。认为 PVE 分类系统有助于制订手术计划,并有助于分析生殖器模糊和泌尿生殖系统异常的手术。此分类

系统中 V 所代表的膀胱颈到汇合口的距离,以及汇合口到泌尿生殖窦窦口的距离需要通过膀胱镜来测量。P2,1V4,1E2 表示:阴茎长 20mm,宽 10mm,膀胱颈至阴道的距离为 40mm,阴道至泌尿生殖窦口的距离为 10mm,阴蒂肥大伴有部分阴唇融合,形成漏斗状泌尿生殖窦。

另外临床上也常常根据共同通道的长度,将 PUGS 分为低位汇合(泌尿生殖窦 <30mm)和高位汇合(泌尿生殖窦 >30mm)。一般而言,低位汇合(即短泌尿生殖窦)更常见(图 11-1)。

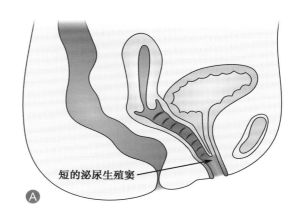

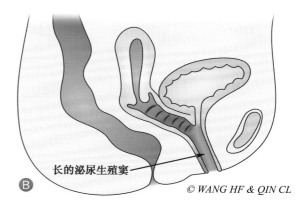

© WANG HF & QIN CL

图 11-1 PUGS 临床分型示意图

3. 临床治疗 外生殖器模糊和泌尿生殖窦异常代表了一系列具有不同解剖结构的异常,对这些异常的患者进行评估和手术治疗是最具挑战性的。目前 PUGS 的治疗涉及女性生殖器重建手术,包括阴蒂成形术、阴唇成形术和阴道成形术。阴道成形术是最关键的一步。Prader 等级越低,外阴表现越接近典型女性,术后外观效果越好。

目前临床上常有 5 种手术方式:①泌尿生殖窦切开是最早用于阴道成形术的技术,仅适用于

Prader Ⅰ型和Ⅱ型的患者。②会阴皮瓣阴道成形术，是修复低位融合泌尿生殖窦异常的标准手术方法，仅打开阴道口和泌尿生殖窦，而不会改变阴道汇合的位置。③"拉通式"阴道成形术，涉及将阴道与泌尿生殖窦分离，并利用尿生殖窦形成尿道，适用于高位汇合、共同通道长度超过30mm的患者。④泌尿生殖窦游离术，包括泌尿生殖窦整体游离拖出成形术（total urogenital mobilization，TUM）和泌尿生殖窦部分游离拖出成形术（partial urogenital mobilization，PUM），手术过程中，整个泌尿生殖窦呈环形分离，向外移至会阴，该方法显著缩短了手术时间，改善了术后外阴外观，降低了尿道阴道瘘、阴道狭窄等并发症的风险，避免了损伤泌尿生殖窦和耻骨之间的神经和括约肌。这两种手术方法的选择可以根据阴道汇合处的位置来确定。当阴道会合处位置较高，使用TUM。如果没有必要，建议使用PUM。⑤全阴道成形术，仅用于阴道发育不全或缺失的情况。

【超声表现】

经腹、经会阴和经直肠多途径超声联合检查是首选和最佳的超声检查方法，当怀疑PUGS时，评估需要包括整个泌尿生殖系统，识别肾积水和阴道积液，识别泌尿道和生殖道的融合部位是诊断的关键。

1. 二维超声表现

（1）经腹超声检查，有宫腔积液和阴道积液的表现，也有子宫和阴道发育异常的超声表现（双子宫、双阴道或阴道纵隔）。

（2）经会阴超声检查，未见正常尿道和尿道外口，未见正常阴道下段和阴道开口。

（3）严重患者可有膀胱尿潴留甚至肾积水的超声表现。

2. 经直肠双平面超声检查 经直肠双平面超声检查，可见尿道内口、上段尿道和共同通道，并可见尿道和阴道汇合处，可测量尿道内口到汇合处的距离，以及汇合口到泌尿生殖窦窦口的距离。

【MRI表现】

MRI软组织分辨率较高，能整体显示盆腔膀胱尿道、子宫阴道的位置关系，可显示梗阻的阴道水平以上的阴道积液、扩张，也能直接显示畸形以及泌尿道和生殖道之间异常汇合的部位。

【膀胱镜所见】

膀胱镜检查可显示尿道和阴道均开口于共同通道内，并可测量膀胱颈到汇合口的距离，以及汇合口到泌尿生殖窦窦口的距离。

经腹超声引导下的膀胱镜检查，可提高PUGS的诊断准确性，尤其是对合并双子宫、阴道畸形（阴道纵隔）的患者，可避免误诊。

【鉴别诊断】

PUGS除需要与阴唇融合鉴别外（见表9-1），还需要与阴道下段闭锁合并阴道膀胱瘘鉴别（表11-1）。

【诊断要点】

PUGS主要是以外生殖器模糊，专科检查发现会阴仅有一个开口，未见正常尿道外口和阴道口为主要表现，超声检查的目的主要探明尿道和阴道的关系，确定尿道和阴道汇合的位置和泌尿生殖窦的长度。

1. 临床上，会阴仅有一个开口，未见正常尿道外口和阴道口，可有外生殖器模糊的表现，当尿道和阴道汇合口位置高，在青春期可表现为无月经来潮伴有周期性血尿；当尿道和阴道汇合口位置低，在青春期可表现为月经来潮，经血从会阴仅有的一个开口流出。

2. 由于大多数PUGS患者为先天性肾上腺皮质增生症（CAH），发现外生殖器模糊的患者，需要进行17-羟孕酮（17-hydroxyprogesterone，17-OHP）检测（详见第十二章"性发育异常"）。

3. 了解PUGS的临床分型，对病情描述、畸形程度评估、制订后续治疗方案和临床管理至关重要。

4. 经直肠双平面超声检查，可以显示尿道、阴道和共同通道的关系，可明确汇合口的位置，可测量尿道长度和共同通道的长度。

5. 经腹超声引导下的膀胱镜检查，可提高PUGS的诊断准确性，尤其是对合并阴道畸形（阴道纵隔等）的患者，可避免误诊的发生。

表 11-1　PUGS 与阴道下段闭锁合并阴道膀胱瘘鉴别

项目	PUGS	阴道下段闭锁合并阴道膀胱瘘
发病年龄	青春期前期,最常见于 1~2 岁幼儿	青春期
临床表现	青春期无月经来潮 有周期性血尿的表现 可有外阴疼痛、瘙痒	青春期无月经来潮 有周期性下腹痛 可有周期性血尿
外阴 专科检查	可有外生殖器模糊的表现,阴唇可以部分或完全粘连,阴蒂可肥大似阴茎 会阴仅有一个开口,未见正常尿道外口和阴道口	外阴的外观通常正常 阴道前庭可见尿道外口,未见阴道口
子宫体	发育正常	发育正常
子宫颈	正常	正常
阴道	可有或无积血(积液)	积血(积液)多少因瘘道大小而异
经会阴超声检查	未见正常尿道 未见正常阴道下段	阴道积液(积血)下缘与探头之间可见闭锁的阴道下段
经直肠双平面超声检查	可见尿道内口、上段尿道和共同通道,并可见尿道和阴道汇合处,可测量尿道内口到汇合处的距离以及汇合处到泌尿生殖窦窦口的距离	阴道内可见积血(积液) 阴道前壁与膀胱后壁之间可见瘘道

🏷 【注意】

1. PUGS 是非常罕见的先天性的泌尿生殖道异常,临床表现差异很大。PUGS 可能单独存在,也可合并其他生殖道畸形或作为复杂综合征的一部分发生,最常见的是与先天性肾上腺皮质增生症(CAH)合并。

2. 在出生时外阴外观表现正常,常常被忽略和漏诊,直到青春期无月经来潮而出现周期性血尿时才就诊。

3. 对于 PUGS 本身几个关键且精细的解剖结构(包括共同通道的长度、阴道和尿道汇合位置及其与膀胱颈的毗邻关系、阴道发育情况、膀胱和尿道解剖等),需要多学科、多种检查方法联合进行才能达到准确诊断的目的。

4. PUGS 在严重的情况下也会导致尿路和阴道阻塞,而引起一系列临床症状(尿路感染、子宫积液、阴道积液、尿潴留和肾积水等)。

5. PUGS 病例荟萃详见第十三章"梗阻性子宫阴道发育异常病例荟萃"病例 46~47。

(王慧芳　秦成路　王 玥　赖云英)

参 考 文 献

1. SINGH S, SINGH P, SINGH R J. Persistent urogenital sinus. J Anat Soc India, 2010, 59 (2): 242-244.

2. SIMONETTI I, TROVATO P, VERDE F, et al. A rare case of hydrometrocolpos from persistent urogenital sinus in patient affected by adrenogenital syndrome. J Ultrasound, 2018, 21 (3): 1-4.

3. ABU-HANNA A, LUCAS P J F. Persistent urogenital sinus: diagnostic imagingfor clinical management. What does the radiologist need to know?. Am JPerinatol, 2016, 33 (5): 425-32.

4. POWELL D M, NEWMAN K D, RANDOLPH J. A proposed classification of vaginal anomalies and their surgical correction. J Pediatr Surg, 1995, 30 (2): 271-275.

5. PRADER A. Incidence of congenital adrenogenital syndrome. Helv Paediatr Acta, 1958, 13 (5): 426-431.

6. GROSFELD J L. Pediatric surgery. Philadelphial: MOSBY Company, 2006.

7. TAN H H, TAN S K, SHUNMUGAN R, et al. A Case of persistent urogenital sinus: Pitfalls and challenges in diagnosis. Sultan Qaboos Univ Med J, 2017, 17 (4): e455-e459.

8. RINK R C, ADAMS M C, MISSERI R. A new classiffcation for genital ambiguity and urogenital sinus anomalies. BJU Int, 2005, 95 (4): 638-642.

9. MIRANDOLA M, GUI B, NALDINI A, et al. Ultrasound-guided endoscopy to improve accuracy of persistent urogenital sinus (PUGS) diagnosis in adult patient: A case report. Frontiers in Surgery, 2023, 10: 1105551.

10. DING Y, WANG Y P, LYU Y Q, et al. Urogenital sinus malformation: From development to management. Intractable & Rare Diseases Research, 2023, 12 (2): 78-87.

11. SHAW M B K, CAIN M P, RINK R C. Two bladders and two vaginas in two planes: one urogenital sinus. Urology, 2003, 62 (1): 144.

12. CHOW J S, PALTIEL H J, PADUA H M, et al. Case series: comparison of contrast-enhanced genitosonography (ceGS) to fluoroscopy and cone-beam computed tomography in patients with urogenital sinus and the cloacal malformation. Clinical Imaging, 2020, 60 (2): 204-208.

13. HOSHINO S, OBARA K, HOSHII T, et al. Virilization of a female infant genitalia caused by a maternal androgen-producing adrenocortical tumor: a case report. Urology Case Reports, 2020, 32: 101253.

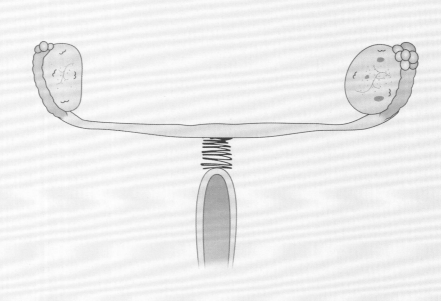

第十二章

性发育异常

性发育异常（disorders of sex development, DSD）是一种先天性异常，表现为性染色体、性腺或性激素性别的不一致。DSD中每种疾病均属于罕见病，但病因繁多，其总数相对可观，在活产婴儿中发病率为 1/5 000~1/4 500。DSD 病因复杂，临床表现复杂多样，变化多端，可造成性别不确定、生殖器畸形、不孕症、性腺恶性肿瘤等问题，对患者造成深远影响。2006 年欧洲儿科内分泌协会（European Society for Pediatric Endocrinology, ESPE）和美国劳森威尔金斯儿科内分泌协会（Lawson Wilkins Pediatric Endocrine Society, LWPES）达成共识，将此类与性发育相关的疾病统称为 DSD，以前使用的"雌雄间体""男性假两性畸形""女性假两性畸形""真两性畸形""XX 男性或 XX 性反转"，以及"XY 女性或 XY 性反转"等含有歧视性含义的术语建议不再使用。

人类的性别通常是由性染色体决定的，性染色体决定性腺性别，性腺决定内、外生殖器官的表型。但 DSD 患者可能存在不同形式的性染色体异常、性腺发育异常，以及性激素合成和功能的障碍，形成三个层次的性别不匹配（遗传性别、性腺性别、表型性别三者不匹配），即性腺性别与性染色体不匹配、内外生殖器官发育与性腺性别不匹配，以及性激素水平与性腺性别的不匹配。

【DSD 的分类】

DSD 的临床表型具有高度异质性，临床表现差异显著，对其进行分类较为困难，国际上较为普遍接受的分类方法是 2006 年 ESPE 和 LWPES 共识提出的病因分类法。以染色体核型作为主要分类标准，将 DSD 按照染色体核型的不同分为性染色体核型异常 DSD、46, XY DSD 和 46, XX DSD 三大类。此分类法较简单，命名与分类方法有利于在未明确诊断时给临床医师提供诊疗方向，是目前国际上认同度最高的分类法（表 12-1）。在临床工作中发现原发性闭经，身高过矮或过高，第二性征不发育，外生殖器性别模糊和特殊的躯体特征等，要考虑 DSD 存在的可能。

表 12-1　2006 年 ESPE 和 LWPES 性发育异常分类法

一、性染色体异常 DSD

47, XXY［克兰费尔特（Klinefelter）综合征及变异型］

45, X［特纳（Turner）综合征及变异型］

45, X/46, XY（混合性性腺发育不全，卵睾型 DSD）

46, XX/46, XY（嵌合体，卵睾型 DSD）

二、46,XY DSD

1. 性腺(睾丸)发育异常

完全型性腺发育不全[斯威伊尔(Swyer)综合征]

部分型性腺发育不良

性腺退化

卵睾型 DSD

2. 雄激素合成或作用障碍

(1)雄激素生物合成缺陷

LH 受体突变(LHCGR)(如睾丸间质细胞发育不全或无发育)

史 - 莱 - 奥(Smith-Lemli-Opitz)综合征(DHCR7)

类脂性先天性肾上腺皮质增生症(StAR 突变)

胆固醇侧链裂解酶突变(CYP11A1)

3β- 羟基类固醇脱氢酶 2 缺乏(HSD3B2)

17- 羟基类固醇脱氢酶缺乏(HSD17B3)

5α- 还原酶 2 缺乏(SRD5A2)

(2)雄激素作用缺陷(AR)

完全性雄激素不敏感综合征(CAIS)

部分性雄激素不敏感综合征(PAIS)

3. 其他类别

综合征相关的男性生殖道发育异常(如泄殖腔异常、胎儿面容综合征、奥斯科格 - 斯科特综合征、手 - 足 - 生殖器综合征)

米勒管永存综合征(AMH,AMHR2)

睾丸退化综合征

与激素缺陷无关的(孤立的)尿道下裂(CX 或 f6)

先天性低促性腺激素性性腺功能减退症

隐睾症(INSL3,GREAT)

环境影响

三、46,XX DSD

1. 性腺(卵巢)发育障碍

卵睾型 DSD

睾丸性 DSD(如 SRY+,重复 SOX9,RSPO1)

性腺发育不全

2. 雄激素过多

(1)胎儿肾上腺

21- 羟化酶缺乏(CYP21A2)

11β- 羟化酶缺乏(CYP11B1)

3β- 羟基类固醇脱氢酶 2 缺乏(HSD3B2)

细胞色素 P450 氧化还原酶缺乏(POR)

糖皮质激素受体突变

(2)胎儿胎盘

芳香化酶缺乏(CYP19)

细胞色素 P450 氧化还原酶缺乏(POR)

(3)母体

男性化肿瘤(如黄体瘤)

外源性雄激素药物

3. 其他类别

综合征相关(如泄殖腔异常)

阴道闭锁(MRKH 综合征)

MURCS(米勒管 - 肾 - 颈胸部躯体异常),其他综合征

子宫异常(如 MODY5)

阴唇粘连

【DSD 临床评估】

性分化、发育是一个连续的程序化的精细过程，涵盖了从胚胎发育、个体形成、性发育启动到成熟的连续进程。其中任何阶段的异常均可能导致性分化发育，以及成熟的异常偏移或停滞。DSD 的表现具有显著差异性及高度遗传的异质性，是一系列难以归类、难以诊断的复杂性疾病。DSD 临床评估涉及的工作非常复杂，需要多学科团队（multidisciplinary team，MDT）协作，尽可能快速确定诊断、确定性别分配和管理计划，但不能仓促决定，需以满足患者的实际医疗需要以及解决相关社会心理问题为目的。

1. 临床表现 DSD 的临床表型存在高度异质性，其临床表现多种多样，任何年龄都有可能被诊断为 DSD，各个年龄段关注的重点和临床表型出现的频率不尽相同，可通过产前超声检查、出生后体检，以及之后的性发育过程中被发现，其中生殖器官发育异常是 DSD 最常见的临床表现。

（1）在新生儿及婴幼儿期，外阴性别不明，染色体核型和表型不一致，以生殖器性别特征不确定为主要表现。"社会性别男孩" 表现为隐睾、尿道下裂和 / 或小阴茎；"社会性别女孩" 表现为腹股沟疝及肾上腺皮质功能不足的征象。

（2）在儿童及青少年期，"社会性别男孩" 表现为少毛发，不变声，尿道下裂和 / 或小阴茎，单独的隐睾或小睾丸；"社会性别女孩" 表现为声音增粗、毛发多、腹股沟疝、性早熟、高血压、女性雄性化、闭经及性腺肿瘤等相关的特征性临床表现。

2. 实验室检查 确定激素水平和染色体核型。

（1）生殖激素测定：①性激素六项，包括黄体生成素（luteinizing hormone，LH）、卵泡刺激素（follicle stimulating hormone，FSH）、催乳素（prolactin，PRL）、雌二醇（estradiol，E_2）、孕酮（progesterone，P）、睾酮（testosterone，T）。首先可以根据促性腺激素（LH、FSH）的水平，区分出促性腺激素升高、正常和降低三种类型。常见的 DSD 以促性腺激素升高和促性腺激素水平正常为主。②雄激素是影响外生殖器分化的主要激素，雄激素主要包括睾酮（T）、雄烯二酮（androstenedione，A）、硫酸脱氢表雄酮（dehydroepiandrosterone sulfate，DHEA-S）、双氢睾酮（dihydrotestosterone，DHT）等。③孕酮水平持续升高（任何时间点测定 P 均超过排卵后水平 3ng/ml），排除常见的怀孕、排卵等因素后被称为高孕激素血症，是怀疑先天性肾上腺皮质增生症（congenital adrenal hyperplasia，CAH）的重要线索，可通过检测促肾上腺皮质激素（adrenocorticotropic hormone，ACTH）、17- 羟孕酮（17-OHP）加以验证。④激发试验，当基础性激素检测很难鉴别病因时，则需进行激发试验。如促性腺激素释放激素（gonadotropin releasing hormone，GnRH）激发试验来检查下丘脑 - 垂体 - 性腺轴功能，人绒毛膜促性腺激素（human chorionic gonadotrophin，hCG）激发试验检查睾丸间质细胞功能。⑤血清抗米勒管激素（anti-Müllerian hormone，AMH）和抑制素 B 测定，是提示睾丸支持细胞存在的标志物，评估 AMH 和抑制素 B 有助于判断睾丸存在及功能，检测不到血清 AMH 和抑制素 B 提示睾丸组织缺失。有无子宫取决于胚胎发育早期有无睾丸分泌的 AMH，对于缺乏 AMH 的 DSD 个体，绝大多数是会有子宫的，检查时子宫偏小。此外 AMH 检测有助于性腺发育不良和雄激素合成障碍类疾病的鉴别。

（2）染色体核型检测：对于 DSD 的诊断，染色体核型检测至关重要。染色体 G 带显色法是临床常用的方法，除可以检测染色体数量上的异常外，还可以观察到缺失、重复、倒位、异位等结构上的异常。染色体核型及 X 和 Y 染色体特异性基因探针检测，如荧光原位杂交（fluorescence in situ hybridization，FISH）检测 Y 染色体性别决定区（sex determining region of Y，SRY）基因，确定染色体性别。染色体的检测结果不仅与诊断归类密切相关，更重要的是识别含 Y 染色体成分的患者，按女性生活需要进行性腺切除以预防肿瘤的发生，与治疗决策和预后相关。

（3）基因的检测：基因精准医疗对揭示疾病的病因、明确诊断和判断预后均可以起到至关重要的作用。尽管基因检测在人类性发育遗传基础研究上取得了相当大的进展，但 DSD 病例基因检测的检出率并不高，大多数 DSD 的临床诊断仍需要结合临床表现、生化检查来综合判断。已知 DSD 相关常见基因变异主要有 *SRY* 基因，常导致 46,XY 型女性性发育异常（46,XY disorder of sexual development，46,XY DSD）、部分性性腺发育不良，以及女性化的 46,XY 原发性闭经等。

3. DSD 影像学检查 超声检查为探查 DSD 患者性腺和生殖管道的首选方法。由于受盆腔内其他脏器的干扰，加上患者本身生殖器官没有正常发育，超声如果按照正常解剖位置，寻找位置隐匿的性腺或异常生殖管道有较大难度。这使超声对腹腔内隐睾检测评估的准确性有限，但对腹股沟区性腺及米勒管结构的识别较准确。经直肠双平面超声检查对明确尿道、阴道结构是否存在，以及异常解剖结构识别有重要意义。

MRI 因具有良好的软组织分辨率及能够多平面、多方位成像，可克服上述超声成像上的不足，对盆腔深部解剖结构显示更为优异。MRI 能确定盆腔及腹股沟有无米勒管结构以及确定性腺的结构和位置，确定肾脏及肾上腺结构有无异常。

超声和 MRI 联合检查可进一步提高 DSD 诊断的准确率，与手术和病理结果有较高的一致性，可较好地显示性腺及生殖管道，且互为补充，为临床诊疗方案的实施提供重要的参考依据。

有时为明确尿道和阴道的解剖结构，以及泌尿生殖窦的位置、汇合口、共同通道长度，以及是否存在反流或瘘，需要进行泌尿系统造影、生殖道造影及排泄性膀胱造影等影像学检查。

4. 外科腹腔镜探查或创伤性的直视手术 腹腔镜探查或创伤性的直视手术不作为 DSD 诊断的常规检查，适用于以下情况：①常规检查无法探及性腺，高度怀疑腹腔内存在发育异常的性腺，尤其是睾丸；②常规检查不能明确诊断，必须依赖开放手术或腹腔镜的探查；③对于无法通过核型和血清检测获得准确诊断，腹腔疑似睾丸组织、卵睾组织，需要对性腺做纵向取样活检的情况；④ DSD 的鉴别诊断必须依赖于性腺组织学检测。

【常见性染色体异常 DSD】

性染色体异常 DSD 主要与性染色体核型异常有关，最常见的是特纳综合征，其次是克兰费尔特综合征。

1. 45,X（特纳综合征和变异） 特纳综合征（Turner syndrome，TS）又称先天性卵巢发育不全，是最常见的女性性染色体异常，为性染色体数量减少型 DSD。主要由于全部或部分体细胞中 1 条 X 染色体完全或部分缺失，或 X 染色体存在其他结构异

常所致。特纳综合征发病仅限于女性，活产女婴发病率为 1/4 000~1/2 000，主要表现为身材矮小、性腺发育不良（外生殖器呈幼女型，子宫幼稚或发育不良，青春期无第二性征或第二性征发育不良）和特殊的身体特征等，常伴发先天畸形，如先天性心脏病、泌尿系统畸形，代谢、免疫和消化等系统异常，以及认知功能障碍等。研究发现特纳综合征中不同核型和 / 或 X 染色体基因剂量对其临床症状和并发症会产生不同影响。部分嵌合型特纳综合征患者可出现自发青春期发育和月经来潮，因为其生长落后现象相对较轻，成年终身高（final adult height，FAH）可在正常范围低值。

2. 47,XXY（Klinefelter 综合征和变异） 克兰费尔特综合征（Klinefelter syndrome，KS）又称先天性睾丸发育不全、克氏综合征，是最常见的男性染色体异常，为性染色体数量增多型 DSD。主要由于患者双亲中有一亲代在生殖细胞减数分裂或胚胎细胞有丝分裂早期染色体不分离所引起，克兰费尔特综合征发病率在男性中为 1/660~1/650，主要表现为两侧睾丸小而硬、阴茎小、青春期延迟、男性乳房发育、无精症等性发育不全表现。由于存在 Y 染色体，矮小同源盒基因（short stature homeobox-containing gene，SHOX gene）剂量增加，雄激素受体多聚谷氨酸重复序列增加，且骨龄闭合延迟，最终导致其成年终身高往往高于健康人群，而嵌合型者身高则接近健康人群。患者大多数智力正常，部分患者存在认知功能障碍，性格多孤僻、神经质或有孤独症等表现。

【常见 46,XY DSD】

46,XY DSD 主要与性腺（睾丸）分化发育异常及雄激素合成、作用障碍有关。常见的是完全型性腺（睾丸）发育异常、完全性雄激素不敏感综合征和 5α- 还原酶缺乏症。

46,XY DSD 具有高度的表型异质性和遗传异质性，临床表现和就诊年龄各有不同。完全男性化不足的患者往往出生时表现为女性外生殖器，误当做女孩抚养，常因青春期无月经来潮就诊。

46,XY DSD 临床表现为外生殖器不同程度的男性化不足：①轻者表现为小阴茎、隐睾、尿道下裂、阴囊分裂、阴茎小似肥大的阴蒂；②严重者可为

完全的女性表型,并具有盲端阴道(尿生殖窦形成的阴道下段部分);③中肾管结构(附睾、输精管和精囊)存在,发育程度取决于雄激素合成或作用缺陷的严重程度;④患者如睾丸支持细胞功能低下分泌抗米勒管激素(AMH)减少、AMH结构异常或靶器官抵抗者可存在米勒管结构;⑤根据病因不同,睾丸可从发育正常到不同程度发育不全,甚至是条索状性腺;⑥睾丸退化综合征时睾丸可缺如;⑦46,XY卵睾型DSD性腺为混合性性腺。

1. 46,XY完全型性腺发育不全　46,XY完全型性腺发育不全(complete 46,XY gonadal dysgenesis,46,XY CGD)又称46,XY单纯性腺发育不全综合征(46,XY pure gonadal dysgenesis syndrome,46,XY PGD),1954年由Swyer首先描述,并以其名字命名为Swyer综合征。Swyer综合征患者的性腺不具有功能,病因十分复杂,发病可能涉及胚胎发育时期影响性腺分化发育的多种基因,以常染色体显性、常染色体隐性、X连锁或Y连锁等多种形式遗传。由于染色体变异出现基因突变,导致睾丸发育停滞于胚胎期,表现为条索状性腺(streak gonads)组织或卵巢组织,不能分泌睾酮和米勒管抑制因子,中肾管退化,不再发育为男性生殖器,而米勒管却发育为输卵管、子宫与部分阴道,外生殖器呈女性表现。Swyer综合征为临床罕见的一种性发育异常,发病率为1/100 000~1/80 000,临床常对其认识不足,在青春期前诊断该病是极其困难并具有挑战性的,易出现误诊和漏诊。

Swyer综合征以社会性别为女性、染色体性别为46,XY、性腺完全发育不全及性激素低水平而促性腺激素高水平为特征。临床主要表现:①患者出生时常常表现为典型女性内外生殖器结构,性腺为卵巢或条索状性腺组织,无睾丸和前列腺组织,同时存在子宫、输卵管和阴道,外阴为女性幼稚外阴,以及性别认同为女性。②由于性腺无充足分泌雌激素潜能,表型为女性,青春期表现为原发性闭经,青春期延迟,米勒管结构可正常(但子宫常常较小)。③性激素的特点是血清中黄体生成素(LH)和卵泡刺激素(FSH)升高,而性腺激素雌二醇(E_2)和睾酮(T)降低,抗米勒管激素(AMH)降低。④染色体核型为46,XY,与社会性别不一致。⑤盆腔影像学(超声和MRI)检查可明确直观地提供性腺和内生殖

器的有无、形态结构,以及有无占位病变等解剖学依据。具有米勒管结构和条索状性腺,为Swyer综合征主要影像学特征。⑥腹腔镜检查显示双侧卵巢位置有白色条索状性腺组织,活检显示纤维胶原化组织,部分排列有生发上皮细胞,没有原始卵泡。

Swyer综合征中Y染色体或Y染色体物质的存在,使患者患性腺恶性肿瘤的风险增加,条索状性腺易转化为生殖细胞肿瘤,潜在恶变的概率较高,性腺恶性肿瘤发病率为37.5%~45%,是DSD中肿瘤风险最高的,故在患卵巢生殖细胞肿瘤(germ cell tumors,GCT)的患儿中应注意排除Swyer综合征,尽可能早诊断和及时治疗。

Swyer综合征患者染色体性别虽为男性,但社会性别及心理性别为女性,多数患者存在增大的阴蒂及阴道,可进行正常性生活,故维持女性性别养育。因卵巢功能低下,需予以雌/孕激素替代治疗,以维持女性性征并防止骨质疏松。目前已有通过捐赠卵子而成功受孕,顺利妊娠分娩的报道。

2. 完全性雄激素不敏感综合征　完全性雄激素不敏感综合征(complete androgen insensitivity syndrome,CAIS)为雄激素作用缺陷所致,位于X染色体上的雄激素受体(androgen receptor,AR)基因发生突变导致雄激素受体活性减弱,靶器官对雄激素完全无应答,临床出现正常女性化的外生殖器表型。睾丸支持细胞分泌的抗米勒管激素(AMH)导致输卵管、子宫及阴道上部退化,同时几乎都有长短不一的盲端阴道,长度一般为25~80mm。CAIS在遗传性别为46,XY的男性患儿中的发病率为1/20 400,为X连锁隐性遗传性疾病。

CAIS以社会性别为女性、染色体性别为46,XY、性腺为睾丸及性激素为男性正常水平为特征,临床主要表现:①出生时表型为女性外生殖器,而产前染色体核型为46,XY。②儿童期"女童"腹股沟斜疝,疝修补时发现疝囊内为睾丸样性腺组织;③青春期原发性闭经,可出现女性化乳房。④由于位于Y染色体上生长控制基因的作用,CAIS患者成年终身高高于正常女性平均身高值。⑤性激素的特点是黄体生成素(LH)特征性升高,卵泡刺激素(FSH)通常正常或升高;雌二醇(E_2)可正常或轻度升高,抗米勒管激素(AMH)升高,睾酮(T)水平升高。⑥常具有家系遗传史,染色体核型为46,XY,

与社会性别不一致。⑦盆腔影像学（超声和 MRI）检查可明确直观地提供性腺和生殖管道的有无、形态结构，以及有无占位性病变等。盆腔无米勒管结构、有盲端阴道，以及盆腔或腹股沟区隐睾，为 CAIS 主要影像学特征。有文献报道，CAIS 患者可发现有始基子宫和输卵管，其原因尚不清楚，可能是在 CAIS 中睾丸本身分泌的 AMH 不足，或 AMH 作用受到干扰。故在临床即使发现有发育不良的子宫，亦不应当除外 CAIS 的诊断。

CAIS 是一种与癌症风险增加相关的疾病，特别是在青春期和青春期之后，但没有任何可靠的血清标志物来识别早期恶性病变。超声评估可以识别提示恶性病变，例如睾丸实质的微石症和/或不规则回声；MRI 检查是必要的，虽不能预测癌前病变，但它可以检测到睾丸旁囊肿和支持细胞腺瘤。CAIS 睾丸肿瘤的组织学、流行病学和预后特征允许将性腺切除术推迟到青春期之后。

双侧性腺切除术后必须进行激素替代疗法，以预防雌激素不足的症状。由于 CAIS 患者没有子宫，因此不需要额外的黄体酮治疗。

CAIS 需要与 Swyer 综合征鉴别（表 12-2）。

3. 米勒管永存综合征　米勒管永存综合征（persistent Müllerian duct syndrome，PMDS），又称为持续性米勒管综合征，为米勒管残留存在于外生殖器正常男性化的 46,XY 个体中，为常染色体隐性遗传，具有家族性，是 46,XY DSD 中少见类型，无准确的发病率报道，在国内仅为病例报道，但 PMDS 的实际发病率被严重低估，许多 PMDS 患者以隐睾或腹股沟斜疝就诊，未行腹腔镜检查是否存在米勒管遗迹（Müllerian remnants，MRs）或忽视了 MRs 的存在，也有部分患者虽然术中发现子宫和输卵管，但因外科医生对本病认识不足而漏诊。

正常情况下，胎儿睾丸支持细胞分泌的抗米勒管激素（AMH）使男性胎儿的米勒管退化（子宫、输卵管和阴道上 2/3 在胎儿体内退化）。当 AMH 产生障碍或其受体 AMHR2 突变失活时就会出现 PMDS。该疾病特点为米勒管结构（即子宫、输卵管和阴道的上 2/3）在男性胚胎时期退化不全，伴有正常男性化和 46,XY 染色体核型，患者大多因腹股沟疝、双侧隐睾、少精及不育，甚至生殖系统肿瘤而就诊。

临床上根据腹股沟疝及残留米勒管结构的解剖

表 12-2　CAIS 与 Swyer 综合征鉴别

项目	CAIS	Swyer 综合征
社会表型	女性表型	女性表型
临床表现	原发性闭经	原发性闭经
外生殖器	外阴外观正常，阴道前庭正常	外阴外观正常，阴道前庭正常，阴蒂可增大
子宫	缺失，罕见有双侧始基子宫	幼稚子宫
阴道	无阴道上段，有顶端为盲端的阴道中下段	可正常或顶端为盲端的阴道
核型	46,XY	46,XY
性腺	睾丸（常位于盆腔、腹股沟或大阴唇）	条索状性腺
遗传病因学	X 连锁隐性遗传 AR 突变	常染色体显性、常染色体隐性、X 连锁或 Y 连锁等多种形式遗传
睾酮	正常男性水平或升高	低于正常值
雌二醇	正常男性水平或升高	低于正常值
孕酮	低于正常值	低于正常值
FSH	FSH 正常高值或升高	升高
LH	LH 升高	升高
AMH	高于正常值	低于正常值

特点,疝内容物种类和有无伴随睾丸异位,分为3种临床亚型:①双侧腹腔内隐睾型(又称隐睾症或女性型),表现为双侧隐睾,盆腔内有子宫和输卵管结构,双侧睾丸位于相当于卵巢的位置(即子宫在盆腔而睾丸被埋入子宫阔韧带中);②一侧隐睾伴对侧腹股沟疝型:一侧睾丸位于盆腔,另一侧由于子宫阔韧带薄弱,下降的睾丸将未退化的子宫及同侧输卵管牵拉入此侧腹股沟;③睾丸异位型,双侧睾丸和未退化的子宫及输卵管均疝入同一侧疝囊中,即为一侧睾丸未正常降至阴囊,并与该侧输卵管自腹膜外越过中线进入对侧腹股沟疝囊内,与子宫、对侧输卵管和睾丸共同成为疝内容物,此症状称为睾丸横过异位型(transverse testicular ectopia,TTE),为一种罕见的睾丸异位(图12-1)。

PMDS以外生殖器正常男性化、染色体性别为46,XY、体内存在子宫和阴道上2/3米勒管遗迹为特征,临床主要表现:①出生时表型为男性外生殖器。②儿童期常以腹股沟疝或隐睾就诊,青春期后以少精不育,甚至生殖系统肿瘤就诊。③性激素的特点是AMH水平可低于同龄人(AMH产生障碍),也可与同龄人相同(受体AMHR2突变失活)。④临床外显子或性发育相关基因检查,能高效检出AMH/AMHR2基因突变,为诊断PMDS的重要依据。⑤盆腔影像学(超声和MRI)检查可明确直观地评估睾丸位置和是否存在MRs。当一侧睾丸越过身体中线到达对侧者,要高度怀疑是否存在PMDS。⑥睾丸活检,可以排除卵睾型DSD和睾丸原位癌。

PMDS表型与其他隐睾相似,通常在腹股沟疝或隐睾术中意外发现存在子宫,而后在完善检查后被确诊,这使患者需经历两次手术,故术前明确诊断PMDS非常必要。诊断PMDS需与46,XX卵睾型DSD和完全男性化的46,XX先天性肾上腺皮质增生症等鉴别。

PMDS的治疗涉及腹股沟疝的处理、睾丸下降固定和MRs处理。由于第一型(又称隐睾症)腹腔内睾丸的恶变率很高,当睾丸不能固定到腹部外可触及的位置,以及患者年龄较大且已证明不育时,需要行睾丸切除术。MRs也可发生恶变,故大多数学者认为在保护好睾丸血供的前提下,对MRs予以尽可能地切除。

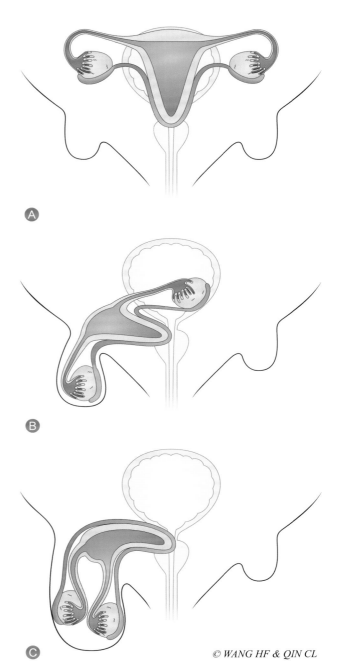

© WANG HF & QIN CL

图 12-1 米勒管永存综合征分型示意图
A. 双侧腹腔内隐睾型; B. 一侧隐睾伴对侧腹股沟疝型;
C. 睾丸横过异位型。

【常见 46,XX DSD】

46,XX DSD主要与卵巢发育障碍、雄激素过多等有关。在新生儿中的发病率为1/20 000~1/16 000,病因以先天性肾上腺皮质增生症(congenital adrenal hyperplasia,CAH)最为常见,约占86.5%,其他如孕期母体患有分泌雄激素的肿瘤或服用含雄激素的药物等。

1. 先天性肾上腺皮质增生症 先天性肾上腺皮质增生症(CAH)为常染色体隐性遗传代谢病,由于类固醇激素合成过程中某种酶(如 21- 羟化酶、11β- 羟化酶、3β- 羟类固醇脱氢酶等)的先天性缺陷,引起肾上腺皮质束状带合成的皮质醇完全或部分缺乏,经下丘脑 - 垂体 - 肾上腺轴反馈调节,引起促肾上腺皮质激素释放激素(corticotropin releasing hormone,CRH)和促肾上腺皮质激素(adrenocorticotropic hormone,ACTH)分泌增加,致肾上腺皮质增生及其中间代谢产物和肾上腺源性雄激素的过度生成,最终导致肾上腺皮质功能减退,女性新生儿外生殖器男性化(是女性外生殖器性别难辨的最常见的病因)。部分患儿伴有电解质紊乱及性腺发育异常,严重 CAH 患儿会出现失盐危象,可能导致患儿休克甚至死亡。鉴于 CAH 潜在临床后果严重,早诊断、早治疗能降低危象的发生和死亡率,对改善患儿的临床结局尤为重要。

90%~95% 的 CAH 病例是 *CYP21A2* 基因变异引起的 21- 羟化酶缺乏症(21-hydroxylase deficiency,21-OHD)。17- 羟孕酮(17-hydroxyprogesterone,17-OHP)升高是 21-OHD 重要的激素改变,是诊断和治疗监测的重要指标,目前国内通过检测 17- 羟孕酮筛查出的 21- 羟化酶缺乏症患儿约占 CAH 的 95%。

CAH 所致 46,XX DSD 患病率为 1/18 000~1/14 000,以外生殖器男性化、染色体性别为 46,XX、性腺为卵巢及男性性激素水平增高为特征,基因检测是确诊 CAH 的金标准。21-OHD 临床主要表现:①血 17-OHP 浓度持续增高;②雄烯二酮、睾酮增高;③促肾上腺皮质激素增高或正常;④失盐型血钠降低,血钾增高;⑤基因检测到变异位点;⑥临床表现包括皮肤色素沉着,女性患儿阴蒂肥大及阴唇融合等;⑦盆腔影像学(超声和 MRI)检查可明确直观地提供性腺和生殖道的有无,以及肾上腺形态有无失常、体积有无增大等情况。超声可见双侧肾上腺明显大于正常同龄儿,双侧肾上腺扭曲增大,呈电线状折叠走行,或呈卷曲样及脑回样改变,皮髓质结构清晰。多层螺旋 CT 广泛用于临床,其具有密度分辨率高、图像清晰、解剖关系明确、检查方便迅速的优点,成为肾上腺疾病包括 CAH 的首选影像检查方法,具有重要的临床价值。盆腔有正常米勒管结构及双侧肾上腺扭曲增大为 CAH 主要影像学特征。

按照 *CYP21A2* 基因缺乏程度的不同,分为典型(单纯男性化型和失盐型)及非典型(迟发型或轻型)两种类型。一旦确诊为典型 21- 羟化酶缺乏症,应立即开始给予肾上腺皮质激素替代治疗,需终身个体化方案治疗。注意本症有发生致命的肾上腺失盐危象风险,高雄激素血症致生长和性腺轴紊乱。对阴蒂肥大及阴唇融合的女性患儿,在代谢紊乱控制后,应在出生后 3~12 个月尽早实施外生殖器矫形治疗手术。

2. 46,XX 单纯性腺发育不全 46,XX 单纯性腺发育不全(46,XX pure gonadal dysgenesis,46,XX PGD)是先天性性腺发育不全的一种,为常染色体隐性遗传,临床多表现为性特征幼稚的高促性腺激素性闭经。46,XX PGD 与特纳综合征的主要区别为前者除性征和外生殖器发育落后外,无其他临床表现,如身材矮小、多发畸形、智力发育停滞等。

临床主要特征:①女性,原发性闭经;②第二性征及外阴呈幼女型;③无特纳综合征的特殊外表和智力发育停滞表现;④血 FSH 和 LH 高水平、雌激素低水平;⑤染色体核型为 46,XX;⑥盆腔影像学(超声和 MRI)检查:有发育不良的米勒管结构(幼稚子宫和幼女型阴道),缺乏可识别的卵巢,可见条索状性腺组织。

46,XX PGD 治疗主要是给予激素补充治疗,促进第二性征发育和月经来潮,促进生殖器官发育,保护骨骼及心血管系统,以确保正常的女性化、子宫和阴道的营养性,从而实现令人满意的性生活。肿瘤通常发生在具有可识别的 Y 染色体性腺发育不全的患者中,但是在 46,XX PGD 的患者中也有条索状性腺恶性变的可能,因此,应定期监测。子宫有发育及生长潜能者,在供卵条件下可能生育。随着辅助生育技术的发展,已有单纯性腺发育不全患者成功妊娠的报道。

3. 46,XX 卵睾型 DSD 卵睾型 DSD(既往称之为真两性畸形)是指体内同时并存卵巢和睾丸两种性腺组织的一种性分化异常的先天性疾病,存在于性染色体异常 DSD、46,XY DSD 和 46,XX DSD 三种染色体核型 DSD 类别中,其中以 46,XX 卵睾型 DSD 最为多见。不同染色体核型的卵睾型 DSD 临床表现多种多样,其治疗策略不同,且预后迥异。

46,XX 卵睾型 DSD 是一种比较特殊的疾病,性腺畸形有 3 种形式:①双侧型,即两侧均为卵睾体;②单侧型,即一侧为卵睾体,另一侧为睾丸或卵巢;③片侧型,即一侧为睾丸,另一侧为卵巢。

临床主要特征:①社会性别"男性"患者,阴茎发育差(可有尿道下裂、有小阴茎和勃起屈曲),阴囊不同程度的女性化,伴有隐睾(或细小、或仅有一侧、或为卵睾);社会性别"女性"患者,表现为男性化表现,外生殖器模糊,阴蒂肥大,小阴唇发育差。②性腺类型为卵睾体,睾丸和卵睾体多位于右侧,而卵巢多位于左侧。如卵睾体内睾丸组织多于卵巢组织,易发生卵睾体下降至阴唇、阴囊或腹股沟管内。卵巢和 / 或卵睾体内的卵巢组织多正常发育且可见黄体,而睾丸或卵睾体内的睾丸组织常不同程度发育不良。③血清性激素水平测定,通常睾酮水平降低,睾酮 / 雌二醇比值降低。卵巢功能正常者,黄体生成素、卵泡刺激素及雌二醇水平均在正常范围,并有周期性变化。④染色体和基因检测:染色体核型为 46,XX,*SRY* 基因阳性或阴性。⑤盆腔影像学(超声和 MRI)检查对判断性腺,以及是否同时存在泌尿生殖系统的异常有重要价值,能准确地显示卵睾型 DSD 的性腺和生殖道(多有发育异常)的特点,特别是经直肠双平面超声对确定有无阴道发育具有重要的诊断价值。

性腺探查及病理活检是明确卵睾型 DSD 患儿性腺异常和生殖道异常的重要方法。依据术前的诊断和评估,术中应仔细寻找异常性腺的可能藏身之处。如果术前考虑睾丸,则重点寻找腹股沟管内口处;如果考虑为条索状性腺,则仔细寻找纤细的输卵管和发育不全的始基子宫,与输卵管平行相伴的鱼白色细条索很可能就是异常的性腺。对于双侧腹股沟区可触及的性腺可采用开放手术。

46,XX 卵睾型 DSD 性别的选择与重塑主要依据患儿外生殖器的表型、明确的诊断结果、恶性肿瘤的风险、后期潜在的生育能力及手术探查发现的性腺优势。手术中应根据外生殖器的条件来保留适当的性腺组织,建立合适的性别,以期能形成有功能的性发育。

46,XX 卵睾型 DSD 需要与先天性肾上腺皮质增生症和 PMDS 鉴别(表 12-3)。

DSD 病例荟萃详见第十三章"梗阻性子宫阴道发育异常病例荟萃"病例 48~56。

表 12-3　46,XX 卵睾型 DSD 与 CAH 和 PMDS 鉴别

项目	46,XX 卵睾型 DSD	CAH	PMDS
社会表型	男性或女性	女性或男性	男性
核型	46,XX	46,XX	46,XY
性腺	卵睾 多位于正常卵巢位置,且多在右侧	卵巢	睾丸 隐睾,盆腔 / 腹股沟
血清激素水平测定	睾酮和睾酮 / 雌二醇比值降低 雌二醇可正常范围	17-OHP 浓度持续增高,雄烯二酮、睾酮增高,促肾上腺皮质激素增高或正常	AMH 水平可低于同龄人或与同龄人相同
临床表现	"男性",阴茎发育差,尿道下裂 "女性",男性化表现,阴蒂肥大	女性患儿阴蒂肥大 阴唇融合 皮肤色素沉着	男性外生殖器 隐睾或腹股沟疝
子宫体	有,但发育异常	有	有
阴道	通常有阴道或有部分阴道	有阴道	有阴道上 2/3

（王慧芳　秦成路　王玥　胡守容）

参 考 文 献

1. LEE P A, HOUK C P, AHMED S F, et al. Consensus statement on management of intersex disorders. International Consensus Conference on Intersex. Pediatric, 2006, 118 (2): e488-500.

2. 中华预防医学会生育力保护分会生殖内分泌生育保护学组. 性发育异常分类与诊断流程专家共识. 生殖医学杂志, 2022, 31 (7): 871-875.

3. 中华医学会儿科学分会内分泌遗传代谢学组. 性发育异常的儿科内分泌诊断与治疗共识. 中华儿科杂志, 2019, 57 (6): 410-418.

4. 田秦杰. 性发育异常田秦杰 2020 观点. 北京: 科学技术文献出版社, 2020.

5. PYLE L C, NATHANSON K L. A practical guide for evaluating gonadal germ cell tumor predisposition in differences of sex development. Am J Med Genet C Semin Med Genet, 2017, 175 (2): 304-314.

6. BAKULA D M, MULLINS A J, SHARKEY C M, et al. Gender identity outcomes in children with disorders/differences of sex development: Predictive factors. Semin Perinatol, 2017, 41 (4): 214-217.

7. 巩纯秀, 李乐乐. 性发育异常的诊疗规程——基于大量临床实践和 400 余例 46, XY 性发育异常基因研究. 中华实用儿科临床杂志, 2017, 32 (20): 1521-1525.

8. FIOT E, ZENATY D, BOIZEAU P, et al. X chromosome gene dosage as a deter-minant of congenital malformations and of age-related comorbidity risk in patients with Turner syndrome, from childhood to early adulthood. Eur J Endocrinol, 2019, 180 (6): 397-406.

9. SWYER G I. Male hypogonadal syndromes. Proc R Soc Med, 1954, 47 (6): 436-439.

10. MCCANN-CROSBY B, MANSOURI R, DIETRICH J E, et al. State of the art review in gonadal dysgenesis: challenges in diagnosis and management. International journal of pediatric endocrinology, 2014, 2014 (1): 1-17.

11. ZIELIFISKA D, ZAJACZEK S, RZEPKA-G6RSKA I. Tumors of dysgenetic gonads in Swyer syndrome. J Pediatr Surg, 2007, 42: 1721-1724.

12. LANCIOTTI L, COFINI M, LEONARDI A, et al. Different clinical presentations and management in complete androgen insensitivity syndrome (CAIS). Int J Environ Res Public Heal, 2019, 16 (7): 1268.

13. CHEIKHELARD A, THIBAUD E, MOREL Y, et al. Complete androgen insensitivity syndrome: diagnosis and management. Expert Rev Endocrinol Metab, 2009, 4 (6): 565-573.

14. YANKOVIC F, CHERIAN A, STEVEN L, et al. Current practice in feminizing surgery for congenital adrenal hyperplasia; a specialist survey. Journal of pediatric urology, 2013, 9 (6): 1103-1107.

15. 中华预防医学会出生缺陷预防与控制专业委员会新生儿遗传代谢病筛查学组. 新生儿筛查遗传代谢病诊治规范专家共识. 中华新生儿科杂志, 2023, 38 (7): 385-394.

16. WILHELM D, PALMER S, KOOPMAN P. Sex determination and gonadal development in mammals. Physiol Rev, 2007, 87 (1): 1-28.

17. NAMAVAR-JAHROMI B, MOHIT M, KUMAR P V. Familial dysgerminoma associated with 46, XX pure gonadal dysgenesis. Saudi medical journal, 2005, 26 (5): 872-874.

18. KOHMANAEE S, DALILI S, RAD A H. Pure gonadal dysgenesis (46 XX type) with a familial pattern. Adv Biomed Res, 2015, 4: 162.

19. Picard J Y, Cate R L, Racine C, et al. The persistent Mullerian duct syndrome: an update based upon a personal experience of 157 cases. Sex Dev, 2017, 11 (3): 109-125.

20. NATARAJAN S, PERIASAMY M, RANGASAMY S, et al. Persistent mullerian duct syndrome: a single-center experience. J Indian Assoc Pediatr Surg, 2018, 23 (4): 203-205.

21. BANOTH M, NARU R R, INAMDAR M B, et al. Familial Swyer syndrome: a rare genetic entity. Gynecological Endocrinology, 2018, 34 (5): 389-393.

22. MEYER K F, FREITAS FILHO L G, SILVA K I, et al. The XY female and Swyer syndrome. Urology Case Reports, 2019, 26: 100939.

第十三章

梗阻性子宫阴道发育异常病例荟萃

【病例1】

1. 病史摘要 患者女性,30岁,未婚未育,有性生活,痛经5年余,发现子宫异常病灶3年余。患者平素月经规律,7天/28天,经量适中。既往无痛经,5年前开始无明显诱因出现痛经至今,痛经程度为重度(VAS 10分),需口服止痛药。痛经开始前2年间,外院多次超声检查均未提示异常;痛经开始后3年间,外院超声检查提示"子宫异常,疑似子宫肌瘤变性"和"囊性腺肌病可能",查CA125、CA199均未见异常,无月经周期异常改变,因诊断不明确,一直未予以处理。近几个月来,痛经明显加重,无法忍受,严重影响工作,为进一步诊治,来笔者医院就诊。门诊拟"子宫肌瘤变性"收入院。入院后专科检查:外阴、阴道发育正常,子宫颈光滑、常大,子宫后位、常大,压痛阳性,活动可,双侧附件区未触及明显异常。

2. 超声检查

(1)超声表现:经阴道二维、三维超声检查,子宫后位,形态基本正常;子宫腔形态正常,子宫左侧子宫角下方前外侧壁肌壁间见一部分向浆膜下凸出的壁厚的类圆形囊性病灶,大小约23mm×21mm,内透声差,周围肌层回声不均匀,可见斑点状高回声和不规则的低回声,CDFI显示囊性病灶壁上见环状血流信号,其内未见血流信号(图13-1)。右侧卵巢内可见一大小约18mm×15mm的无回声区,内可见

细小点状弱回声;左侧卵巢大小正常,内未见异常回声。双肾大小形态正常。

(2)超声提示:①符合子宫附腔畸形(ACUM)声像;②子宫附腔周围肌层腺肌病?

3. MRI检查

(1)MRI表现:子宫呈后位,大小约28mm×33mm×70mm(前后径×横径×上下径),子宫左侧子宫角下方的肌壁间见一类圆形异常信号,与子宫腔不相通,其大小约34mm×33mm×28mm,中央呈短T_1、稍长T_2信号,周边呈等T_1、稍短T_2信号,与交界区相仿,DWI未见弥散受限;增强后中央短T_1信号区未见强化,周边等T_1区强化与交界区相仿(图13-2)。

(2)MRI提示:子宫体左部异常信号,考虑子宫附腔畸形(ACUM)。

4. 宫腔镜和腹腔镜检查

(1)宫腔镜:宫腔形态正常,子宫内膜光滑,双侧输卵管开口可见。

(2)腹腔镜:子宫大小基本正常,表面光滑,子宫左前外侧壁圆韧带下方见一大小约40mm×35mm的凸起,右侧卵巢表面见数个紫蓝色子宫内膜异位症病灶及一20mm×15mm大小的囊肿,双侧宫骶韧带见散在紫蓝色子宫内膜异位症病灶,双侧输卵管外观及走行基本正常。腹腔镜下行"子宫附腔切除术+盆腔子宫内膜异位症病灶电灼术+右侧卵巢子宫内膜异位囊肿剥除术"(图13-3)。

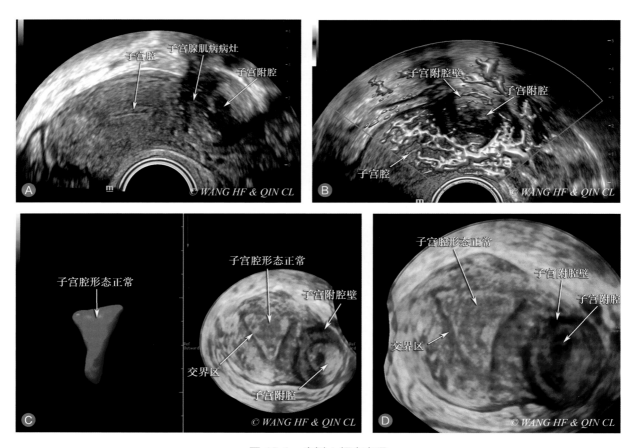

图 13-1　病例 1 超声表现

A. 经阴道二维超声检查,子宫左前外侧壁子宫角下方肌壁间见子宫附腔,内透声差,周围肌层回声不均匀; B. CDFI 显示囊性病灶壁上见环状血流信号,其内未见血流信号; C、D. 三维超声显示子宫腔形态正常,子宫交界区显示清晰,子宫附腔与子宫腔不相通。

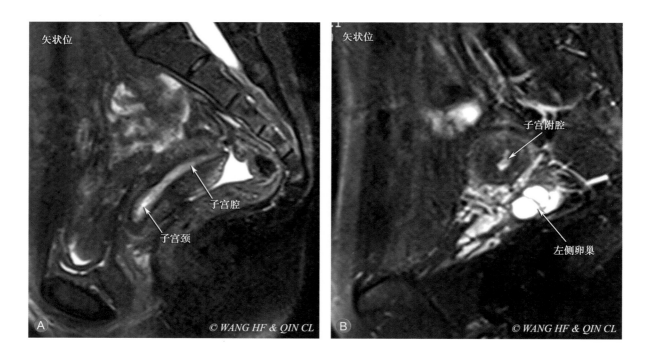

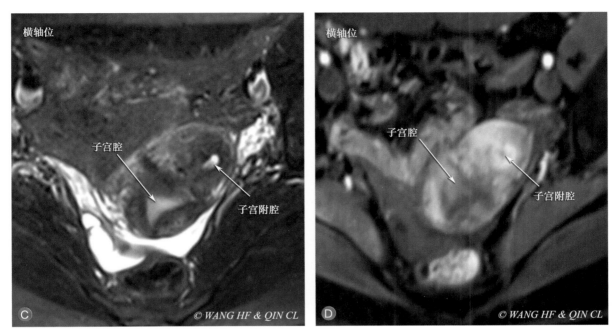

图 13-2　病例 1MRI 表现

A~D. 子宫左侧子宫角下方的肌壁间见类圆形信号影，与子宫腔不相通，中央见囊腔样结构，
子宫内膜、交界区和肌层结构清晰，未见异常信号影。

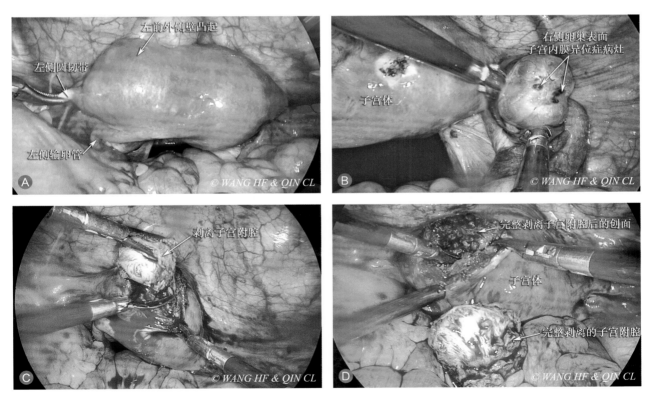

图 13-3　病例 1 腹腔镜检查

A. 子宫左前外侧壁圆韧带下方一病灶凸起；B. 右侧卵巢子宫内膜异位症病灶；C、D. 完整剥离子宫附腔。

5. 术后病理诊断 大体见"子宫附腔"标本，大小约 20mm×20mm×21mm，剖检切面灰白、灰红，为一壁厚囊性肿物，内见少量咖啡色液体(图 13-4)。

镜下见内壁衬覆内膜腺上皮和间质，周围肌层组织内见散在子宫内膜腺体和间质。病理诊断：符合子宫附腔畸形，周围肌层内见腺肌病病灶。

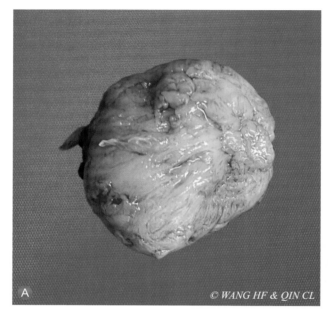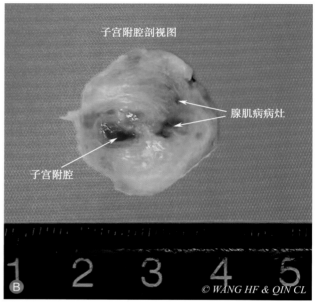

图 13-4　病例 1 标本图
A. 完整切除的子宫附腔；B. 剖检标本为一壁厚囊性结构，内见少量咖啡色液体，周围肌层见散在腺肌病病灶。

6. 最终临床诊断(图 13-5)
(1) 子宫附腔畸形(ACUM)。
(2) 右侧卵巢子宫内膜异位囊肿。
(3) 盆腔子宫内膜异位症。
(4) 子宫腺肌病。

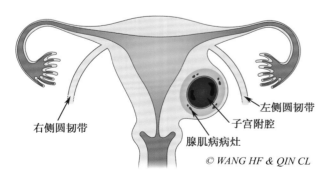

图 13-5　病例 1 示意图

7. 病例分享要点 本例为一例典型 ACUM 病例，符合 ACUM 临床、超声、MRI、宫腹腔镜和病理检查的典型表现。ACUM 需要与子宫肌瘤变性和成年型囊性腺肌病鉴别(详见第四章第一节"子宫

附腔畸形")。子宫附腔畸形典型超声和腹腔镜表现见视频 13-1。

视频 13-1

(王慧芳　魏蔚霞　胡小红　王玥)

【病例 2】

1. 病史摘要 患者女性，24 岁，未婚，无性生活，因"发现盆腔肿物 6 年余，下腹隐痛伴阵发性刺痛半年"在当地医院就诊，超声提示"完全纵隔子宫之右侧宫腔积血"，MRI 提示"子宫右侧壁浆膜层与右侧卵巢间见一卵圆形结构，未与子宫腔相通，残角子宫合并子宫腔内积液、积血？"。临床考虑"残角子宫畸形"，行腹腔镜探查术，术中见"左侧附件区外观正常，子宫右侧见大小约 40mm×30mm×20mm 的残角子宫，

紧贴子宫,与子宫并行,残角子宫下方有一大小约 30mm×20mm×30mm 的囊性包块,术中穿刺抽出囊腔积液,为咖啡色液体"。术后考虑诊断"右侧残角子宫",未行切除,病情稳定出院。术后 2 个月,痛经明显加重,需要服用药物止痛。为进一步诊治,就诊笔者医院,门诊拟"残角子宫畸形"收入院。近 6 年来,患者曾多次行超声检查,结果各异:"右侧输卵管积液""右侧卵巢囊肿""右侧卵巢囊腺瘤""双子宫之一积血""先天性子宫畸形右侧子宫腔积液""完全纵隔子宫之右侧宫腔积血"。入院后专科检查:未婚未产式,外阴发育正常。肛门指诊:子宫前位,体积增大,宫体右侧壁压痛阳性,活动可,双侧附件区未触及明显异常。

2. 超声检查

(1)超声表现:经腹及经直肠二维、三维超声检查,子宫呈前位,子宫形态基本正常;子宫腔形态正常,子宫内膜线居中,厚约 8.5mm;子宫右前外侧壁可见一长条形无回声病灶,下缘达子宫颈水平,与子宫腔不相通,大小约 63mm×38mm×29mm(上下径 × 左右径 × 前后径),周边可见肌层回声,最厚约 5.7mm,内可见范围约 56mm×23mm×17mm(上下径 × 左右径 × 前后径)的无回声区,透声好;CDFI 显示无回声病灶壁上见环状血流信号,囊腔内未见血流信号(图 13-6)。双侧卵巢显示清,双侧附件区未见明显异常回声。双肾大小形态正常。

(2)超声提示:子宫右前外侧壁所见异常声像,考虑子宫附腔畸形(ACUM)伴积血。

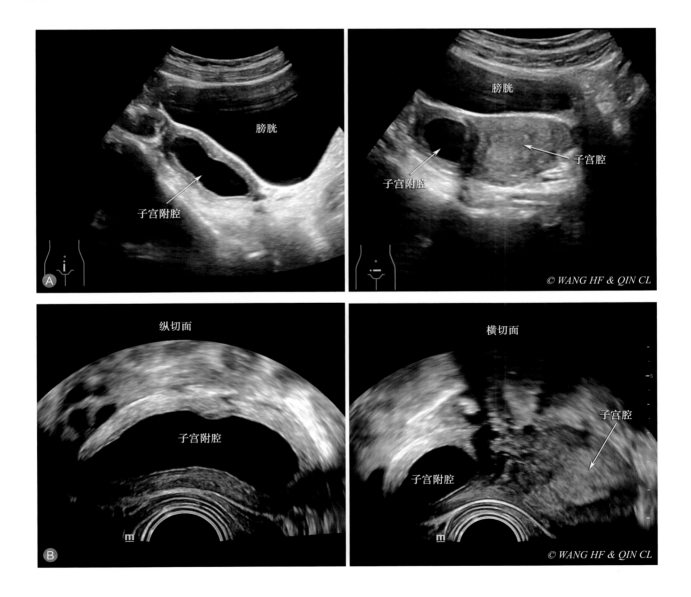

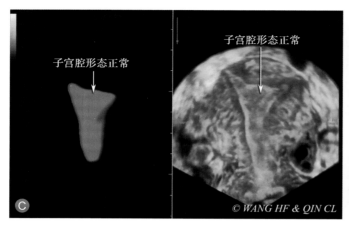

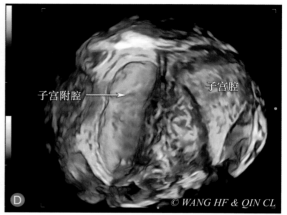

图 13-6　病例 2 超声表现

A、B. 经腹及经直肠二维超声检查,子宫右前外侧壁可见一壁厚的长条形无回声病灶,透声好;

C、D. 三维超声显示子宫腔形态正常,子宫交界区显示清晰,无回声病灶与子宫腔不相通。

3. MRI 检查(外院检查,本院会诊读片)

(1)MRI 表现:子宫前位,内膜厚约 5.2mm,子宫内膜、交界区及肌层分界清楚,子宫右侧壁见一长椭圆形结构向外凸出,呈长 T_1、长 T_2 囊腔样信号,其外周见类子宫肌层结构,大小约 67mm × 35mm × 49mm,增强扫查囊腔信号未见明显强化,近囊腔区边缘见弧形明显强化带,其外周类肌层结构强化程度较子宫肌层稍弱。病变未与子宫腔相通(图 13-7)。

(2)MRI 提示:考虑子宫右侧壁子宫附腔畸形,未与子宫腔相通。

4. 腹腔镜　子宫正常大小,子宫右前外侧壁见一"囊性肿物"向阔韧带凸出,下缘直达子宫颈水平,双侧输卵管、卵巢外观未见异常。腹腔镜下行子宫右前外侧"囊性肿物"剥除术,完整剥离"囊性肿物"。术中考虑"子宫附腔畸形"(图 13-8)。

5. 术后病理诊断　大体见切除的"囊性肿物"标本大小约 60mm × 47mm × 20mm,剖检为一壁厚囊腔结构,内见约 10ml 咖啡色样液体流出(图 13-9)。镜下见囊腔病灶壁梭形细胞编织状排列,内壁被覆子宫内膜上皮。病理诊断:符合子宫附腔畸形。

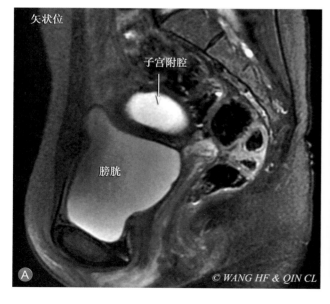

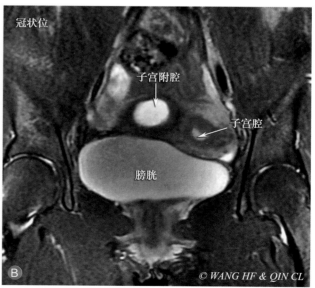

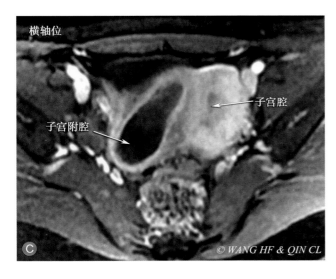

图 13-7 病例 2 MRI 表现

A~C. 子宫内膜、交界区及肌层分界清楚,子宫右侧壁见一长椭圆形子宫附腔向外凸出,其外周见类子宫肌层结构,子宫附腔未与子宫腔相通。

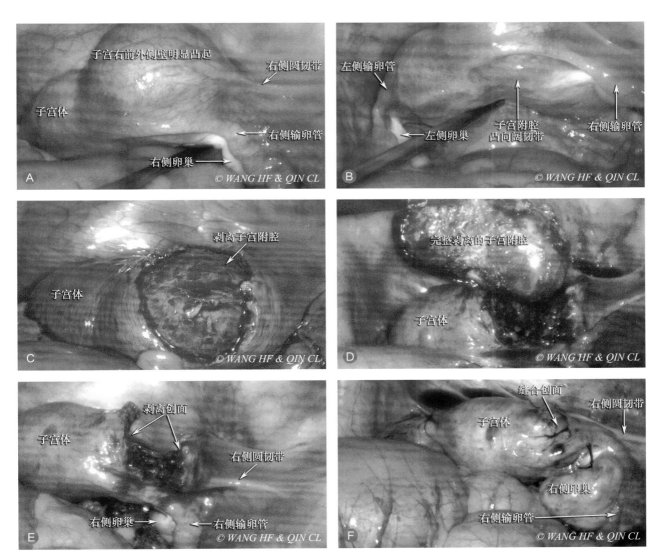

图 13-8 病例 2 腹腔镜

A、B. 子宫右前外侧壁可见囊性病灶凸起,并延伸到阔韧带;C~F. 完整剥离子宫附腔病灶。

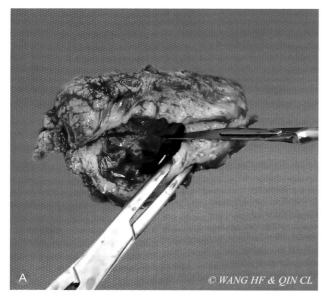

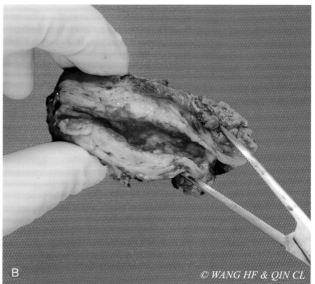

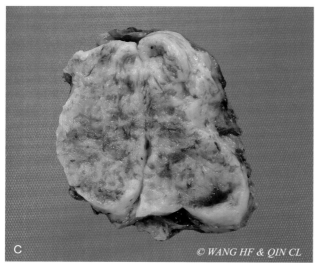

图 13-9 病例 2 标本图
A、B. 完整剔除子宫附腔,剖检标本为一壁厚囊腔性结构,内含积血;C. 内壁光滑。

6. 最终临床诊断(图 13-10)
子宫附腔畸形(ACUM)。

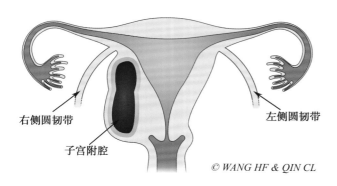

右侧圆韧带
子宫附腔
左侧圆韧带

© WANG HF & QIN CL

图 13-10 病例 2 示意图

7. 病例分享要点 文献报道子宫附腔畸形的附腔病灶大小通常为 20~40mm,而本例病灶大小超

过 60mm,且为长椭圆形,下缘直达子宫颈水平,实为罕见,为一例非典型 ACUM 病例,故造成术前外院多次超声检查均误诊。所以,要提高对本病的认识,病灶大小不能作为诊断标准,在临床工作中,需要结合病史才能做出正确的诊断(详见第四章第一节"子宫附腔畸形")。子宫附腔畸形(较大附腔)超声和腹腔镜表现见视频 13-2。

视频 13-2

(秦成路 王慧芳 刘延花 赖云英)

【病例3】

1. 病史摘要　患者女性,20岁,未婚,有性生活,痛经7年加重3年。患者13岁初潮即出现无明显诱因左下腹疼痛,影响学习与生活,需服止痛药缓解,月经规律,经量正常,无性交痛。外院多次超声检查未见明显异常。为进一步诊治来笔者医院就诊,门诊超声检查和MRI检查均提示"子宫附腔畸形"。门诊拟"子宫附腔畸形"收入院。入院后专科检查:外阴、阴道发育正常,子宫颈光滑常大,无举痛,子宫前位,稍增大,子宫左前壁可触及包块,大小约20mm×20mm,轻压痛,双侧附件区未触及明显异常。

2. 超声检查

(1)超声表现:经阴道二维、三维超声检查,子宫前位,大小形态正常,子宫腔形态正常;子宫左侧子宫角下方前外侧壁肌壁间见一个不均匀中高回声病灶,大小约28mm×21mm,内部可见子宫内膜样回声,并可见蠕动,内未见无回声区,其周围肌层回声不均匀,见岛状高回声及小无回声区,CDFI显示周围肌层见跨病灶血流信号。子宫内膜厚约8mm,回声不均匀,内可见几个稍高回声,较大约18mm×7mm,扁平状,与子宫内膜基底层分界清(图13-11)。双侧卵巢可见,双侧附件区未见异常回声。双肾大小形态正常。

(2)超声提示:①子宫左前外侧壁肌层内异常声像,考虑子宫附腔畸形(ACUM),周围见子宫腺肌病声像,建议进一步MRI检查;②子宫内膜多发息肉样病变。

3. MRI检查

(1)MRI表现:盆腔MRI平扫见子宫呈前倾前屈位,大小形态正常,子宫体部左侧壁肌层见一类圆形稍长、等T_1、长T_2信号,直径约10mm,高b值DWI呈高信号,周围环以稍短T_2信号,直径约28mm,边界欠清。余子宫肌层未见异常信号。子宫内膜稍厚,约16mm(图13-12)。膀胱部分充盈,壁无明显增厚。直肠壁无增厚。盆腔及双侧腹股沟区未见明显肿大淋巴结。盆腔见少量积液信号。

(2)MRI提示:子宫体部左侧壁肌层异常信号,考虑子宫附腔畸形(ACUM)可能。

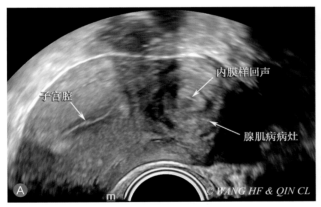

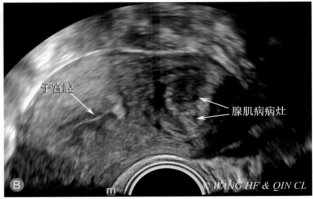

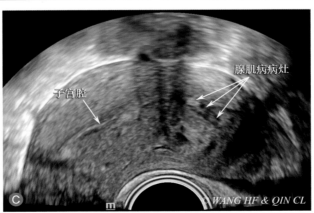

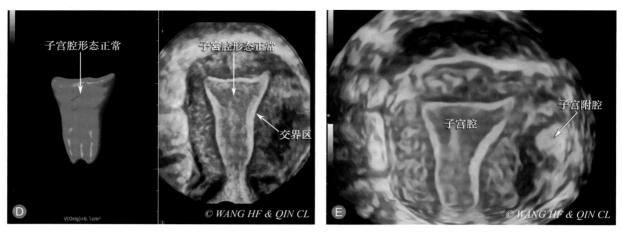

图 13-11　病例 3 超声表现

A. 经阴道二维超声检查，子宫左前外侧壁肌壁间见子宫附腔，内部见内膜样回声，内未见无回声区；B、C. 其周围肌层回声不均匀，内见岛状高回声及小无回声区；D、E. 三维超声子宫腔形态正常，子宫交界区显示清晰，病灶与子宫腔不相通。

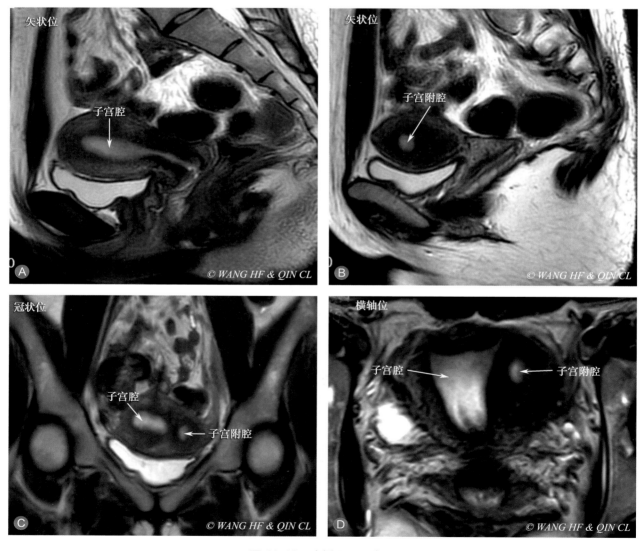

图 13-12　病例 3MRI 表现

A~D. 子宫腔形态正常，子宫内膜、交界区及肌层结构清晰，子宫体部左侧壁
肌层见一类圆形子宫附腔，边界欠清，与子宫腔不相通。

4. 宫腔镜和腹腔镜

（1）宫腔镜：子宫腔形态正常，子宫内膜厚，呈多发息肉样改变，双侧输卵管开口可见。

（2）腹腔镜：子宫大小基本正常，表面光滑，子宫左前侧壁圆韧带内侧见一大小约 30mm×25mm 的凸起；双侧卵巢外观正常；双侧输卵管走行正常。行腹腔镜下子宫附腔病灶剥离术，完整剥离病灶（图 13-13）。

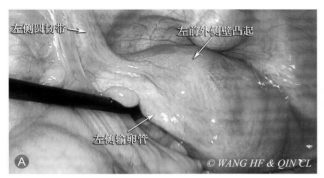

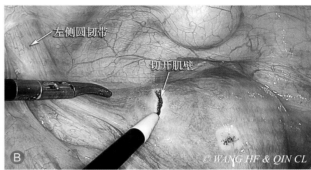

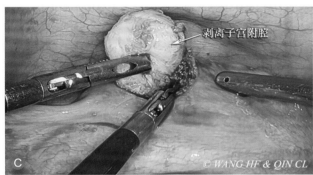

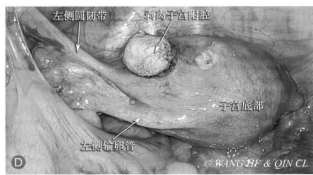

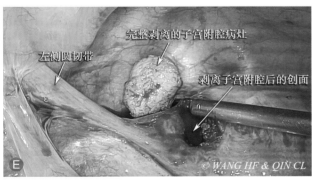

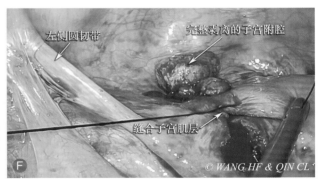

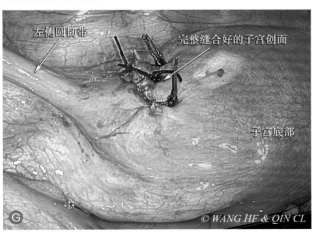

图 13-13　病例 3 腹腔镜

A. 腹腔镜见左侧圆韧带下方子宫左前外侧壁一病灶凸起；
B~F. 完整剥离子宫附腔；G. 缝合子宫肌层。

5. 术后病理诊断 大体见切除的"子宫附腔"标本,大小约 22mm×18mm×15mm,剖检切面灰黄实性,为一壁厚的腔样结构,见内膜,内未见积血(图 13-14)。镜下显示子宫腔样结构内可见子宫内膜腺体和间质,周围肌层内可见子宫内膜腺体和间质。病理诊断:符合子宫附腔畸形,周围肌壁间见子宫腺肌病病灶。

6. 最终临床诊断(图 13-15)

(1)子宫附腔畸形(ACUM)。

(2)子宫腺肌病。

(3)子宫内膜息肉样增生。

7. 病例分享要点 本病例超声和 MRI 均可见附腔内有典型的子宫内膜的表现,而未见积血。查阅文献,暂未见此种类型的病例报道。子宫附腔内未见积血,可能是子宫附腔内的内膜发育不良。

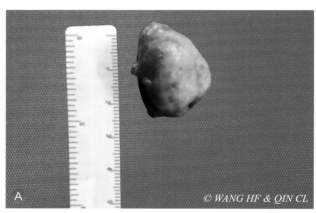

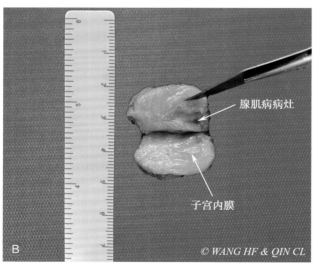

图 13-14 病例 3 标本图
A、B. 完整剥离的子宫附腔病灶,剖检为一壁厚的子宫腔样结构,内未见积血,可见内膜组织,环绕内膜组织的肌层内见腺肌病病灶。

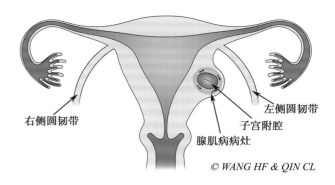

图 13-15 病例 3 示意图

ACUM 的表现也是多种多样的,不以子宫附腔内积血为必要诊断条件,在临床工作中,需要结合病史才能做出正确的诊断(详见第四章第一节"子宫附腔畸形")。子宫附腔畸形(附腔无积血)超声和腹腔镜表现见视频 13-3。

视频 13-3

(王慧芳 魏蔚霞 胡小红 王玥)

【病例 4】

1. 病史摘要 患者女性,39 岁,已婚未育,痛经进行性加重 4 年余,发现子宫异常回声 4 年余。平素月经规律,无明显痛经,4 年余前开始无明显诱因出现痛经,痛经程度为中度(VAS 5~6 分)。4 年来多次超声检查提示"子宫右侧壁腺肌瘤可能"和"子宫右侧壁囊性肿块,考虑肌瘤变性"。近 1 年来,痛经加重难忍,痛经程度为重度(VAS 10 分),严重影响生活和工作,4 个月前行"子宫腔内左炔诺孕酮宫内缓释节育系统放置术"以期减轻痛经,但痛经无明显缓解而再次就医。门诊超声和 MRI 检查均提示"子宫附腔畸形"。门诊拟"子宫附腔畸形"收入院。入院后专科检查:外阴、阴道发育正常,子宫颈光滑常大,无举痛,子宫后位,饱满,轻压痛。

2. 超声检查

(1)超声表现:经阴道二维、三维超声,子宫底部形态正常,两侧子宫角部可见,子宫腔形态正常,子宫腔内可见"左炔诺孕酮宫内缓释节育系统"回声,位置正常;右侧子宫角下方子宫右前侧壁肌壁间可见两个紧邻的壁厚的囊性病灶,大小分别为 23mm×17mm 和 18mm×12mm,囊腔内见磨玻璃样回声,囊腔大小分别为 15mm×12mm 和 9mm×8mm,两囊腔的囊壁厚均为 4.2mm,CDFI 显示两个囊性病灶壁上见环状血流信号,两个囊腔内未见血流信号(图 13-16)。左侧卵巢大小基本正常,内可见两个壁光滑的无回声区,大小分别为 9.4mm×7.7mm 和 9.2mm×7.2mm,内可见点状弱回声;右侧卵巢大小基本正常,内未见明显异常回声。双肾大小形态正常。

(2)超声提示:①子宫右前侧壁所见异常声像,考虑子宫附腔畸形(ACUM);②宫内见"左炔诺孕酮宫内缓释节育系统",位置正常;③左侧卵巢内小囊肿。

3. MRI 检查

(1)MRI 表现:子宫呈后倾后屈位。子宫右侧壁及子宫角下方分别见类圆形短 T_1、长 T_2 信号,大小分别约 16mm×13mm×18mm、11mm×10mm×

10mm,较小者 T_2WI 内见点状低信号,二者均被厚约 2mm 短 T_2 信号环绕。右侧附件区见一类圆形长 T_1、长 T_2 信号影,直径约 24mm;左侧附件区见一类圆形短 T_1、短 T_2 信号影,直径约 10mm。子宫腔内见"左炔诺孕酮宫内缓释节育系统"信号(图 13-17)。

(2)MRI 提示:①子宫右前侧壁及子宫角下方异常信号,考虑子宫附腔畸形;②左侧卵巢子宫内膜异位囊肿;③右侧附件区良性囊肿。

4. 宫腔镜和腹腔镜

(1)宫腔镜:宫腔镜直视下取出左炔诺孕酮宫内缓释节育系统,子宫腔形态正常,两侧输卵管开口正常。

(2)腹腔镜:见子宫稍饱满,表面光滑,子宫右前外侧壁圆韧带附着处下方见一大小约 40mm×30mm 的凸起;左侧卵巢表面可见 3 个大小不等的褐色囊肿,较大者约 20mm×20mm,较小者约 5mm×5mm;右侧卵巢、双侧输卵管外观形态正常;双侧宫骶韧带见散在紫蓝色子宫内膜异位症病

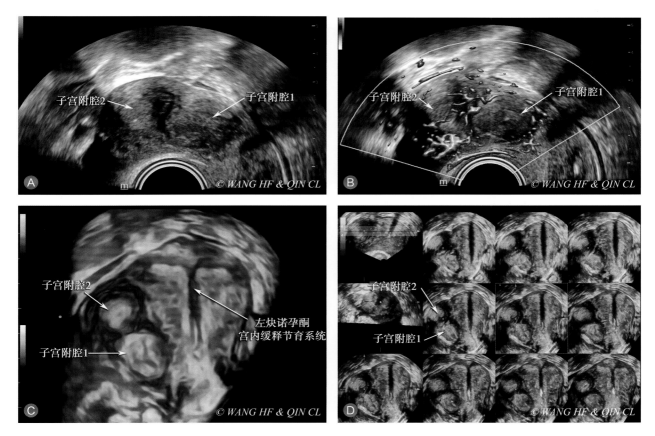

图 13-16　病例 4 超声表现

A、B. 经阴道二维超声检查,子宫右前外侧壁肌壁间可见两个紧邻的壁厚子宫附腔,囊腔内见磨玻璃样回声,壁上见环状血流信号,囊腔内未见血流信号;C、D. 三维超声显示子宫腔形态正常,子宫腔内见左炔诺孕酮宫内缓释节育系统,子宫附腔与子宫腔不相通。

灶。腹腔镜下行"子宫附腔病灶剥离术＋左侧卵巢囊肿剥除术＋盆腔子宫内膜异位症病灶电灼术"（图 13-18）。

5. 术后病理诊断 大体见切除的附腔病灶标本大小约 38mm×29mm×25mm，剖检可见两个壁厚的囊腔样结构（图 13-19）。镜下见附腔病灶囊壁内衬覆子宫内膜样腺体及间质。病理诊断：符合子宫附腔畸形。

6. 最终临床诊断（图 13-20）

（1）子宫附腔畸形（ACUM）。

（2）左侧卵巢子宫内膜异位囊肿。

（3）盆腔子宫内膜异位症Ⅲ期。

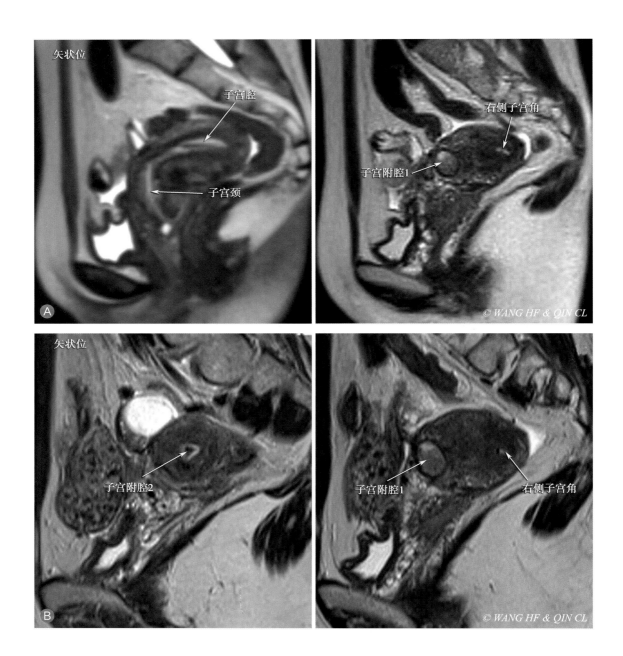

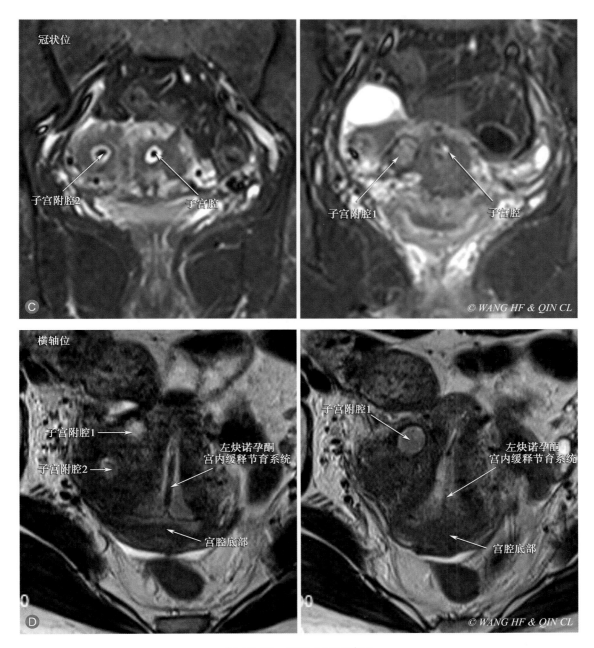

图 13-17　病例 4 MRI 表现

A~D. 子宫呈后倾后屈位,子宫右侧壁及子宫角下方分别见壁厚约 2mm 的类圆形子宫附腔,
子宫腔内见 "左炔诺孕酮宫内缓释节育系统" 信号。

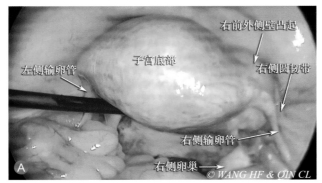

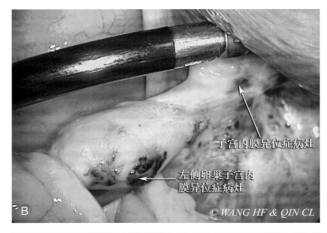

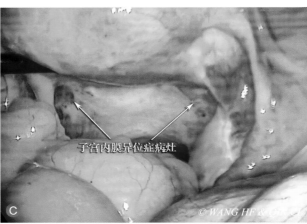

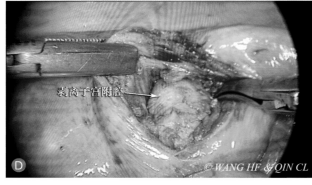

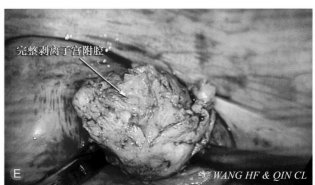

图 13-18　病例 4 腹腔镜

A. 子宫右前外侧壁圆韧带附着处下方见一病灶凸起；B、C. 左侧卵巢和宫骶韧带可见子宫内膜异位症病灶；

D、E. 完整剥离的子宫附腔。

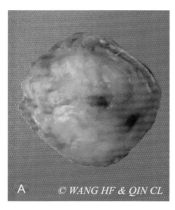

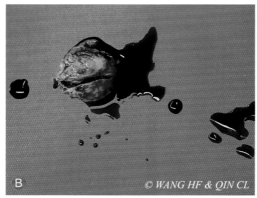

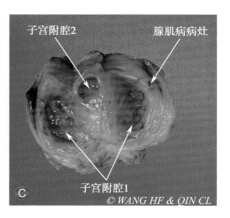

图 13-19　病例 4 标本图

A. 完整剥离的子宫附腔；B. 切开标本内见积血流出；C. 剖检标本见两个紧邻的壁厚的子宫附腔。

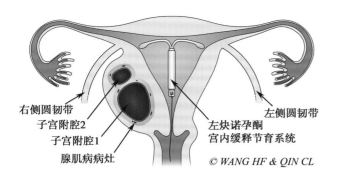

图 13-20　病例 4 示意图

右侧圆韧带
子宫附腔2
子宫附腔1
腺肌病病灶
左炔诺孕酮宫内缓释节育系统
左侧圆韧带
© WANG HF & QIN CL

7. 病例分享要点　本例子宫附腔畸形表现为两个囊性病灶,与典型的孤立性病灶表现不同。查阅文献也有报道,个别病例在子宫的同一侧区域存在两个附腔的情况。所以不以附腔个数为必要诊断条件,临床工作中需要结合病史,才能作出正确诊断(详见第四章第一节"子宫附腔畸形")。子宫附腔畸形(2 个附腔)超声和腹腔镜表现见视频 13-4。

视频 13-4

（王慧芳　魏蔚霞　胡小红　王　玥）

【病例 5】

1. 病史摘要　患者女性,12 岁 10 个月,9 个月前月经初潮,近 5 个月开始周期性下腹痛,本次月经痛经较前明显加重,痛经程度为重度(VAS 10 分),伴恶心、呕吐,持续 4 天,在外院就诊,盆腔彩超提示:①右附件异常声像,考虑子宫内膜异位症可能,卵巢蒂扭转不除外。②考虑不全纵隔子宫可能。盆腔 MRI 提示右侧输卵管巧克力囊肿,不除外合并扭转,不除外多囊卵巢,纵隔子宫。临床即给予抗炎等支持对症治疗,症状稍缓解。半个月后在当地儿童医院就诊,盆腔彩超提示:①子宫声像异常,考虑纵隔子宫、右侧宫腔积液;②右侧附件区囊性团块(42mm×16mm×19mm)。性激素六项检查均正常。现患者无腹痛及腹胀,无阴道流血及流液等不适症状,为进一步确诊和治疗,遂就诊笔者医院,门诊拟"纵隔子宫"收入院。入院后专科检查:外阴发育正常,可见处女膜,会阴正常,有阴道,肛门指诊在盆腔中央可触及一个子宫,活动度可,无压痛,右侧附件增厚,无压痛,左侧附件区未扪及明显异常。

2. 超声检查

(1)超声表现:经腹及经直肠二维、三维超声检查,子宫后位,外部轮廓基本正常,子宫底部横切面稍增宽,子宫腔内结构异常,子宫腔内可见一肌性斜隔将子宫腔分为两部分,在最厚处测量肌性斜隔厚约 10mm。左侧子宫腔呈管状,内膜厚约 6mm,与子宫颈相连;右侧子宫腔内可见无回声区,范围约 36mm×12mm×15mm,与右侧输卵管相通,连续追踪扫查,右侧输卵管扩张,最宽处约 17mm(图 13-21)。双侧卵巢呈多囊改变。直肠子宫陷凹见前后径 27mm 无回声区。双肾大小形态正常。

(2)超声提示:子宫所见异常声像,考虑 Robert 子宫,右侧子宫腔和输卵管积血;双侧卵巢多囊改变;盆腔积液。

3. MRI 检查

(1)MRI 表现:子宫横径增宽,宫内结构异常,子宫腔内可见一肌性斜隔,将子宫腔分成两部分,左侧子宫腔未见明显异常扩张,与子宫颈相连接;右侧子宫腔增宽,可见 T_1WI、T_2WI 高信号影,范围约 35mm×13mm×15mm,与右侧输卵管相通,右侧输卵管全程扩张,呈 T_1WI、T_2WI 高信号影,最宽处位于输卵管远端,宽约 15mm。双侧卵巢体积增大,内见多发类圆形液性信号影。盆腔可见游离积液(图 13-22)。

(2)MRI 提示:考虑符合 Robert 子宫,右侧子宫腔和输卵管积血;双侧卵巢多囊改变;盆腔积液。

4. 宫腔镜和腹腔镜

(1)宫腔镜:阴道内可见一个子宫颈,子宫腔呈管状,左侧子宫角及输卵管开口可见。电切镜(针形电极)自下向上切开子宫斜隔,暴露右侧子宫腔,见大量巧克力样液体流出,再改用环形电极切除子宫斜隔组织,右侧子宫角可见,右侧输卵管开口可见血凝块堵塞,钳夹并缓慢从输卵管内拖出长条状血凝块(图 13-23),腹腔镜下分离钳挤压右侧输卵管壶腹膨大处,宫腔镜下可见大量咖啡色液体从右侧输卵管开口逆流至子宫腔。清理子宫腔,子宫腔放置宫腔用交联透明质酸钠凝胶 3ml 预防粘连,子宫腔放置球囊压迫止血及扩张。

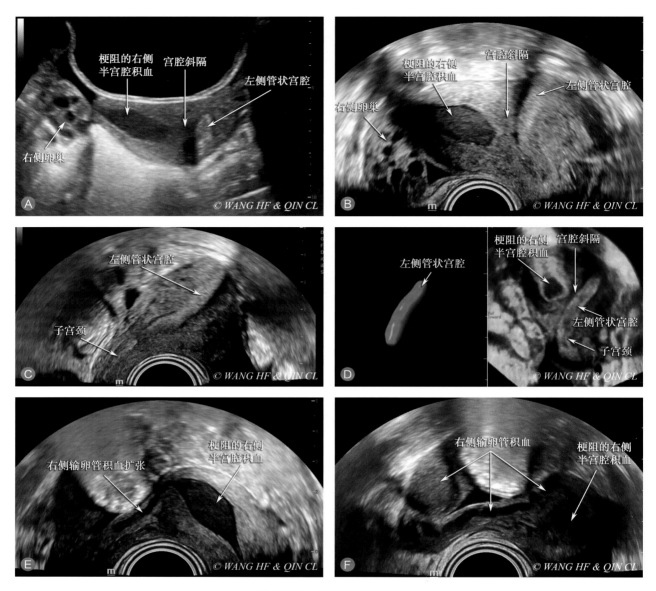

图 13-21　病例 5 超声表现

A~D. 经腹及经直肠二维、三维超声检查,子宫后位,外部轮廓基本正常,子宫底部横切面稍增宽,子宫腔内结构异常,子宫腔内可见一肌性斜隔将子宫腔分为两部分,左侧子宫腔呈管状,与子宫颈相连;E、F. 右侧梗阻的半宫腔内可见无回声区,与右侧输卵管相通,右侧输卵管积血扩张。

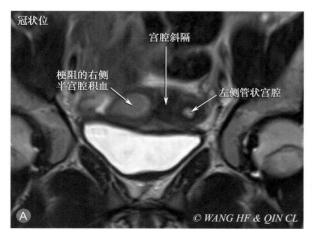

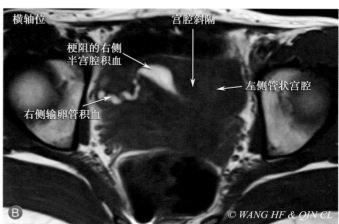

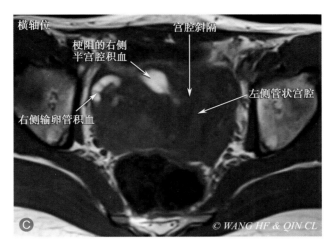

图 13-22　病例 5MRI 表现

A~C. 子宫外部轮廓正常,子宫横径增宽,子宫腔内可见一肌性斜隔,左侧子宫腔呈管状,与子宫颈相连接;右侧子宫腔增宽,
可见 T_1WI、T_2WI 高信号影,与右侧输卵管相通,右侧输卵管全程扩张,呈 T_1WI、T_2WI 高信号影。

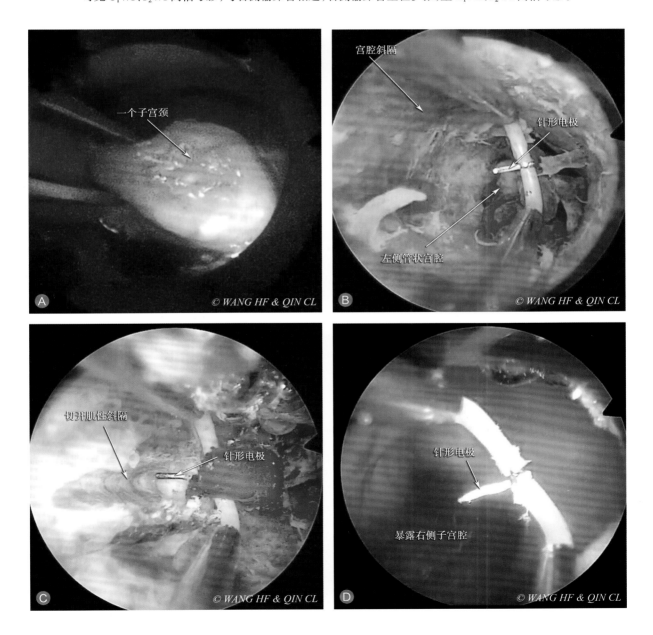

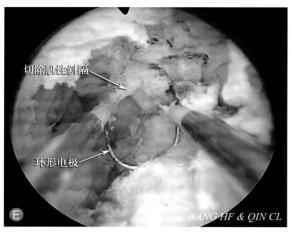

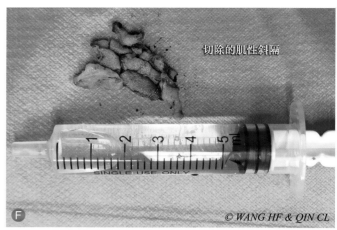

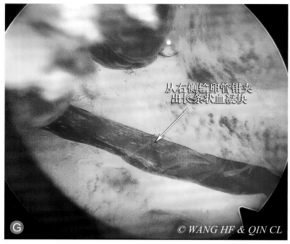

图 13-23 病例 5 宫腔镜

A. 阴道内可见一个子宫颈；B~D. 左侧子宫腔呈管状，针形电极切开子宫斜隔，暴露右侧子宫腔；E、F. 环形电极切除子宫斜隔组织；G. 从右侧输卵管钳夹出长条状血凝块。

（2）腹腔镜：子宫位于盆腔中部，子宫横径较宽，右侧子宫角稍膨隆，右侧输卵管壶腹部明显膨隆，伞端未见明显巧克力液体流出，考虑输卵管伞端与壶腹部不相通，盆腔内可见淡黄色积液，盆腔见子宫内膜异位症病灶，遂行"右侧输卵管整形术 + 子宫内膜异位症病灶电灼术"（图 13-24）。

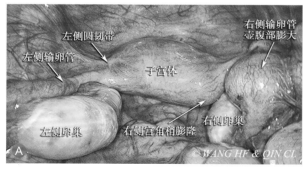

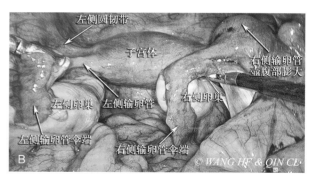

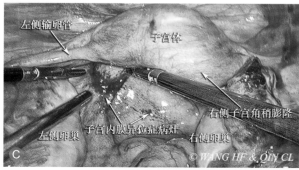

图 13-24 病例 5 腹腔镜

A. 子宫位于盆腔中部，子宫横径较宽，右侧子宫角稍膨隆，右侧输卵管壶腹部明显膨隆；B. 伞端未见明显积血流出；C. 盆腔见子宫内膜异位症病灶。

5. 最终临床诊断（图 13-25）

（1）子宫发育异常：Robert 子宫（Ⅰ型）。

（2）右侧输卵管积血。

（3）盆腔子宫内膜异位症。

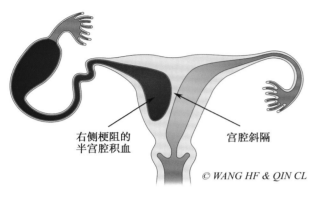

图 13-25　病例 5 示意图

6. 术后半年超声检查　经直肠二维、三维超

声检查，子宫外形基本正常，子宫底外形无切迹，子宫底浆膜层无明显凹陷；见一个子宫腔回声，子宫腔体积约 3.3cm³，子宫腔底部内膜稍向内凹陷，两侧子宫角较深，右侧子宫角较左侧子宫角宽大（图 13-26）。

7. 病例分享要点　本例为一例典型的 Robert 子宫 Ⅰ 型病例，符合 Robert 子宫的临床、超声、MRI、宫腹腔镜的典型表现。只要早发现、早诊断，正确的临床处理，可获得满意的临床效果（详见第四章第二节"Robert 子宫"）。Robert 子宫（Ⅰ型）超声、宫腔镜和腹腔镜表现见视频 13-5。

视频 13-5

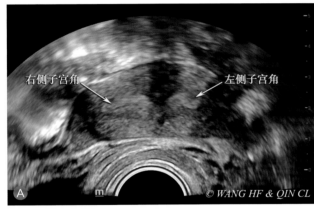

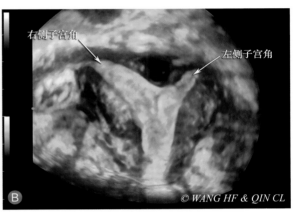

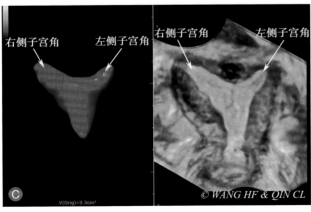

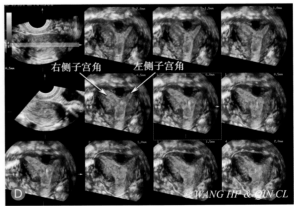

图 13-26　病例 5 术后半年超声表现

A~D. 经直肠二维、三维超声检查，子宫外形基本正常，子宫底外形无切迹，子宫底浆膜层无明显凹陷；
见一个子宫腔回声，两侧子宫角较深，子宫腔底部内膜稍向内凹陷。

（秦成路　王慧芳　石瑾秋　赖云英）

【病例6】

1. 病史摘要 患者女性,26岁,已婚未育。13岁初潮即出现痛经,后进行性加重,但能忍受,近半年痛经加重,难以忍受,痛经程度为重度(VAS 10分),需用止痛药缓解。平素月经规律,结婚3年未孕。门诊超声检查提示:子宫发育异常,考虑类纵隔残角子宫(右侧单角子宫合并左侧残角子宫)。为进一步明确诊断,门诊以"子宫畸形,原发性不孕"收入院。入院后专科检查:外阴发育正常,未产式,阴道通畅,子宫颈光滑,子宫前位,大小正常,双侧附件区未触及包块。

2. 超声检查

(1)超声表现:经阴道二维、三维超声检查,子宫前位,形态基本正常,子宫底部浆膜层未见凹陷,子宫腔内结构异常,底部横切面较宽,子宫底部内膜分离,右侧子宫腔呈管状,内膜厚约7mm,与子宫颈相通;左侧子宫角见范围约19mm×15mm的子宫

腔回声,外周为肌层组织包绕,与子宫颈不相通,其内回声不均匀,可见不规则高回声和前后径约3mm的无回声(图13-27)。左侧卵巢内可见一个大小约37mm×33mm的无回声区,右侧附件区未见异常回声。双肾大小形态正常。直肠子宫陷凹可见前后径约15mm的无回声区。

(2)超声提示:①考虑类纵隔型的单角子宫(右侧单角子宫合并左侧残角子宫腔内少量积血);②左侧卵巢囊肿;③盆腔少量积液。

3. 宫腔镜和腹腔镜

(1)宫腔镜:阴道通畅,见一个子宫颈,子宫颈光滑,子宫腔呈管状,右侧输卵管开口清晰可见,左侧输卵管开口未见,在宫腔镜指示下微型电极向左上方切开斜隔,直至可见梗阻的左侧半宫腔及左侧输卵管开口,子宫腔内未见明显积血,但见充血明显。术后再次宫腔镜检查,双侧输卵管开口可见,子宫颈管未见异常(图13-28)。

(2)腹腔镜:盆腔内积血约50ml,子宫外观正

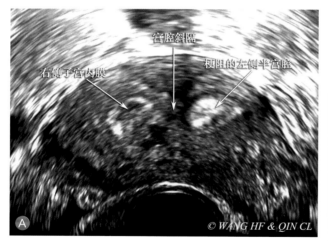

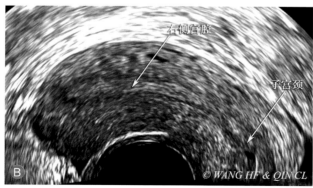

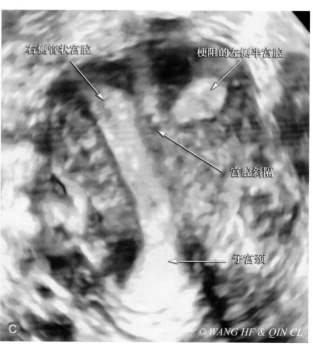

图13-27 病例6超声表现

A. 经阴道二维超声检查,子宫底部浆膜层未见凹陷,底部横切面较宽,子宫底部内膜分离,左侧残角子宫腔内少量积血;
B、C. 右侧子宫腔呈管状,与子宫颈相通、相连;左侧梗阻的半宫腔外周为肌层组织包绕与子宫颈不相连、不相通。

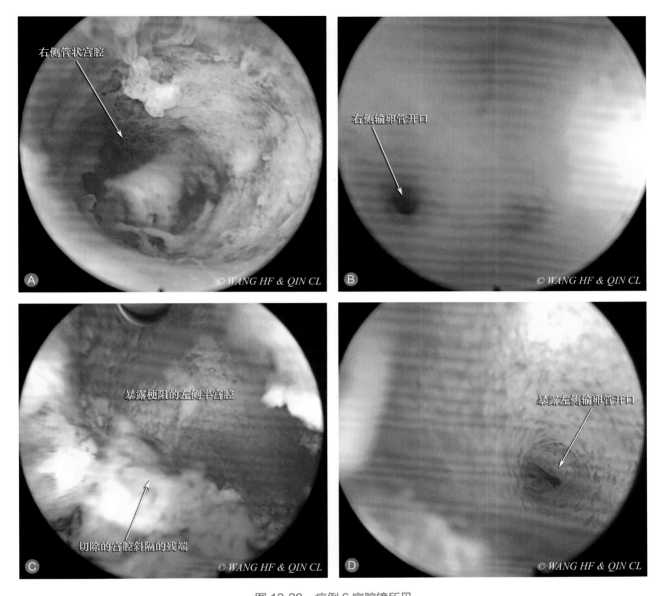

图 13-28　病例 6 宫腔镜所见

A、B. 右侧子宫腔呈管状,可见右侧输卵管开口；C、D. 切除宫腔斜隔,见充血明显的左侧梗阻的半宫腔和左侧输卵管开口。

常,未见明显畸形,子宫正常大小,中位,表面光滑。左侧卵巢囊肿大小约 40mm×30mm,左侧输卵管水肿增粗；右侧输卵管走行正常,右侧卵巢表面可见子宫内膜异位症病灶；双侧宫骶韧带可见散在子宫内膜异位症病灶。行"盆腔粘连松解术＋左侧卵巢囊肿剥除术＋盆腔子宫内膜异位症病灶电灼术"(图 13-29)。

4. 最终临床诊断(图 13-30)

(1)类纵隔残角子宫(右侧单角子宫合并左侧残角子宫)。

(2)左侧卵巢子宫内膜异位囊肿。

(3)盆腔子宫内膜异位症。

5. 病例分享要点　此病例为 10 多年前收集的病例,超声、宫腔镜及腹腔镜资料保存完整,回顾分析本病例临床和影像资料,认为此病例符合 Robert 子宫Ⅲ型的诊断。术前超声见梗阻的半宫腔较小,内可见少量积液,宫腔镜切开斜隔后未见明显的宫腔积血,但子宫腔充血明显,盆腔有明显逆流的经血集聚,说明梗阻的半宫腔是有功能性内膜的,周期性少量的经血逆流至盆腔,造成盆腔子宫内膜异位症。由于早期对此病的认识不够,误诊为类纵隔残角子宫。在临床工作中,当发现有疑惑的病例,应该留存

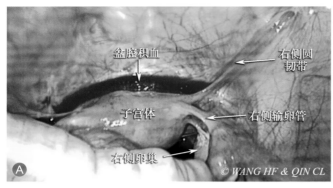
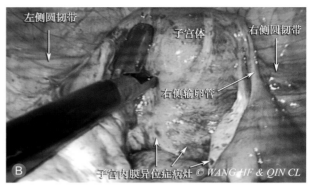
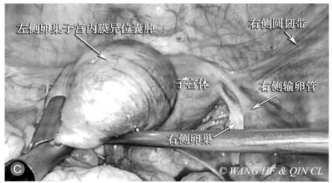
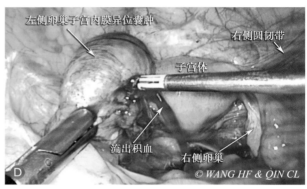

图 13-29　病例 6 腹腔镜

A.盆腔积血,子宫外部轮廓基本正常;B.右侧卵巢表面、盆腔内双侧宫骶韧带可见散在子宫内膜异位症病灶;C.左侧卵巢见子宫内膜异位囊肿;D.剥离左侧卵巢子宫内膜异位囊肿,见咖啡色液体流出。

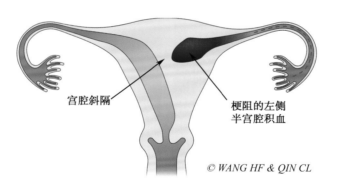

图 13-30　病例 6 示意图

好所有的相关资料,待以后回顾分析和学习。纵隔子宫、残角子宫和 Robert 子宫的声像图不一样,在临床工作中需要进行鉴别诊断(详见第四章第二节"Robert 子宫")。Robert 子宫(Ⅲ型)超声、宫腔镜和腹腔镜表现见视频 13-6。

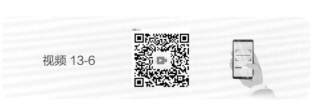

视频 13-6

(陈　华　金爱红　王慧芳)

【病例 7】

1. **病史摘要**　患者女性,23 岁,未婚未育,有性生活,平素月经基本规律。因停经 30 余天,伴恶心不适,自测尿 hCG(+),在当地医院就诊,经阴道彩超检查,右侧子宫角部可见大小约 11mm×9mm 的妊娠囊样回声,考虑右侧子宫角妊娠,建议上级医院就诊。两周后,停经 45 天,因"子宫角妊娠"来笔者医院就诊,门诊经阴道彩超检查提示:纵隔子宫,右侧子宫角妊娠。当天以"子宫角妊娠"收入院。入院后专科检查:外阴发育正常,未产式,阴道通畅,子宫颈光滑,子宫前位,大小正常,双侧附件区未触及包块。

2. **超声检查**(入院后第二天复查超声)

(1)超声表现:经阴道二维、三维超声检查,子宫前位,外部轮廓基本正常,子宫底部横切面稍增宽,子宫腔形态失常,右侧子宫角处见一大小约 17mm×10mm 的妊娠囊,囊内可见胚芽回声,CDFI 显示可见心管搏动血流信号;妊娠囊周围为肌性组织包绕,与左侧子宫腔不相通,左侧子宫腔呈管状,内膜厚约 8mm(图 13-31)。双侧卵巢显示清楚,双侧附件区未见明显异常回声。双肾大小形态正常。

(2)超声提示:残角子宫妊娠。

3. **超声引导下行吸宫术**　术中见探针和吸头均无法触及右侧子宫角处的妊娠囊。

4. **腹腔镜**　子宫如孕 6+ 周大,质软,右侧子宫角膨大,呈紫蓝色,表面未见破口,双侧附件外观正常。切开右侧子宫角,见妊娠囊,吸净胚囊,见子宫角呈盲腔。经阴道子宫腔内注射亚甲蓝,病灶区无紫染,病灶与子宫腔不相通。切除右侧子宫角处子宫内膜组织,给予缝合,并行右输卵管切除术。术中诊断"残角子宫妊娠"(图 13-32)。

5. **术后超声复查**　经阴道二维、三维超声检查,子宫外部轮廓基本正常,子宫底部横切面稍增宽,子宫腔形态失常,子宫腔内可见一斜行的肌性分隔(由子宫底至右侧宫壁),隔厚约 9mm,右侧子宫角处见一大小约 12mm×8mm 的高回声(术后改变),左侧子宫腔呈管状(图 13-33)。

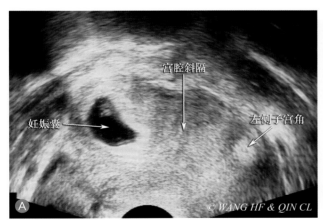

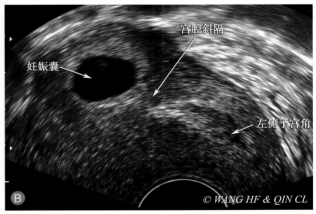

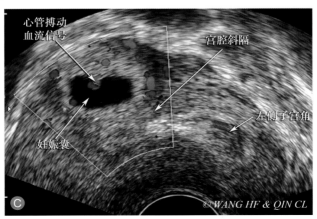

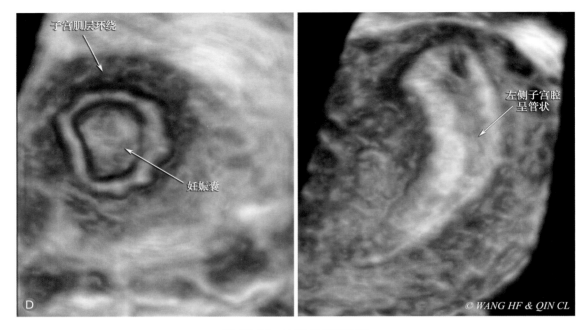

图 13-31　病例 7 超声表现

A~C. 经阴道二维超声检查,子宫外部轮廓正常,子宫底部横切面,右侧子宫角见妊娠囊回声,可见胚芽回声,CDFI 显示可见心管搏动血流信号;D. 三维超声检查,妊娠囊周围为肌性组织包绕,与左侧子宫腔不相通,左侧子宫腔呈管状。

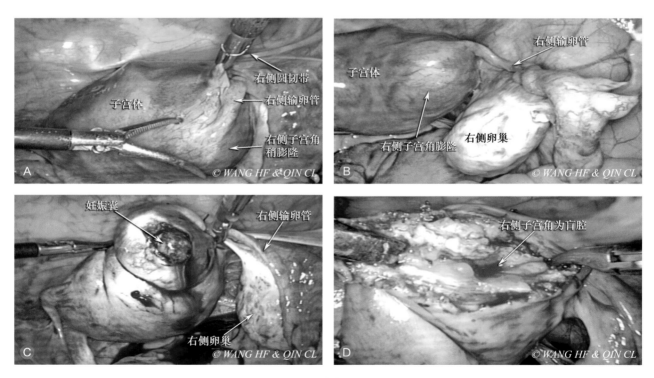

图 13-32　病例 7 腹腔镜

A、B. 子宫外部轮廓正常,右侧子宫角膨隆;C. 切开右侧子宫角部见妊娠囊;D. 剔除妊娠囊,见一盲腔。

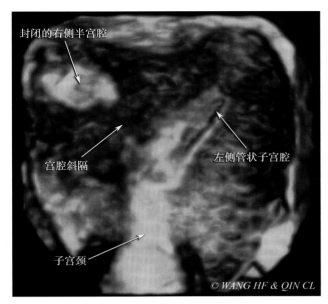

图 13-33　病例 7 超声表现（术后）

经阴道三维超声检查，子宫腔形态失常，子宫腔内可见一斜行的肌性分隔（由子宫底至右侧宫壁），右侧子宫角处见高回声（术后改变），左侧子宫腔呈管状。

6. 最终临床诊断（图 13-34）

右侧残角子宫妊娠。

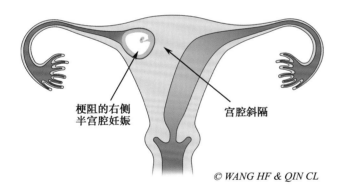

图 13-34　病例 7 示意图

7. 病例分享要点　本病例为 20 年前收集的病例，超声资料和腹腔镜资料保存较完整，回顾分析本病例临床和影像资料，认为此病例符合 Robert 子宫Ⅲ型，存在功能性内膜，合并右侧梗阻的半宫腔妊娠，实属罕见。由于早期对此病的认识不够，误诊为残角子宫妊娠。在临床工作中，当发现有疑惑的病例，应该留存好所有的相关资料，待以后回顾分析和学习。诊断 Robert 子宫需要与纵隔子宫和残角子宫鉴别（详见第四章第二节"Robert 子宫"）。Robert 子宫（Ⅲ型）合并梗阻的半宫腔早孕超声和腹腔镜

表现见视频 13-7。

视频 13-7

（李华峰　林琪　王慧芳）

【病例 8】

1. 病史摘要　患者女性，43 岁，孕 4 产 2，第 1 胎足月顺产，第二胎因"妊娠高血压"足月剖宫产。6 年前孕 4⁺ 个月引产 1 次。平素月经规律。近 2 年月经不规律，周期 30~60 天，近 4 个月无月经来潮，自己感觉"下腹部包块"在当地区级医院就诊，门诊超声检查提示"孕 15⁺ 周，宫内单活胎"。患者在当地区级医院行产前检查，唐氏筛查提示高风险，建议至上级医院行羊水穿刺。患者就诊笔者医院产前诊断门诊，门诊超声检查提示"孕 18 周大小，左侧子宫底水平妊娠，不排除残角子宫妊娠；左侧子宫角处严重宫腔粘连合并左侧子宫角处妊娠？；母体多发性肌瘤"。当天门诊以"停经 17⁺⁶ 周，发现左侧子宫角妊娠 2 小时余"收入院。入院后专科检查：外阴、阴道发育正常，阴道通畅，分泌物未见明显异常，子宫颈常大光滑，无举痛，子宫前位，子宫底平脐下两横指，质软，无压痛。

2. 超声检查（门诊检查）

（1）超声表现：经腹超声检查，左侧子宫角部可见一胎儿回声，可见胎心搏动，胎儿活动严重受限，姿势异常。胎儿周边未见明显羊水无回声区。右侧子宫腔内可见羊水无回声区，前后径 52mm，左侧子宫角部胎儿和右侧子宫腔之间见一肌性分隔，隔上可见一小孔，脐带从该小孔穿过至右侧子宫腔内，CDFI 显示脐带血流信号。胎儿超声测值：双顶径 42mm，头围 155mm，腹围 129mm，股骨长 26mm。胎心率为 162 次 /min，规则。胎儿颈部未见脐带血流信号。胎盘附着于子宫左侧底部，厚度约 19mm。子宫壁可见多个大小不等、较大约 42mm × 24mm 的低回声团块，形状呈椭圆形，位于子宫肌层，边界清楚（图 13-35）。双肾大小形态正常。

（2）超声提示：①左侧子宫角部妊娠，不排除残角子宫妊娠；②左侧子宫角处严重子宫腔粘连合并

左侧子宫角处妊娠？；③胎儿测值相当于孕 18⁺ 周大小。④母体子宫多发肌瘤样声像。

3. MRI 检查（住院检查）

（1）MRI 表现：子宫体积明显增大，形态失常，左侧子宫角可见一胎儿，胎儿周围羊水较少，羊水大量积聚于子宫腔偏右侧，与胎儿之间可见 T_2WI 低信号分隔。胎盘附着于子宫左侧底部，信号欠均匀，最厚处约 15mm，与子宫肌层分界尚清晰，子宫壁最薄处约 2~3mm。胎儿双侧大脑结构对称，部分

结构显示不清。子宫肌层内见多个类圆形等 T_1 短 T_2 信号影，边界尚清，最大者位于子宫前壁，大小约 42mm × 20mm（图 13-36）。

（2）MRI 提示：①符合左侧子宫角部妊娠，单胎，羊水聚集于子宫腔偏右侧；②子宫多发肌瘤。

4. 剖腹探查 子宫体部增大（大小约 140mm × 120mm × 100mm），左侧子宫角向外球形突起直径约 120mm，表面血管丰富。双侧附件未见异常。子宫体部前壁肌瘤样稍突起，直径约为 40mm。提出子

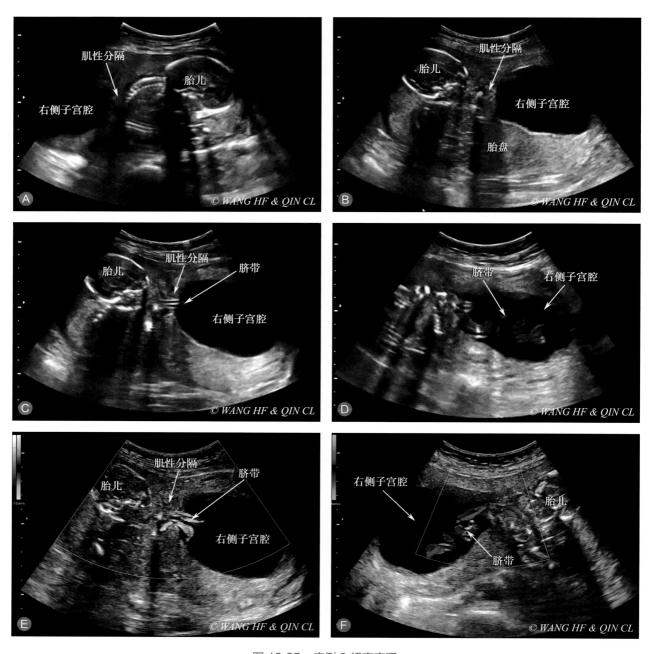

图 13-35 病例 8 超声表现

A、B. 经腹超声检查，子宫底部横切面及纵切面，羊水大量积聚于右侧子宫腔，胎儿位于左侧子宫底部，活动严重受限，周边未见明显羊水无回声区，见一肌性分隔隔开胎儿；C、D. 脐带经隔上小孔进入右侧子宫腔；E、F. CDFI 显示脐带血流信号。

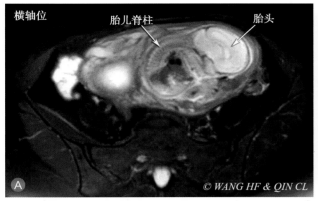

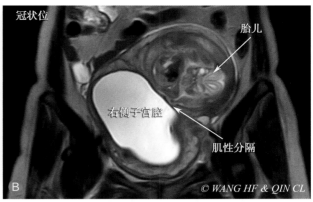

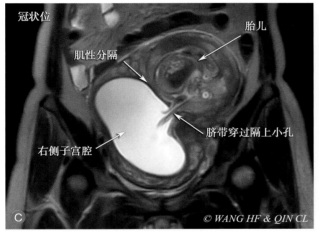

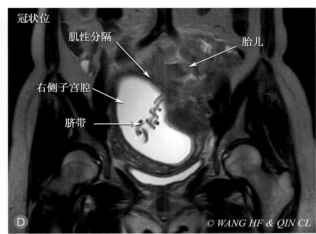

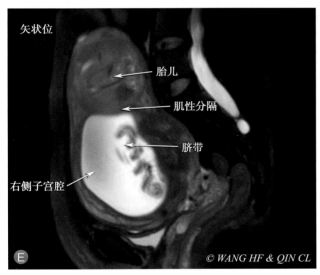

图 13-36　病例 8 MRI 表现

A. 子宫体积明显增大,形态失常,左侧子宫底可见一胎儿,胎儿周围未见明显羊水;B~F. 羊水大量积聚于子宫腔偏右侧,与胎儿之间可见分隔,胎盘附着于子宫左侧底部,与子宫肌层分界尚清晰,脐带经隔上小孔进入右侧子宫腔内。

宫,充分暴露术野。在左侧子宫角凸起的内侧缘与子宫前壁肌瘤之间切开子宫前壁,打开子宫腔,子宫腔体部羊膜囊暴露并破裂,吸尽羊水,见胎儿位于左侧子宫角腔内,与右子宫腔之间有一肌性斜隔,斜隔底部可触及一小孔,直径约 10mm,脐带从中穿过。切开斜隔,娩出胎儿。胎儿男性,已死亡,外观未见明显发育异常。胎盘位于子宫腔左后底部,大小约120mm×100mm×15mm,完整剥离胎盘,切除肌性斜隔,面积约 50mm×45mm,部分斜隔覆盖有子宫内膜组织。术中诊断"Robert 子宫合并中期妊娠"。完整剥除子宫前壁肌瘤,直径约 40mm。恢复子宫正常左右对称的解剖结构(图 13-37)。

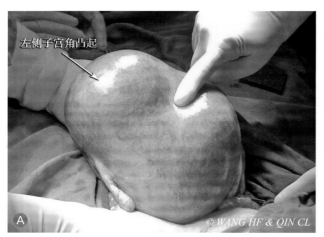

左侧子宫角凸起

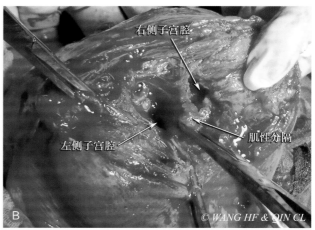

右侧子宫腔

左侧子宫腔   肌性分隔

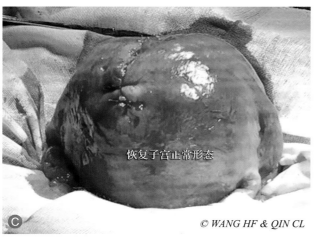

恢复子宫正常形态

© WANG HF & QIN CL

图 13-37　病例 8 剖腹探查

A. 子宫体积增大,左侧子宫角向外球形凸起;B. 子宫腔见一肌性斜隔,斜隔上可触及一小孔;C. 术后恢复子宫正常形态。

5. 最终临床诊断（图 **13-38**）

（1）Robert 子宫畸形（隔上有孔型）。

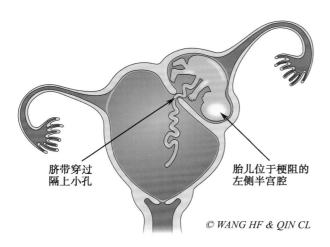

脐带穿过
隔上小孔

胎儿位于梗阻的
左侧半宫腔

© WANG HF & QIN CL

图 13-38　病例 8 示意图

（2）中期妊娠（孕 18$^+$ 周），胎儿位于左侧梗阻的半宫腔。

（3）妊娠合并子宫肌瘤。

6. 病例分享要点　本病例为多年前年收集的病例,隔上有孔型 Robert 子宫畸形妊娠至 18 周,实属罕见。超声资料、MRI 和临床手术资料保存较完整。回顾分析本例病例所有临床和影像资料,临床术中已做出正确诊断,但超声和 MRI 术前均未做出正确的诊断。超声和 MRI 再次回顾读片,认为此病例符合有孔型的 Robert 子宫合并左侧梗阻的半宫腔妊娠的影像学表现。此患者斜隔上有孔,梗阻情况不明显,平时也无明显临床表现,该孕妇孕 4 产 2,自然分娩和剖宫产均未发现子宫腔内存在斜隔,加上对此病的认识不够,故未明确诊断,这需要超声医生和临床医生提高对此病的认识(详见第四章第二节"Robert 子宫")。Robert 子宫(隔上有孔型)合并梗阻的半宫腔中期妊娠超声和手术表现见视频 13-8。

视频 13-8

（王　玥　杜　辉　李　环　胡小红）

【病例9】

1. 病史摘要　患者女性,30岁,已婚未孕2年。平素月经规则,周期26~28天,经期4~5天,月经量中等,有血块,伴痛经,可忍受。1年前外院超声检查提示:子宫发育异常(右侧单角子宫合并左侧残角子宫)。为进一步确诊,就诊笔者医院,门诊超声检查提示:右侧单角子宫合并左侧残角子宫(有内膜型)。完成相关检查后,门诊拟"单角子宫合并残角子宫"收入院。入院后专科情况:外阴、阴道发育正常,子宫颈光滑,子宫偏盆腔右侧,双侧附件区未扪及明显异常。

2. 超声检查

(1)超声表现:经阴道二维、三维超声检查,子宫后位,偏盆腔右侧,子宫切面形态失常,宫壁回声均匀,子宫腔狭窄,呈管状,内膜厚7.8mm,可见右侧子宫角,子宫下段左侧可见大小约23mm×15mm的残角子宫,与子宫下段肌性连接,连接处厚约8mm,残角子宫内见内膜样回声,厚度约5mm,与右侧单角子宫腔不相通,CDFI显示残角子宫血供与右侧单角子宫血供相连续。双侧卵巢可见,双侧附件区未见异常回声。直肠子宫陷凹见游离无回声区,前后径约14mm(图13-39)。

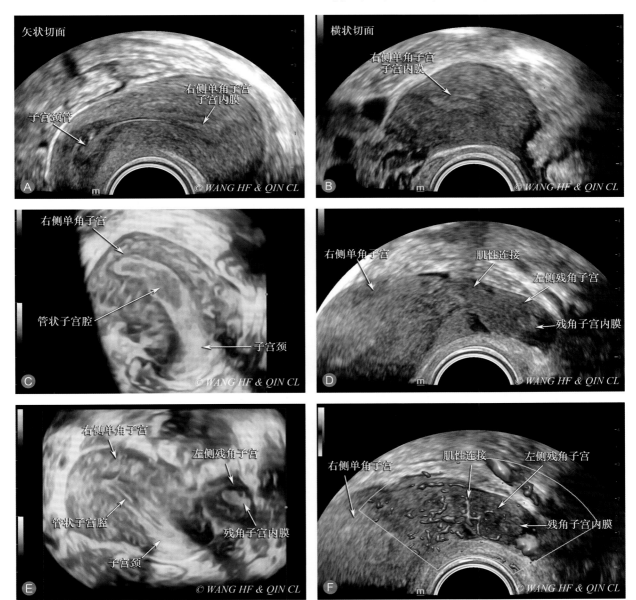

图13-39　病例9超声表现

A~C. 经阴道二维、三维超声检查,子宫腔呈管状,可见右侧子宫角;D、E 子宫下段左侧见残角子宫,与子宫下段肌性连接,内见内膜样回声,与右侧单角子宫腔不相通;F.CDFI显示残角子宫血供与右侧单角子宫血供相连续。

双肾大小形态正常，双侧输尿管未见明显扩张。

（2）超声提示：子宫发育异常，考虑右侧单角子宫合并左侧有内膜的残角子宫（Ⅱ型残角子宫）；盆腔少量积液。

3. MRI 检查

（1）MRI 表现：子宫后位，形态失常，右侧单角子宫，子宫内膜、交界区及肌层结构清晰，内未见异常信号影，子宫腔无扩大。左侧残角子宫，内可见子宫内膜信号，未见与右侧单角子宫腔相通，子宫腔内未见明显积血信号影（图 13-40）。

（2）MRI 提示：子宫发育异常，右侧单角子宫合并左侧残角子宫。

4. 宫腔镜和腹腔镜

（1）宫腔镜：子宫颈管未见异常，子宫腔呈管状，仅见右侧输卵管开口（图 13-41）。

（2）腹腔镜：盆腔右侧见一单角子宫，其左侧可见一残角子宫，大小约 25mm×15mm×15mm，残角

子宫与右侧单角子宫肌性相连。右侧圆韧带与右侧单角子宫相连，右侧附件与右侧单角子宫相连，右侧卵巢、输卵管外观形态正常；左侧圆韧带与左侧残角子宫相连，左侧附件与左侧残角子宫相连，左侧卵巢、输卵管外观形态正常。双侧宫骶韧带与右侧单角子宫相连，双侧宫骶韧带根部可见多个紫蓝色子宫内膜异位症结节。完整切下左侧残角子宫，可吸收倒刺线缝合固定肌性索状带与圆韧带，电凝清除盆腔子宫内膜异位症病灶（图 13-42）。

5. 术后病理诊断 大体见切除的"左侧残角子宫"，大小约 19mm×12mm×10mm。剖检切除的残角子宫内见长约 10mm 的小子宫腔，子宫腔内可见内膜组织（图 13-43）。镜下见子宫肌层，内衬覆增生期的子宫内膜。

6. 最终临床诊断（图 13-44）

（1）右侧单角子宫合并左侧残角子宫（Ⅱ型残角子宫）。

（2）盆腔子宫内膜异位症。

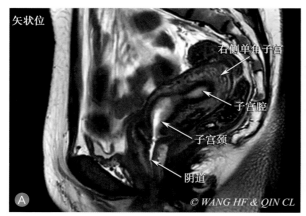

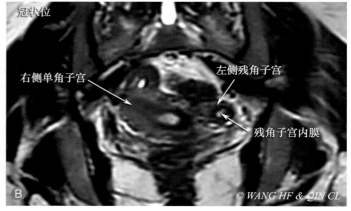

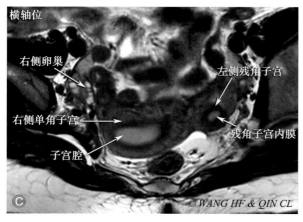

图 13-40 病例 9 MRI 表现

A~C. 子宫后位，右侧单角子宫，子宫内膜、交界区及肌层结构清晰，左侧残角子宫，内可见子宫内膜信号，未见与右侧单角子宫腔相通，子宫腔内未见明显积血信号影。

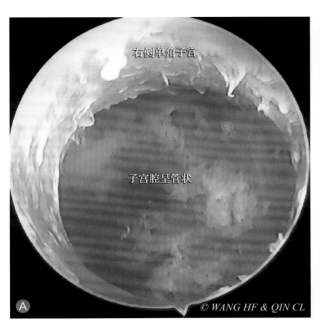

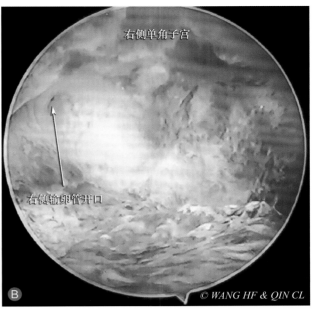

图 13-41　病例 9 宫腔镜所见

A. 宫腔镜见子宫腔形态异常,呈管状; B. 仅见右侧输卵管开口。

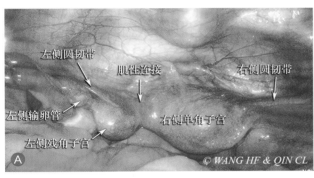

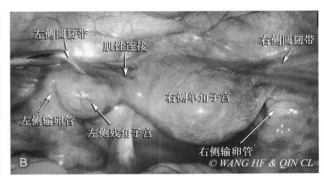

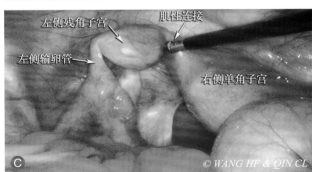

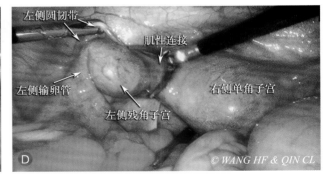

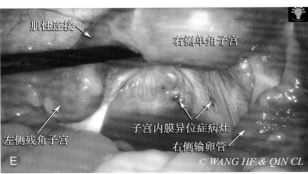

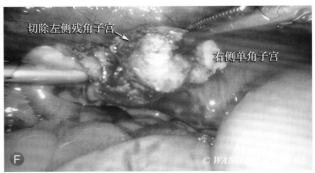

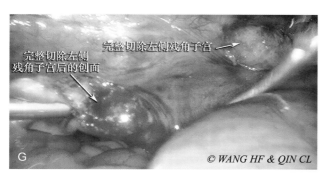

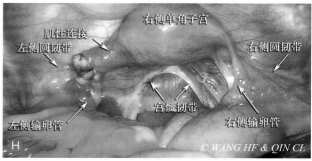

图 13-42　病例 9 腹腔镜

A~D. 盆腔右侧见一单角子宫,其左侧可见一残角子宫,残角子宫与右侧单角子宫肌性相连,右侧圆韧带与右侧单角子宫相连,左侧圆韧带与左侧残角子宫相连;E. 双侧宫骶韧带与右侧单角子宫相连,双侧宫骶韧带根部可见多个紫蓝色子宫内膜异位症结节;F、G. 完整切下左侧残角子宫;H. 术后盆腔。

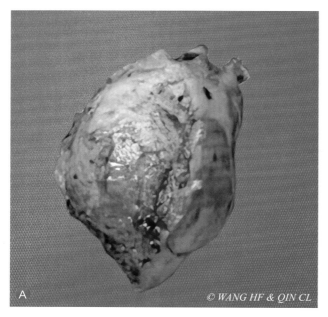

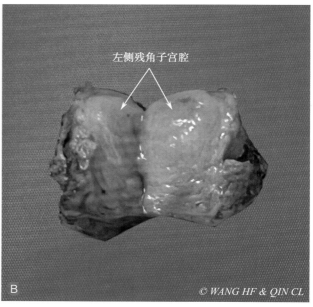

图 13-43　病例 9 标本图

A. 完整切除的残角子宫;B. 剖检标本,内可见一有内膜的小子宫腔。

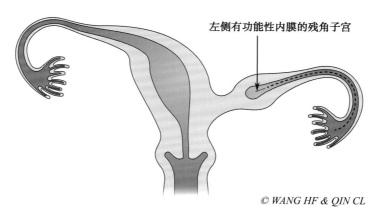

图 13-44　病例 9 示意图

7. 病例分享要点　本例为一例典型的有功能性非交通性残角子宫（Ⅱ型残角子宫）病例，符合Ⅱ型残角子宫的临床、超声、MRI、宫腔镜、腹腔镜的典型表现（详见第四章第三节"有功能内膜的残角子宫"）。右侧单角子宫合并左侧Ⅱ型残角子宫超声和腹腔镜表现见视频13-9。

视频 13-9

（王慧芳　胡艳　胡小红　王玥）

【病例 10】

1. 病史摘要　患者女性，37岁，已婚未育，平素月经不规则，周期28~50天，经期6~7天，月经量中等，10年前超声检查发现双子宫、右肾缺如。近2年出现痛经，需口服止痛药物，影响生活和工作，痛经程度为重度（VAS 7分）。患者因有生育要求，在当地区级妇幼保健院多次盆腔彩超检查，提示"先天性双子宫畸形可能合并右侧子宫宫颈发育不良可能"；子宫输卵管碘油造影见子宫位置偏左，子宫腔呈"单羊角样"改变，左侧输卵管间质部、峡部、壶腹部、伞端显影尚可，造影剂进入腹腔迟缓，局部涂抹略显受限，子宫右侧及右侧输卵管全程未见显示。为进一步明确诊断，门诊拟"继发性痛经、原发性不孕"收入院。入院后专科检查：外阴发育正常，阴道通畅，见一个子宫颈，子宫颈光滑，正常大小，无举痛，子宫前位偏左，质中，活动，无压痛，双侧附件区未扪及异常。

2. 超声检查（入院后检查）

（1）超声表现：经腹及经阴道二维、三维超声检查，盆腔内可见两个子宫体，左右不对称。盆腔左侧子宫体大小约44mm×31mm×34mm；宫壁回声尚均匀，内膜厚5mm，内膜长40mm，内膜宽10mm；子宫腔呈管状，体积1.6cm³，宫内未见明显异常回声，子宫腔与子宫颈相连，子宫颈管长约35mm。盆腔右侧子宫体大小约31mm×26mm×21mm，内膜厚5mm、长16mm、宽8mm，子宫腔形态欠规则，体积0.4cm³，子宫腔下段未见内膜回声，子宫体下方可见大小约23mm×15mm的子宫颈样回声，其内未见子宫颈管回声。直肠子宫陷凹可见前后径约22mm的无回声区。经直肠双平面超声检查，阴道未见异常（图13-45）。双侧卵巢显示清晰，右侧卵巢位于两个子宫之间，大小约36mm×23mm，可见多个（超过12个）直径约2~9mm的窦卵泡回声；左侧卵巢位于左侧子宫左上方，大小约28mm×19mm，左侧附件区未见明显异常回声。

右肾缺如，左肾、膀胱未见明显异常，左侧输尿管未见明显扩张。

（2）超声提示：①考虑阴道斜隔综合征（OVSS）Ⅳ型（右侧宫颈发育不良）；②右侧卵巢多囊改变；③盆腔积液。

3. 宫腔镜和腹腔镜

（1）宫腔镜：阴道内见一个子宫颈，子宫颈管形态正常，未见赘生物，子宫腔形态失常，呈单角状偏左侧，可见左侧输卵管开口，未见右侧子宫角及右侧输卵管开口，子宫内膜不均，呈淡粉色，右侧壁为肌性结构，未见明显异常通道及瘘口（图13-46）。

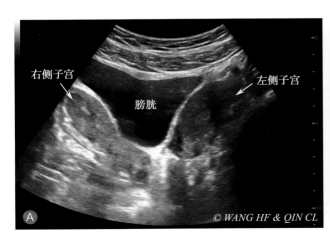

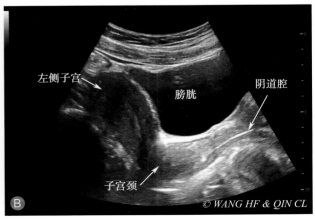

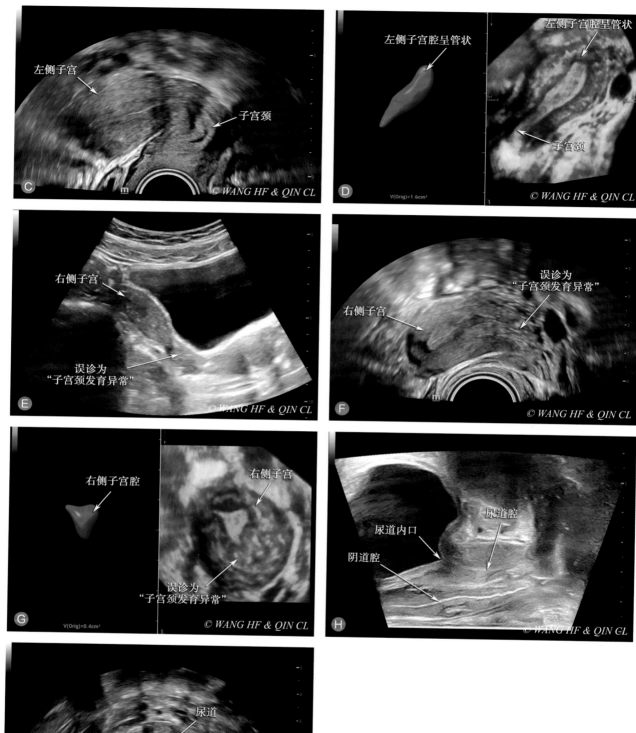

图 13-45　病例 10 超声表现

A. 盆腔内可见两个子宫体；B~D. 左侧子宫与子宫颈相连；E~G. 右侧子宫未见子宫腔下段内膜，子宫体下方见回声不均匀的发育不良的子宫颈，未见子宫颈管回声；H、I. 经直肠双平面超声检查，阴道结构正常。

（2）腹腔镜：膀胱子宫腹膜反折表面、宫骶韧带表面及直肠子宫陷凹处盆底腹膜均可见散在紫蓝色结节状子宫内膜异位症病灶，总体范围约50mm×40mm。盆腔见两个单角子宫体，两个单角子宫体各连接同侧输卵管及卵巢，左侧输卵管外观未见明显异常，右侧输卵管增粗扭曲，与右侧卵巢膜状粘连；双侧卵巢皮质厚、表面可见新生血管，均未见明显排卵斑，呈多囊改变。右侧子宫体下段未见子宫颈，仅可见肌性条索样组织连接于左侧子宫体下段。术中诊断"左侧单角子宫合并右侧残角子宫"。切除右侧残角子宫及右侧输卵管，单极电凝盆腔内子宫内膜异位症病灶。经子宫颈插入输卵管通液管，并注入稀释后的亚甲蓝液，左侧输卵管伞端见亚甲蓝溢出顺畅，提示左侧输卵管通畅（图13-47）。

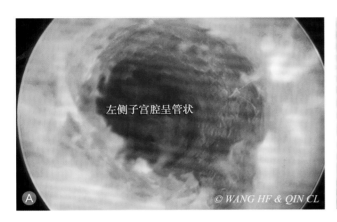
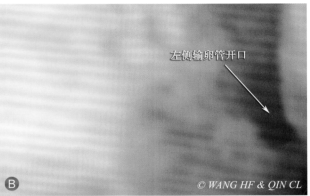

图 13-46　病例 10 宫腔镜所见

A、B. 宫腔镜见子宫腔形态异常，呈管状，见左侧输卵管开口。

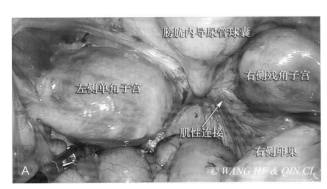
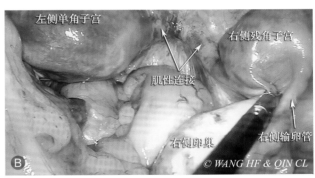
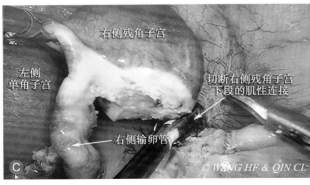
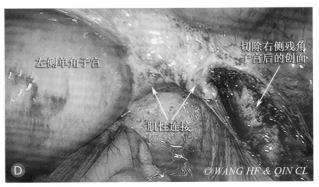

图 13-47　病例 10 腹腔镜

A、B. 盆腔见散在子宫内膜异位症病灶，见两个近似正常大小的子宫体，右侧子宫体下段未见子宫颈连接，仅可见条索样肌性组织连接于左侧子宫下段；C、D. 完整切除右侧残角子宫。

4. 术后病理诊断 大体见切除的右侧残角子宫标本,大小约65mm×25mm×18mm,剖检右侧残角子宫肌层明显增厚,子宫腔狭小,肌层厚17mm,可见少许内膜组织,未见子宫颈(图13-48)。镜下见平滑肌组织,肌壁间可见子宫内膜腺体和间质,子宫腔可见增生期子宫内膜。病理诊断:右侧残角子宫合并腺肌病。

5. 最终临床诊断(图13-49)

(1)左侧单角子宫合并右侧残角子宫(Ⅱ型残角子宫)。

(2)右肾缺如。

(3)右侧残角子宫腺肌病。

(4)盆腔子宫内膜异位症。

6. 病例分享要点 本病例术前超声误诊为阴道斜隔综合征(OVSS)Ⅳ型,是基于右侧残角子宫与左侧的单角子宫大小相近,并把右侧残角子宫下段的肌性连接带误认为是发育不良的子宫颈,加上右侧肾脏缺如,故误诊为阴道斜隔综合征(OVSS)

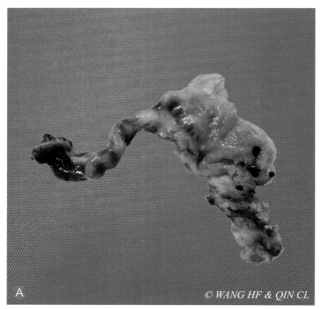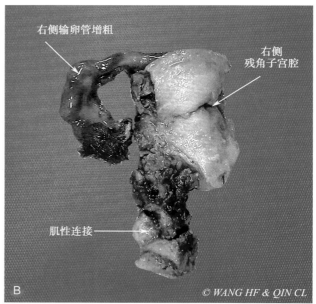

图 13-48 病例 10 标本图
A. 完整切除的右侧残角子宫;B. 剖检残角子宫标本,内可见有内膜的子宫腔。

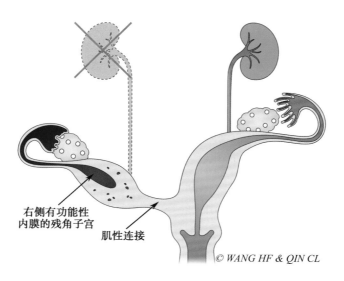

图 13-49 病例 10 示意图

Ⅳ型（详见第七章第一节"阴道斜隔综合征"）。提醒临床医生注意，不应以子宫大小作为鉴别残角子宫的标准，要认真辨别是双子宫一侧子宫发育不良的子宫颈，还是残角子宫无宫颈连接于对侧单角子宫的连接带；残角子宫也可以同时合并肾脏缺如（详见第四章第三节"有功能性内膜的残角子宫"）。左侧单角子宫合并右侧Ⅱ型残角子宫和右肾缺如子宫超声和腹腔镜表现见视频13-10。

视频 13-10

（王慧芳　秦成路　张丹丹　郭　蓉）

【病例 11】

1. 病史摘要　患者女性，22 岁，未婚未育，有性生活，痛经 1 年余，发现子宫发育异常 1 个月余。患者 1 年多前无明显诱因出现轻度痛经，无需口服止痛药，经量中等，无血块，伴腹泻，无经期及周期异常改变，无性交痛等其他不适，未诊治。4 个月前月经推迟 4 天来潮，伴少量血块，经期无改变，未重视。2 个月前患者因"规律性生活未避孕且未孕半年"就诊于当地中心医院，要求检查。门诊超声提示"子宫发育不全：右侧单角子宫，左侧残角子宫可能，子宫内膜不均合并高回声团块，性质待查"。为求进一步治疗，至笔者医院妇科门诊就诊，门诊超声检查提示"子宫异常声像，考虑右侧单角子宫合并左侧残角有内膜型；子宫腔内所见异常，考虑息肉样病变"。门诊建议手术治疗。患者现无腹痛、腹胀，无阴道流血、流液等不适，门诊拟"右侧单角子宫合并左侧残角子宫"收入院。入院后专科检查：外阴发育正常，阴道通畅，子宫颈光滑，宫口闭合，无举痛，子宫前位偏右，无压痛，双侧附件区未扪及异常。

2. 超声检查

（1）超声表现：经阴道二维、三维超声检查，盆腔偏右侧见子宫回声，横径较短，子宫腔呈管状，子宫

内膜厚约 9mm，子宫腔内见多个大小不等、较大约 7mm×5mm 的高回声团，椭圆形，边界欠清，CDFI 显示高回声团内见点状血流信号。于子宫左侧见一肌性回声的残角子宫，大小约 33mm×13mm，与右侧子宫下段相连，内回声欠均匀，扫查至残角子宫的子宫角处可见狭小子宫腔，内可见内膜样回声，厚约 1.4mm。双侧卵巢可见，双侧附件区未见明显肿块回声。直肠子宫陷凹见前后径约 11mm 的无回声区（图 13-50）。

（2）超声提示：①子宫异常声像，考虑右侧单角子宫合并左侧残角子宫（有内膜型）；②子宫腔内所见异常，考虑息肉样病变可能。

3. 腹腔镜　盆腔右侧可见单角子宫，大小约 60mm×50mm×40mm，左侧见条索状残角子宫，大小约 30mm×20mm×10mm，与右侧单角子宫肌性相连。双侧卵巢外观形态未见明显异常。双侧输卵管走行正常，输卵管系膜表面各可见一个直径约 5mm 的囊肿，余外观形态未见明显异常（图 13-51），行"腹腔镜残角子宫切除术"。

4. 术后病理诊断　大体见切除的"残角子宫"标本，大小约 25mm×10mm×10mm，剖检内见狭小子宫腔（图 13-52）。镜下见平滑肌组织，腔内衬覆内膜样柱状上皮，分化尚好。

5. 最终临床诊断（图 13-53）

右侧单角子宫合并左侧有功能性内膜的残角子宫（Ⅱ型残角子宫）。

6. 病例分享要点　残角子宫最大的风险是残角子宫妊娠，当在临床工作中发现一侧单角子宫时，一定要认真寻找有无残角子宫的存在，且一定要认真检查残角子宫靠近子宫角处有无狭小的有内膜的小子宫腔存在。本例患者曾经在外院多次超声检查未发现残角子宫内有"有内膜的小子宫腔"，这种情况在临床工作中并不少见，需要引起超声科医生的高度重视（详见第四章第三节"有功能性内膜的残角子宫"）。右侧单角子宫合并左侧Ⅱ型残角子宫（残角子宫处狭小的子宫腔）超声和腹腔镜表现见视频13-11。

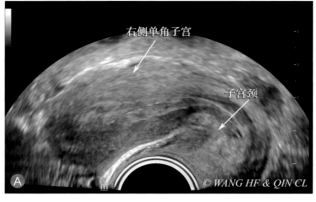

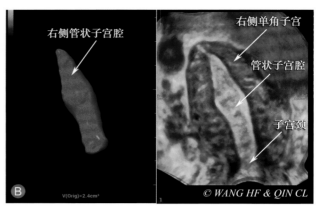

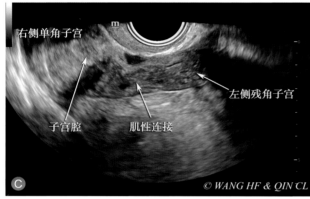

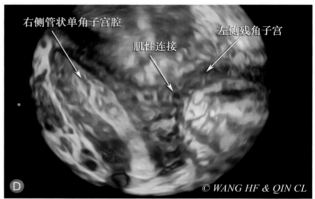

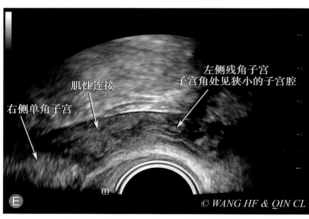

图 13-50 病例 11 超声表现

A、B. 经阴道二维、三维超声检查,右侧单角子宫与子宫颈相连相通;C、D. 盆腔左侧见残角子宫与右侧单角子宫肌性相连,内回声欠均匀;E. 扫查至左侧残角子宫的子宫角处可见狭小子宫腔。

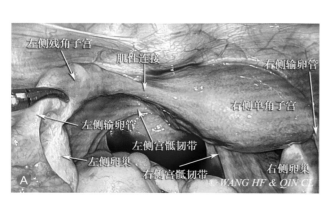

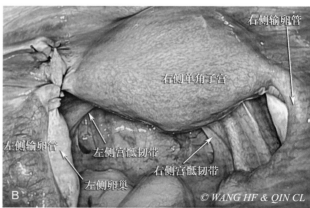

图 13-51 病例 11 腹腔镜

A. 盆腔右侧可见单角子宫,左侧见条索状残角子宫,与右侧单角子宫肌性相连;B. 完整切除左侧残角子宫后盆腔表现。

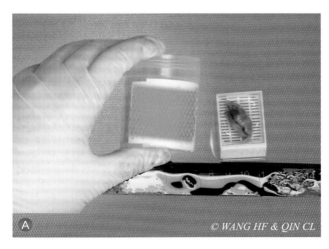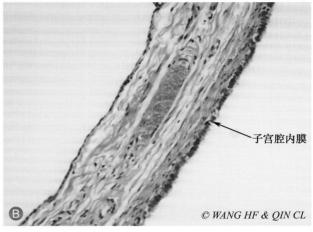

子宫腔内膜

图 13-52　病例 11 标本图

A. 剖检切除的残角子宫，内可见狭小子宫腔；B. 病理检查镜下见平滑肌和内膜样柱状上皮。

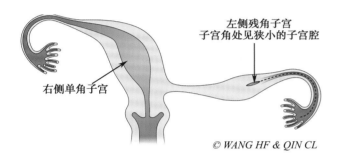

左侧残角子宫
子宫角处见狭小的子宫腔

右侧单角子宫

© WANG HF & QIN CL

图 13-53　病例 11 示意图

视频 13-11

（王慧芳　何芳　王玥）

【病例 12】

1. 病史摘要　患者女性，34 岁，已婚未育。现停经 60 天，下腹痛 1 天就诊笔者医院急诊科。停经 30 余天时，自测尿 hCG 阳性，后在两家医院查血 hCG，增加较缓慢。患者平素月经规律，孕 3 产 0。门诊急诊超声检查提示"子宫发育异常，左侧单角子宫合并右侧残角子宫，考虑残角子宫妊娠，胚胎存活"，建议患者住院治疗。患者有强烈的生育要求，未住院。第 2 天又就诊于另一家妇幼保健院，复查超声，提示"右侧残角子宫妊娠"。今腹痛较前加重，就诊于家附近区级医院，为进一步明确诊断，门

诊拟"异位妊娠"收入院。入院后专科检查：外阴发育正常，阴道通畅，无出血，子宫颈光滑，宫口闭合，无举痛，子宫前位偏左，稍大，无压痛，双侧附件区未扪及异常。患者 1 年前和 2 年前曾做经阴道三维超声检查，均提示"子宫发育异常：左侧单角子宫合并右侧残角子宫"。

2. 超声检查（急诊超声检查）

（1）超声表现：经阴道二维超声检查，子宫呈前位，偏向盆腔左侧，宫壁回声尚均匀，子宫腔呈管状，内膜厚约 15mm，子宫腔内未见明显孕囊回声，可见左侧子宫角。左侧单角子宫右侧可见一混合回声包块，与左侧单角子宫右侧壁肌性相连，其内可见一范围约 19mm×13mm 的孕囊回声，形态欠规则，其内可见卵黄囊回声及胚芽回声，胚芽长约 4mm，可见原始心管搏动。CDFI 显示原始心管搏动血流信号。双侧卵巢显示清，双侧附件区未见异常回声（图 13-54）。

（2）超声提示：①子宫发育异常，左侧单角子宫合并右侧残角子宫；②考虑残角子宫妊娠，孕 6⁺ 周，胚胎存活；③双侧附件区未见明显异常声像。

3. 腹腔镜　临床明确诊断后，遂行腹腔镜手术。腹腔内未见积血，左侧单角子宫，稍大，质地软，左侧输卵管和卵巢未见异常。右侧残角子宫，呈类圆形，色红，残角子宫左侧与单角子宫右侧肌性相连，残角子宫右侧与右侧输卵管、右侧圆韧带相连，右侧输卵管迂曲。术中诊断左侧单角子宫，右侧残角子宫妊娠，行"腹腔镜右侧残角子宫切除术＋右侧输卵管切除术"。

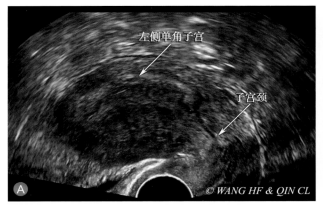

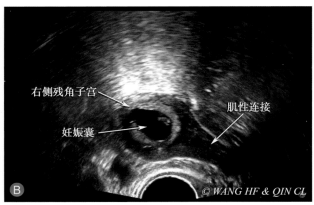

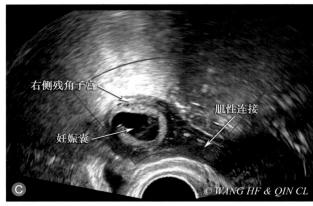

图 13-54 病例 12 超声表现
A. 经阴道二维超声检查,左侧单角子宫,内未见妊娠囊回声;
B. 盆腔右侧可见一残角子宫与左侧单角子宫肌性相连,其内可见妊娠囊回声;C.CDFI 显示原始心管搏动血流信号。

4. 术后病理诊断 大体剖检切除的右侧残角子宫,子宫腔狭小,内见绒毛组织(图 13-55)。

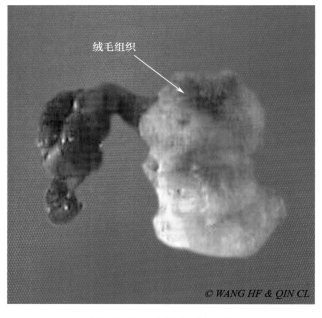

图 13-55 病例 12 标本图
完整切除右侧残角子宫和输卵管,子宫腔狭小,剖检残角子宫,腔内见绒毛组织。

5. 最终临床诊断(图 13-56)
左侧单角子宫合并右侧残角子宫妊娠。

图 13-56 病例 12 示意图

6. 回顾分析术前 1 年的超声检查图像 经阴道二维、三维超声检查,子宫前位,子宫腔呈管状,向左侧弯曲,子宫右侧可见实性中等回声团,与子宫肌性相连,内回声不均匀(图 13-57)。

7. 回顾分析术前 2 年的超声检查图像 经阴道二维、三维超声检查,子宫前位,子宫腔呈管状,向左侧弯曲,未见右侧子宫角,子宫右侧可见实性中等回声团,与子宫肌性相连,内回声不均匀(图 13-58)。

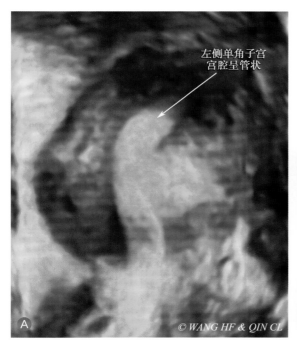

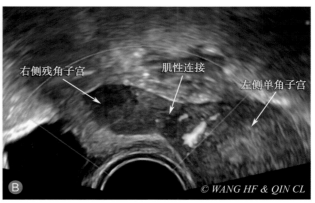

图 13-57　病例 12　1 年前超声表现

A、B. 经阴道二维、三维超声检查,左侧单角子宫腔呈管状,右侧残角子宫与左侧单角子宫肌性相连,内回声不均匀。

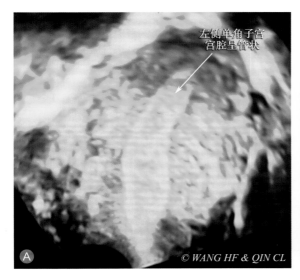

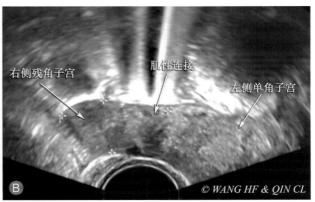

图 13-58　病例 12　2 年前超声表现

A. 经阴道二维、三维超声见左侧子宫前位,子宫腔呈管状,向左侧弯曲,未见右侧子宫角;

B. 子宫右侧可见实性中等回声团,与子宫肌性相连,内回声不均匀。

8. 病例分享要点　临床上发现残角子宫有子宫内膜覆盖的子宫腔,与单角子宫腔不相通,即为功能性非交通性残角子宫,均建议切除残角子宫,以预防经血逆流造成盆腔子宫内膜异位症而影响患者生育能力,以及残角子宫妊娠。残角子宫妊娠较罕见,其子宫破裂的风险极高,且可能危及母亲生命,应高度重视。本病例为多年前的病例,回顾分析病例时发现,患者之前做过多次超声检查,收集到患者手术前 1 年超声图像资料(图 13-57)和手术前 2 年超声图像资料(图 13-58),均提示"左侧单角子宫合并右侧残角子宫",均未发现残角子宫内存在有内膜覆盖的子宫腔。如果患者残角子宫内无"有内膜的子宫腔",残角子宫又如何能妊娠呢?这就是分享此病例的要点。手术证实"左侧单角子宫合并右侧残角子宫妊娠",那么患者的残角子宫内一定是存在"有内膜的子宫腔"。回顾分析之前的超声图像资料,认为是残角子宫的子宫腔很小,位于残角子宫的子宫角部位,超声扫查时漏诊了"有内膜的小子宫腔",这种情况在临床工作中并不少见。分析此病例的目的,是提醒超声科医生们重视,当发现有残角子宫时,一定要注意扫查残角子宫内有无"有内膜的小子宫腔",特别是在残角子宫的子宫角部(详见第四章第三节"有功能性内膜的残角子宫")。左侧单角子宫合并右侧残角子宫妊娠超声表现见视频 13-12。

视频 13-12

(王慧芳　王玥)

【病例 13】

1. 病史摘要　患者女性,20 岁,青春期后无月经来潮,发现先天性无阴道 8 年。14 岁时感觉乳房发育,腋毛、阴毛生长等表现,但一直无月经来潮,就诊于当地医院,诊断为"先天性无阴道综合征",染色体检查提示为"46,XX"。后患者出现周期性左下腹胀痛,持续 3 天左右,可忍受,无其他不适,故一直未就诊。今患者来笔者医院就诊,要求行阴道成形术。门诊拟"MRKH 综合征"收入院。入院后专科检查:外阴发育正常,阴道前庭见尿道外口,未见阴道开口,仅见一浅凹,压痕约 10mm。肛门指诊:盆腔空虚,双侧附件区未扪及异常,直肠黏膜光滑,未触及明显异常。

2. 超声检查

(1)超声表现:经腹及经直肠超声检查,盆腔正中矢状切面膀胱后方未见正常子宫回声,可见大小约 21mm×14mm 的索状带短轴回声,横切面扫查,可见长条形的索状带长轴回声,沿索状带向盆腔左侧连续

追踪扫查,见索状带左侧连接左侧始基子宫下缘,左侧始基子宫大小约 26mm×19mm,内可见内膜样回声,范围约 13mm×8mm;沿索状带向盆腔右侧连续追踪扫查,见索状带右侧连接右侧始基子宫下缘,右侧始基子宫大小约 32mm×9mm,回声均匀,内未见明显内膜样回声。左侧卵巢位于左侧始基子宫内上方,内可见一大小约 20mm×15mm 的无回声区,椭圆形,壁薄,内透声好;右侧卵巢紧邻右侧始基子宫内上方,内未见异常回声。经直肠双平面超声检查,在膀胱尿道后壁与直肠前壁之间阴道走行区域未见正常"三线两区"阴道结构,尿道长度约 34mm,尿道内口水平膀胱尿道后壁与直肠前壁的间距约 2.8mm(图 13-59)。

肝、胆、脾、双肾超声检查未见异常声像。

(2)超声提示:考虑 MRKH 综合征,左侧始基子宫内有功能性内膜。

3. 腹腔镜　盆腔空虚,未见正常发育的子宫,双侧附件外观正常,双侧卵巢大小正常,紧邻左侧卵巢外下方可见左侧始基子宫结节,呈圆形,大小约 25mm×20mm;紧邻右侧卵巢外侧可见右侧始基子宫结节,呈长条形,大小约 30mm×10mm,左、右侧始基子宫均未见子宫颈,左、右侧始基子宫下缘之间以索状带连接。行"腹腔镜腹膜代阴道成形术(罗湖二式)+左侧功能性始基子宫切除术",将右侧始基子宫与索状带的左侧部分连续缝合,行右侧始基子宫和索状带左侧部分融合术,在盆腔中央形成一个"融合的始基子宫",两侧卵巢向盆腔中部靠拢,位于"融合的始基子宫"两侧(图 13-60)。

4. 术后病理诊断　大体见切除的左侧始基子宫,大小约 23mm×18mm,剖检切除的左侧始基子宫,靠近始基子宫宫角部可见有子宫内膜覆盖的小子宫腔,未见子宫颈结构(图 13-61)。镜下见子宫肌壁组织和增生期样改变的子宫内膜。病理诊断:符合有功能性内膜的始基子宫。

5. 术后 15 天超声检查　经腹及经直肠超声检查,盆腔中央见"融合的始基子宫",表现为"蝴蝶形",宽约 45mm,前后径约 22mm,内部回声尚均匀,双侧卵巢紧贴"融合的始基子宫"两旁。经直肠双平面超声检查,在矢状切面和横切面,膀胱尿道后壁与直肠前壁之间可见人工阴道声像,CDFI 显示丰富的血流信号,尿道内口水平测量人工阴道厚度为 11mm(图 13-62)。

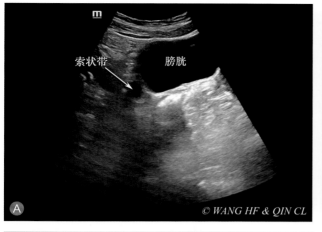

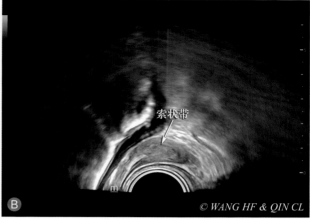

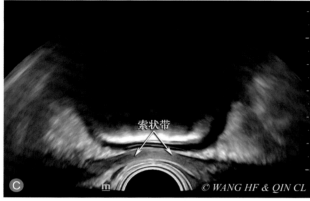

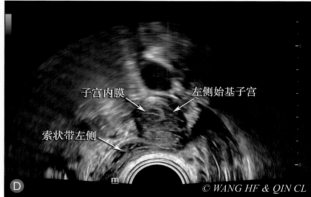

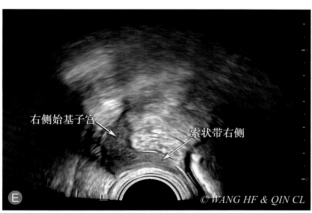

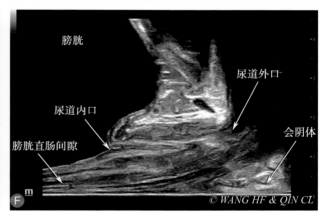

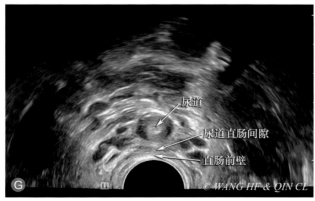

图 13-59　病例 13 超声表现

A、B. 经腹及经直肠超声检查,盆腔中央未见正常子宫声像,盆腔矢状切面见索状带短轴,呈椭圆形;C. 横切面见索状带长轴,呈长条形;D. 左侧始基子宫内可见内膜样回声,下缘与索状带左侧相连;E. 右侧始基子宫内未见明显内膜样回声,下缘与索状带右侧相连;F、G. 经直肠双平面超声检查,在膀胱尿道后壁与直肠前壁之间未见正常阴道结构,仅见低回声结缔组织间隙。

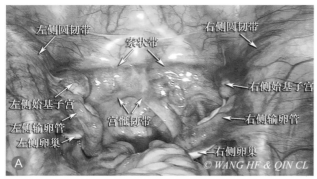
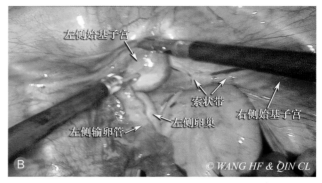
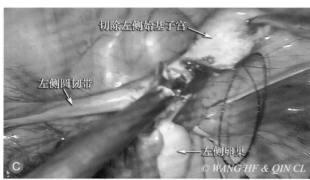
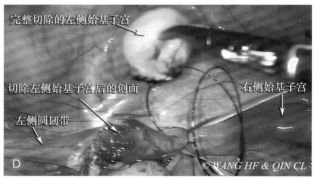
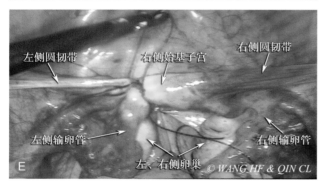

图 13-60　病例 13 腹腔镜

A. 盆腔两侧见左、右侧始基子宫，双侧附件外观正常，索状带连接左、右侧始基子宫下缘；B~D. 切除左侧始基子宫；
E. 右侧始基子宫与索状带左侧部分连续缝合，使之融合。

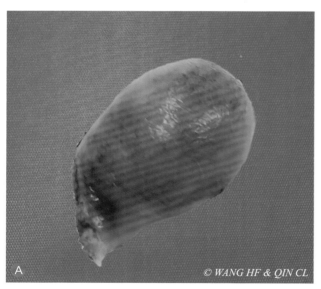
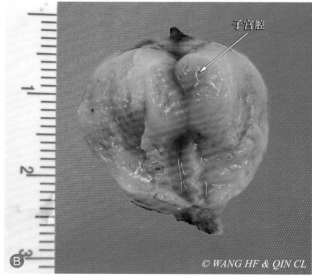

图 13-61　病例 13 标本图

A. 完整切除的左侧始基子宫；B. 剖检标本，靠近始基子宫宫角部可见有子宫内膜覆盖的小子宫腔。

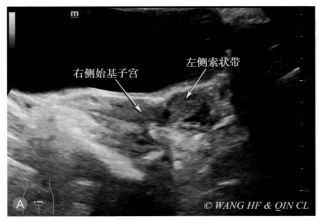
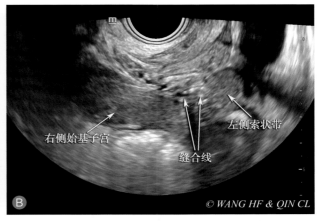
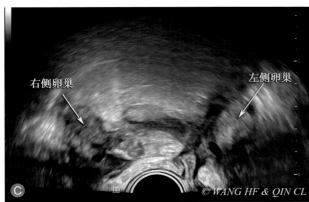
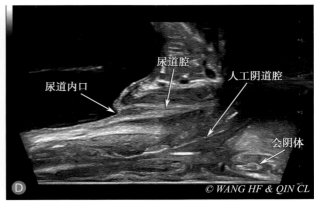
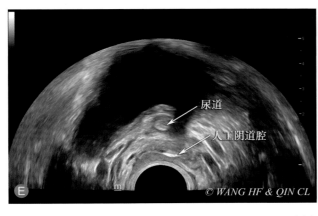
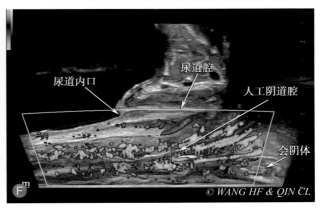

图 13-62 病例 13 超声表现（术后）

A~C. 经腹及经直肠超声检查，"融合的始基子宫"表现为"蝴蝶形"，双侧卵巢紧贴"融合的始基子宫"两旁；D~F. 经直肠双平面超声检查，膀胱尿道后壁与直肠前壁之间可见人工阴道，CDFI 显示丰富的血流信号。

6. 最终临床诊断（图 13-63）

（1）MRKH 综合征。

（2）左侧始基子宫有功能性内膜。

7. 病例分享要点 本例为始基子宫有功能性内膜的 MRKH 综合征的典型病例，在临床工作中并不少见。双侧始基子宫常位于盆腔两侧，且始基子宫的子宫腔常位于始基子宫的子宫角处，所以在经直肠超声检查时，一定要重点扫查始基子宫的子宫角部，这样才不会漏诊（详见第四章第四节"有功能性内膜的 MRKH 综合征"和第十章"MRKH 综合征"）。MRKH 综合征合并左侧始基子宫有功能性内膜超声和腹腔镜表现见视频 13-13。

视频 13-13

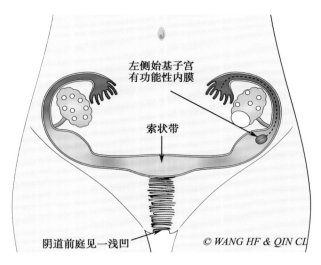

图 13-63 病例 13 示意图

（石瑾秋 王慧芳 秦成路 赖云英）

【病例 14】

1. 病史摘要 患者女性，14 岁，3 年前开始出现乳房发育，无月经来潮。2 年前无明显诱因出现下腹胀痛，可忍受，呈阵发性，持续 2~3 天后自行缓解，未重视，未就诊。后来腹痛反复发作，周期性出现，约平均 1 个月发作 1 次，每次持续 2~3 天后症状自行好转。现疼痛程度较前明显加重，在当地三甲医院就诊，经直肠超声提示"子宫腔形态、子宫颈及阴道发育异常，考虑阴道闭锁Ⅱ型，伴右侧单角子宫合并左侧残角子宫、宫颈发育不良"。为进一步明确诊断，于笔者医院就诊，门诊拟"阴道闭锁"收入院。入院后专科检查：外阴发育正常，阴道前庭见尿道外口和阴道开口，探查阴道下段深约 40mm，顶端为盲端。肛门指诊：盆腔中央空虚，未触及子宫，双侧附件区未触及异常，无压痛。

2. 超声检查

（1）超声表现：①经腹超声检查，盆腔正中矢状切面扫查，在膀胱后方未见正常子宫体及子宫颈，可见大小约 27mm×14mm 的纤维肌性索状带，内回声欠均匀，边界欠清晰，其后方见无回声区，前后径约 22mm；盆腔右侧斜横切面扫查见右侧始基子宫，内可见子宫腔回声，腔内见点状弱回声，其内下缘与纤维肌性索状带相连，右侧卵巢位于右侧始基子宫内侧。盆腔左侧可见左侧卵巢，内可见壁薄的无回声，未见明显左侧始基子宫回声。②经直肠超声检查，盆腔正中矢状切面扫查，在膀胱后方可见纤维肌性索状带，内可见网状低回声，将探头慢慢旋转成横切面扫查，纤维肌性索状带呈长条状，内可见长条样低回声，CDFI 显示在低回声内见红蓝相间的血流信号，频谱多普勒为静脉血流频谱。沿长条状纤维肌性索状带向盆腔右侧追踪扫查，在其末端见右侧始基子宫，大小约 31mm×26mm×21mm，内可见子宫腔回声，腔内可见前后径约 7mm 无回声，其内可见点状弱回声，探头推挤可移动。在右侧始基子宫内侧可见大小约 30mm×10mm 的右侧卵巢；沿长条状结构向盆腔左侧追踪扫查，在其末端见一大小约 28mm×15mm×11mm 的左侧始基子宫，内未见内膜样回声，紧邻其内侧可见左侧卵巢，内见 32mm×31mm 壁薄光滑的无回声区。盆腔内见无回声区，前后径约 23mm，内可见点状弱回声。③经直肠双平面超声检查，矢状切面与横切面扫查，膀胱和尿道上段后壁与直肠前壁之间未见正常的阴道结构，尿道中下段后壁与直肠前壁之间可见阴道结构，测量阴道腔长约 32mm，顶端为盲端（图 13-64）。

肝、胆、脾、双肾超声检查未见异常声像。

（2）超声提示：① MRKH 综合征；②右侧始基子宫有功能性内膜，子宫腔内少量积血；③盆腔积血；④左侧卵巢囊肿。

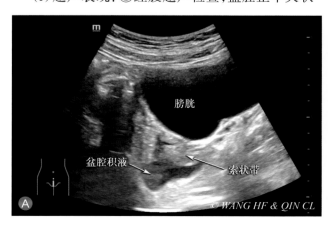

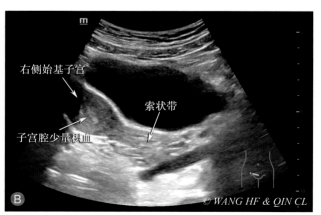

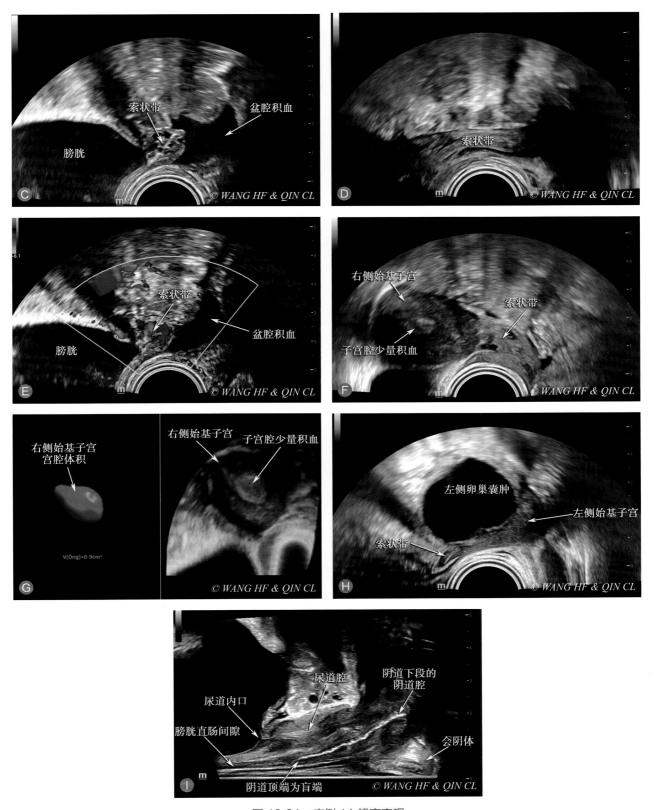

图 13-64　病例 14 超声表现

A. 经腹超声检查, 盆腔正中矢状切面见索状带短轴; B. 右侧始基子宫下缘与索状带相连; C. 经直肠超声检查, 索状带短轴呈椭圆形; D. 索状带长轴呈长条形; E. CDFI 显示内见丰富血流信号; F、G. 右侧始基子宫腔内少量积血; H. 左侧始基子宫内未见内膜样回声, 下缘与索状带相连; I. 经直肠双平面超声检查, 膀胱和尿道上段后壁与直肠前壁之间未见正常阴道结构, 尿道中下段后壁与直肠前壁之间可见阴道结构, 顶端呈盲端。

3. MRI检查

（1）MRI表现：盆腔未见正常发育子宫结构，两侧卵巢可见，位置、形态大致如常，右侧卵巢前上方及左侧卵巢前下方可见软组织结节，右侧结节大小为22mm×19mm，内可见液性信号，左侧结节大小为11mm×10mm；左侧卵巢内可见囊性灶，直径约34mm。阴道走行区域未见明显正常阴道显示，仅在横轴位尿道下段水平见阴道结构。膀胱充盈欠

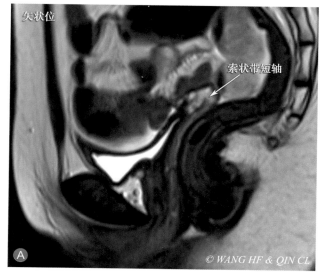

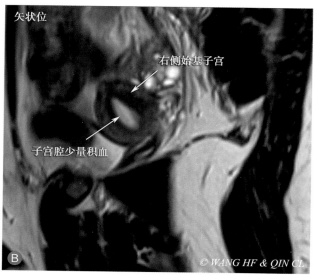

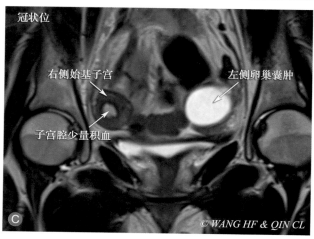

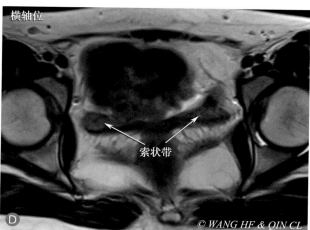

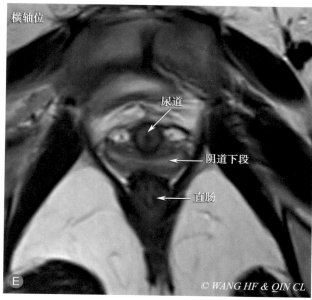

图13-65 病例14 MRI表现

A. 盆腔正中矢状位见索状带短轴，膀胱尿道后壁与直肠前壁之间未见正常阴道结构；B. 盆腔右侧见右侧始基子宫，子宫腔内少量积血；C. 冠状位见右侧始基子宫和左侧卵巢内囊肿；D. 横轴位见索状带长轴；E. 横轴位在尿道下段水平见阴道结构。

佳,壁光滑未见明显增厚,膀胱腔内液性区信号均匀,未见明显异常信号影。直肠膀胱陷凹可见少量液性信号影,T₂WI 呈高信号(图 13-65)。

(2)MRI 提示:①符合 MRKH 综合征,右侧始基子宫内积血可能,请结合临床;②左侧卵巢囊肿,建议随诊;③盆腔少量积液。

4. 腹腔镜　盆腔内见暗红色积血,双侧附

件外观正常,盆壁两侧见始基子宫,左侧始基子宫大小约 15mm×10mm,右侧始基子宫大小约 30mm×25mm,纤维肌性索状带连接两侧始基子宫下缘,左侧卵巢内见一囊肿,右侧盆壁见散在紫蓝色、火焰状子宫内膜异位症病灶。腹腔镜下行"右侧始基子宫切除术 + 盆腔子宫内膜异位症病灶清除术"(图 13-66)。因超声和 MRI 均未提示左侧始

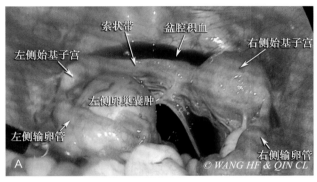

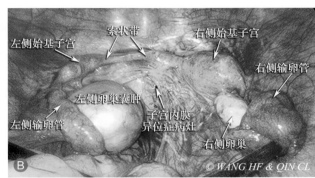

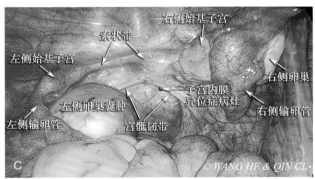

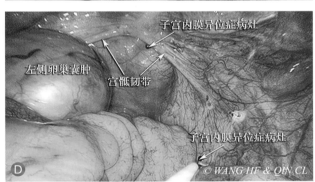

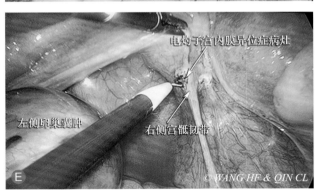

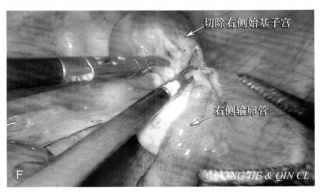

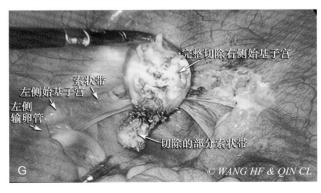

图 13-66　病例 14 腹腔镜

A. 盆腔内见暗红色积血,双侧附件外观正常,盆壁两侧见始基子宫,索状带连接两侧始基子宫下缘,左侧卵巢内见一囊肿;B~D. 盆腔见散在紫蓝色、火焰状子宫内膜异位症病灶;E. 电灼右侧宫骶韧带上子宫内膜异位症病灶;F、G. 完整切除右侧始基子宫和其下缘的部分索状带。

基子宫内有内膜,故手术未切除左侧始基子宫。

5. 术后病理诊断 大体见切除的右侧始基子宫标本,大小约 30mm×20mm,未见子宫颈,下段见肌性索状带。剖视始基子宫,肌层厚,子宫腔细小,内见少许内膜组织(图 13-67)。镜下右侧始基子宫内见分泌期样子宫内膜及平滑肌壁组织。病理诊断:符合始基子宫。

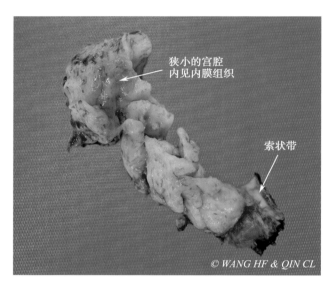

图 13-67 病例 14 标本图
剖检右侧始基子宫标本,子宫腔狭小,内见内膜组织。

6. 最终临床诊断(图 13-68)

(1)MRKH 综合征。

(2)右侧始基子宫有功能性内膜伴子宫腔少量积血。

(3)盆腔子宫内膜异位症。

(4)左侧卵巢囊肿。

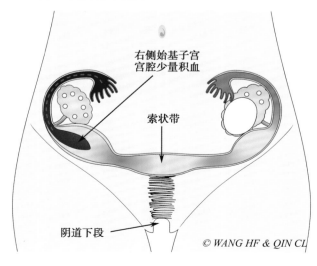

图 13-68 病例 14 示意图

7. 病例分享要点 本例患者在外院考虑为"阴道闭锁Ⅱ型,伴右侧单角子宫合并左侧残角子宫、宫颈发育不良",误将右侧有内膜的始基子宫诊断为单角子宫,将左侧的始基子宫误诊为残角子宫,将索状带误诊为发育不良的子宫颈。在 MRKH 综合征的诊断中,索状带的观察非常重要,双侧始基子宫均无子宫颈,索状带连接两侧始基子宫下缘是与其他畸形鉴别的要点(详见第四章第四节"有功能性内膜的 MRKH 综合征"和第十章"MRKH 综合征")。MRKH 综合征合并右侧始基子宫有功能性内膜超声和腹腔镜表现见视频 13-14。

视频 13-14

(王慧芳 秦成路 张丹丹 赖云英)

【病例 15】

1. 病史摘要 患者女性,26 岁,已婚未育。青春期后无月经来潮,周期性下腹痛 14 年。12 岁时感乳房发育,以及腋毛、阴毛生长等表现,并出现周期性下腹痛,持续 3 天左右,需口服止痛药。20 岁时到当地医院就诊,诊断为"双子宫",建议切除,患者拒绝,后到省级医院就诊,盆腔彩超提示"盆腔内左右侧可见两个结节样回声形似子宫体,大小分别为 48mm×36mm×33mm 和 33mm×27mm×25mm,内部均可见内膜腔,两个结节下方均无子宫颈声像,两者间肌性组织相连,考虑 MRKH 综合征"。为明确诊断和进一步治疗,于笔者医院就诊,门诊拟"MRKH 综合征"收入院。入院后专科检查:外阴发育正常,阴道前庭见尿道外口和阴道开口,探查阴道下段深约 50mm,顶端为盲端。肛门指诊:盆腔空虚,盆腔左侧可触及一大小约 50mm 的结节,右侧可触及一大小约 30mm 的结节,直肠黏膜光滑,未触及明显异常。

2. 超声检查

(1)超声表现:经腹及经直肠超声扫查,盆腔内未见正常子宫回声。紧贴左侧卵巢外侧可见左侧始基子宫,大小约 50mm×41mm×36mm,内可见内膜回声,范围约 22mm×12mm×7mm,可见子宫腔线,肌层回声不均匀;紧贴右侧卵巢外侧可见右侧始基子宫,大小约 34mm×31mm×23mm,内可见内膜回声,范围约 11mm×10mm×6mm,可见子宫腔线,肌层回声不均匀;左、右侧始基子宫均未见子宫颈回声,可见厚约 15mm 的稍低回声索状带连接左、右两侧始基子宫下缘。左侧卵巢大小约 31mm×22mm,内可见大小约 23mm×16mm 壁薄的无回声,形态规则,内透声好;右侧卵巢大小约 30mm×12mm。盆腔内可见前后径约 24mm 的无回声区。经直肠双平面超声检查,见尿道长度约 35mm,尿道周围未见明显异常回声,膀胱后壁与直肠前壁之间未见正常阴道结构,尿道后壁与直肠前壁之间可见阴道结构,测量阴道腔长约 38mm,

顶端为盲端,膀胱后壁与直肠前壁的间距约 5.6mm(图 13-69)。

肝、胆、脾、双肾超声检查未见异常声像。

(2)超声提示:①符合 MRKH 综合征声像图改变;②双侧始基子宫内有功能性内膜;③双侧卵巢可见,左侧卵巢内生理性囊肿;④盆腔积液。

3. MRI 检查

(1)MRI 表现:盆腔未见正常子宫结构,两侧卵巢可见,位置、形态大致如常,左侧卵巢见椭圆形囊状信号影,大小为 23mm×14mm,两侧卵巢内下方可见软组织结节,左侧结节大小为 37mm×45mm×35mm,右侧结节大小为 37mm×34mm×26mm,两侧结节内均可见内膜信号影,左、右走行

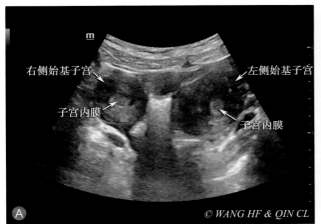

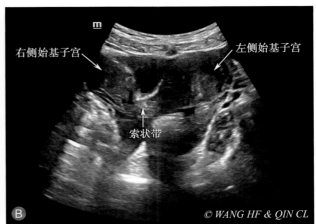

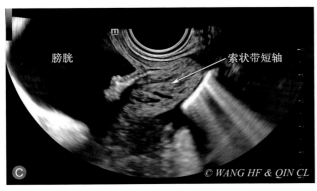

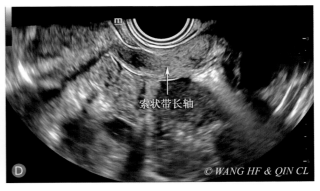

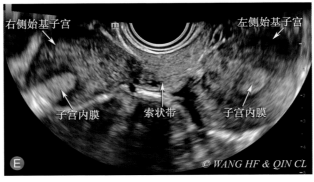

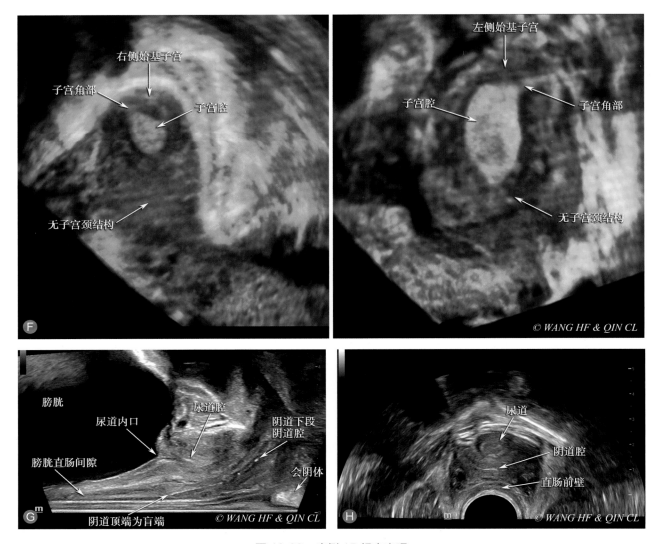

图 13-69 病例 15 超声表现

A、B. 经腹超声检查,左、右侧始基子宫内均见内膜样回声;C、D. 经直肠超声检查,可见索状带和长轴;E. 可见索状带连接两侧始基子宫下缘;F. 三维超声检查,左、右侧始基子宫内均见内膜样回声;G、H. 经直肠双平面超声检查,膀胱后壁与直肠前壁之间未见正常阴道结构,尿道后壁与直肠前壁之间可见阴道结构,顶端呈盲端,尿道水平横切面见"U"形阴道下段。

的索状带连接两侧肌性结节下缘。阴道走行区域未见正常阴道显示。膀胱充盈良好,壁光滑无明显增厚,膀胱腔内液性信号均匀,未见明显异常信号影,直肠膀胱陷凹可见液性信号积聚,T$_2$WI 呈高信号(图 13-70)。

(2)MRI 提示:①符合 MRKH 综合征 MRI 影像改变,双侧始基子宫内可见内膜,请结合临床;②左侧卵巢生理性囊肿可能,请结合临床;③盆腔少量积液。

4. 腹腔镜 探查盆腔:盆腔中央空虚,未见正常发育的子宫,双侧卵巢及双侧输卵管外观正常,左侧卵巢外下方见左侧始基子宫结节,大小为 50mm×40mm×30mm,右侧卵巢外下方见右侧始基子宫结节,大小为 30mm×25mm×25mm,两侧始基子宫下缘以索状带连接。双侧盆壁可见散在紫蓝色结节。行"腹腔镜腹膜代阴道成形术(罗湖二式)+双侧始基子宫切除术+双侧输卵管切除术+盆腔子宫内膜异位症病灶电灼术"(图 13-71)。

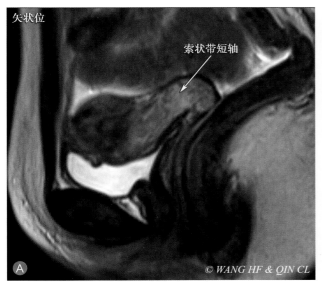

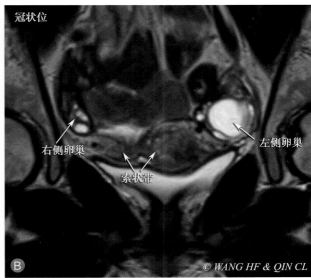

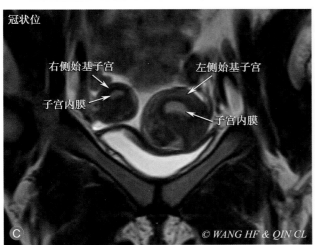

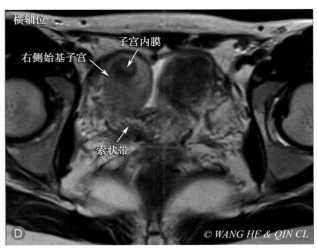

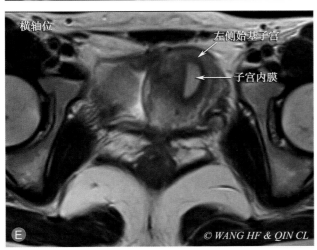

图 13-70　病例 15 MRI 表现

A. 盆腔矢状位见索状带短轴；B、C. 冠状位见短粗的索状带长轴和双侧始基子宫，子宫腔内均可见内膜；D、E. 横轴位见右侧始基子宫，子宫腔内可见内膜和左侧始基子宫，子宫腔内可见内膜。

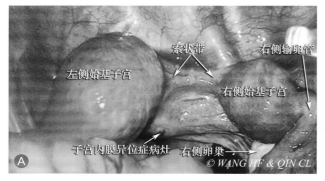
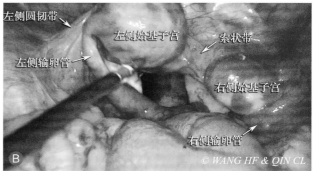
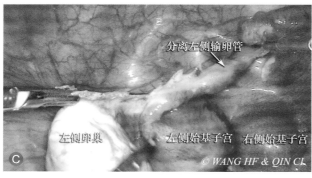
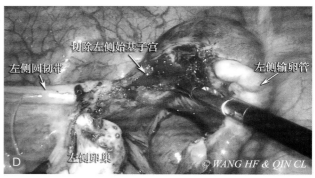
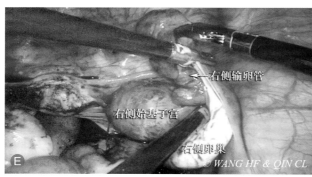
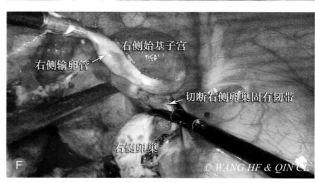
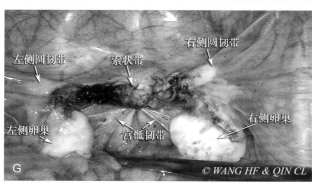

图 13-71 病例 15 腹腔镜

A、B. 盆腔内未见正常发育子宫，双侧附件外观正常，盆壁两侧见左、右侧始基子宫，短而粗的索状带连接两侧始基子宫下缘，盆腔见散在紫蓝色子宫内膜异位症病灶；C、D. 完整切除左侧始基子宫和其下缘的部分索状带；E、F. 完整切除右侧始基子宫和其下缘的部分索状带；G. 切除双侧始基子宫后的盆腔。

5. 术后病理诊断　大体见切除的右侧始基子宫大小约 35mm×30mm×25mm，左侧始基子宫大小约 48mm×40mm×30mm，均未见子宫颈结构，剖检右侧始基子宫，见子宫腔，内膜厚 3mm，肌壁厚 15mm，肌层内见腺肌病病灶；剖检左侧始基子宫，见子宫腔，内膜厚 3mm，肌壁厚 12mm，肌层内见腺

肌病病灶 (图 13-72)。镜下双侧始基子宫见平滑肌组织，并见增殖期子宫内膜，肌层内见内膜腺体和间质。

6. 最终临床诊断 (图 13-73)

(1) MRKH 综合征。

(2) 双侧始基子宫有功能性内膜。

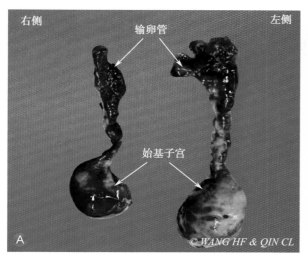 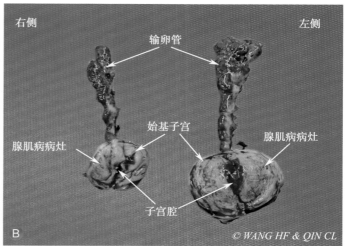

图 13-72　病例 15 标本图
A 切除的双侧始基子宫；B. 剖检始基子宫，见子宫腔，肌层内见腺肌病病灶。

（3）双侧始基子宫腺肌病。

（4）盆腔子宫内膜异位症。

（5）左侧卵巢内生理性囊肿。

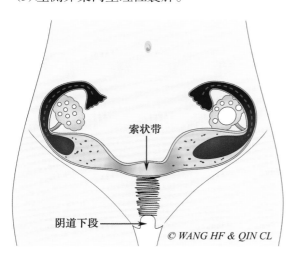

图 13-73　病例 15 示意图

7. 病例分享要点　本例为双侧始基子宫均有功能性内膜，始基子宫大小接近正常子宫大小，索状带短粗，很容易误诊为双子宫畸形。识别短粗的索状带和发育异常的子宫颈，是鉴别双侧始基子宫有功能性内膜的 MRKH 综合征和双子宫合并宫颈发育不良的要点；另外需注意，不能以始基子宫大小和有无子宫腔来评判是否 MRKH 综合征（详见第四章第四节"有功能性内膜的 MRKH 综合征"和第十章"MRKH 综合征"）。MRKH 综合征合并

双侧始基子宫有功能性内膜超声和腹腔镜表现见视频 13-15。

视频 13-15

（王慧芳　秦成路　胡守容　赖云英）

【病例 16】

1. 病史摘要　患者女性，17 岁，青春期后无月经来潮，周期性下腹痛 4 年。12 岁出现乳房、阴毛和腋毛发育，13 岁开始出现间断性下腹痛，呈刺痛，右下腹明显，程度可忍，自诉平均每月发作 1 次，每次发作 3~4 天，无月经来潮。6 个月前，疼痛加重，于当地三甲医院就诊，超声提示"子宫发育异常，考虑双子宫合并宫颈发育不良可能；右侧宫腔积液；右侧附件区囊性包块，考虑输卵管积血合并右侧卵巢子宫内膜异位囊肿可能"，住院治疗，行"腹腔镜下右侧卵巢巧克力囊肿剥除术＋右侧输卵管伞端造口术＋盆腔粘连松解术"，术后周期性下腹痛程度较前有所缓解，但仍有下腹痛，建议上级医院就诊。1 周前下腹痛较前明显加重，右下腹尤为明显，伴肛门坠胀，在当地区医院就诊，彩超提示"盆腔偏右侧见多个低回声团，较大者大小约

83mm×39mm、69mm×25mm、41mm×23mm，边界尚清，形态欠规则，内部回声尚均匀，CDFI未显示血流信号，不排除盆腔包块蒂扭转可能"。建议住院，患者拒绝。疼痛症状无缓解，2天后于另一私立医院就诊，超声提示"下腹腔异常声像，考虑右侧输卵管积液（积脓），子宫未探及，请结合临床"。为进一步诊治，现于笔者医院就诊，门诊拟"双子宫合并子宫颈发育异常？"收入院。入院后专科检查：外阴发育正常，尿道口位置正常，因患者不配合，无法触诊检查。

2. 超声检查

（1）超声表现：经腹及经直肠超声检查，盆腔内可见两个子宫体回声，均未见宫颈，两子宫体下缘之间可见厚约5.6mm的索状带相连。右侧子宫体大小约62mm×47mm，肌层回声不均匀，肌层内可见多个无回声，较大的大小约18mm×11mm，边界清，内透声差，可见点状弱回声，子宫腔分离，可见范围约30mm×19mm的无回声区，内透声差，可见点状弱回声。左侧子宫体大小约34mm×30mm，肌层回声不均匀，子宫腔分离，可见范围约16mm×16mm的无回声区，内可见点状弱回声。右侧卵巢可显示，大小正常，内未见异常回声，左侧卵巢明显增大，内见多个大小不等的无回声区，较大的大小约20mm×13mm，内透声差，可见密集点状弱回声；右侧附件区可见迂曲无回声包块，范围约101mm×71mm，形态不规则，内透声差，可见密集点状弱回声，左侧附件区可见迂曲无回声，范围约53mm×21mm，形态不规则，内透声差，可见密集点状弱回声。盆腔内可见无回声区，前后径约17mm，内透声差，可见点状弱回声。经腹超声检查，可见阴道中下段，顶端为盲端。经直肠双平面超声检查，膀胱未充盈，尿道长度约30mm，膀胱尿道后壁与直肠前壁之间可见正常阴道结构，测量阴道腔长约62mm，顶端为盲端（图13-74）。

肝、胆、脾、双肾超声检查未见异常声像。

（2）超声提示：①考虑MRKH综合征（双侧始基子宫内有功能性内膜）；②右侧始基子宫明显增大、宫腔积血、子宫腺肌病；③左侧始基子宫肌层回声不均匀、宫腔积血；④左侧卵巢子宫内膜异位囊肿（多发）；⑤双侧附件区迂曲囊性声像，考虑双侧输卵管积血；⑥可见阴道中下段。

3. MRI检查

（1）MRI表现：盆腔左、右侧分别见子宫体影，子宫颈均未见明确显示，子宫体下缘以索状带相连，子宫腔均见T₁、T₂WI高信号，右侧子宫体肌层内见多发异常信号，呈T₁、T₂WI高信号，两侧卵巢可见，位置大致如常，左侧卵巢内均见多发异常信号，呈T₁、T₂WI高信号，双侧输卵管走行区另见迂曲扩张管状异常信号，呈T₁、T₂WI高信号。阴道中下段结构可显示。膀胱充盈良好，壁光滑无明显增厚，膀胱腔内液性区信号均匀，未见明显异常信号影，直肠膀胱陷凹可见液性信号影积聚，呈T₂WI高信号（图13-75）。

（2）MRI提示：①考虑MRKH综合征（双侧始基子宫有功能性内膜）；②右侧始基子宫明显增大，宫腔积血，子宫肌层出血信号，提示子宫囊性腺肌病可能；③左侧始基子宫，宫腔积血；④左侧卵巢子宫内膜异位囊肿；⑤双侧输卵管积血；⑥盆腔积液。

4. 腹腔镜 患者麻醉下行专科检查，外阴发育正常，尿道开口正常，可见阴道开口和处女膜，探查阴道深约70mm，顶压后阴道深约100mm。

盆腔内未见正常发育的子宫，右侧输卵管积血，增粗膨大至120mm×80mm×70mm，伞端闭锁，与部分肠管、同侧始基子宫及卵巢包裹粘连。左侧输卵管积血增粗膨大至80mm×60mm×50mm，与同侧卵巢及始基子宫包裹性粘连。分离盆腔粘连，暴露双侧始基子宫及双侧卵巢，见右侧始基子宫大小约60mm×45mm，左侧始基子宫大小约35mm×30mm。右侧卵巢外观正常，左侧卵巢增大，大小约50mm×40mm×30mm，内见子宫内膜异位囊肿。行"腹腔镜双侧始基子宫切除术＋双侧输卵管切除术＋腹腔粘连松解术＋左侧卵巢子宫内膜异位囊肿剔除术"（图13-76）。

5. 术后病理诊断 大体见切除的始基子宫标本，左侧始基子宫大小约35mm×30mm×20mm，右侧始基子宫大小约55mm×50mm×30mm，右侧输卵管增粗膨大，伞端闭锁。剖检左侧始基子宫，见子宫腔，肌壁厚约12mm，内膜厚约1~2mm，肌层内见腺肌病病灶；剖检右侧始基子宫，见子宫腔，内膜厚约1~2mm，肌壁厚约15~20mm，肌层局部切面见暗红出血小囊肿（图13-77）。镜下右侧始基子宫肌壁间见子宫内膜腺体及间质伴出血，内膜呈增生期样改变；左侧始基子宫内膜呈增生期样改变，肌壁间见子宫内膜腺体及间质，左侧卵巢子宫内膜异位囊肿。病理诊断：双侧始基子宫有功能性内膜，子宫腺肌病，左侧卵巢子宫内膜异位囊肿。

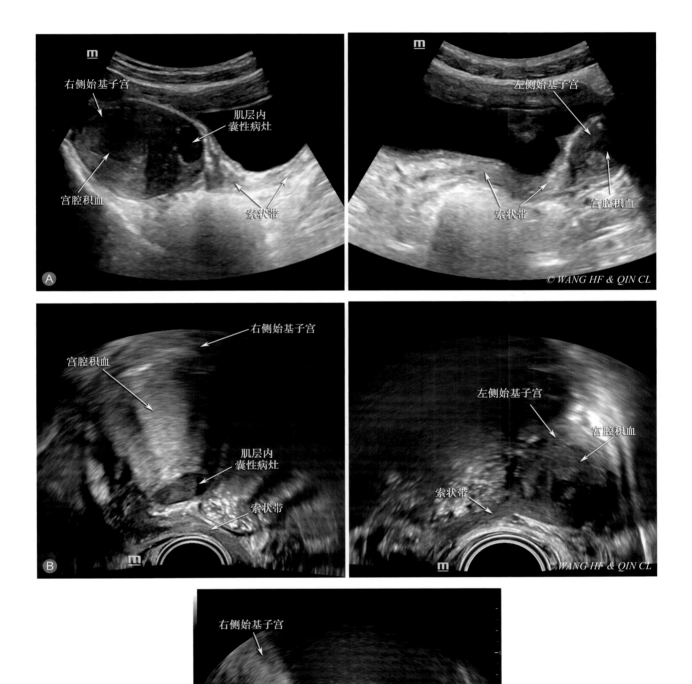

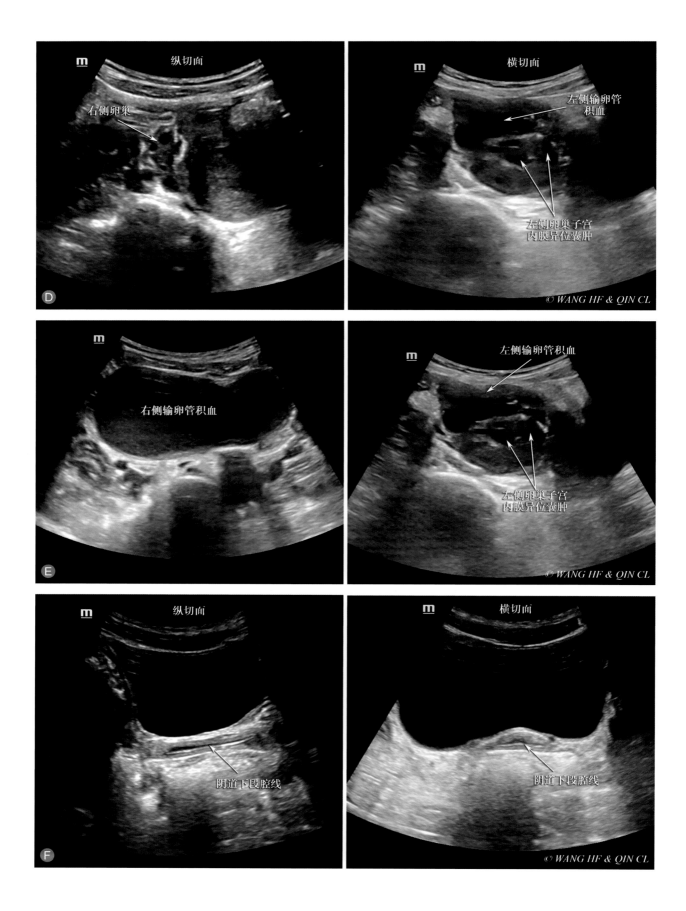

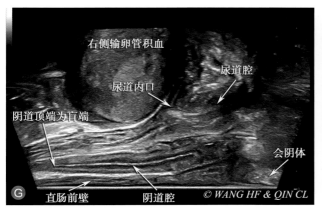

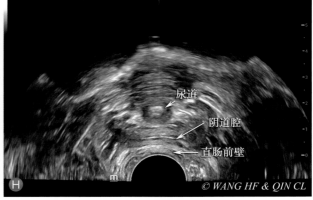

图 13-74　病例 16 超声表现

A~C.经腹及经直肠超声扫查,在盆腔内可见两个子宫体回声,宫腔积血,均未见子宫颈,两子宫体下缘之间可见索状带相连,右侧子宫体肌层内可见无回声区;D、E.左侧卵巢内见子宫内膜异位囊肿,双侧输卵管积血;F~H.经腹和经直肠双平面超声检查,阴道中下段可见,顶端为盲端。

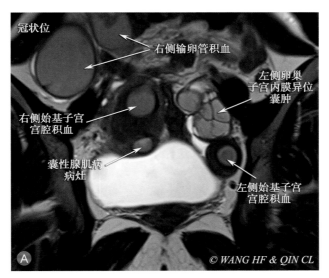

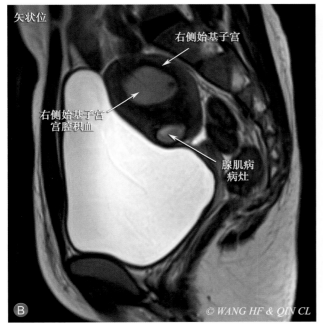

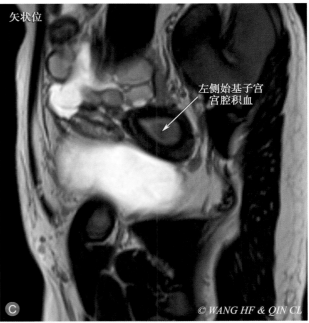

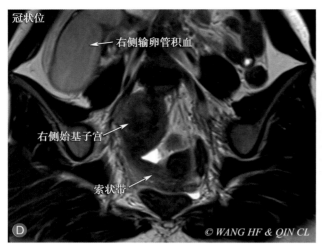

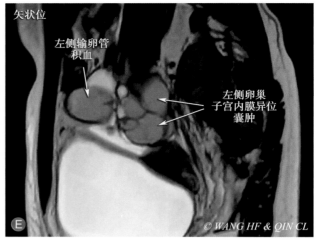

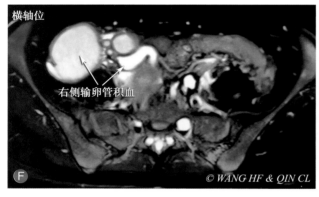

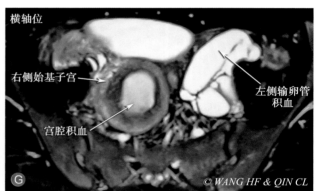

图 13-75　病例 16 MRI 表现

A~C. 盆腔见两个始基子宫影,左、右侧始基子宫腔内均可见液性信号,右侧子宫肌层内见多发异常信号,
子宫颈未见明确显示;D~G. 左侧卵巢内见子宫内膜异位囊肿,双侧输卵管走行迂曲,积血扩张。

6. 最终临床诊断(图 13-78)

(1)MRKH 综合征。

(2)双侧始基子宫有功能性内膜。

(3)双侧始基子宫腺肌病。

(4)双侧输卵管积血。

(5)左侧卵巢子宫内膜异位囊肿。

7. 病例分享要点　本例为双侧始基子宫均有功能性内膜,右侧始基子宫大小甚至大于正常子宫大小,索状带短粗,两个始基子宫距离近,加上患者阴道中下段发育较好,有正常的阴道开口,故被外院误诊为"双子宫合并子宫颈发育不良可能"。由于始基子宫发育较好,内膜功能较好,经血逆流严重,加上输卵管伞端的闭锁,导致双侧输卵管大量积血,也影响了盆腔的超声观察。鉴别发育良好且有功能性内膜的 MRKH 综合征的始基子宫和双子宫合并子宫颈发育不良是非常困难的。鉴别的要点还是要通过仔细观察和分辨是发育异常的子宫颈,还是连接两侧始基子宫下缘的索状带(详见第四章第四节"有功能性内膜的 MRKH 综合征"和第十章"MRKH 综合征")。MRKH 综合征合并双侧始基子宫有功能性内膜和双侧输卵管积血超声和腹腔镜表现见视频 13-16。

视频 13-16

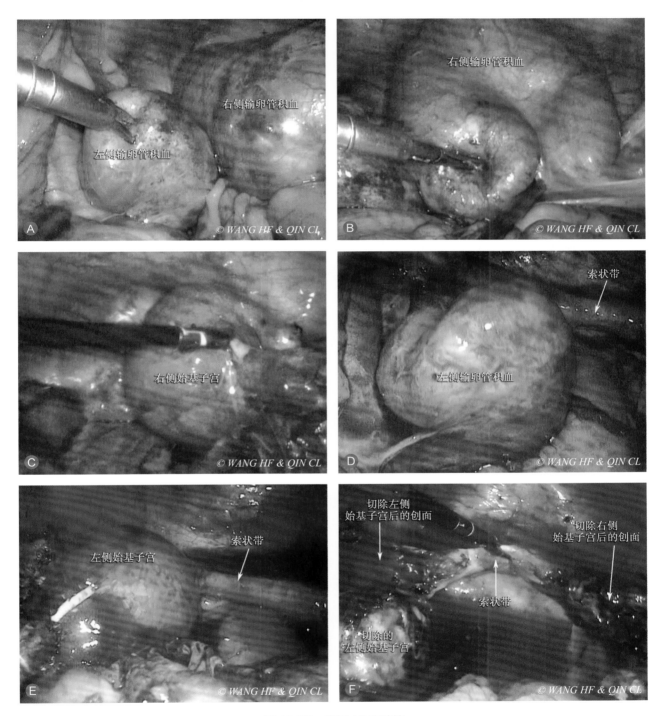

图 13-76　病例 16 腹腔镜

A. 盆腔粘连，双侧输卵管大量积血，与同侧卵巢及始基子宫包裹粘连；B. 右侧输卵管伞端闭锁；C. 切除右侧输卵管后见右侧始基子宫；D. 左侧输卵管积血；E. 切除左侧输卵管后见左侧始基子宫；F. 切除双侧始基子宫及部分索状带。

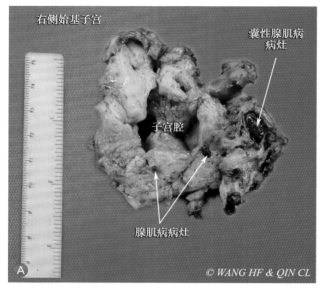

右侧始基子宫

囊性腺肌病
病灶

子宫腔

腺肌病病灶

A © WANG HF & QIN CL

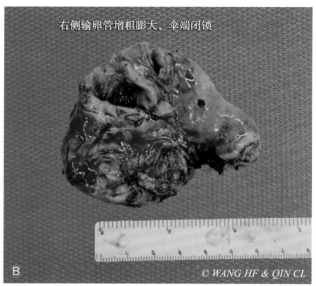

右侧输卵管增粗膨大，伞端闭锁

B © WANG HF & QIN CL

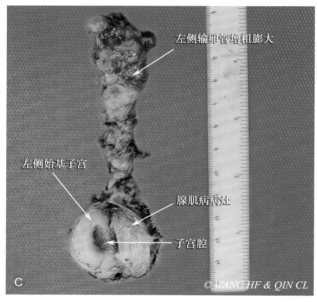

左侧输卵管增粗膨大

左侧始基子宫

腺肌病病灶

子宫腔

C © WANG HF & QIN CL

图 13-77　病例 16 标本图
A. 剖检右侧始基子宫，见子宫腔，肌层内见腺肌病病灶；
B. 右侧输卵管增粗膨大，伞端闭锁；C. 剖检左侧始基子宫，
见子宫腔，肌层内见腺肌病病灶，左侧输卵管增粗膨大。

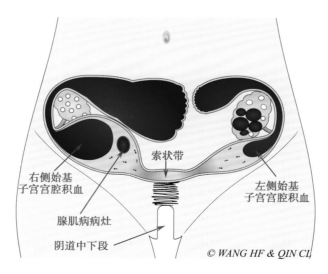

右侧始基
子宫宫腔积血

索状带

左侧始基
子宫宫腔积血

腺肌病病灶

阴道中下段

© WANG HF & QIN CL

图 13-78　病例 16 示意图

（王慧芳　秦成路　胡守容　赖云英）

【病例 17】

1. 病史摘要　患者女性,12 岁,下腹痛 2 个月余,腹腔镜探查术后 4 天。患者为足月顺产出生,出生时未发现明显畸形,智力正常。3 岁多时,因"腹股沟疝"行"左侧腹股沟疝修补术"。无外伤病史。1 年前开始出现乳房发育,2 个月前无明显诱因出现下腹坠胀疼痛,初始可忍受,呈阵发性,持续 2 天左右自行缓解;1 个月前再次出现腹痛,程度较前加重,至当地妇幼保健院就诊,妇科超声提示"子宫前方液性包块,左侧附件区液性包块。考虑子宫畸形",后转至当地人民医院就诊,盆腔 MRI 提示"右侧残角子宫,左侧输卵管积血扩张",并于 4 天前行腹腔镜下探查,术中见子宫畸形,左侧输卵管积血,予以左侧输卵管造口。因病情复杂,转笔者医院进一步治疗,门诊拟"梗阻性子宫发育异常"收入院。入院后专科检查:脐部、下腹部可见腹腔镜手术切口,外阴发育可,探查阴道深度约 70mm,阴道顶端可及子宫颈。肛门指诊:距离肛门 50mm 处直肠前壁可扪及子宫颈。入院后超声和 MRI 检查均提示"残角子宫合并残角子宫积血"。

2. 超声检查

(1) 超声表现(门诊超声检查图像回顾阅片):经直肠超声扫查,盆腔右侧可见一个子宫体回声,大小约 36mm×50mm×34mm(上下径 × 左右径 × 前后径),子宫体横径较宽,子宫体上下径短,可见两侧子宫角,宫壁回声尚均匀,子宫单层内膜厚约 3mm,内可见前后径约 8mm 的无回声区,其内可见密集点状弱回声,紧邻其左下方可见长约 43mm 的子宫颈回声,与子宫体错位,不在同一轴线上,子宫内膜腔和子宫颈管之间无连通,之间见约 12mm 低回声组织连接。双侧卵巢显示清晰,左侧附件区可见大小约 32mm×13mm 长条形无回声,壁稍厚,内壁欠光滑,内透声差,后方回声增强。右侧附件区未见异常回声。直肠子宫陷凹可见前后径约 30mm 的无回声区,内透声差,内可见密集点状弱回声(图 13-79)。

肝、胆、脾、双肾超声检查未见异常声像。

(2) 超声提示:①子宫发育异常,考虑子宫峡部离断伴子宫腔内积血;②考虑左侧输卵管积血;③盆腔积血。

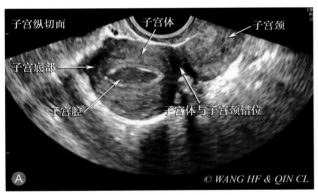

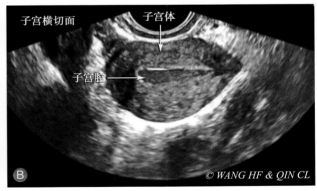

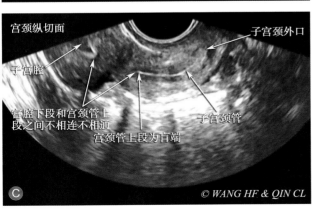

图 13-79　病例 17 超声表现

A、B. 经直肠超声扫查,盆腔右侧可见一个子宫体回声,子宫体横径宽,子宫体上下径短,可见两侧子宫角,宫腔积血;C. 紧邻其左下方可见子宫颈回声,与子宫体错位,不在同一轴线上,子宫腔下段和子宫颈管上段之间不相连、不相通。

3. MRI 检查

（1）MRI 表现（门诊 MRI 影像回顾阅片）：子宫体偏右，可见呈三角形的子宫腔，可见两侧子宫角，子宫腔与子宫颈部不相通，子宫颈偏左，与阴道相通；两侧卵巢可见，左侧输卵管呈迂曲管状液体信号影，T_1、T_2 均呈高信号。盆腔可见少量积血（图 13-80）。

（2）MRI 提示：①子宫发育畸形，子宫体与子宫颈分离，宫腔积血；②左侧输卵管积血扩张可能；③盆腔少量积血。

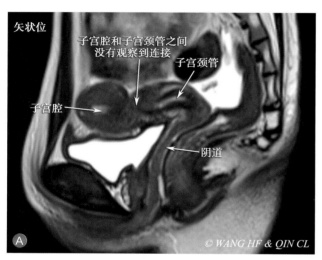

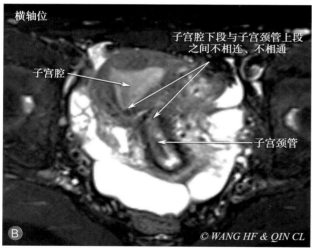

图 13-80　病例 17 MRI 表现

A、B. 子宫体偏右，子宫腔呈三角形，可见两侧子宫角，子宫颈偏左，子宫体与子宫颈错位，子宫腔下段和子宫颈管上段之间不相连、不相通，子宫颈与阴道相通。

4. 腹腔镜　盆腔内见陈旧性积血，见子宫体偏右，子宫体发育良好，左侧输卵管起始于左侧子宫角，伞端与卵巢粘连；右侧子宫角部未见明显右侧输卵管间质部及峡部，伞端与右侧卵巢相邻。子宫体与子宫颈后壁之间的峡部位置向内凹陷，子宫腔与子宫颈管腔离断，盆腔腹膜内散在蓝紫色子宫内膜异位症病灶，术中诊断"先天性宫体宫颈离断，右侧输卵管间质部及峡部缺如，左侧输卵管伞端粘连，盆腔子宫内膜异位症"。腹腔镜下行"宫体宫颈吻合术 + 梅花头导尿引流管置入术 + 盆腔粘连松解术 + 左侧输卵管造口术 + 盆腔子宫内膜异位症病灶电灼术"。用超声刀自子宫后壁肌层内陷处上下分别打开子宫颈上段及子宫体下段，暴露子宫腔和子宫颈管腔，可见子宫内膜和子宫颈管黏膜，腹腔镜持针器自盆腔内子宫颈管上段向下探至阴道内，经阴道将 20 号梅花头导尿引流管自子宫颈管送至盆腔，腹腔镜监视下将梅花头导尿引流管头端置入子宫腔内，可吸收线固定于子宫腔，连续缝合子宫体后壁及子宫颈后壁，恢复子宫体及子宫颈后壁连续性。梅花头导尿引流管尾端留置于阴道内并平阴道外口剪断（图 13-81）。

5. 最终临床诊断（图 13-82）

（1）先天性子宫峡部未发育。

（2）右侧输卵管间质部和峡部缺如。

（3）左侧输卵管伞端粘连闭锁，输卵管积血。

（4）盆腔子宫内膜异位症。

6. 术后 1 年，拔管前、后超声检查　经腹及经直肠超声检查，子宫体、子宫颈连接，子宫腔下段和子宫颈管内见梅花头导尿引流管。拔出梅花头导尿引流管后，见子宫体和子宫颈相连相通，子宫体大小约 33mm × 45mm × 32mm（上下径 × 左右径 × 前后径），子宫颈长 44mm（图 13-83）。

7. MRI 检查（术后 1 年，拔管前）　子宫体、子宫颈吻合术后，子宫腔内可见梅花头导尿引流管，子宫体与子宫颈在同一轴线上，子宫体和子宫颈相连相通（图 13-84）。

8. 拔管后宫腔镜检查　子宫颈至子宫腔通畅，未见狭窄，子宫颈及子宫腔形态正常，子宫内膜呈粉红色，双侧子宫角部可见，子宫腔后壁下段及子宫颈连续性良好，表面内膜平整光滑（图 13-85）。

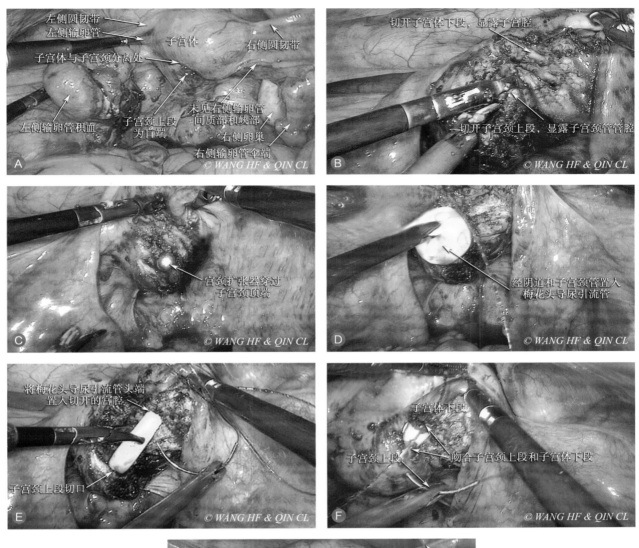

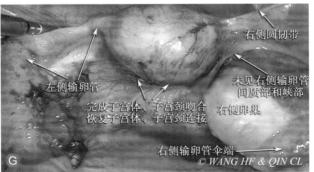

图 13-81　病例 17 腹腔镜

A. 子宫前位,子宫体向盆腔右侧扭转,子宫体发育良好,子宫体与子宫颈离断,子宫体下段和子宫颈上段均为盲端,左侧输卵管起始于左侧子宫角,伞端与卵巢粘连,输卵管积血,右侧子宫角部未见右侧输卵管间质部和峡部;B. 切开子宫体下段和子宫颈上段,显露子宫腔和子宫颈管;C. 子宫颈扩张器扩张子宫颈上段,穿过子宫颈顶端;D. 通过阴道和子宫颈管,将梅花头导尿引流管置入盆腔;E. 将梅花头导尿引流管头端经子宫体下段置入子宫腔;F. 吻合子宫体、子宫颈;G. 完成子宫体、子宫颈吻合,恢复子宫体、子宫颈连接。

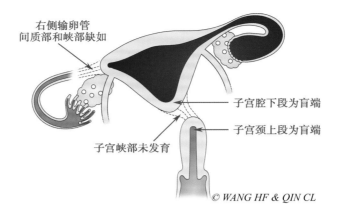

图 13-82 病例 17 示意图

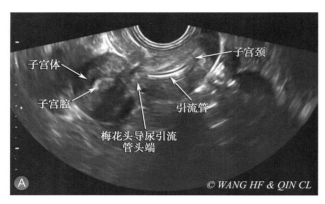

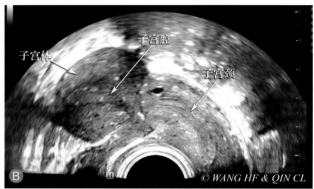

图 13-83 病例 17 超声表现（术后 1 年，拔管前、后）

A. 拔管前，子宫体、子宫颈连接，子宫腔下段和子宫颈管内可见梅花头导尿引流管；B. 拔管后，见子宫体和子宫颈相连相通。

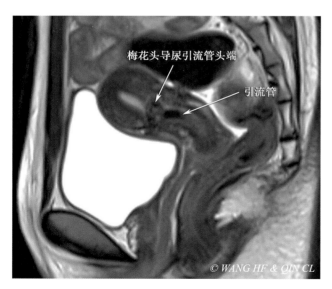

图 13-84 病例 17 MRI 表现（术后 1 年，拔管前）

子宫体与子宫颈相连、相通，子宫腔下段和子宫颈管内可见
梅花头导尿引流管。

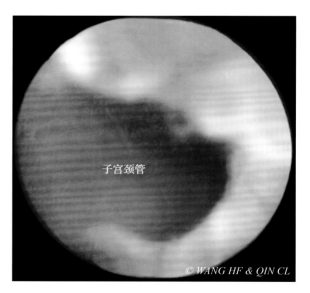

图 13-85 病例 17 宫腔镜所见（术后 1 年拔管后）

子宫颈至子宫腔通畅，未见狭窄。

9. 病例分享要点　本病例为多年前的病例，影像和临床资料保留尚完整。子宫峡部未发育，由于本病罕见，对其认识不够，加上子宫体上下径短（33mm），子宫颈长（44mm），且子宫体、子宫颈错位分离，故术前影像学检查均将无子宫颈连接的子宫体误认为是残角子宫伴宫腔积血，将子宫颈误认为是单角子宫。术后多次回顾阅片，并进行文献学习和分析，认为超声和MRI影像均符合典型子宫峡部未发育的影像学表现，病例中的超声和MRI检查报告均为术后再次读片和重新描述的结果，目的是供同行们学习。了解了子宫峡部未发育的解剖结构特点，子宫腔和子宫颈的不连通，错位分离，是其诊断要点，故在临床工作中发现这些征象，诊断是不难的。对子宫峡部未发育有了认识后，病例18和病例55均在术前作出诊断。本病例提醒超声科医生要重视子宫颈的形态结构和子宫体、子宫颈连续性的观察（详见第五章"梗阻性子宫峡部发育异常"）。先天性子宫峡部缺如合并右侧输卵管间质部和峡部缺如超声和腹腔镜表现见视频13-17。

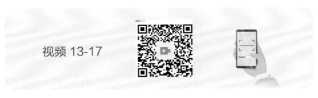

视频 13-17

（秦成路　胡守容　石瑾秋　赖云英）

【病例 18】

1. 病史摘要　患者女性，14岁11个月，周期性下腹痛3年，加重6个月。患者11岁开始出现乳房发育，2岁多和6岁时因"腹股沟斜疝"手术，具体不详。无外伤病史。3年前因无明显诱因出现下腹坠胀，盆腔超声检查提示"宫腔积液"，于当地医院行宫腹腔镜联合手术，术中诊断"左侧单角子宫合并右侧残角子宫"，行右侧残角子宫切除术，术后至今无月经来潮，伴周期性下腹痛。2年前再次就诊当地医院，盆腔超声提示"宫腔积液"。近半年来，周期性下腹痛，进行性加重，持续3~7天，偶有恶心、呕吐等不适，口服止痛药及静脉输液抗炎治疗后方可缓解。1个月前，再次就诊，盆腔超声检查提示"宫腔粘连（子宫颈内口水平可能）、宫腔积血、盆腔

积液"；MRI检查提示"宫腔粘连、宫腔积血"。为进一步明确诊断和治疗，患者转诊至笔者医院，门诊拟"宫颈粘连？子宫颈闭锁？"收入院。入院后专科检查，外阴发育好，未见明显异常。由于患者不配合，无法肛门指诊检查。

2. 超声检查

（1）超声表现：经腹及经直肠超声检查，子宫前位，位于盆腔左侧，子宫体切面大小约44mm×53mm×52mm（上下径×左右径×前后径），宫壁肌层厚薄不一，子宫腔形态不规则，子宫内膜单层厚约2.2mm，子宫腔内见无回声区，较大前后径约35mm，内可见点状弱回声。子宫颈位于子宫体右下方，子宫颈长径35mm，可见子宫颈管回声，子宫体与子宫颈错位离断，子宫腔下段与子宫颈管不连通，子宫腔内无回声区下缘距离子宫颈管上段约10mm。双侧卵巢显示清，右侧卵巢位于子宫右前方，大小约31mm×19mm，左侧卵巢位于子宫颈水平左侧，大小约25mm×16mm，双侧附件区未见明显异常回声。经直肠双平面超声检查，膀胱尿道后壁与直肠前壁之间可见正常阴道结构。经直肠超声的引导下，阴道内置入子宫造影通水管至子宫颈外口，充盈球囊，推注生理盐水，见阴道扩张且通畅；缩小球囊后缓慢推注造影剂，阴道内、阴道后穹窿均可见造影剂充盈，子宫颈外口可见造影剂（图13-86）。

肝、胆、脾、双肾超声检查未见异常声像。

（2）超声提示：①子宫峡部发育异常（子宫体、子宫颈错位离断）；②宫壁厚薄不均，子宫腔形态异常，宫腔积血；③阴道通畅。

3. MRI检查

（1）MRI表现：子宫体部体积增大，子宫体偏盆腔左侧，子宫腔内可见不规则高信号影，子宫腔形态不规则，前后壁肌层厚薄不一致，子宫体部内膜和交界区形态规则，无异常信号影，子宫体与子宫颈错位，子宫腔下段与子宫颈管不相通。阴道走行区域见阴道结构，可见阴道穹窿。双侧附件区未见明确异常。膀胱充盈尚可，壁光滑无明显增厚，未见明显异常信号影，所示盆壁软组织信号未见明显异常改变。盆腔内可见少量积液（图13-87）。

（2）MRI提示：考虑子宫峡部发育异常伴宫腔积血；盆腔少量积液。

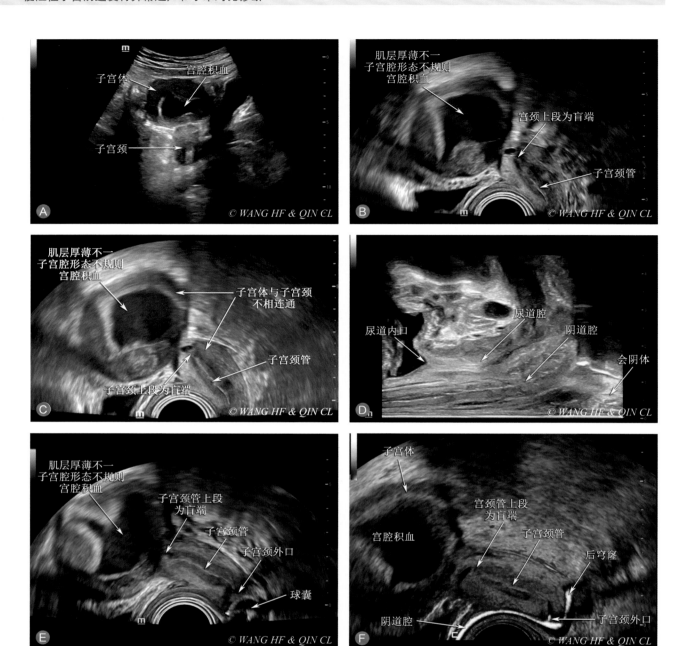

图 13-86　病例 18 超声表现

A~C. 经腹及经直肠超声检查,子宫呈前位,位于盆腔左侧,宫壁肌层厚薄不一,子宫腔形态失常,不规则;B、C. 子宫体与子宫颈错位离断,子宫腔与子宫颈管不连通;D. 经直肠双平面超声检查,膀胱尿道后壁与直肠前壁之间可见阴道结构;E. 在超声引导下,阴道内置入子宫造影通水管至子宫颈外口,阴道通畅,充盈球囊;F. 缓慢推注造影剂,阴道内、阴道后穹窿均可见造影剂充盈,子宫颈外口处可见造影剂。

4. 腹腔镜　大网膜、部分肠管与子宫前壁致密粘连,部分肠管与子宫后壁下段致密粘连。分离盆腔粘连后见子宫呈单角,位于盆腔左侧,连接左侧输卵管,左侧卵巢未见异常。沿着左侧单角子宫右侧寻找,未见明显残角子宫,可见切除的残角子宫痕迹,通过纤维肌性带与左侧单角子宫下段相连,右侧输卵管与右侧卵巢可见,未见异常。盆壁腹膜可见散在火焰状子宫内膜异位症病灶。探查阴道通畅,可容 1+ 指,见子宫颈,外观形态正常,以探针探入,未能进入子宫腔。左侧单角子宫体下段与子宫颈分离,于左侧单角子宫体右后方见子宫颈上段为盲端。腹腔镜下行"子宫体子宫颈吻合术 + 梅花头导尿引流管置入术 + 盆腔子宫内膜异位症病灶电灼术 + 盆腔粘连松解术 + 肠粘连松解术"。用超声

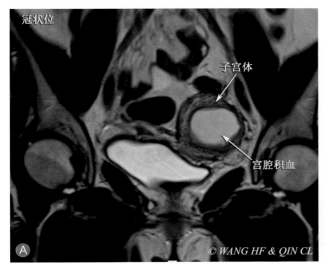
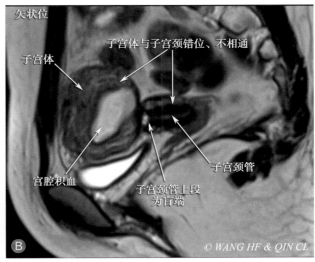
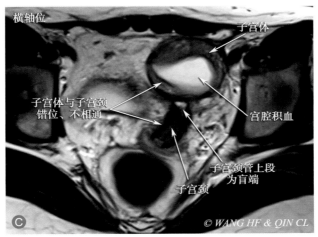

图 13-87　病例 18 MRI 表现

A. 子宫偏左侧,体积增大,子宫腔形态不规则,肌壁厚薄不一致,宫腔积血;

B~C.子宫体与子宫颈错位、离断,子宫腔下段与子宫颈管不连通。

刀自子宫底部切开肌层,暴露子宫腔,见咖啡色积血流出,并可见子宫腔内膜,探查子宫腔下段为盲端,超声刀切开子宫腔下段。切开子宫颈上段,暴露子宫颈管腔,可见子宫颈管黏膜,探针从阴道内子宫颈外口置入,腹腔镜下见探针自子宫颈上段切开处穿出,证明子宫颈管通道正常,排除假道。经阴道将梅花头导尿引流管自子宫颈管送至盆腔,腹腔镜监视下将梅花头导尿引流管从子宫腔下段置入子宫腔内,固定梅花头导尿引流管头端于子宫腔底部,缝合子宫体底部肌层,吻合子宫体下段和子宫颈上段,恢复子宫体与子宫颈连接,重塑子宫形态(图 13-88)。

5. 最终临床诊断(图 13-89)

(1)子宫发育异常:左侧单角子宫合并右侧残角子宫(残角子宫已切除),左侧单角子宫子宫峡部未发育。

(2)盆腔子宫内膜异位症。

(3)盆腔粘连、肠粘连。

6. 术后 1 年半超声表现　经腹及经直肠超声检查,子宫位于左侧盆腔,呈前位,子宫体与子宫颈连接,子宫腔下段和子宫颈管内见梅花头导尿引流管(图 13-90)。

7. 术后 1 年半 MRI 表现　子宫体、子宫颈连接,子宫腔下段和子宫颈管内可见梅花头导尿引流管(图 13-91)。

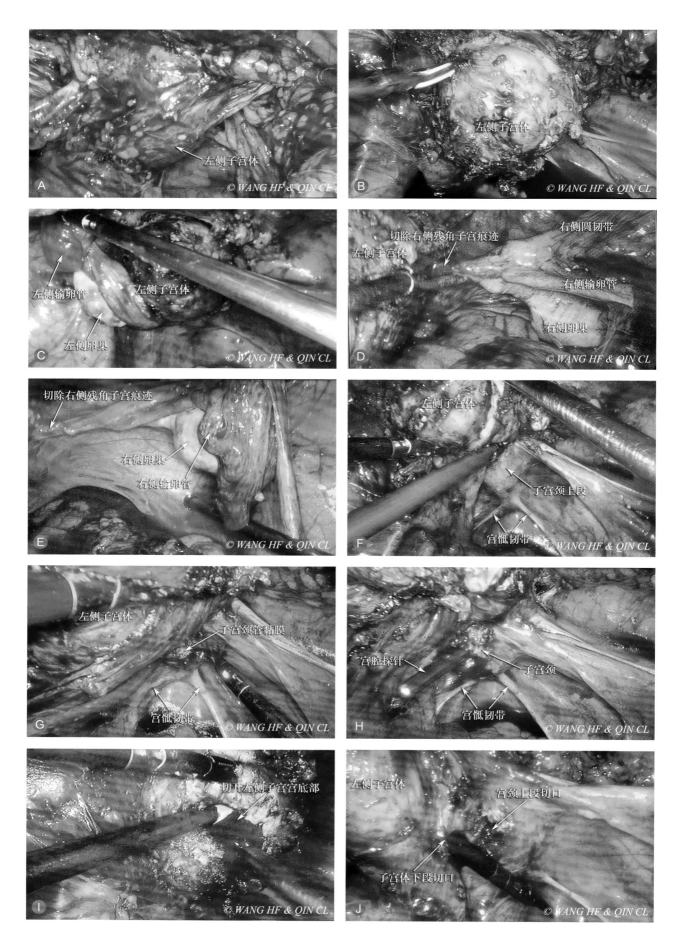

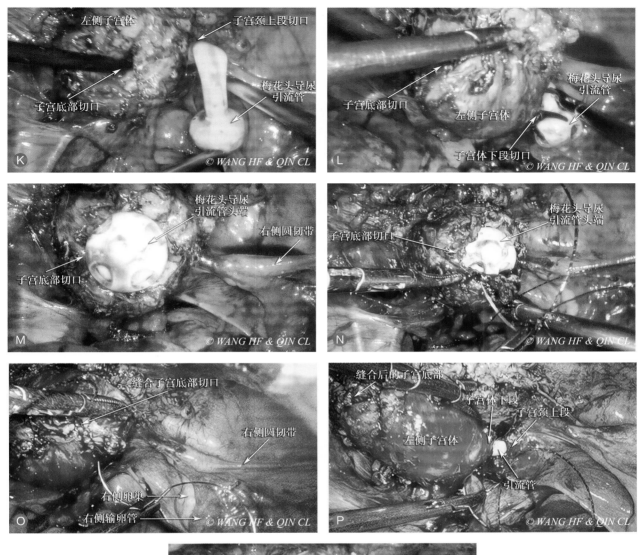

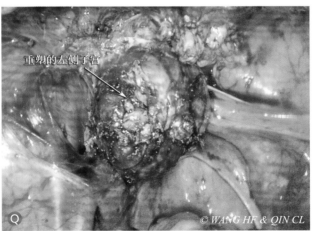

图 13-88　病例 18 腹腔镜

A. 大网膜、部分肠管与子宫前壁致密粘连；B、C. 分离粘连后，见子宫呈单角，位于左侧，连接左侧输卵管；D、E. 可见切除的右侧残角子宫痕迹及右侧卵巢和输卵管；F. 左侧单角子宫体下段与子宫颈分离，子宫颈上段为盲端；G. 切开子宫颈上段，暴露子宫颈管腔，可见子宫颈管黏膜；H. 宫腔探针自子宫颈上段切开处穿出；I. 切开子宫底部肌层，见咖啡色积血流出；J. 切开子宫腔下段；K. 经阴道将梅花头导尿引流管自子宫颈管送至盆腔；L、M. 将梅花头导尿引流管从子宫腔下段置入子宫腔内；N、O. 固定梅花头导尿引流管头端于子宫腔底部，缝合肌层；P. 吻合子宫体下段和子宫颈上段；Q. 恢复子宫体与子宫颈连接，重塑子宫形态。

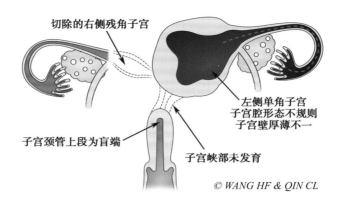

图 13-89　病例 18 示意图

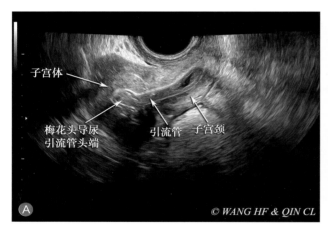

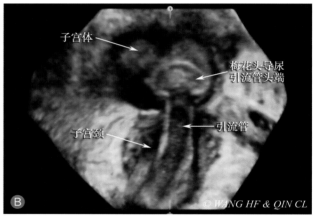

图 13-90　病例 18 术后 1 年半超声表现

A、B. 子宫腔至子宫颈管内见梅花头导尿引流管回声，位置正常。

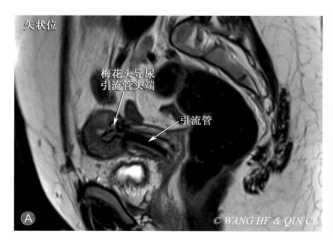

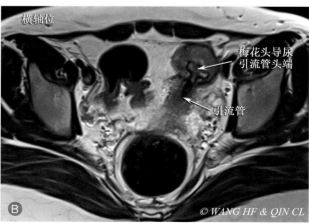

图 13-91　病例 18 术后 1 年半 MRI 表现

A、B. 子宫体、子宫颈连接，子宫腔下段和子宫颈管内可见梅花头导尿引流管。

8. 病例分享要点 本例为单角子宫合并子宫峡部未发育,实属罕见。术前超声和MRI根据子宫峡部未发育的子宫体、子宫颈错位分离及不连通的特点均做出了正确诊断,但均未对单角子宫作出诊断。回顾学习影像资料和手术录像,分析漏诊原因:①没有认真查阅患者的既往病史,这是超声科医生常常忽略的;②子宫体、子宫颈错位分离,失去正常连接,影响了对子宫体的判断;③患者的子宫腔形态不规则,子宫肌壁厚薄不一,不是常见的呈管状的单角子宫腔;④患者三次盆腔手术,盆腔粘连严重,子宫位置发生改变。子宫峡部未发育也常合并其他米勒管的发育异常,需要超声科医生和临床医生在工作中注意(详见第五章"梗阻性子宫峡部未发育")。左侧单角子宫合并子宫峡部未发育超声和腹腔镜表现见视频13-18。

视频13-18

(王慧芳 秦成路 张丹丹 赖云英)

【病例19】

1. 病史摘要 患者女性,13岁,青春期后无月经来潮,周期性下腹痛8个月。2年前开始出现乳房发育。1年前开始无明显诱因出现下腹坠胀疼痛,难以忍受,需要口服止痛药。至当地医院就诊,腹部彩超检查提示"子宫颈发育不良,阴道闭锁",因当地医院无法治疗,建议到上级医院就诊。2个月前到当地市级三甲医院就诊,彩超提示"子宫颈发育不良,阴道闭锁,左侧输卵管积液,盆腔少量积液";MRI提示"先天性子宫颈发育不良,结合临床及超声所见,提示阴道闭锁";盆腔CT提示"子宫壁局部偏厚,请结合超声;盆腔积液,两侧髋关节未见明显异常"。今日为进一步明确诊断和治疗转入笔者医院,门诊拟"阴道闭锁"收入院。入院后专科检查:外阴发育正常,尿道口位置正常,未见阴道开口,仅见处女膜痕迹,因患者不配合,无法进行触诊检查。

2. 超声检查

(1)超声表现:经腹及经直肠超声扫查,见子宫呈前位,子宫体大小约43mm×62mm×34mm(上下径×左右径×前后径),上下径短,左右径宽,宫壁回声欠均匀,内膜厚约5mm,子宫内膜线居中,子宫体下方未见子宫颈显示,探头推挤子宫体,可见子宫体随之移动。三维超声宫腔冠状面见子宫腔形态基本正常,两侧子宫角显示清晰。双侧卵巢显示清,双侧附件区未见明显异常回声。盆腔内可见前后径约28mm的无回声区,内可见密集点状弱回声。经直肠双平面超声检查,在膀胱尿道后壁与直肠前壁之间阴道走行区域未见阴道结构,仅见稍低回声的结缔组织间隙,尿道内口水平尿道后壁与直肠前壁间距约3.7mm,尿道长度约24mm(图13-92)。

肝、胆、脾、双肾超声检查未见异常声像。

(2)超声提示:子宫颈发育异常(子宫颈未发育)合并阴道完全闭锁(Ⅱ型阴道闭锁);双侧附件区未见明显异常声像;盆腔积液(考虑积血)。

3. MRI检查

(1)MRI表现:盆腔可见子宫体结构,子宫腔两侧子宫角深,未见子宫颈显示;两侧卵巢可见,位置、形态大致如常。阴道走行区域未见其正常结构显示。膀胱充盈良好,壁光滑无明显增厚,膀胱腔内液性区信号均匀,未见明显异常信号影,直肠膀胱陷凹可见片状液性信号影积聚,呈T_2WI高信号(图13-93)。

(2)MRI提示:符合子宫颈未发育合并阴道完全闭锁;盆腔积液。

4. 腹腔镜 腹腔镜见子宫体发育尚可,表面见红色火焰状子宫内膜异位症病灶,子宫体后壁表面见炎性渗出滤泡,未见子宫颈,双侧输卵管及卵巢外观未见明显异常,盆腔腹膜及直肠子宫陷凹内见多发散在蓝紫色子宫内膜异位症病灶,子宫后壁下段与双侧盆壁腹膜呈多发膜状粘连,行腹腔镜下"子宫切除术+双侧输卵管切除术+盆腔粘连松解术+盆腔子宫内膜异位症病灶电灼术"(图13-94)。

5. 术后病理诊断 大体见切除的子宫体标本,子宫体下方未见子宫颈,子宫体大小约65mm×50mm×30mm,剖检肌壁厚18mm,内膜厚5mm。镜下见切除的子宫体内有肌层组织和增生期样子宫内膜,未见子宫颈组织。病理诊断:考虑子宫颈未发育(图13-95)。

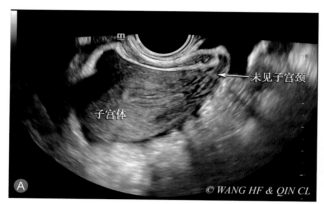

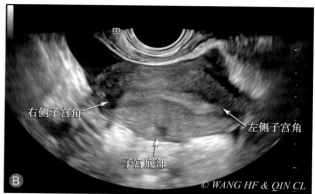

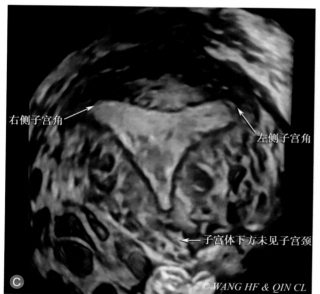

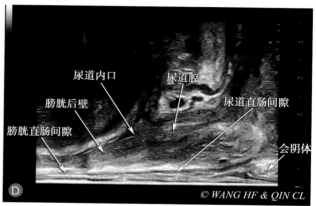

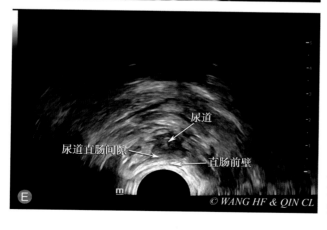

图 13-92　病例 19 超声表现

A~D. 经直肠超声扫查,子宫上下径短,左右径宽,子宫体下方未见子宫颈,双侧卵巢未见异常;E. 经直肠双平面超声检查,膀胱尿道后壁与直肠前壁之间未见阴道结构。

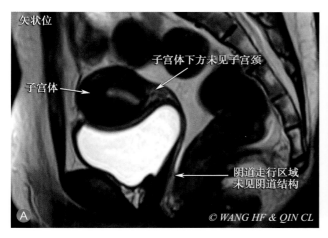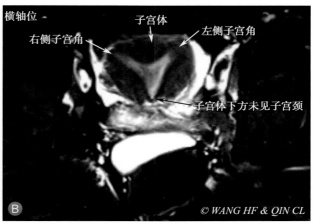

图 13-93　病例 19 MRI 表现
A、B. 可见子宫体结构,子宫腔两侧子宫角深,子宫体下方未见子宫颈。

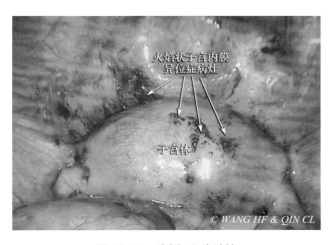

图 13-94　病例 19 腹腔镜
子宫体横径宽,表面见红色火焰状子宫内膜异位症病灶,子宫体下方未见子宫颈。

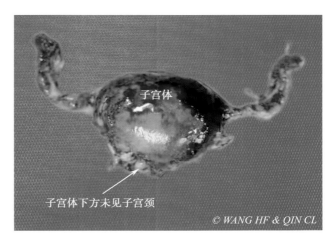

图 13-95　病例 19 标本图
切除的子宫体下方未见子宫颈。

6. 最终临床诊断(图 13-96)

(1)子宫颈发育异常(子宫颈未发育)合并阴道完全闭锁(Ⅱ型阴道闭锁)。

(2)盆腔子宫内膜异位症。

(3)盆腔粘连。

7. 病例分享要点　本例为典型的梗阻性子宫颈发育异常(子宫颈未发育)合并阴道完全闭锁的病例。梗阻性子宫颈发育异常的程度不同,其表现复杂多样,常见的有 5 种(子宫颈未发育、子宫颈完全闭锁、子宫颈外口闭塞、条索状子宫颈、子宫颈残迹),本病例表现为子宫颈未发育,符合典型的临床、超声、MRI 和腹腔镜表现。只要对子宫颈未发育有

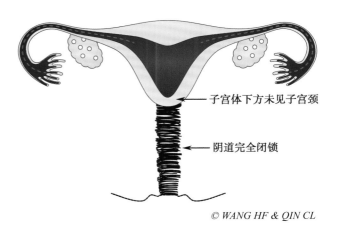

图 13-96　病例 19 示意图

所了解,诊断不难,一旦发现就要明确有无合并阴道的发育异常。子宫颈发育异常合并阴道闭锁,月经血无法从发育异常的子宫颈和闭锁的阴道排出,造成宫腔积血和经血逆流至盆腔,继发盆腔子宫内膜异位症和盆腔粘连。注意,在非月经期,超声检查时可无宫腔积血的表现(详见第六章"梗阻性子宫颈发育异常"和第七章第二节"阴道闭锁")。子宫颈未发育合并阴道完全闭锁超声和腹腔镜表现见视频13-19。

视频 13-19

(石瑾秋　秦成路　胡守容　赖云英)

【病例 20】

1. 病史摘要　患者女性,23 岁,青春期后无月经来潮,周期性下腹痛 2 年,并逐渐加重。10 年前开始出现乳房发育,一直无月经来潮,近 2 年来出现周期性下腹痛,每次持续 5 天,疼痛难忍,需口服止痛药物治疗,半年前在当地市级医院就诊,盆腔彩超提示"子宫后壁肌层回声增粗,考虑子宫腺肌病,双侧附件区囊肿",染色体核型检查提示"46,XX",临床诊断"阴道闭锁",遂在腹腔镜下行"双侧卵巢肿瘤剥除术 + 盆腔粘连松解术 + 阴道成形术 + 子宫颈成形术",术中腹腔镜见子宫后位,稍大,形态饱满,双侧圆韧带起始于子宫前壁中段,双侧输卵管外观未见明显异常,左侧卵巢增大约 50mm×40mm×30mm,右侧卵巢增大约 70mm×50mm×40mm,均为囊性,与子宫后壁及双侧盆壁、肠管粘连。经直肠可触及质硬的子宫颈,沿尿道直肠间隙分离闭锁的阴道,暴露子宫颈,见子宫颈质硬,未见明显子宫颈开口,在超声监测下用探针及子宫颈扩张器顺着子宫颈方向探查进入子宫腔,因子宫颈组织质硬,子宫颈扩张器仅使用至 5.5 号,后停止手术。患者术后仍无月经来潮,且周期性下腹痛较前加重。为进一步治疗,遂就诊笔者医院,门诊拟"阴道闭锁术后"收入院。入院后专科检查:外阴发育可,可见成形阴道下段,顶压测量阴道长 60mm,顶端为盲端,子宫前位,稍大,无压痛,左

侧附件增厚,无明显压痛,右侧附件可触及直径约 70mm 包块,活动可,无明显压痛。

2. 超声检查

(1)超声表现:经腹及经直肠超声扫查,见子宫前位,子宫滑动征阴性,子宫横径较宽,子宫体大小约 51mm×65mm×38mm(上下径 × 左右径 × 前后径),子宫内膜上下径约 20mm,厚约 10mm,子宫腔未向下延伸,子宫体下段肌层回声不均匀,子宫体下方未见正常子宫颈显示,可见大小约 31mm×23mm 子宫颈样结构,未见子宫颈管回声。左侧卵巢内可见大小约 38mm×32mm×26mm 的无回声区,边界清,内透声欠佳,可见絮状高回声;未见正常右侧卵巢显示,紧贴子宫右后方见大小约 56mm×54mm×45mm 的无回声区,边界清,内可见细密点状弱回声,后方回声增强。经会阴超声检查,在膀胱尿道后壁与直肠前壁之间未见正常阴道显示(图 13-97)。

肝、胆、脾、双肾超声检查未见异常声像。

(2)超声提示:①子宫颈发育异常(子宫颈完全闭锁)合并阴道完全闭锁;②子宫中下段肌层回声不均匀,考虑子宫腺肌病可能;③左侧卵巢内囊性包块,考虑生理性囊肿;④右侧附件区囊性包块,考虑卵巢子宫内膜异位囊肿。

3. MRI 检查

(1)MRI 表现:子宫前倾,体积增大,外缘轮廓大致光整,子宫腔上部可见 T_1WI 高信号、T_2WI 高信号区,范围约 24mm×12mm;子宫腔下段子宫腔及子宫颈管未见显示,子宫颈区域可见多个小囊状信号,T_1WI、T_2WI 均呈高信号。阴道走行区未见正常阴道结构。膀胱充盈良好,壁光滑无明显增厚,未见明显异常信号影。双侧附件区均可见囊性占位,右侧囊内 T_1WI、T_2WI 均呈高信号,左侧囊内部分呈 T_1WI 高、T_2WI 低信号,部分 T_1WI、T_2WI 均呈高信号;右侧者较大,大小约 60mm×46mm×57mm。盆腔可见少量积液(图 13-98)。

(2)MRI 提示:①子宫下段子宫腔及子宫颈管未见显示,考虑子宫颈闭锁可能,子宫腔上段积血,子宫下段和子宫颈区域多发小囊性病变;②阴道完全闭锁;③双侧附件区囊性占位,考虑为卵巢子宫内膜异位囊肿可能;④盆腔少量积液。

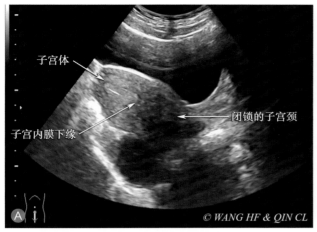

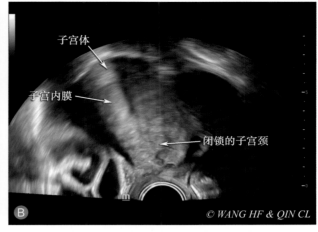

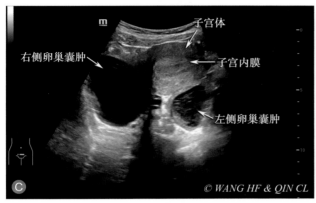

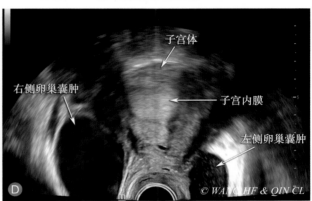

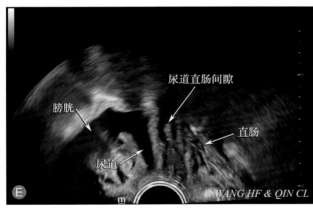

图 13-97　病例 20 超声表现

A、B. 经腹及经直肠超声扫查,子宫腔未向下延伸,子宫体下方见子宫颈样结构,未见子宫颈管回声;C、D. 左侧卵巢内见生理性囊肿,右侧卵巢子宫内膜异位囊肿;E. 经会阴超声检查,在尿道后壁与直肠前壁之间未见正常阴道显示。

4. 腹腔镜　盆腔内见咖啡色血性液体 50ml,见发育良好的子宫体,表面充血,可见火焰状及小水泡状子宫内膜异位症病灶,子宫前壁下段与膀胱粘连致密。左侧卵巢囊肿大小约 40mm×50mm,表面光滑;右侧卵巢囊肿大小约 70mm×60mm,表面可见紫蓝色结节,卵巢下缘与部分肠管粘连,并固定于子宫右后方直肠子宫陷凹处(与子宫后壁及盆底腹膜均致密粘连),直肠子宫陷凹半封闭,右侧输卵管伞端粘连,左侧输卵管未见异常。术中吸尽盆腔积液,仔细分离盆腔粘连,恢复盆腔正常解剖状态。用超声刀分离子宫体和子宫下段和闭锁子宫颈前壁腹膜,前壁腹膜与膀胱粘连致密,分离粘连,推开膀胱,暴露闭锁子宫颈,为大小约 30mm×25mm 实性的质硬肌纤维组织,故切开子宫前壁至前壁下段,行腹

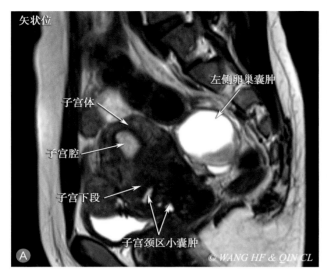

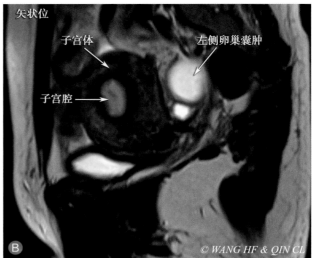

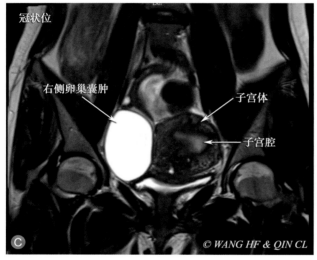

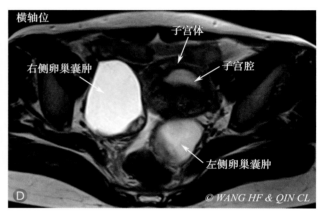

图 13-98　病例 20 MRI 表现

A、B. 子宫前倾,子宫腔上部积血,子宫下段子宫腔及子宫颈管未见显示,子宫下段和子宫颈区域多发小囊性病变,阴道走行区未见正常阴道结构;C、D 双侧卵巢囊肿。

腔镜下"阴道闭锁切开术+阴道成形术+子宫体-人工阴道吻合术",即"罗湖三式"(详见附录"腹腔镜辅助腹膜阴道成形术"),子宫腔内放置梅花头导尿引流管,并行"双侧卵巢囊肿剥除术+盆腔粘连松解术+肠粘连松解术+子宫内膜异位症病灶电灼术"(图 13-99)。

5. 最终临床诊断(图 13-100)

(1)子宫颈发育异常(子宫颈完全闭锁)合并阴道完全闭锁(Ⅱ型阴道闭锁)。

(2)右侧卵巢子宫内膜异位囊肿,左侧卵巢生理性囊肿。

(3)子宫腺肌病。

(4)盆腔子宫内膜异位症。

(5)盆腔粘连、肠粘连。

6. 术后半年超声检查

(1)超声表现:经腹超声检查,子宫体大小约 50mm×45mm×51mm,宫壁回声不均匀,梅花头导尿引流管的头端位于子宫腔下段,引流管穿过子宫前壁下段至人工阴道上段,闭锁的子宫颈位于引流管后方;双侧附件区未见明显异常回声。经直肠双平面超声检查,矢状切面在膀胱尿道后壁与直肠前壁之间见人工阴道显示,人工阴道厚约 12.3mm,CDFI 显示人工阴道走行区域可见丰富的血流信号;横切面在人工阴道腔内见引流管(图 13-101)。

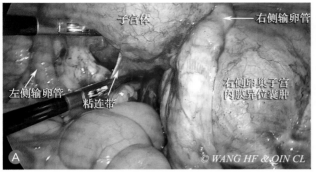

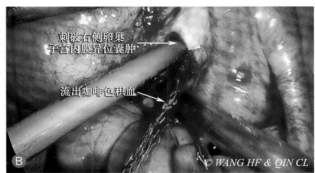

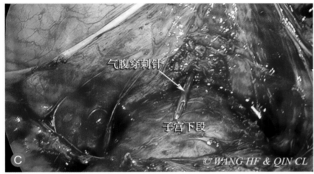

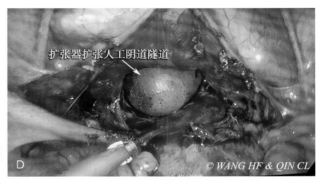

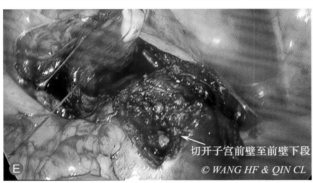

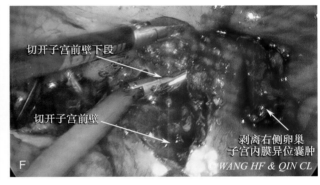

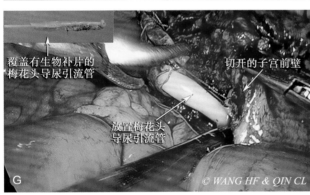

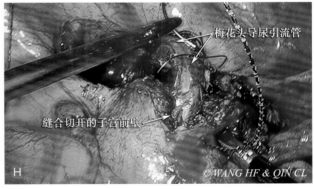

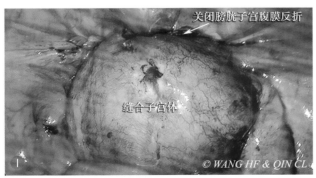

图 13-99 病例 20 腹腔镜

A. 盆腔内见发育良好的子宫体,直肠子宫陷凹半封闭,右侧卵巢内子宫内膜异位囊肿;B. 剔除右侧卵巢子宫内膜异位囊肿,见咖啡色积血;C. 分离子宫下段和闭锁子宫颈前壁腹膜;D 扩张人工阴道隧道;E、F. 切开子宫前壁至前壁下段;G、H. 置放梅花头导尿引流管于子宫腔和人工阴道内;I. 子宫体 - 人工阴道吻合后的盆腔。

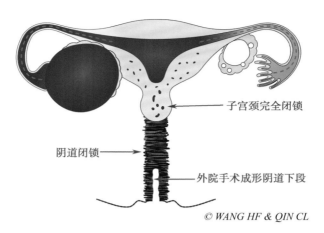

子宫颈完全闭锁

阴道闭锁

外院手术成形阴道下段

© WANG HF & QIN CL

图 13-100　病例 20 示意图

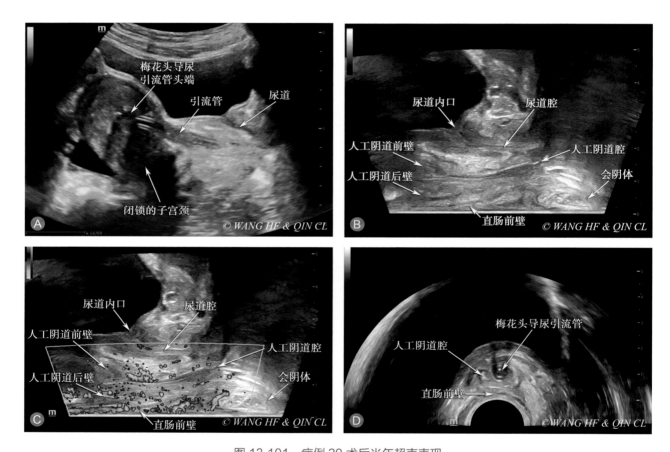

图 13-101　病例 20 术后半年超声表现

A. 经腹超声检查,梅花头导尿引流管的头端位于子宫腔下段,引流管穿过子宫前壁下段至人工阴道,闭锁的子宫颈位于引流管后下方;B、C. 经直肠双平面超声检查,矢状切面在膀胱尿道后壁与直肠前壁之间见人工阴道,CDFI 显示丰富的血流信号;D. 横切面在人工阴道腔内见引流管。

　　(2)超声提示:阴道完全闭锁(Ⅱ型阴道闭锁)合并子宫颈完全闭锁手术后,子宫腔至人工阴道上段见梅花头导尿引流管声像。子宫肌层回声不均匀,考虑子宫腺肌病。

　　7. 术后半年 MRI 检查　先天性阴道闭锁术后,子宫腔和人工阴道内可见梅花头导尿引流管,子宫后壁信号不均匀减低,后壁及子宫颈区域可见多发小囊状 T_2 压脂像为高信号。膀胱充盈不佳,壁无明显增厚。盆腔内见少许液体信号影(图 13-102)。

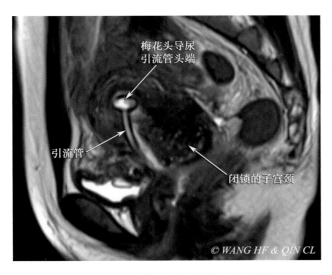

图 13-102　病例 20 术后半年 MRI 表现
先天性阴道闭锁术后，子宫腔和人工阴道内
可见梅花头导尿引流管。

8. 病例分享要点　本例为典型的梗阻性子宫颈发育异常（子宫颈完全闭锁）合并阴道完全闭锁（Ⅱ型阴道闭锁）病例，在未明确诊断的情况下手术是不可行的，闭锁的子宫颈质硬，直接扩张导致无法打通子宫颈，且打通的膀胱尿道后壁与直肠前壁之间的隧道未覆盖任何上皮组织或生物补片，势必会造成术后再次闭锁，出现梗阻的症状，故术前应准确评估阴道完全闭锁合并子宫颈发育异常的类型和严重程度，对手术方式的选择很重要。临床上手术方式的选择也是术中根据患者病情而调整，本例患者闭锁的子宫颈为实性的质硬肌纤维组织，子宫腔短小，子宫下段无子宫腔结构，未做闭锁的子宫颈切除，而是直接切开子宫体前壁至前壁下段，行"子宫体和人工阴道吻合术"，术后也达到了充分引流的目的，月经正常。梗阻性子宫颈发育异常临床治疗以手术为主，但非常棘手，极易发生并发症且效果常常不尽如人意，国内外指南均建议需要转诊至有诊治经验的医疗机构治疗（详见第六章"梗阻性子宫颈发育异常"和第七章第二节"阴道闭锁"）。子宫颈完全闭锁合并阴道完全闭锁超声和腹腔镜表现视频 13-20。

视频 13-20　

（秦成路　胡守容　王慧芳　赖云英）

【病例 21】

1. 病史摘要　患者女性，11 岁 7 个月，周期性下腹痛 2 个月余，并逐渐加重。1 年前开始出现乳房发育，2 个多月前出现无明显诱因下腹坠胀痛，程度剧烈，但无其他伴发症状，至当地县级医院就诊，超声检查提示"子宫腔下段至子宫颈内积血？"，临床考虑"先天性无阴道"，给予止痛药，稍缓解，建议转诊到上级医院就诊。为进一步明确诊断和治疗，患者到笔者医院就诊，门诊拟"阴道闭锁？"收入院。入院后妇科查体：外阴发育正常，尿道口正常，未见阴道开口，仅见处女膜痕。因患者疼痛，拒绝检查，无法进一步触诊。

2. 超声检查

（1）超声表现：经腹及经直肠三维超声扫查，见子宫呈前位，偏向盆腔右侧，子宫体大小约 56mm×29mm×30mm（上下径 × 左右径 × 前后径），子宫腔向右侧弯曲，呈"柳叶刀"形，子宫腔可见前后径约 11mm 的无回声区；子宫颈管扩张，内可见前后径约 5mm 无回声区，子宫腔与子宫颈管内无回声区相通，内见点状弱回声移动，子宫颈外口闭塞，闭塞长度约 7mm；三维超声显示子宫腔和子宫颈管积液的总体积约 3.7cm³。紧贴子宫左侧可见范围约 36mm×11mm 的条索状中等回声，与子宫相连，内未见明显内膜回声。双侧卵巢可显示，双侧附件区未见明显异常回声。经直肠双平面超声检查，在膀胱尿道后壁与直肠前壁之间阴道走行区域未见阴道结构，仅见稍低回声的结缔组织间隙，尿道内口水平尿道后壁与直肠前壁间距约 1.3mm，尿道长度约 30mm（图 13-103）。

肝、胆、脾、双肾超声检查未见异常声像。

（2）超声提示：①子宫发育异常（右侧单角合并左侧无内膜的残角子宫）；②子宫颈发育异常（子宫颈外口闭塞）；③子宫腔和子宫颈管内积血；④阴道完全闭锁（Ⅱ型阴道闭锁）；⑤双侧附件区未见明显异常声像。

3. MRI 检查

（1）MRI 表现：子宫前位，子宫腔向右侧弯曲，子宫体大小约 48mm×30mm×30mm，T_1WI 示子宫腔和子宫颈管内可见宽带状高信号，子宫颈外口闭塞，子宫左侧可见范围约 37mm×13mm 的宽带状软组织信号，与子宫相连，正常的阴道结构未见显示。双侧卵巢大小、形态及信号如常（图 13-104）。

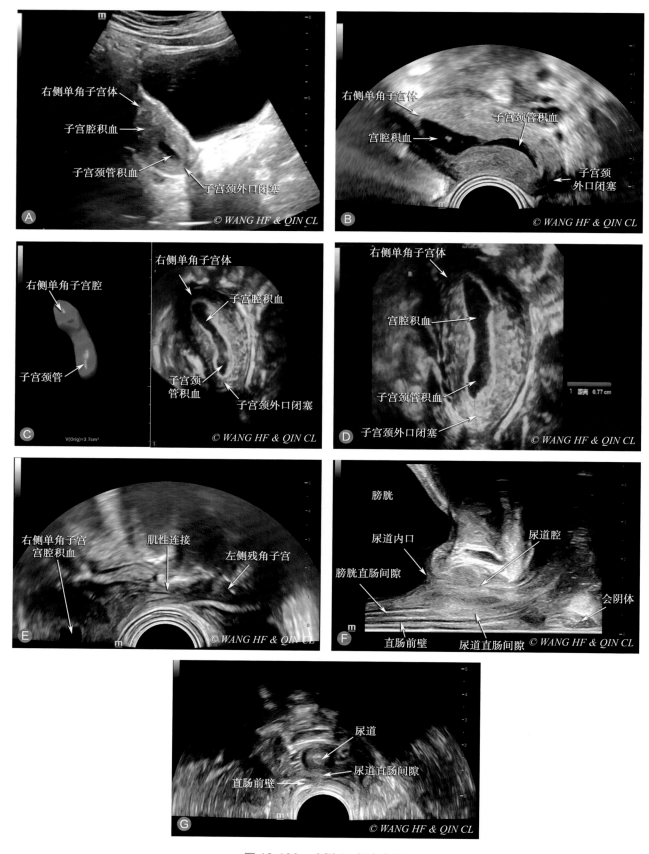

图 13-103　病例 21 超声表现

A~D. 经腹及经直肠超声检查,见右侧单角子宫伴子宫腔和子宫颈管积血,子宫颈外口闭塞; E. 左侧残角子宫,内未见内膜回声; F、G. 经直肠双平面超声检查,在膀胱尿道后壁与直肠前壁之间未见阴道结构。

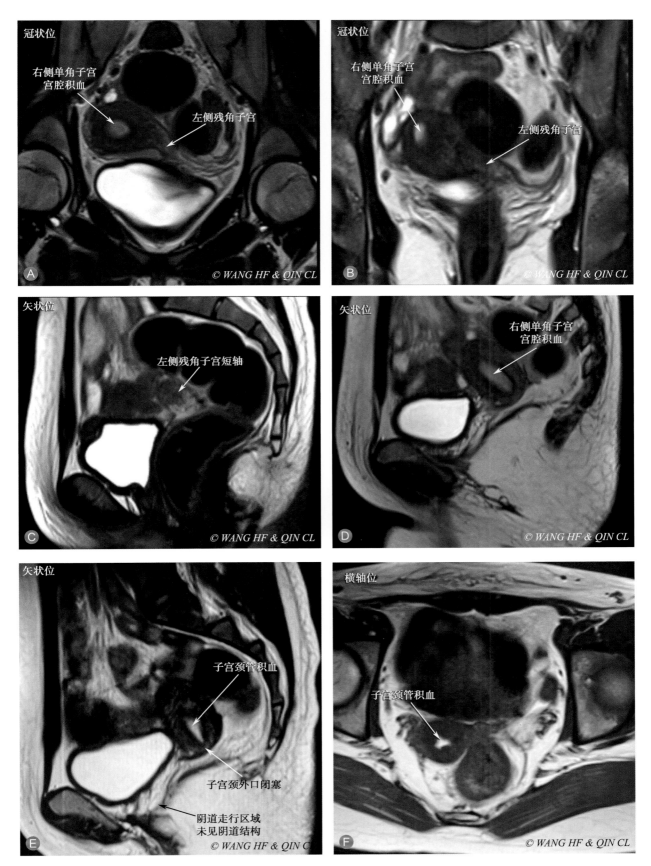

图 13-104　病例 21 MRI 表现

A~C. 子宫前位,子宫腔向右侧弯曲,宫腔积血,子宫左侧可见残角子宫;D~F. 阴道走行区域未见正常的阴道结构显示,子宫腔和子宫颈管内积血,子宫颈外口闭塞。

（2）MRI 提示：①考虑右侧单角子宫合并子宫颈外口闭塞，左侧残角子宫，请结合临床；②考虑阴道完全闭锁；③右侧单角子宫子宫腔和子宫颈管内少量积血。

4. 腹腔镜 盆腔内见中量暗红色积血，盆腔偏右侧见单角子宫，下段子宫颈发育欠佳，紧贴单角子宫左侧壁见一条索状大小约 30mm×10mm 的残角子宫，左侧输卵管外观无特殊。双侧卵巢偏小，未见卵泡发育。盆腔腹膜见多发散在火焰状的子宫内膜异位症病灶。超声刀分离子宫下段子宫颈前壁腹膜，推开膀胱，暴露并切开闭塞的子宫颈外口，见暗红色积血流出，分离钳通过子宫颈管探查子宫腔，子宫腔深度约 35mm。结合术前磁共振及超声评估子宫腔大小，术中再次与家长沟通，尊重患儿家长意愿，行腹腔镜下"单角子宫及残角子宫切除术 + 双侧输卵管切除术 + 盆腔子宫内膜异位症病灶电灼术"（图 13-105）。

5. 术后病理诊断 大体见切除的右侧单角子宫、左侧残角子宫及双侧输卵管标本，子宫形态失常，右侧为单角子宫，标本大小约 50mm×40mm×35mm，左侧为残角子宫，标本大小约 17mm×20mm×10mm。剖检标本，见右侧单角子宫子宫腔呈管状，可见子宫颈管，子宫颈外口闭塞，残角子宫内未见子宫腔结构（图 13-106）。镜下右侧单角子宫见肌层组织，子宫内膜呈增殖期改变，残角子宫见肌层组织，未见内膜样结构。病理诊断：结合临床和影像学检查，符合右侧单角子宫并左侧无内膜的残角子宫。

6. 最终临床诊断（图 13-107）

（1）子宫发育异常：右侧单角子宫合并左侧无功能性内膜的残角子宫。

（2）右侧单角子宫子宫颈发育异常（子宫颈外口闭塞）合并阴道完全闭锁。

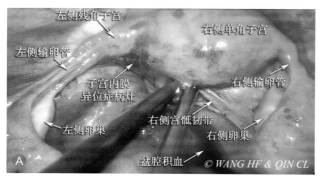

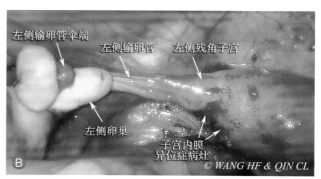

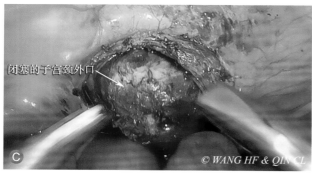

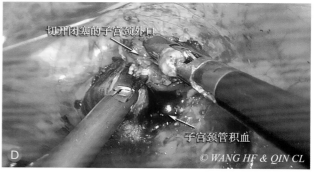

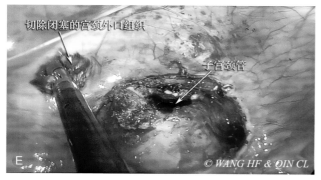

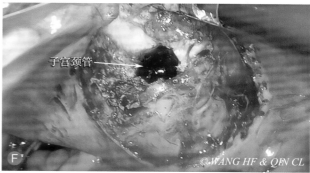

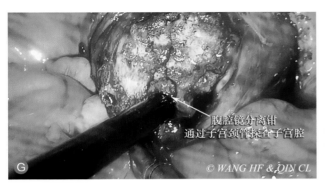
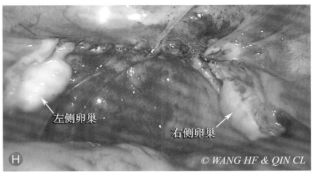

图 13-105 病例 21 腹腔镜

A、B. 盆腔内见中量暗红色积血,盆腔偏右侧见单角子宫,紧贴单角子宫左侧壁见残角子宫,盆腔见多发散在火焰状子宫内膜异位症病灶;C~F. 暴露并切开闭塞的子宫颈外口,见暗红色积血流出;G. 通过子宫颈管探查子宫腔深度;H. 切除右侧单角子宫、左侧残角子宫和双侧输卵管后,见双侧卵巢偏小,未见卵泡发育。

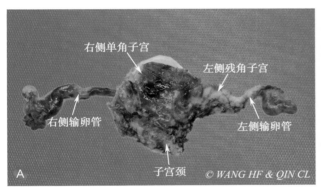
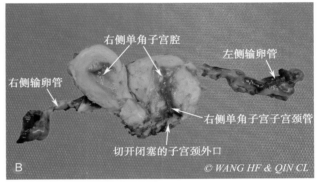

图 13-106 病例 21 标本图

A. 切除的右侧单角子宫、左侧残角子宫和双侧输卵管大体标本图;B. 剖检图。

(3) 盆腔子宫内膜异位症。

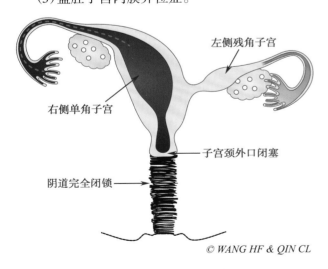

图 13-107 病例 21 示意图

7. 病例分享要点 本例为典型的梗阻性子宫颈发育异常的病例,各种子宫颈的发育异常,常常合并阴道闭锁。常见的子宫颈发育异常有前述的

5 种,本病例子宫颈发育异常表现为子宫颈外口闭塞,同时伴有子宫的发育异常(右侧单角子宫合并左侧无功能内膜的残角子宫),实属罕见。由于患儿年仅 11 岁余,家属考虑到如果行保留子宫的阴道成形术,术后的管理非常困难,术后阴道再闭锁的风险非常高,要求行子宫切除术,待成年后再行阴道成形术。子宫颈外口闭塞需要和高位阴道闭锁鉴别(详见第六章"梗阻性子宫颈发育异常"和第七章第二节"阴道闭锁")。右侧单角子宫子宫颈外口闭塞合并阴道完全闭锁超声和腹腔镜表现见视频 13-21。

视频 13-21

(王慧芳 秦成路 郭蓉 赖云英)

【病例 22】

1. 病史摘要 患者女性,16 岁,经期下腹胀 5 个月,加重 2 个月。患者 14 岁月经初潮,月经规律,经量适中,无痛经,5 个月前无明显诱因出现经期下腹胀,伴肛门坠胀感,月经量多时腹胀加重,经期结束腹胀缓解,在社区康复中心就诊,予以止痛药物治疗,症状无明显好转。2 个月前经期下腹胀痛加重,肛门坠胀感加重,在市级医院就诊,超声检查提示"子宫发育异常,考虑双子宫、双子宫颈畸形可能;右侧子宫腔及阴道所见异常声像,考虑阴道斜隔综合征或右侧阴道下段闭锁,阴道宫腔积血可能,建议进一步检查。膀胱右后方与右侧阴道前方间异常声像,右侧输尿管来源?"。为进一步明确诊断和治疗,到笔者医院就诊,门诊拟"阴道斜隔综合征"收住院。入院后专科检查:外阴正常,可见阴道开口,处女膜完整,尿道口无赘生物。肛门指诊检查:子宫前位,质中,未及压痛,右下腹部可扪及大小约 70mm×60mm 的包块,质软,无压痛,活动度可。左侧附件区未触及明显异常。

2. 超声检查

(1)超声表现:经腹及经直肠超声检查,盆腔探及两个子宫回声,左侧子宫体大小约 32mm×25mm(上下径 × 前后径),内膜厚约 2mm,可见偏左侧的阴道腔气体线与左侧子宫颈下缘相连。右侧子宫体大小约 50mm×38mm(上下径 × 前后径),子宫腔内可见范围约 40mm×18mm 的无回声,内透声差,子宫颈下方可见大小约 74mm×58mm 的斜隔后腔,内可见密集点状回声移动,在斜隔后腔前壁可见一迂曲管状结构,长约 30mm,内径约 5mm,壁厚,内透声差,一端与斜隔后腔相通,另一端为盲端,凸向膀胱轮廓内。双侧附件区未见异常回声。直肠子宫陷凹未见无回声区。经直肠双平面超声检查,矢状面见右侧子宫颈下方斜隔后腔下缘距阴道口约 40mm,横切面见斜隔后腔与偏左侧的阴道气体线之间可见低回声分隔,分隔厚约 6mm(图 13-108)。

肝、胆、脾超声检查未见异常声像;左肾大小约 112mm×53mm,皮质厚约 17mm。右肾区未见明显右肾回声。

(2)超声提示:①阴道斜隔综合征(双子宫双子宫颈、斜隔后腔积血和右肾缺如);②阴道斜隔后腔前壁管状结构,考虑为残存右侧输尿管下段,异位开口于阴道斜隔后腔。

3. MRI 检查

(1)MRI 表现:可见双子宫、双子宫颈,可见阴道斜隔,右侧子宫腔、阴道斜隔后腔内可见短 T_1、短 T_2 信号,范围约 76mm×51mm,前壁可见一迂曲走行的管状结构,呈短 T_1、短 T_2 信号,一端凸向膀胱后壁,一端与阴道斜隔后腔相通。双侧附件区、直肠子宫陷凹、膀胱子宫陷凹、盆壁及腹股沟区均未见异常软组织影。膀胱中等充盈。直肠壁无增厚,直肠周围脂肪间隙结构清晰(图 13-109)。

(2)MRI 提示:①双子宫、双子宫颈、斜隔后腔积血,符合阴道斜隔综合征表现;②阴道斜隔后腔前壁管状结构,一端凸向膀胱后壁,考虑残存右侧输尿管下段异位开口于阴道斜隔后腔。

4. 超声引导下阴道斜隔切除术 + 宫腔镜检查 + 膀胱镜检查 患者麻醉平稳后取膀胱截石位,先行宫腔镜检查,宫腔镜进入阴道,在超声引导下见左侧子宫颈偏小,直径约 15mm,子宫颈管正常,子宫腔形态呈管状,内膜正常,仅有左侧子宫角,可见左侧输卵管开口,退出宫腔镜。在超声引导下注射器穿刺入阴道斜隔后腔,抽出暗红色黏稠的液体,扩大穿刺孔,流出较多暗红色黏稠的积血,冲洗隔后腔,再次宫腔镜检查,在超声引导下进入斜隔后腔,见右侧子宫颈,发育基本正常,子宫颈管正常,子宫腔形态呈管状,内膜正常,仅有右侧子宫角,可见右侧输卵管开口。切除阴道斜隔,充分成形阴道,缝合创面,形成新的阴道壁。术后行膀胱镜检查,在膀胱三角区见左侧输尿管开口,未见右侧输尿管开口,余膀胱壁未见异常(图 13-110)。

5. 术中超声表现 超声引导下行阴道斜隔后腔穿刺,注入生理盐水,可见斜隔后腔内血块漂动,切除阴道斜隔过程中,动态观察到残存输尿管随斜隔后腔消失而闭合,右侧子宫恢复到正常大小(图 13-111)。

6. 最终临床诊断(图 13-112)

(1)Ⅰ型阴道斜隔综合征:双子宫双子宫颈、斜隔后腔大量积血和右肾缺如。

(2)右侧残存输尿管与斜隔后腔相通。

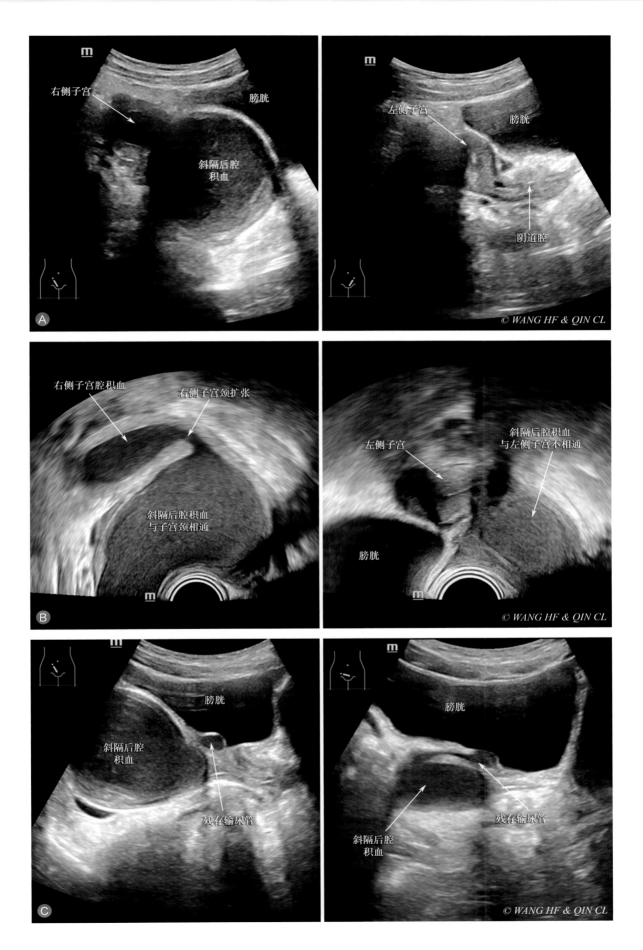

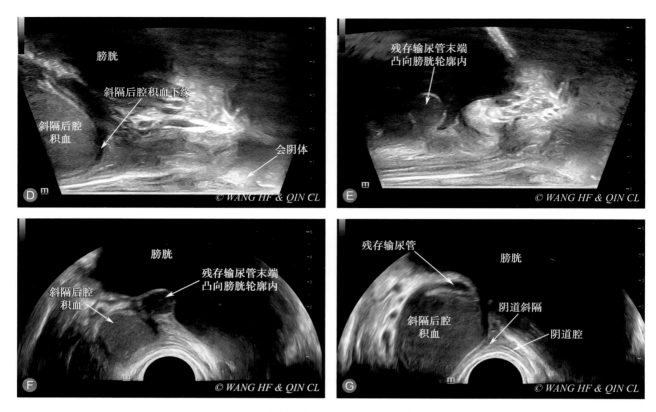

图 13-108 病例 22 超声表现

A、B. 经腹及经直肠超声检查,盆腔探及两个子宫,左侧子宫宫颈下缘与阴道腔气体线相连,右侧子宫宫腔积血、子宫颈扩张,子宫颈下方见斜隔后腔;C. 斜隔后腔前壁可见残存输尿管,一端与阴道斜隔后腔相通,另一端为盲端,凸向膀胱轮廓内;D. 经直肠双平面超声检查,阴道斜隔后腔积血下缘距阴道口的位置;E、F. 残存输尿管末端凸向膀胱轮廓内;G. 斜隔后腔与偏左侧的阴道腔之间可见斜隔。

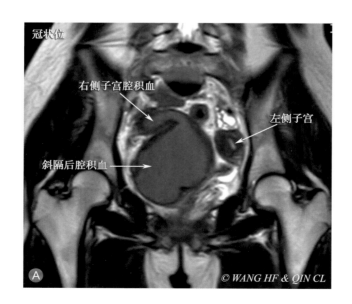

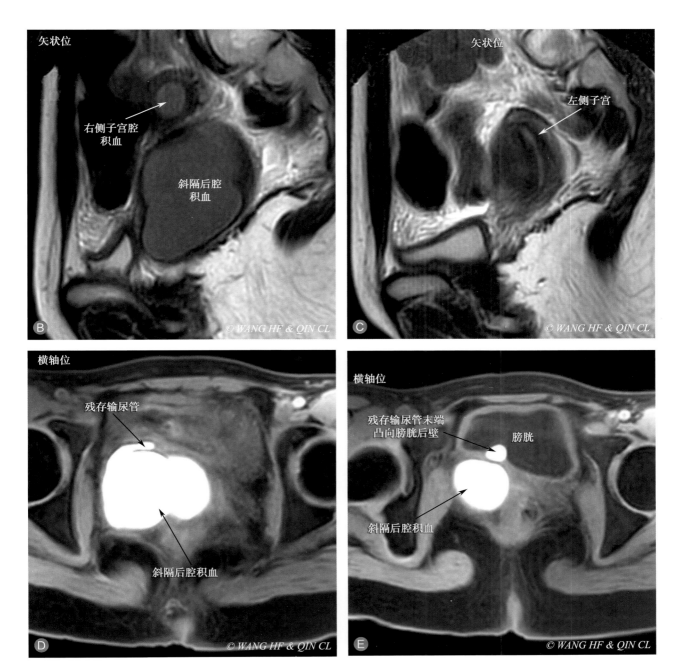

图 13-109　病例 22 MRI 表现

A、B. 可见双子宫、双子宫颈和阴道斜隔；C~E. 斜隔后腔前壁可见一迂曲走行的残存输尿管，
一端凸向膀胱后壁，一端与扩张的阴道斜隔后腔相通。

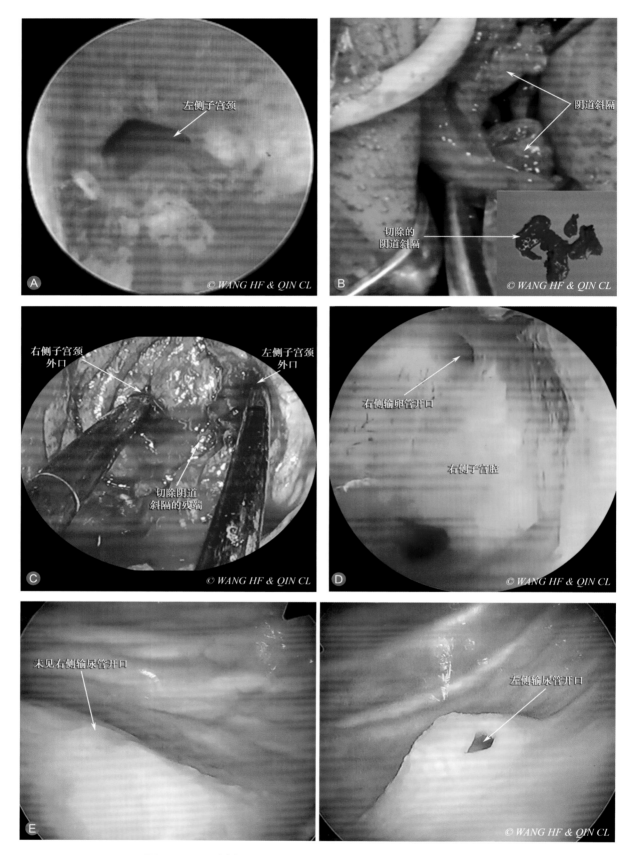

图 13-110　病例 22 阴道斜隔切除术 + 宫腔镜检查 + 膀胱镜检查

A. 术前宫腔镜检查仅见左侧子宫颈；B、C. 切除阴道斜隔后可见两个子宫颈；D. 宫腔镜检查进入右侧子宫腔，仅见右侧输卵管开口；E.膀胱镜检查,在膀胱三角区仅见左侧输尿管开口,未见右侧输尿管开口。

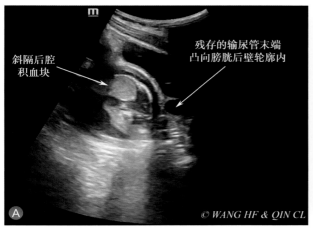

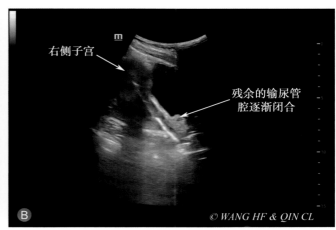

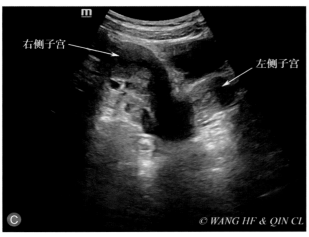

图 13-111　病例 22 术中超声表现

A. 超声引导下行阴道斜隔后腔穿刺,注入生理盐水,可见斜隔后腔内血块漂动;B. 切除斜隔过程中,动态观察到残存输尿管管腔随斜隔后腔消失而闭合;C. 右侧子宫恢复到正常大小。

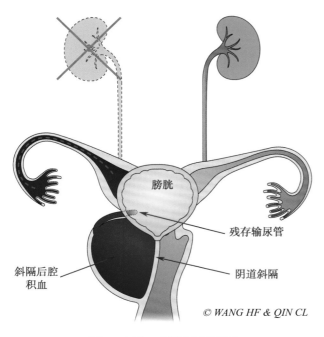

图 13-112　病例 22 示意图

7. 病例分享要点　本例为典型的 Ⅰ 型阴道斜隔综合征,为完全梗阻型,其发病早,斜隔后腔积血多,临床上诊断不难。但本病例除了泌尿系统发育异常(右肾缺如)外,还存在同侧残存的输尿管下段,这是很罕见的。了解 OVSS 泌尿生殖系统解剖变异非典型表现,就不难作出诊断(详见第七章第一节"阴道斜隔综合征")。Ⅰ 型阴道斜隔综合征合并右侧残存输尿管与斜隔后腔相通超声、手术和膀胱镜表现见视频 13-22。

视频 13-22

（王慧芳　李环　胡艳　胡小红）

【病例23】

1. 病史摘要 患者女性，12岁，青春期后月经来潮2次。1年前开始出现乳房发育。3个月前月经来潮，月经持续4天，量不多，无腹痛症状及其他不适。1个月前月经来潮，量少，无明显诱因出现下腹坠胀疼痛，可忍受，呈持续性，痛时伴恶心、呕吐，腹痛持续4天左右自行缓解。在当地医院就诊，盆腔超声提示：①考虑双子宫畸形可能；②盆腔偏左侧子宫宫腔积液合并子宫颈处无回声区，考虑阴道斜隔合并子宫颈及阴道积血可能，其他待排查；③盆腔偏左侧见迂曲管状无回声区，考虑输卵管卵巢囊肿可能，其他待排查；④患者左肾缺如。盆腔MRI检查提示：①双子宫、双子宫颈、双阴道畸形，左侧子宫腔、子宫颈及与其相通的阴道积血扩张合并阴道下端形成盲端，符合阴道斜隔综合征表现，建议结合相关检查明确有无左侧泌尿系统畸形；②左侧附件区异常信号，考虑扩张的输卵管合并积血可能，建议随诊；③盆腔积液。盆腔增强MRI提示：左侧髂窝至盆腔内管状囊性占位，边缘强化，考虑①中肾管囊肿？②输卵管积液（血）；③其他不除外。泌尿系统CT平扫+增强提示：盆腔左侧异常密度影，考虑①异位肾脏（无功能）合并输尿管扩张积液；②中肾管囊肿不除外。上腹部平扫+增强CT提示：左肾区未见肾脏形态显影。为明确诊断和进一步治疗转入笔者医院。门诊拟"阴道斜隔综合征"收入院。入院后专科检查：外阴发育正常，尿道口正常，无赘生物，阴道口可见，处女膜完整，经同意后，用示指探入阴道约9cm，可触及一个子宫颈，但未触及穹窿部。

2. 超声检查

（1）超声表现：经腹及经直肠超声检查，盆腔内可见两个子宫回声，右侧子宫体大小约32mm×23mm×25mm，右侧子宫颈长约29mm，与阴道相连通，右侧卵巢可见，大小正常。左侧子宫体大小约42mm×30mm×25mm，子宫颈管扩张，其下方可见范围约85mm×55mm不规则的无回声区，内见密集点状回声，向上与左侧子宫颈管相通，向下一直延续至阴道下段，下端为盲端，内见多条高回声分隔和

不全分隔。左侧卵巢显示不清，紧贴左侧子宫内上方可见大小约72mm×53mm的无回声，内可见密集细小点状回声和高回声的不全分隔带。经直肠双平面超声检查，可见阴道"三线两区"结构，阴道左上方可见一斜隔，厚约4.1mm，斜隔后腔内无回声区下缘距离阴道口约35mm。直肠子宫陷凹可见前后径约20mm的无回声，内可见纤细带状回声。

肝、胆、脾及右肾未见异常声像，左肾缺如（图13-113）。

（2）超声提示：① I 型阴道斜隔综合征（双子宫双子宫颈、斜隔后腔积血和左肾缺如）；②左侧子宫下方所见不规则囊性结构考虑中肾管囊肿与斜隔后腔相通；③左侧附件区囊性包块，考虑左侧输卵管积血；④盆腔积血。

3. MRI检查（外院MRI检查，笔者医院重新读片）

（1）MRI表现：盆腔内见双子宫体、双子宫颈及阴道结构；右侧子宫体结构靠近右侧盆壁，体积较小，内膜厚约6.7mm，子宫体下方可见子宫颈、阴道结构，子宫颈管与阴道相通；另于盆腔左前缘靠近左侧盆壁处见左侧子宫，宫腔积血，子宫颈管明显扩张，其下方可见多条不全分隔的囊性结构，与子宫颈管相通，但与阴道不相通，下方为盲端，上述扩张的子宫腔、子宫颈管及与之相通的囊性结构内可见短T_1、长T_2信号填充；左侧附件区（左侧子宫的内上方）可见长管状扩张短T_1、长T_2信号；右侧附件区未见明显异常信号；膀胱充盈欠佳，膀胱壁厚度欠均匀，膀胱腔内未见明显异常信号；直肠子宫陷凹内可见少量液体信号；直肠形态信号未见明显异常（图13-114）。

（2）MRI提示：①双子宫、双子宫颈；②左侧子宫腔、子宫颈管及其下方内有多条不全分隔的囊性结构积血，结合左侧泌尿系统畸形，考虑阴道斜隔综合征，阴道斜隔后腔与阴道左侧中肾管囊肿相通；③左侧附件区异常信号，考虑积血扩张的左侧输卵管；④盆腔积液。

4. CT检查 双输尿管（下腹部+盆腔）尿路成像（CTU）+双输尿管（下腹部+盆腔）平扫+增强+三维成像。

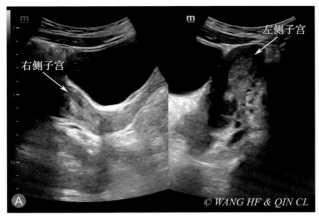

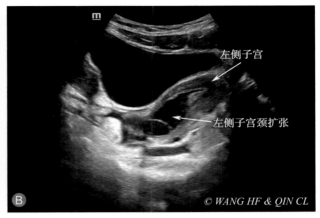

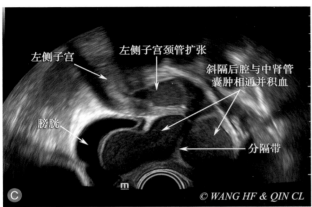

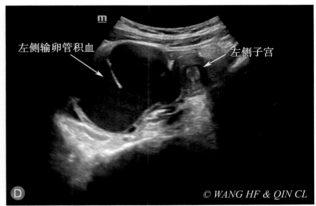

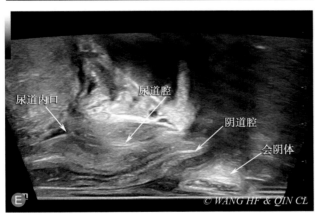

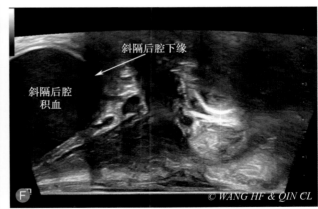

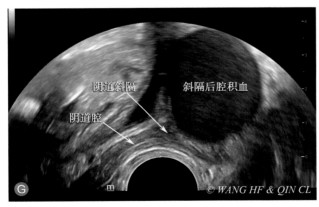

图 13-113　病例 23 超声表现

A. 经腹超声检查，盆腔内可见两个子宫回声；B、C. 左侧子宫腔及子宫颈管扩张，其下方见不规则无回声区，上与左侧子宫腔相通，下一直延续至阴道下段水平，下段为盲端，无回声区内可见多条高回声不全分隔和密集点状回声；D. 紧贴左侧子宫内上方可见左侧输卵管积血。E~G. 经直肠双平面超声检查，可见正常阴道结构和斜隔后腔下缘，阴道左上方可见阴道斜隔和斜隔后腔积血。

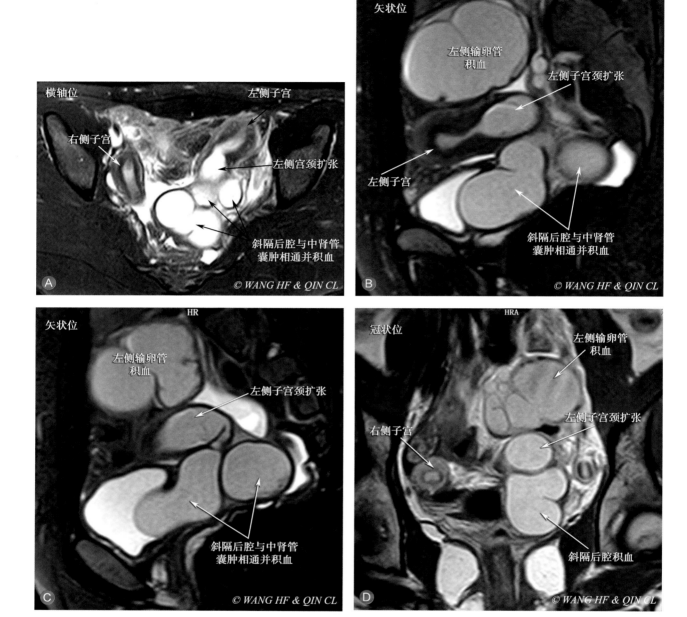

图 13-114　病例 23 MRI 表现

A. 盆腔内见双子宫,右侧子宫体近右侧盆壁;B~D.左侧子宫体于盆腔左前缘靠近左侧盆壁,宫腔积血,子宫颈管明显扩张,其下方可见多条不全分隔的囊性结构,与子宫颈管相通,但与阴道不相通,下方为盲端,左侧子宫的内上方可见长管状扩张的左侧输卵管。

（1）CT 征象：左肾及左侧输尿管未见显示,右肾体积代偿性增大,肾盂结构大致如常,右侧输尿管走行区未见异常密度影。膀胱充盈良好,其内液性区未见异常高、低密度灶。盆腔可见两个子宫样形态影,增强肌层可见强化,左侧子宫较大,内见水样密度影,子宫颈下方可见形态不规则的稍低密度

影,内见不全分隔,增强未见明显强化;阴道影可见显示。腹、盆腔见少量水样密度影。增强后延时右侧肾盂、肾盏、输尿管及膀胱造影剂充盈良好,形态、密度未见明显异常改变,管径未见明显异常增宽征象(图 13-115)。

（2）诊断意见：①左肾及左侧输尿管未见显示,

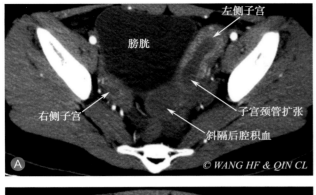
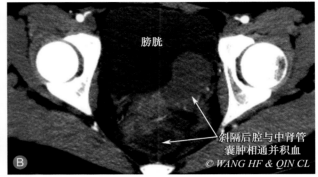
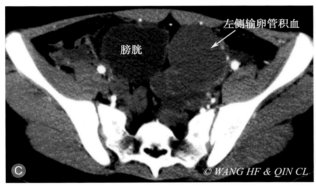
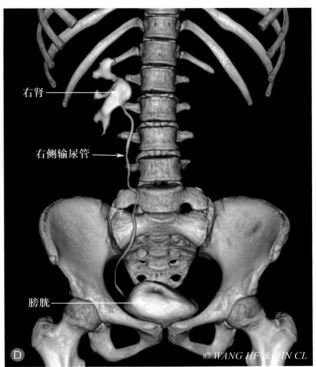

图 13-115 病例 23 CT+CTU 表现
A、B. 盆腔可见两个子宫样形态影,左侧较大,宫腔积血,左侧子宫颈下方不规则囊性病灶;C. 左侧输卵管积血;D. 三维成像,未见左肾及左侧输尿管显示,右侧肾脏肾盂结构大致如常。

请结合病史;②右肾代偿性增大,右侧输尿管及膀胱未见明显异常;③腹、盆腔少量积液;④考虑双子宫畸形,左侧子宫颈下方不规则囊性病灶,结合超声检查,考虑阴道斜隔综合征,阴道斜隔后腔与阴道左侧中肾管囊肿相通;⑤左侧输卵管积血可能;⑥双侧输尿管 CT 造影:右侧肾盂、输尿管及膀胱未见明显异常。

5. 阴道斜隔切除术 + 宫腔镜检查 腹腔镜监护下行宫腔镜检查,阴道通畅,阴道顶端偏右侧见一个子宫颈,腹腔镜监护下见宫腔镜镜体进入的为右侧子宫,宫腔镜下见子宫腔呈单角状,顶端右侧可见输卵管开口,未见左侧子宫角及输卵管开口。进一步仔细探查子宫腔左侧壁直至子宫颈管外口,未见孔道及腔隙;宫腔镜镜体退至阴道内探查,见左侧穹窿及阴道左上部膨隆,于该膨隆处穿刺抽出暗褐色陈旧性血液,在穿刺针指引下宫腔镜针状电极横向切开膨隆的阴道左侧壁直至斜隔后腔,见大量褐色积血流出,冲洗斜隔后腔,见前内壁为粉色阴道壁结构,斜隔后腔内见多条不全分隔。宫腔镜下进一步切除斜隔和其内的不全分隔(图 13-116)。

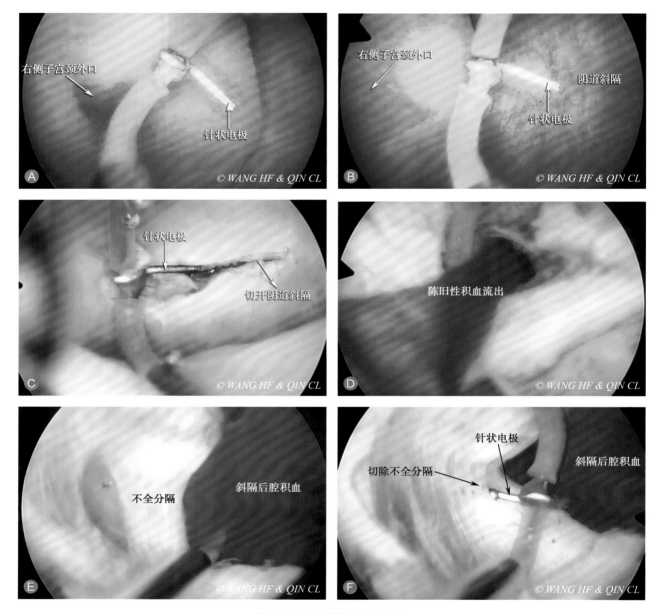

图 13-116　病例 23 宫腔镜

A. 阴道顶端偏右侧见一个子宫颈；B. 左侧穹窿及阴道左壁明显膨隆；C. 针状电极横向切开阴道斜隔；D. 大量褐色积血流出；
E. 阴道斜隔后腔内见多条不全分隔；F. 切除阴道斜隔和斜隔后腔内的不全分隔。

6. 腹腔镜　盆腔内见两个子宫，均呈单角状，右侧子宫体和右侧输卵管及卵巢未见异常。左侧子宫增大，子宫颈呈长椭圆状，其下方见膨大的斜隔后腔凸入盆腔，大小约 50mm×40mm×40mm；左侧子宫上部与左侧输卵管和卵巢粘连包裹成团，大小约 70mm×60mm×50mm，与大网膜、肠管、盆侧壁、盆底腹膜广泛粘连。分离包块与周边粘连组织，见左侧输卵管全段扩张，伞端粘连闭锁，切开闭锁的伞端，见大量巧克力样积血流出，左侧卵巢水肿增大，切开其内见巧克力样液体，清除盆腔积血并剥除囊壁。腹腔镜下可见宫腔镜位于左侧子宫颈下方膨大的长椭圆状结构内，证实宫腔镜进入腔体为斜隔后腔。根据术中探查所见，与家属交代病情，应家属要求，行左侧子宫及输卵管切除，钳夹切除左侧子宫及输卵管，并经阴道取出。腹腔镜下连续缝合阴道残端，关闭盆腔（图 13-117）。

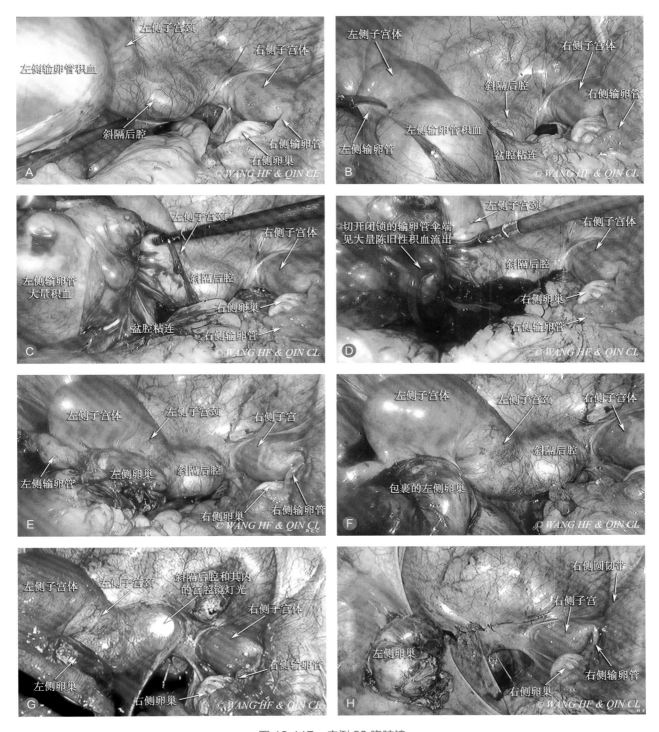

图 13-117 病例 23 腹腔镜

A~C.盆腔内见两个子宫,右侧子宫体正常大小,左侧子宫体增大,子宫颈呈长椭圆状,其下方膨大的斜隔后腔突入盆腔,左侧输卵管与卵巢包裹成团,与大网膜、肠管、盆侧壁、盆底腹膜广泛粘连;D.切开闭锁的输卵管伞端,见大量巧克力样积血流出;E、F.恢复盆腔解剖;G.宫腔镜位于斜隔后腔内;H.切除左侧子宫和输卵管后盆腔。

7. 术后病理所见 大体见切除的左侧子宫标本,大小约 60mm×37mm×35mm,剖检为左侧子宫,子宫腔深 30mm,子宫颈长约 30mm,子宫颈管明显扩张,最宽处约 25mm(图 13-118)。

8. 最终临床诊断(图 13-119)

(1)Ⅰ型阴道斜隔综合征:双子宫双子宫颈、斜隔后腔大量积血和左肾缺如。

(2)阴道左侧壁中肾管囊肿,与阴道斜隔后腔

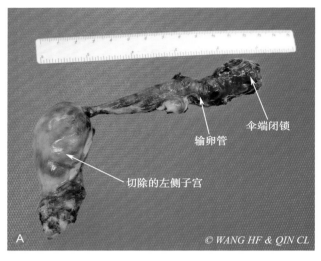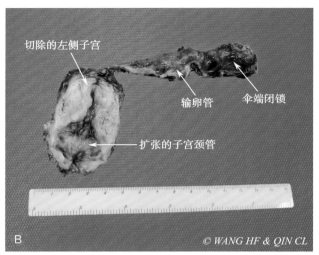

图 13-118　病例 23 标本图
A. 切除左侧子宫和左侧输卵管的标本；B. 解剖左侧子宫可见子宫颈管明显扩张。

相通。

（3）左侧输卵管积血。

（4）左侧卵巢子宫内膜异位囊肿。

（5）盆腔粘连、肠粘连。

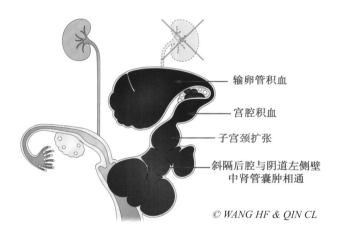

图 13-119　病例 23 示意图

9. 病例分享要点　患者发病早，无经期延长和月经淋漓不净的表现，影像学检查双子宫，左肾缺如，术中在斜隔上未见小孔，符合Ⅰ型阴道斜隔综合征的诊断。本病例特殊在于Ⅰ型阴道斜隔综合征同时存在阴道左侧壁中肾管囊肿，且与斜隔后腔相通，表现为左侧子宫颈下方形态不规则的囊性结构，内可见多条不全分隔。了解阴道斜隔综合征可合并阴道旁中肾管囊性结构，同时观察到扩张的左侧子宫颈与形态不规则的囊性结构相通，加上同侧肾脏缺如，不难作出阴道斜隔综合征合并阴道左侧

壁中肾管囊肿的诊断（详见第七章第一节"阴道斜隔综合征"和第一章"女性生殖系统胚胎发育概述"）。

Ⅰ型阴道斜隔综合征合并阴道左侧壁中肾管囊肿超声、宫腔镜和腹腔镜表现见视频 13-23。

视频 13-23　

（秦成路　王慧芳　赖云英　石瑾秋）

【病例 24】

1. 病史摘要　患者女性，33 岁，已婚。反复阴道流血、流脓 4 年余。患者平素月经规律，经量偏少，轻度痛经。7 年前外院行子宫下段剖宫产术，术中发现双子宫。4 年前，因阴道流脓在当地医院阴道镜检查，见一个子宫颈，阴道左侧壁上见一小孔，并见黄色脓性分泌物流出（图 13-120）。2 年半前因"瘢痕妊娠"在当地医院行"子宫动脉栓塞及清宫术"。1 年前因下腹胀痛伴经期延长、阴道分泌物增多，超声检查提示"左侧子宫颈管内积液，阴道内积液，范围约 90mm×76mm"（图 13-121），故住院行穿刺引流术，引流出脓性液体，并行宫腔镜检查提示"双子宫、双子宫颈，左侧宫颈粘连"，术后腹痛症状较前缓解，仍有经期延长及阴道分泌物多，且有异味。10 天前就诊当地妇幼保健院，

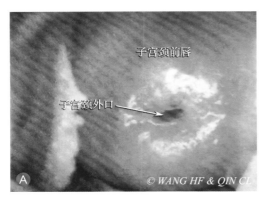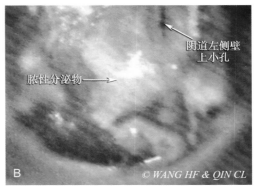

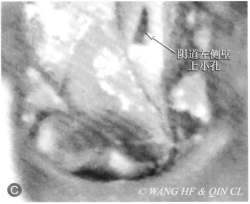

图 13-120　病例 24 阴道镜所见（外院）

A. 阴道镜检查，见一个子宫颈；B、C. 阴道左侧壁上见一小孔，并见黄色脓性分泌物流出。

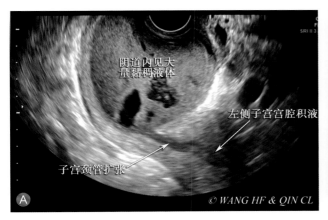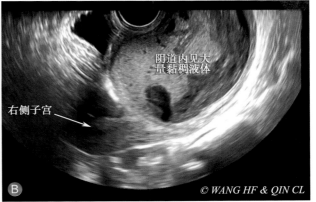

图 13-121　病例 24 超声表现（术前外院检查）

A、B. 经阴道超声检查，双子宫，左侧子宫腔积液，子宫颈管扩张，阴道内见大量黏稠液体，
与左侧子宫颈管和子宫腔相通，与右侧子宫不相通。

超声检查提示"双子宫，双子宫颈，左子宫颈内积血 30mm×29mm，考虑阴道斜隔综合征"。为进一步明确诊断和治疗到笔者医院就诊，门诊拟"阴道斜隔综合征"收住院。入院后专科检查：外阴正常，阴道畅，见少许黄色分泌物，无臭味，见一个子宫颈，位置较深，子宫颈光滑，正常大小，无举痛，子宫颈左侧阴道壁上见一直径约 2mm 的小孔，小孔内见脓性分泌物流出；盆腔内触及两个子宫体，质中，活动，无举痛，双侧附件区未扪及异常。

2. 超声检查

（1）超声表现：经腹及经阴道超声扫查，盆腔内可见两个子宫体及两个子宫颈管回声。两个子宫体左右基本对称，宫壁回声均匀，右侧子宫内膜厚约12.4mm，左侧子宫内膜厚约11.2mm，左侧子宫颈见大小约27mm×25mm的无回声，壁稍厚，边界清，形态尚规则，内透声欠佳，可见细小点状回声，CDFI其内未见明显血流信号。左侧子宫颈左外侧可见片状无回声区，加压后变形，范围约9mm×3mm，内可见点状回声。经直肠双平面超声检查，左侧子宫颈见壁稍厚的无回声，边界清，子宫颈外口下方和左侧可见不规则的无回声区，内可见细小点状回声。双侧卵巢显示清晰，直肠子宫陷凹见无回声区，前后径约10mm（图13-122）。

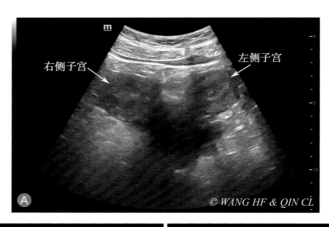

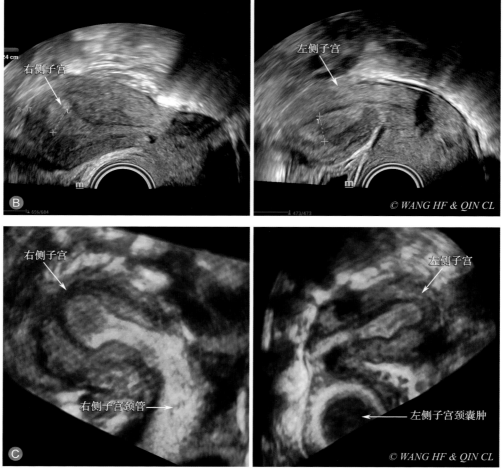

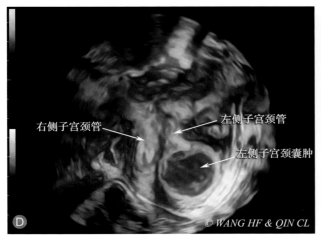
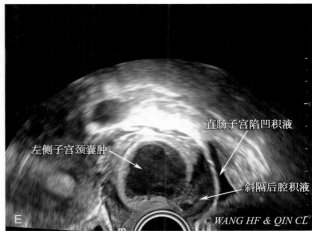
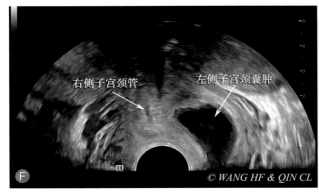
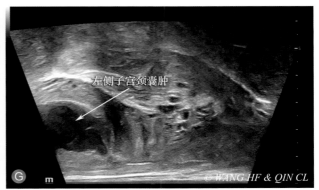
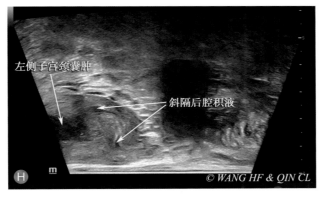

图 13-122　病例 24 超声表现

A~E. 经腹及经阴道超声检查，盆腔内见双子宫体、双子宫颈管，左侧子宫颈囊肿，左侧子宫颈左外侧可见斜隔后腔少量积液和盆腔积液；F. 经直肠双平面超声检查，横切面见左侧子宫颈囊肿；G. 纵切面见左侧子宫颈囊肿；H. 子宫颈外口下方见斜隔后腔少量积液。

　　肝、胆、脾超声检查未见异常声像；左肾缺如，右肾未见异常声像。

　　(2)超声提示：①结合病史考虑Ⅱ型阴道斜隔综合征(双子宫双子宫颈、斜隔后腔少量积液合并左肾缺如)；②左侧子宫颈囊肿。

　　3. MRI 检查

　　(1)MRI 表现：膀胱充盈可，壁不厚，腔内未见异常信号影。盆腔可见两个子宫结构，子宫体结构清晰，均可见子宫颈结构，左侧子宫颈可见两个类圆形囊性信号，大小分别约为 5.0mm×5.9mm 和 26mm×24mm。左侧子宫颈左外侧可见一液性信号，范围约 5.0mm×4.0mm。双侧卵巢大小、形态及信号如正常。盆腔未见明确肿大淋巴结。盆腔可见少量积液(图 13-123)。

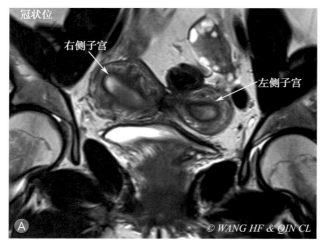

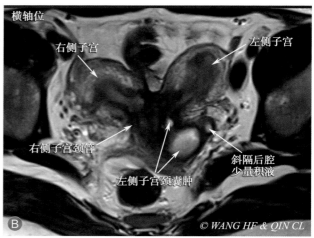

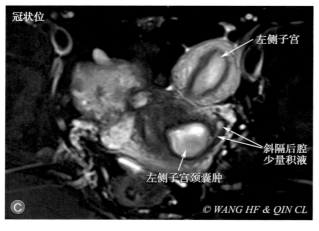

图 13-123　病例 24 MRI 表现

A、B. 盆腔可见两个子宫结构,左右对称分布;C. 左侧子宫颈囊肿,左侧子宫颈左外侧见斜隔后腔少许积液。

　　(2)MRI 提示:①结合病史考虑符合Ⅱ型阴道斜隔综合征表现(双子宫、双子宫颈,左侧隔后腔少量积液);②左侧子宫颈囊肿;③盆腔少量积液。

　　4. 宫腔镜 + 阴道斜隔切除术　阴道顶端见一个子宫颈,位置较深,子宫颈左侧阴道壁上见一直径约 2mm 小孔,小孔内见脓性分泌物流出,探右侧子宫腔深 75mm,子宫颈管形态正常,子宫腔偏小,内膜尚光滑,未见赘生物,仅见右侧输卵管开口。扩大左侧阴道壁上小孔,置入宫腔镜检查,见斜隔后腔炎性充血明显,未见左侧子宫颈外口。退出宫腔镜,在手指指示下切除阴道斜隔。再次阴道检查,子宫颈明显偏移至阴道左侧壁,无法显示左侧子宫颈外口,手指指诊,在左侧穹窿触及子宫颈外口,宫腔镜无法进入左侧子宫腔内(图 13-124)。

　　5. 腹腔镜　探查盆腹腔:部分大网膜与前腹壁膜状粘连,盆腔内见两个子宫体,活动度可,表面无凸起,双侧输卵管及双侧卵巢大小、形态均正常(图

13-125)。行“盆腔粘连松解术 + 肠粘连松解术 + 右侧子宫输卵管通液术”,右侧输卵管见亚甲蓝液流出,提示右侧输卵管通畅。

　　6. 术后超声(外院复查)　经阴道超声检查,双子宫、双子宫颈,左侧子宫颈可见大小约 25mm × 20mm 的子宫颈囊肿,CDFI 显示其内未见血流信号(图 13-126)。

　　7. 最终临床诊断(图 13-127)

　　(1)Ⅱ型阴道斜隔综合征:双子宫双子宫颈、斜隔后腔少量积液和左肾缺如。

　　(2)左侧子宫颈囊肿。

　　(3)盆腔粘连、肠粘连。

　　8. 病例分享要点　阴道斜隔综合征由于分型复杂,临床表现多样(详见第七章第一节“阴道斜隔综合征”)。回顾分析本例患者为Ⅱ型阴道斜隔综合征,隔上有 1 个小孔,当继发感染,阴道斜隔上的小孔阻塞时,即引起完全性梗阻,造成斜隔后腔

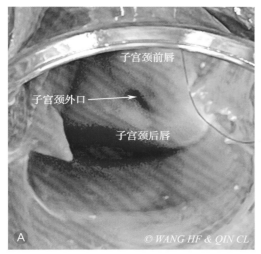

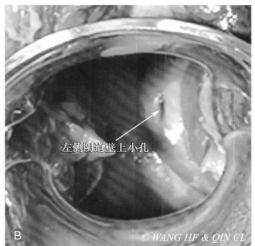

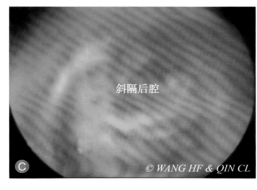

图 13-124　病例 24 宫腔镜检查
A. 阴道深部见一个子宫颈；B. 左侧阴道壁上见一小孔；C. 宫腔镜通过斜隔上小孔进入，见斜隔后腔炎性充血明显。

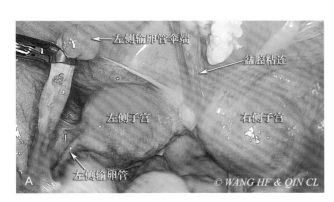

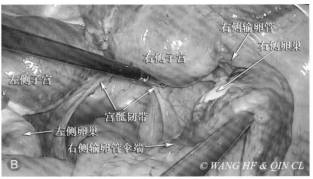

图 13-125　病例 24 腹腔镜
A、B. 部分大网膜与前腹壁膜状粘连，盆腔内见两个子宫体，双侧输卵管和卵巢未见异常。

大量积血积脓（见图 13-120），患者症状明显。一旦引流通畅后，斜隔后腔变小，此时就比较难观察到斜隔后腔的积液，因此，应结合病史，认真寻找斜隔后腔的积液。另外，患者有左侧子宫颈囊肿，超声一直将其误诊为子宫颈管积液，加上左侧子宫外口开口偏向阴道左侧壁，导致多次阴道检查和宫腔镜检查均无法看到左侧子宫颈外口。由于斜隔后腔反复感染，斜隔后腔炎症充血，宫腔镜检查也误将阴道斜隔上的小孔当成了子宫颈外口，误将斜隔后腔当成了充血、粘连的子宫颈管。Ⅱ型阴道斜隔综合征合并左侧宫颈囊肿超声、宫腔镜和腹腔镜表现见视频 13-24。

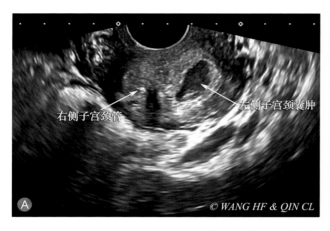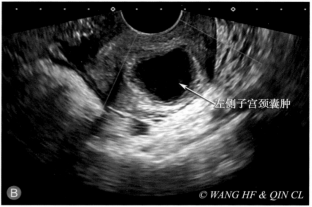

图 13-126　病例 24 超声表现（术后外院复查）
A. 左侧子宫颈囊肿；B. CDFI 显示其内未见血流信号。

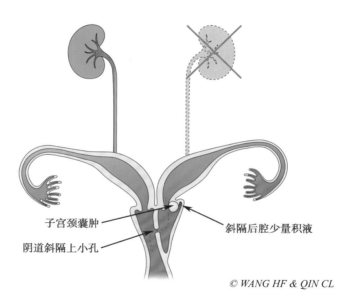

© WANG HF & QIN CL

图 13-127　病例 24 示意图

视频 13-24

（王慧芳　秦成路　刘延花　赖云英）

【病例 25】

1. 病史摘要　患者女性,26 岁,未婚,有性生活,清宫术后发现阴道发育异常 2 天。1 周前因孕 12$^+$ 周至当地医院就诊,彩超提示"双子宫,右侧子宫腔妊娠",患者要求终止妊娠,遂行药物流产。自诉用药后可见组织物自阴道排出,但未见明确胎儿组织。2 天前在该院复查,彩超提示"子宫先天性畸形:双子宫,右侧子宫的子宫腔内不均质回声,左侧子宫未见异常声像"。当日在该院行清宫术,术中清出右侧宫内残留物约 40g,刮出左侧子宫内膜组织约 2g。术后复查彩超提示"子宫先天性畸形:双子宫,右侧子宫体内膜增厚欠均,右侧子宫颈外口至阴道内见一异常回声团,胚胎残留?"。妇科再次检查,阴道内仅见一个子宫颈,未见胚胎样组织物,故在超声引导下探查右侧子宫颈,但探查困难,未见明显右侧子宫颈。现患者少许阴道流血,间断见少许蜕膜样组织物排出,无腹痛、无异味。今为进一步治疗转入笔者医院,门诊拟"阴道斜隔综合征"收入院。入院后专科检查:外阴发育正常,阴道通畅,见少许血性分泌物,无臭味,阴道右侧壁见一范围约 30mm×20mm×30mm 隆起,其上可见一直径约 5mm 小孔,挤压隆起的阴道壁,可见少许暗红色积血及破碎组织物排出,阴道左侧穹窿处可见一个子宫颈,表面光滑,正常大小,无举痛。

2. 超声检查

(1)超声表现:经腹及经阴道二维、三维超声检查,横切面扫查时可见两个左右对称的子宫体,在子宫底水平两个子宫体不相连,两子宫体下段相连,三维超声冠状面见子宫底部凹陷达子宫体中部,左侧子宫体大小约 55mm×45mm×39mm,宫壁回声尚均匀,内膜厚约 9mm,回声欠均匀;右侧子宫体大小约 64mm×47mm×43mm,宫壁回声均匀,内膜厚约 11mm,回声欠均匀,可见两个子宫颈管回声。左侧子宫颈管与阴道相连相通,右侧子宫颈管下方见斜隔后腔,斜隔后腔内见范围约 30mm×13mm 的混合回声区,为不规则条状高回声及中低回声,CDFI 其内未见明显血流信号。双侧卵巢显示清,双侧附件区未见明显异常回声。经直肠双平面超声检查,见双子宫颈,斜隔后腔内见残留胚胎组织(图 13-128)。

肝、胆、脾及左侧肾脏未见明显异常声像,右肾区及右侧盆腔均未见右肾回声。

(2)超声提示:结合病史考虑 Ⅱ 型阴道斜隔综合征(不全双角子宫双子宫颈、斜隔后腔胚胎组织残留和右肾缺如)。

3. MRI 检查

(1)MRI 表现:盆腔内可见两个左右对称的子宫体和子宫颈结构,子宫底部凹陷,子宫体下段相连,右侧子宫体大小为 58mm×41mm×50mm,左侧子宫体大小为 31mm×32mm×52mm,右侧子宫颈下方阴道扩张,范围约 17mm×14mm×57mm(左右径 × 前后径 × 上下径),其内见团片状低信号附着。两侧卵巢可见,位置、形态大致如常。膀胱充盈良好,壁光滑无明显增厚,未见明显异常信号影,直肠膀胱陷凹可见液性信号影积聚,呈 T$_2$WI 高信号(图 13-129)。

(2)MRI 提示:①结合临床符合阴道斜隔综合征(双角子宫、双子宫颈、阴道斜隔后腔);②右侧子宫颈下方阴道扩张及其内异常低信号灶,考虑斜隔后腔内组织残留可能,请结合临床。

4. 阴道斜隔切除术 + 清宫术 + 宫腔镜检查术　充分暴露阴道,见阴道顶端偏左侧可见一个子宫颈,表面光滑,正常大小,右侧穹窿及右侧阴道壁稍膨出,有囊性压迫感,其上可见一直径约 5mm 小孔。20ml 注射器穿刺阴道斜隔上小孔进入斜隔后腔,抽出暗红色积血。在注射器指引下横形切开阴道斜隔,见暗红色积血及陈旧机化胚胎组织流出(见胎儿肢体骨骼)。充分引流隔后腔内积血,清出隔后腔内组织物,切除阴道斜隔,暴露右侧阴道穹窿及右侧子宫颈(图 13-130)。宫腔镜检查,阴道内可见两个子宫颈,形态基本正常,两子宫腔均显狭长,均可见少许蜕膜样组织,右侧子宫腔内见右侧输卵管开口,左侧子宫腔内见左侧输卵管开口。

5. 术后病理诊断　大体见切除的斜隔标本为灰白色组织,大小约 30mm×20mm,斜隔后腔清出物为胚胎残留物,见胎儿肢体骨骼(图 13-131)。斜隔后腔清出物镜下见坏死、变性的蜕膜组织和少量滋养细胞及胚胎成分。

6. 最终临床诊断(图 13-132)

Ⅱ 型阴道斜隔综合征:不全双角子宫双子宫颈、斜隔后腔胚胎组织残留和右肾缺如。

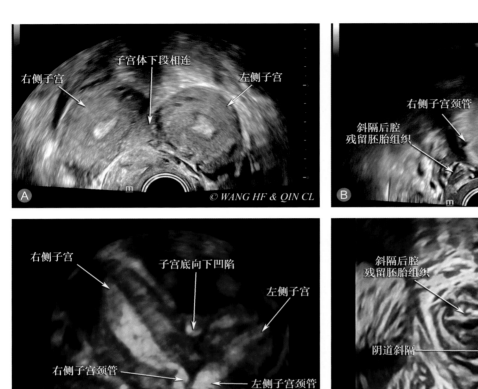

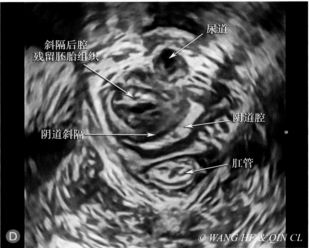

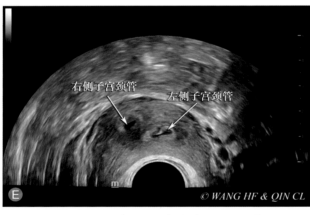

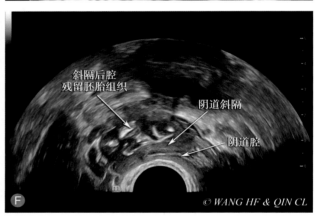

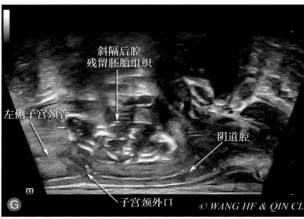

图 13-128 病例 25 超声表现

A~D. 经阴道二维、三维超声检查，可见不全双角子宫、双子宫颈管，右侧子宫颈下方斜隔后腔内残留胚胎组织；E~G 经直肠双平面超声检查，见双子宫颈管，斜隔后腔内残留胚胎组织。

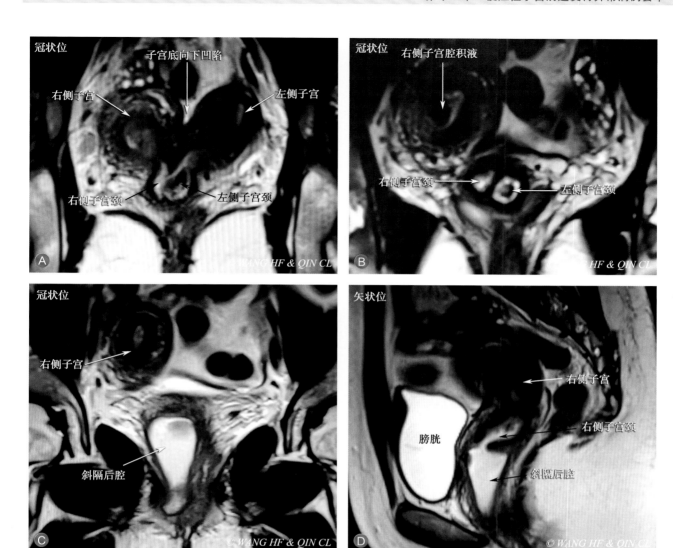

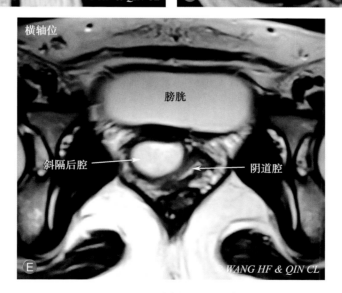

图 13-129 病例 25 MRI 表现

A、B. 可见两个左右对称的子宫体和子宫颈结构,子宫底部凹陷;
C~E. 右侧子宫颈下方见囊状扩张,其内见团片状低信号附着。

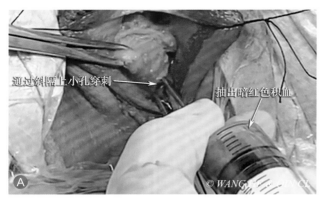
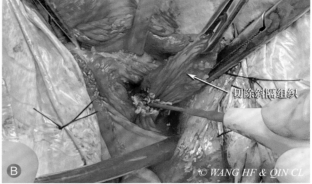

通过斜隔上小孔穿刺

抽出暗红色积血

切除斜隔组织

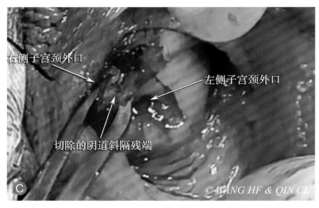

右侧子宫颈外口

左侧子宫颈外口

切除的阴道斜隔残端

图 13-130　病例 25 阴道斜隔切除术

A. 右侧阴道壁膨出,其上可见一小孔,穿刺抽出暗红色积血;B. 切除阴道斜隔;C. 暴露两个子宫颈外口。

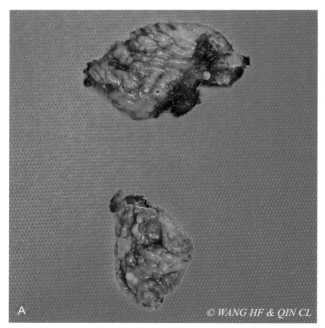
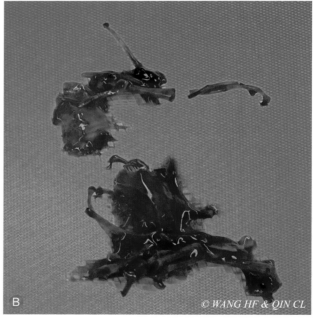

图 13-131　病例 25 标本图

A、切除阴道斜隔组织;B. 斜隔后腔清出的残留的胚胎组织。

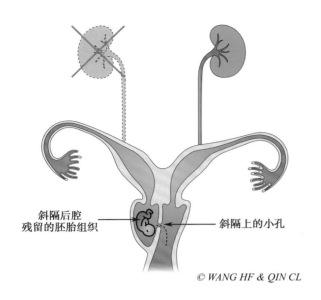

图 13-132　病例 25 示意图

斜隔后腔残留的胚胎组织

斜隔上的小孔

© WANG HF & QIN CL

7. 病例分享要点　本例为 II 型阴道斜隔综合征合并斜隔侧子宫妊娠,实属罕见。II 型阴道斜隔综合征在斜隔上存在小孔,精子可以通过斜隔上小孔进入到斜隔侧的子宫内受孕。药物流产过程中,子宫腔内的胚胎组织从子宫腔排到斜隔后腔,由于斜隔上存在小孔,部分绒毛组织和胚胎的软组织可以通过小孔排出,但是大的胚胎组织,特别是胎儿骨骼等无法通过隔上小孔排出而导致部分胚胎组织滞留于斜隔后腔。因此,术前明确 OVSS 诊断,采取正确的手术方式,才能达到好的治疗效果。另外,OVSS 常合并双子宫,合并不全双角子宫、双子宫颈是非常罕见的(详见第七章第一节"阴道斜隔综合征")。II 型阴道斜隔综合征合并斜隔后腔胚胎组织残留超声和手术表现见视频 13-25。

视频 13-25

(秦成路　王慧芳　胡守容　赖云英)

【病例 26】

1. 病史摘要　患者女性,31 岁,未婚,有性生活,痛经 20 年,加重 2 年,发现"阴道斜隔"4 天。患者 10 岁月经初潮,平素月经周期规律,有痛经,经期长约 10 天。2 年前因长期痛经且明显加重,至当

地市级医院就诊,经直肠超声检查提示"双子宫畸形,左侧子宫颈管内积血",嘱患者定期复查。近 2 年自觉痛经症状进行性加重,伴肛门坠胀感,月经淋漓不净,偶尔需口服止痛药,经期结束后症状自行好转。经推荐,患者 4 天前来笔者医院门诊就诊,门诊妇科超声提示"阴道斜隔综合征"。为进一步治疗,门诊拟"阴道斜隔综合征"收入院。入院后专科检查:外阴发育正常,阴道畅,见少许白色分泌物,无异味,阴道顶端偏右侧可见一个子宫颈,表面光滑,正常大小,无举痛,左侧穹窿及左侧阴道壁有囊性压迫感,压痛阴性,阴道壁上未见小孔,盆腔未扪及异常。

2. 超声检查

(1)超声表现:经腹及经阴道超声检查,盆腔内可见两个子宫体及两个子宫颈回声,左右对称。左侧子宫体大小约 54mm×36mm×35mm,宫壁回声不均匀,肌壁间见一个低回声团,大小约 14mm×13mm,其边界清,内部回声欠均匀,CDFI 显示其内及周边均可见少许血流信号,子宫内膜厚约 8mm,宫内未见明显异常回声;右侧子宫体大小约 57mm×46mm×35mm,宫壁回声均匀,子宫内膜厚约 10mm,宫内未见明显异常回声。阴道上方偏左(左侧子宫颈外口下方)可见大小约 41mm×29mm 斜隔后腔,内为无回声区,内透声差,可见中等絮状回声。斜隔后腔与右侧子宫颈间可见一宽约 2.1mm 低回声瘘管,左侧子宫颈壁上可见几个大小不等的类圆形无回声,较大的约 6mm×5mm,边界清,内透声好,CDFI 显示内部未见明显血流信号。双侧卵巢显示清,双侧附件区未见明显异常回声(图 13-133)。

肝、胆、脾超声检查未见异常声像;左肾缺如,右肾未见异常声像。

(2)超声提示:①考虑 III 型阴道斜隔综合征(双子宫、双子宫颈、斜隔后腔少量积液合并斜隔后腔与右侧子宫颈之间瘘管和左肾缺如);②左侧子宫肌壁间肌瘤;③左侧子宫颈腺囊肿。

3. MRI 检查

(1)MRI 表现:盆腔区可见双子宫、双子宫颈,左侧子宫颈下方见斜隔后腔,其内可见充填血性信号,T_1WI 及 T_2WI 为高信号,范围约 39mm×28mm。斜隔后腔与右侧子宫颈之间见"瘘管",左侧子宫颈

部见两个小圆形囊性信号,直径分别为 1.6mm 及 4.1mm。双侧卵巢未见明显异常,边缘清晰。膀胱充盈可,壁不厚,腔内未见异常信号影。盆腔未见明确肿大淋巴结,盆腔少量积液征象(图 13-134)。

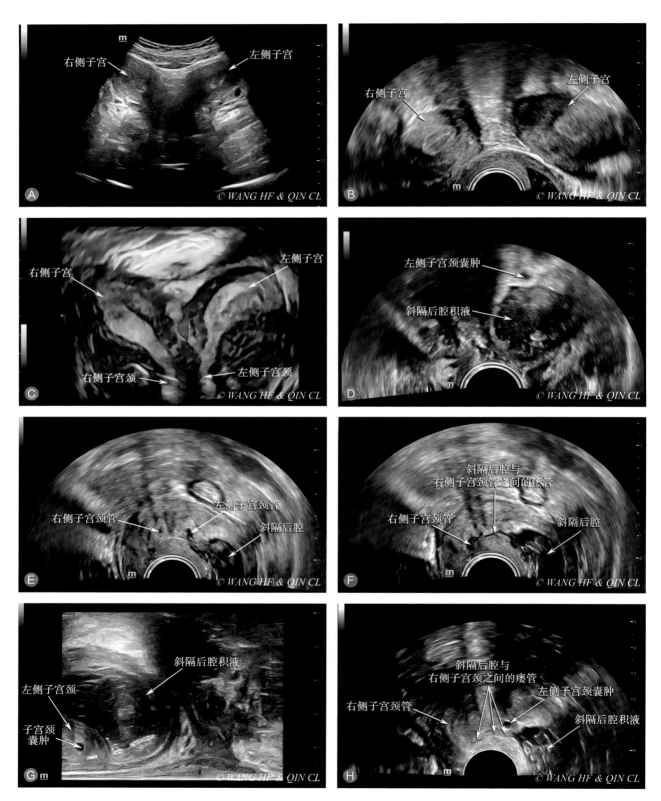

图 13-133 病例 26 超声表现

A~C.经腹及经阴道超声检查,盆腔内可见两个分开的子宫体;D、E.左侧子宫颈外口下方见斜隔后积液;F.斜隔后腔与右侧子宫颈管间可见一瘘管;G.经直肠双平面超声检查,左侧子宫颈下方见斜隔后腔;H.斜隔后腔与右侧子宫颈管间可见一瘘管。

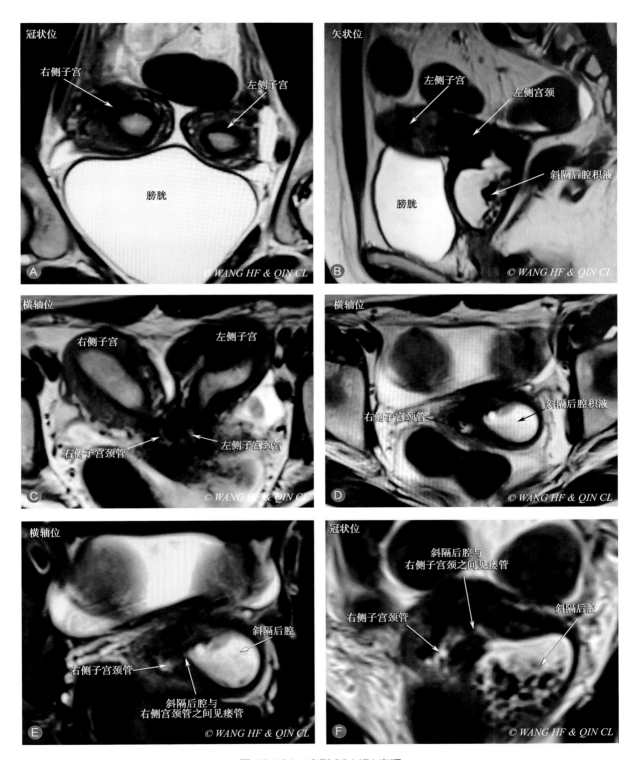

图 13-134 病例 26 MRI 表现

A. 冠状位见双子宫体；B. 矢状位左侧子宫颈下方见斜隔后腔；C. 横轴位上盆腔内可见双子宫、双子宫颈管；
D. 右侧子宫颈的左侧见斜隔后腔；E、F. 斜隔后腔与右侧子宫颈之间可见瘘管。

（2）MRI 提示：①双子宫、双子宫颈、阴道斜隔合并斜隔后腔积液，斜隔后腔与右侧子宫颈之间可见瘘管；②左侧子宫颈腺囊肿；③盆腔少量积液。

4. 阴道斜隔切除术＋宫腔镜检查 患者取截石位，充分暴露阴道，阴道顶端偏右侧可见一个子宫颈，表面光滑，正常大小，左侧阴道穹窿及左侧阴道壁有囊性压迫感，阴道壁上未见小孔。20ml 注射器穿刺阴道斜隔，抽出暗红色积血，在注射器指引下横形切开阴道斜隔，见多量暗红色积血及陈旧机化血块流出。弯钳扩大阴道斜隔上的切口，充分引流阴道斜隔后腔内积血，完整切除阴道斜隔组织，充分暴露阴道穹窿及左侧子宫颈。再次置入宫腔镜于阴道内，可见两个子宫颈，左侧子宫颈充血明显，子宫颈管引流通畅（图 13-135）。

5. 最终临床诊断（图 13-136）

（1）Ⅲ型阴道斜隔综合征：双子宫双子宫颈、阴道斜隔合并斜隔后腔与右侧子宫颈管之间瘘管和左肾缺如。

（2）左侧子宫颈小囊肿。

6. 病例分享要点 本例为典型的Ⅲ型阴道斜隔综合征，是比较少见的类型，斜隔上无孔，由于瘘管位于斜隔后腔上段，斜隔后腔的积血通过该瘘管从右侧子宫颈排出，为不完全性梗阻，会造成经期延长和月经淋漓不净的症状。临床上主要通过妇科检查未见阴道斜隔上有小孔，但患者斜隔后腔积血不多，且有月经淋漓不净表现，术中可以通过宫腔镜观察寻找子宫颈管上的瘘口来诊断。因此，只要了解了Ⅲ型阴道斜隔综合征的临床特点，在影像学检查的过程中，结合临床妇科检查结果，认真寻找，是完全可以作出正确诊断的（详见第七章第一节"阴道斜隔综合征"）。Ⅲ型阴道斜隔综合征超声和手术表现见视频 13-26。

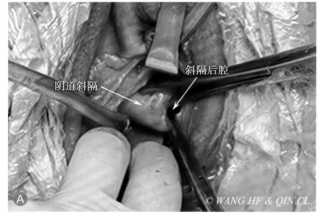
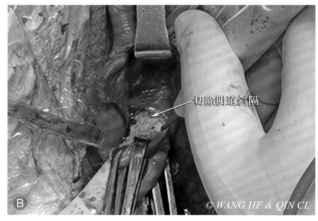
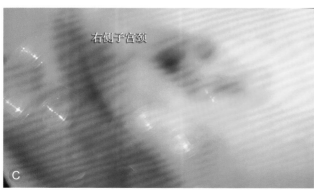
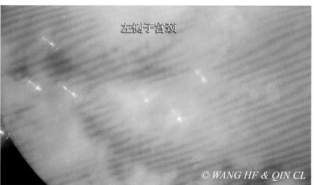

图 13-135　病例 26 阴道斜隔切除手术＋宫腔镜检查
A、B. 切开阴道斜隔后腔，切除斜隔；C. 切除阴道斜隔后，宫腔镜可见两个子宫颈。

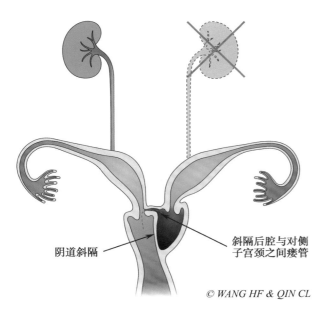

图 13-136　病例 26 示意图

阴道斜隔

斜隔后腔与对侧
子宫颈之间瘘管

© WANG HF & QIN CL

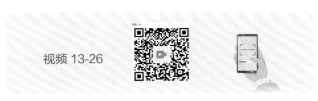

视频 13-26

（王慧芳　秦成路　赖云英　石瑾秋）

【病例 27】

1. 病史摘要　患者女性,13 岁,痛经并进行性加重 10 个月余。11 岁月经来潮,月经规律,经期3~4 天,无经期延长和月经淋漓不净。10 个月前开始无明显诱因出现月经期下腹疼痛,呈持续性,但可忍受,月经期结束后自然缓解。近 2 个月经期腹痛较前明显加重,无法正常学习和生活,需服用口服止痛药物缓解。就诊当地镇卫生院,盆腔超声提示"双子宫畸形,左侧子宫宫腔积液;子宫后方两个囊性包块"。建议至上级医院就诊。为进一步诊治,今就诊笔者医院门诊,拟"腹痛原因待查:子宫畸形?盆腔炎性疾病?"收住院。入院后专科检查:幼女型外阴,可见阴道口及处女膜缘,患者因疼痛拒绝肛门指诊。

2. 超声检查

(1)超声表现:经腹及经直肠超声检查,盆腔内可见两个分开的子宫体,左右不对称。右侧子宫体平卧于盆腔右侧,大小约 37mm×28mm×23mm,宫壁回声尚均匀,内膜厚约 5mm,子宫颈及子宫颈管可显示。左侧子宫体位于盆腔左侧,大小约52mm×38mm×38mm,宫壁回声尚均匀,子宫腔内可见范围约 49mm×23mm 的无回声区,内可见密集点状回声,子宫体下方未见正常子宫颈结构,见范围约 28mm×16mm 不规则的无回声区,内可见带状及絮状高回声;右侧卵巢可显示,右侧附件区未见明显异常回声,左侧卵巢可显示,紧贴左侧子宫内侧可见范围约 54mm×36mm 的无回声区,形态不规则,壁厚毛糙,边界尚清,内可见点状弱回声。盆腔左侧可见无回声区,最大前后径约 13mm,内可见多条带状高回声。经直肠双平面超声检查,直肠前方可见呈"三线两区"征的阴道,于阴道左上方可见厚约 5mm 隔膜,隔膜上方见范围约 26mm×15mm 不规则的壁厚无回声区,内可见带状及絮状高回声(图 13-137)。

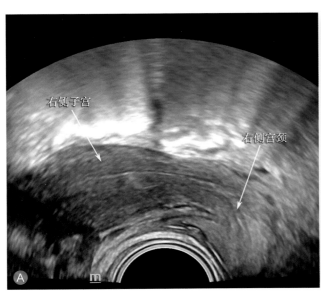

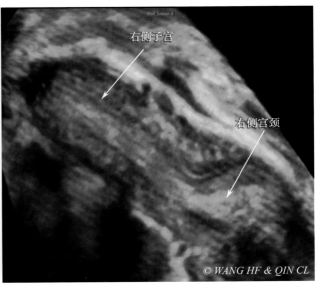

右侧子宫

右侧宫颈

右侧子宫

右侧宫颈

© WANG HF & QIN CL

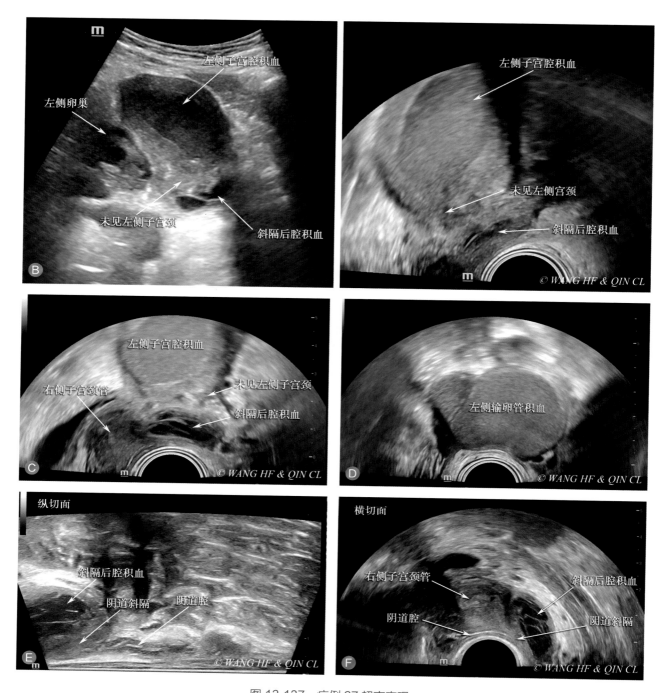

图 13-137　病例 27 超声表现

A. 经腹及经直肠超声检查，右侧子宫平卧于盆腔右侧，子宫颈及子宫颈管可见；B、C. 左侧子宫体位于盆腔左侧，宫腔积血，子宫体下方未见正常子宫颈结构，其下方可见阴道斜隔后腔积血；D. 紧贴左侧子宫内侧可见输卵管大量积血；E、F. 经直肠双平面超声检查，阴道左上方可见阴道斜隔和斜隔后腔积血。

肝、胆、脾超声检查未见异常声像；左肾缺如，右肾未见异常声像。

（2）超声提示：①考虑Ⅳ型阴道斜隔综合征：双子宫、左侧子宫颈发育异常（子宫颈未发育）合并宫腔积血、斜隔后腔积血和左肾缺如；②左侧输卵管积血；③盆腔左侧包裹性积液伴粘连。

3. CT 检查

（1）CT 表现：双输尿管（下腹部＋盆腔）尿路成像（CTU），双输尿管（下腹部＋盆腔）平扫＋三维成像，未见左肾明确显示，右肾体积稍增大，形态、位置大致如常，右侧肾盂、肾盏及输尿管全程积水扩张，末端纤细、显示欠清，右肾周脂肪间隙未见明显异常密度。膀胱充盈差，其内可见导尿管影。可见两个子宫体，左侧较大，左侧子宫腔内可见低密度影，子宫体下部可见低密度带状影，子宫颈显示不清。左侧附件区可见扩张管状影及囊性低密度影，右侧附件区未见明显异常改变。盆腔内可见积液密度影。增强后延时左侧肾盂、肾盏及左侧输尿管未见明确显示，右侧肾盂、肾盏、右侧输尿管积水扩张，末端

纤细，膀胱内可见导尿管影，其内可见少许气体影（图 13-138）。

（2）CT 提示：①左肾未见明确显示，右肾代偿性增大，请结合临床病史；②右侧肾盂、肾盏及输尿管全程积水扩张，末端纤细、显示欠清，不除外末端狭窄，请结合临床；③双子宫，左侧宫腔积血伴子宫颈发育不良可能，请结合超声及 MRI 检查；④左侧输

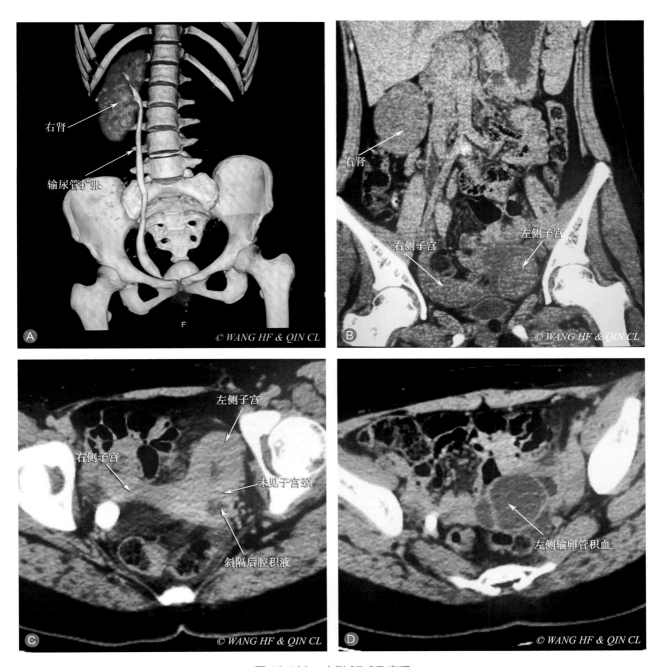

图 13-138 病例 27 CT 表现

A. 右侧肾盂和肾盏积水，右侧输尿管轻度扩张，未见明确左肾显示；B、C. 可见两个子宫体，左侧较大，左侧子宫腔内可见低密度影，子宫体下部可见低密度带状影，子宫颈显示不清；D. 左侧附件区可见扩张管状影及囊性低密度影。

卵管积血扩张可能;⑤盆腔积液。

4. MRI 检查

(1)MRI 表现:盆腔可见两个分开的子宫,左侧子宫腔内可见异常信号影,呈 T_1WI、T_2WI 高信号,左侧子宫体下方见范围约 49mm × 23mm 的 T_1WI、T_2WI 高信号,未见正常子宫颈。左侧附件区可见粗细不均扩张管状影及相连囊状异常影,呈 T_1WI、T_2WI 高信号影;右侧子宫及附件区未见明确异常信号影。盆腔内可见积液(图 13-139)。

(2)MRI 提示:①结合临床考虑阴道斜隔综合征可能;②左侧宫腔积血伴子宫颈发育异常;③左侧输卵管积血,盆腔积液。

5. 宫腔镜 + 腹腔镜 + 阴道斜隔切除术 患者取膀胱截石位,麻醉成功后行阴道检查,可见一个子宫颈,左侧穹窿饱满。

(1)宫腔镜:见右侧子宫颈、右侧子宫腔和右侧输卵管开口;左侧穹窿消失,未见左侧子宫颈。

(2)腹腔镜:盆腔粘连严重,分离盆腔粘连,见双子宫,左侧子宫体较右侧明显膨大,大小约 70mm × 60mm × 50mm,子宫体下方未见子宫颈发育,左侧输卵管伞端闭锁,输卵管粗大扭曲呈腊肠状,大小约 60mm × 50mm × 35mm;右侧输卵管、双侧卵巢外观正常。右侧宫骶韧带处可见范围约 10mm × 8mm 子宫内膜异位症病灶。腹腔镜下切开左侧输卵管伞端闭锁处,见大量褐色积血流出,清理干净盆腔后再次探查未见左侧子宫颈发育。鉴于斜隔后腔小,位置比较高且隐秘,为了安全,术中决定由上向下打通阴道。腹腔镜下切开子宫底部,见暗红色血性液体流出,腹腔镜持针器从子宫腔穿通子宫体下段、阴道左侧的斜隔后腔直到阴道外口,并从阴道置入输卵管通液管,从阴道、阴道左侧斜隔后腔、左侧子宫下段、左侧子宫腔到子宫底部穿出到盆腔,充盈水囊固定,做下一步手术引导。在输卵管通液管的引导下探查阴道,经阴道行"阴道斜隔切除术",切

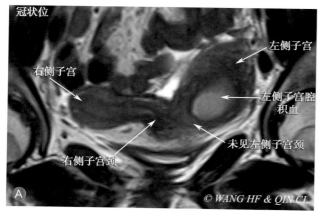

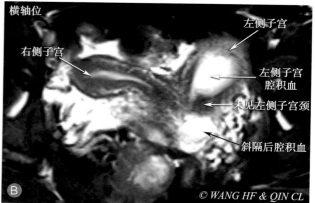

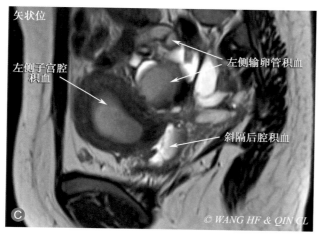

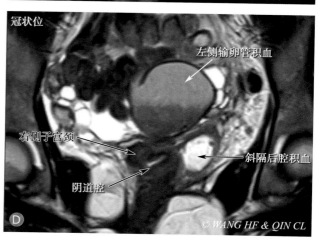

图 13-139 病例 27 MRI 表现

A. 盆腔见两个子宫体,左侧宫腔积血;B. 左侧子宫体下方未见子宫颈,见斜隔后腔;C、D. 左侧输卵管大量积血。

开斜隔后腔,见黏稠的积血流出,充分切除斜隔。由于左侧子宫颈和输卵管均发育异常,和家属交代病情,经家属同意,于腹腔镜下行"左侧子宫和输卵管切除术",手指经阴道探查,手指达盆腔内,证实阴道通畅。封闭阴道顶端,恢复盆腔结构。分割取出标本,检查切除的左侧子宫和输卵管标本,未见子宫颈发育,由于无法完整取出切除的左侧子宫标本,故无法观察确定子宫与斜隔后腔之间的瘘管(图13-140)。

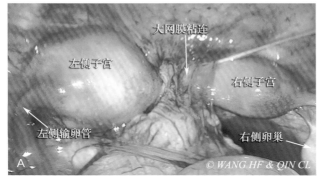

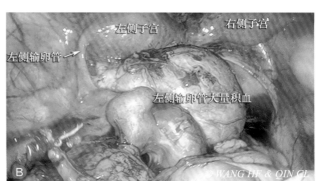

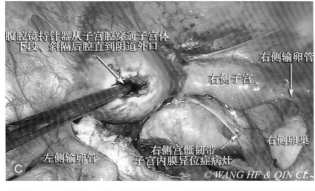

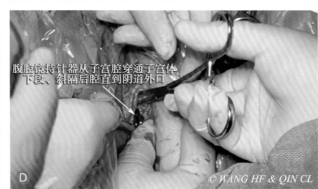

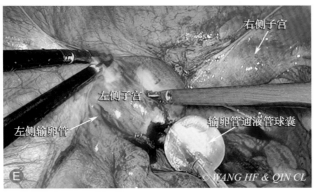

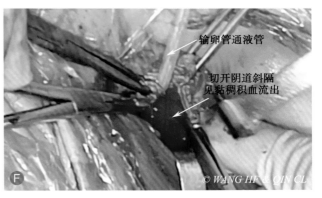

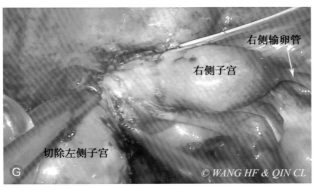

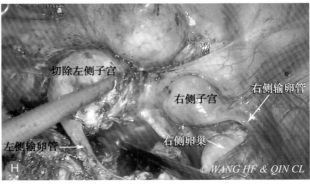

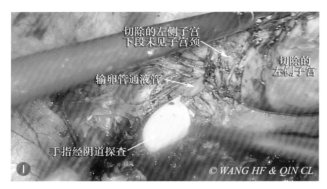

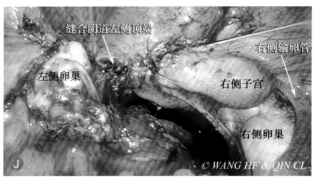

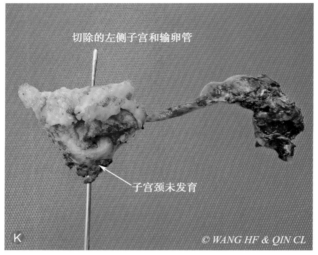

图 13-140 病例 27 腹腔镜 + 阴道斜隔切除术

A、B. 盆腔粘连严重,分离粘连后见双子宫,左侧子宫体明显增大,探查子宫体下方未见子宫颈发育,左侧输卵管伞端闭锁,输卵管大量积血;C、D. 切开左侧子宫底部,腹腔镜持针器从子宫腔穿通子宫体下段、阴道左侧的斜隔后腔直到阴道外口;E. 从阴道置入输卵管通液管,通过子宫腔底部到盆腔;F. 在输卵管通液管的引导下经阴道切开斜隔后腔,见黏稠的积血流出;G、H. 切除左侧子宫和输卵管;I. 手指探查,阴道通畅;J. 封闭阴道顶端,恢复盆腔结构;K. 取出切除的左侧子宫和输卵管,未见子宫颈发育。

6. 最终临床诊断(图 13-141)

(1)Ⅳ型阴道斜隔综合征:双子宫双子宫颈(左侧子宫颈未发育)、斜隔后腔积血和左肾缺如。

(2)右侧肾盂、肾盏及输尿管全程积水扩张,末端纤细,不除外末端狭窄可能。

(3)左侧输卵管伞端闭锁合并积血。

(4)盆腔子宫内膜异位症。

(5)盆腔粘连。

7. 病例分享要点 2021 年《梗阻性子宫阴道发育异常诊治的中国专家共识》正式将阴道斜隔综合征中双子宫一侧子宫颈发育异常者归类为Ⅳ型阴道型斜隔综合征,即子宫颈闭锁型,文献报道此种类型的斜隔后腔因发育异常的子宫颈闭锁往往无积血而闭锁。然而本例患者术前超声检查和 MRI 均提示左侧子宫未发育,斜隔后腔有积血,手术也证实

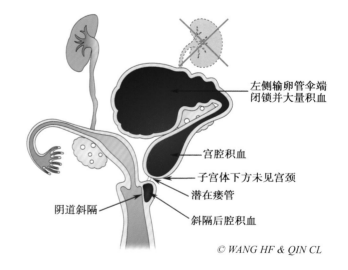

图 13-141 病例 27 示意图

了有斜隔后腔,且斜隔后腔积血,这就与共识中的Ⅳ型阴道型斜隔综合征的描述不相符。分析其原因,

可能是子宫腔和斜隔后腔之间存在潜在的瘘管,影像学检查和手术都很难发现。

本例患者无经期延长和月经淋漓不净的表现,术中妇科检查和宫腔镜检查在斜隔上均未见明显小孔,所以该患者是无孔型斜隔合并斜隔侧的子宫颈未发育,子宫腔与斜隔后腔间有潜在瘘管相通,斜隔后腔积血,实属罕见,故需要超声科医生和临床医生打开思路,了解Ⅳ型阴道斜隔综合征的斜隔后腔是存在的,也是可以积血的(详见第七章第一节"阴道斜隔综合征")。Ⅳ型阴道斜隔综合征合并斜隔后腔积血超声、腹腔镜和手术表现见视频13-27。

视频 13-27　

（王慧芳　秦成路　赖云英　石瑾秋）

【病例 28】

1. 病史摘要　患者女性,12岁8个月,下腹胀痛4天,无月经来潮。1年前开始出现乳房发育,4天前无明显诱因出现下腹坠胀疼痛,可忍受,呈持续性,无阴道流血、流液。在当地市级儿童医院就诊,对症治疗后症状无缓解,彩超检查提示"阴道声像异常,不除外阴道闭锁"。为进一步诊治,到笔者医院就诊,门诊拟"阴道闭锁"收入院。入院后专科检查:外阴发育可,无阴道开口,仅可见处女膜痕迹,表面未见紫染,无压痛。肛门指诊:距离肛门约25mm处直肠上方可扪及触痛包块。子宫常大,活动度可,轻压痛,双侧附件区未扪及明显异常。

2. 超声检查

(1)超声表现:经腹及经直肠超声扫查,子宫呈前位,子宫体大小约48mm×51mm×35mm(上下径×左右径×前后径),宫壁回声尚均匀,子宫腔内可见前后径约16mm的无回声区,内可见点状弱回声。子宫颈管明显扩张,其下方阴道明显扩张,内可见大片无回声区,范围约79mm×76mm×62mm(上下径×左右径×前后径),内透声欠佳,内可见密集点状弱回声,双侧卵巢显示清,双侧附件区未见明显异常回声。经会阴超声检查,阴道积血的下缘可见闭锁的阴道下段。经直肠双平面超声检查,尿道长约28mm,尿道下段后壁与直肠前壁之间可见闭锁的阴道下段,棉签指示闭锁的阴道口处检查,测量阴道积血最低点与棉签头之间的距离约为23mm,即为闭锁的阴道长度(图13-142)。

肝、胆、脾及双肾超声检查未见异常声像。

(2)超声提示:①低位阴道下段闭锁合并子宫腔及子宫颈管积血扩张,阴道大量积血;②双侧附件区未见明显异常声像。

3. MRI 检查

(1)MRI表现:子宫前倾前屈,子宫腔及阴道中上段明显扩张,其内可见T_1WI、T_2WI高信号区,T_2脂肪抑制序列信号未见减低,范围约80mm×63mm×91mm。两侧卵巢可见,位置、形态大致如常。阴道积血的下缘阴道下段走行区未见正常结构显示。膀胱未见充盈,所示盆壁软组织信号未见明显异常改变(图13-143)。

(2)MRI提示:考虑先天性阴道闭锁合并子宫腔及阴道中上段积血。

4. 超声引导下闭锁阴道切开＋阴道成形术　在肛门指诊的引导下,用带有注射器的气腹针自阴道前庭处处女膜痕中心处穿刺,有落空感后回抽出10ml暗红色积血。在气腹针指引下横形切开闭锁阴道下段,手指向阴道内钝性扩张直至阴道积血下缘,血管钳穿入阴道积血处,见大量暗红色积血流出,积血总量约200ml。扩大切口,阴道下段可容1指,手指可触及上段阴道壁及子宫颈。组织钳钳夹上段阴道壁下缘,下拉至阴道口处,覆盖切开的闭锁阴道隧道表面,将下拉的阴道壁分12点、3点、6点和9点与阴道前庭黏膜对应缝合固定,形成表面光滑的阴道腔。阴道检查,阴道深且通畅,内放置2条凡士林纱,术毕。

5. 术中超声表现　术中经腹超声监测,子宫前倾前屈位,子宫颈管明显扩张,阴道内大量积血。超声引导下行闭锁阴道切开术,术中见气腹针穿刺入阴道腔内,后血管钳进入阴道腔内,扩大切口,随着大量积血流出,扩张的阴道腔逐渐缩小,子宫逐渐恢复到正常大小,扩张的子宫颈管逐渐闭合(图13-144)。

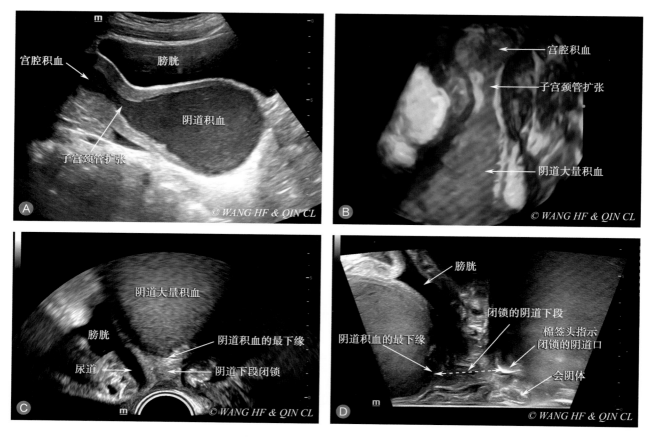

图 13-142　病例 28 超声表现

A、B. 经腹超声检查,子宫呈前位,宫腔积液,子宫颈管扩张,阴道中上段可见大量积血;C. 经会阴超声检查,可见闭锁的阴道下段;D. 经直肠双平面超声结合棉签指示检查,测量阴道积血最低点距闭锁的阴道口距离,即为闭锁的阴道长度。

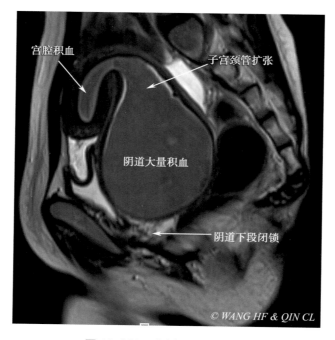

图 13-143　病例 28 MRI 表现

子宫前倾前屈,子宫腔及阴道中上段明显积血扩张,阴道下段走行区未见正常阴道结构显示。

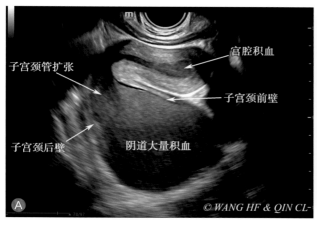

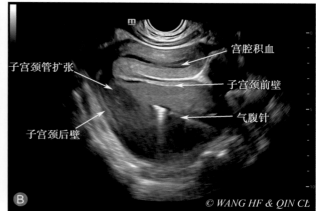

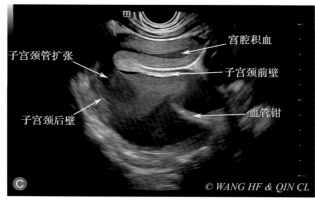

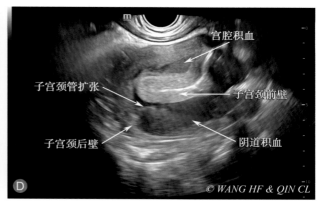

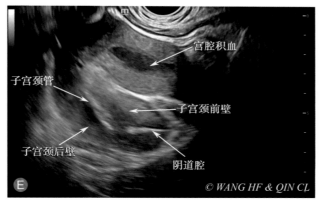

图 13-144　病例 28 术中超声表现

A. 术中经腹超声监测,见子宫前倾前屈位,子宫颈管明显扩张,阴道内大量积血;B. 术中见气腹针穿刺入阴道腔内;C. 血管钳扩大切口;D、E. 随着大量积血流出,扩张的阴道腔逐渐缩小,子宫逐渐恢复到正常大小,扩张的子宫颈管逐渐闭合。

6. 最终临床诊断(图 13-145)

低位阴道下段闭锁合并阴道大量积血。

7. 病例分享要点　本例为典型的低位阴道下段闭锁,为完全梗阻性生殖道畸形,其发病早,阴道积血多,临床上诊断不难。但术前超声需要准确评估闭锁的阴道下段长度,这直接决定了手术方式的选择和预后(详见第七章第二节"阴道闭锁")。经直肠双平面超声有其优势(详见第三章

第一节"子宫阴道的超声检查和正常表现"),应用棉签指示闭锁的阴道口,能够准确测量阴道闭锁的长度(阴道内积血的下缘至闭锁阴道口的距离),不受探头挤压的影响而低估阴道闭锁的长度。另外术中超声监测,能动态观察到子宫、子宫颈和阴道随着大量的积血排出逐步恢复到正常状态的全过程。低位阴道下段闭锁超声和术中超声表现见视频 13-28。

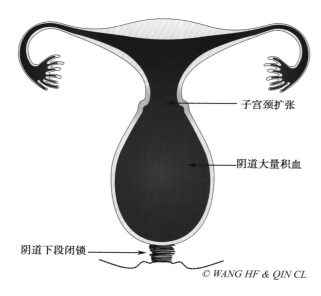

图 13-145　病例 28 示意图

视频 13-28

（王慧芳　秦成路　胡守容　赖云英）

【病例 29】

1. 病史摘要　患者女性，17 岁，青春期后无月经来潮，下腹痛 2 年。14 岁开始出现乳房发育，一直无月经来潮。2 年前开始出现下腹痛，伴肛门坠胀感，每次持续 3 天左右，到当地医院就诊，予以消炎治疗。近 1 年来下腹痛症状明显加剧，到市妇幼保健院就诊，超声提示"子宫腔、子宫颈管及阴道上段积液，考虑阴道闭锁可能；右侧附件区混合性回声团，性质待查；左侧附件区未见明显包块"。为进一步诊治，至笔者医院就诊，门诊拟"阴道闭锁"收入院。入院后专科检查：外阴发育正常，尿道口正常，未见阴道开口，仅见处女膜痕迹，患者拒绝内诊检查。

2. 超声检查

（1）超声表现：经腹及经直肠超声扫查，脐水平左侧可见一个子宫声像，呈平位，左旋，子宫体大小约 67mm×53mm×30mm（上下径 × 左右径 ×

前后径），宫壁回声均匀，子宫腔分离，内可见无回声区，前后径约 9mm，内透声差，可见絮状高回声，子宫颈可见，长约 30mm，子宫颈下方阴道内可见大片无回声区，范围约 161mm×81mm×74mm（上下径 × 左右径 × 前后径），内透声差，可见密集点状回声，阴道积血的下缘可见闭锁的阴道下段。紧贴右侧盆壁可见一子宫体回声，子宫体大小约 45mm×27mm×24mm（上下径 × 左右径 × 前后径），宫壁回声均匀，子宫腔呈柱状，子宫腔内可见前后径约 8mm 的无回声区，内可见密集点状高回声，挤压后可见缓慢移动，子宫体下方未见明显子宫颈回声。左侧子宫左后方可见左侧卵巢回声，大小约 24mm×16mm，形态正常，右侧子宫上方可见右侧卵巢回声，大小约 30mm×12mm，形态正常。右侧子宫周围可见片状无回声区，最大前后径 35mm，内透声好。经会阴超声检查，阴道积血的下缘可见闭锁的阴道下段。经直肠双平面超声结合棉签指示检查，尿道下段后壁与直肠前壁之间见闭锁的阴道下段，棉签指示闭锁的阴道口处，测量阴道内积血的最低点距阴道口棉签头之间的距离约 10mm，即为闭锁的阴道下段长度（图 13-146）。

肝、胆、脾超声检查未见异常声像，左肾大小正常，未见右侧肾脏声像。

（2）超声提示：①低位阴道下段闭锁，阴道内大量积血；②双子宫畸形（左侧宫腔积血，右侧子宫宫颈发育不良伴宫腔内少量积血）；③右肾缺如。

3. MRI 检查

（1）MRI 表现：左侧髂窝可见左侧子宫，大小约 45mm×28mm，子宫腔内可见积血信号，左侧子宫宫颈与盆腔中央明显扩张的阴道相连，阴道下段闭锁，阴道内大量积血；盆腔右侧可见右侧子宫体，大小约 33mm×22mm，下方未见子宫颈显示，与阴道未见明确相通。双侧卵巢可见，大小尚可。盆腔可见少许液性信号（图 13-147）。

（2）MRI 提示：①双子宫畸形，右侧子宫宫颈发育异常；②阴道下段闭锁，阴道及双侧子宫宫腔积血；③盆腔少量积液。

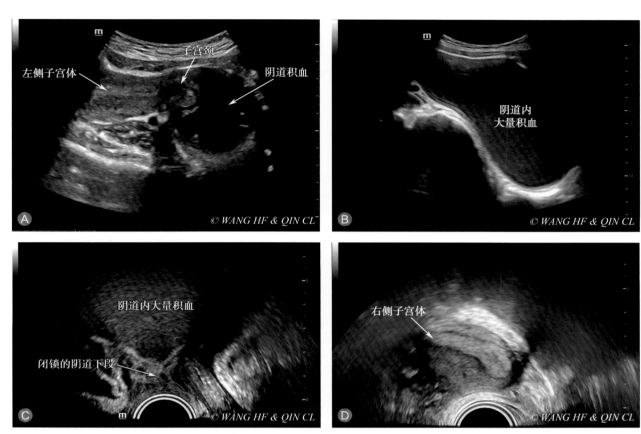

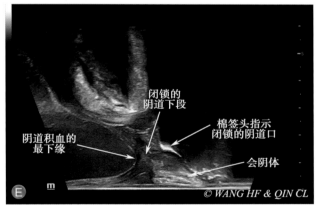

图 13-146 病例 29 超声表现

A、B. 经腹超声检查,脐水平左侧见左侧子宫,子宫颈与大量积血的阴道相通;C. 经会阴超声检查,阴道积血的下方为闭锁的阴道下段;D. 经直肠超声检查,紧贴右侧盆壁可见一子宫体回声,其下方未见子宫颈;E. 经直肠双平面超声结合棉签指示检查,测量阴道下段闭锁的长度。

4. 腹腔镜 + 阴道闭锁切开成形术

(1)腹腔镜:盆腔左侧见左侧子宫,左侧子宫角连接左侧输卵管,子宫颈下方见极度扩张的阴道,大小约 160mm × 150mm × 100mm;右侧子宫紧邻极度扩张的阴道右侧,右侧输卵管未见伞端结构,仅为一盲管腔结构。双侧卵巢外观如幼女型,盆腔见多处子宫内膜异位症病灶。

(2)阴道闭锁切开成形术:于处女膜痕中心处穿刺抽出 20ml 黏稠咖啡色液体,沿着穿刺针横形切开见大量黏稠巧克力样液体流出,量约 200ml,弯钳扩大切口,使阴道口可容 1+ 指,吸净阴道内积液,生理盐水反复冲洗阴道,向上可扪及子宫颈,将阴道壁下缘下拉至阴道口处,覆盖切开的闭锁阴道下段表面,将下拉的阴道壁分 12 点、3 点、6 点和 9 点与阴道前庭黏膜对应缝合固定,形成表面光滑的阴道腔。检查阴道深且通畅,阴道黏膜光滑平整。

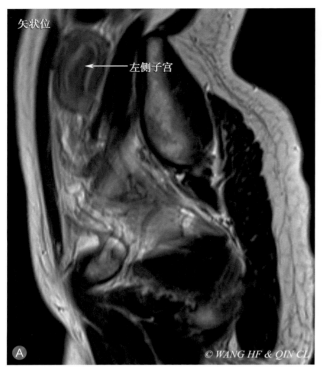

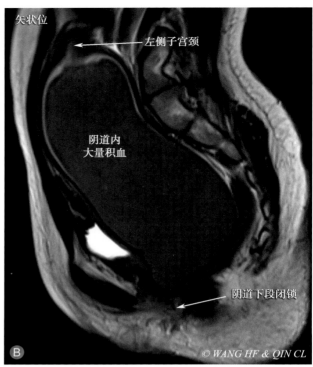

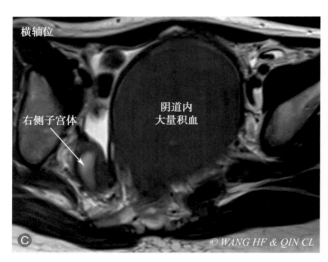

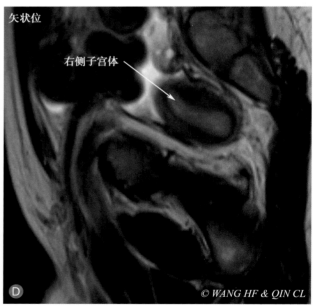

图 13-147　病例 29 MRI 表现

A. 左侧髂窝见左侧子宫；B. 左侧子宫颈与大量积血的阴道相连，阴道下段闭锁；C、D. 盆腔右侧见右侧子宫体，下方未见子宫颈显示，与阴道无明确相通。

（3）腹腔镜：排出阴道大量积血后，腹腔镜下见右侧子宫与左侧子宫下段间见一直径约 15mm 肌性连接，连接点位于子宫颈内口水平之上，仅见一个子宫颈。切开右侧子宫，内见少许积血及内膜组织，未见子宫颈结构，子宫腔狭小细长，腹腔镜持针器自子宫腔向阴道处方向探查，未见延展之通道，术中诊断"左侧单角子宫合并右侧有功能性内膜的残角子宫"。和家属交代病情后行"右侧有功能性内膜的残角子宫切除术 + 盆腔子宫内膜异位症病灶电灼术"（图 13-148）。经脐部 Trocar 置入取物袋，将切除之右侧残角子宫置入袋内取出。

5. 术后病理诊断　大体见切除的右侧残角

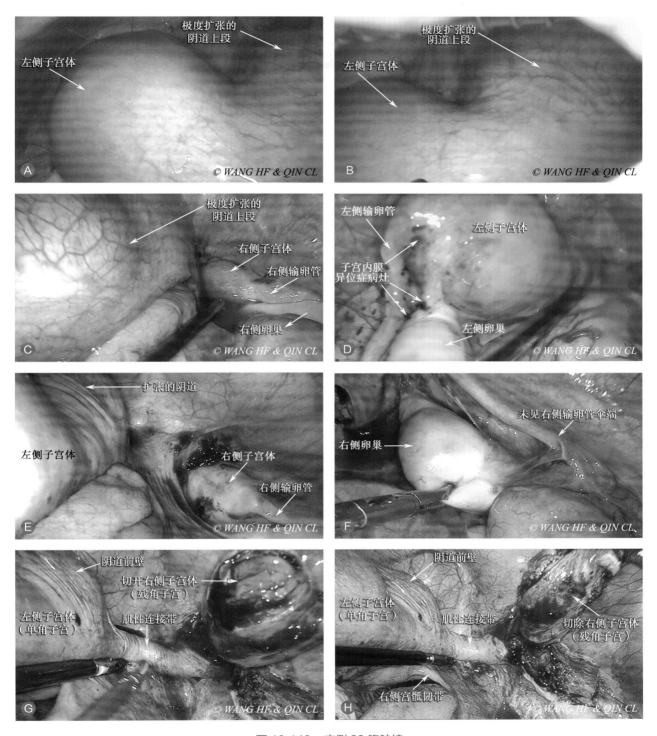

图 13-148 病例 29 腹腔镜

A、B. 左侧单角子宫和其下方极度扩张的阴道；C. 右侧残角子宫紧邻极度扩张的阴道右侧壁；D. 切开闭锁的阴道下段，排出大量积血后可见左侧子宫和输卵管，并见子宫内膜异位症病灶；E. 右侧残角子宫；F. 右侧输卵管伞端缺如；G、H. 右侧残角与左侧单角子宫之间可见肌性连接带，连接带位于宫骶韧带水平之上，切开右侧残角子宫，探查下段为盲端，切除右侧残角子宫。

子宫标本，未见子宫颈，子宫体大小约 40mm×33mm×25mm，剖检内见狭小的子宫腔，腔内可见内膜组织，厚约 2mm（图 13-149）。镜下残角子宫见平滑肌组织，局灶被覆分泌期样的子宫内膜，部分腺

体排列密集。病理诊断：符合残角子宫。

6. 最终临床诊断（图 13-150）

（1）低位阴道下段闭锁合并阴道大量积血。

（2）左侧单角子宫合并右侧有功能性内膜的残

角子宫,右侧输卵管伞端缺如。

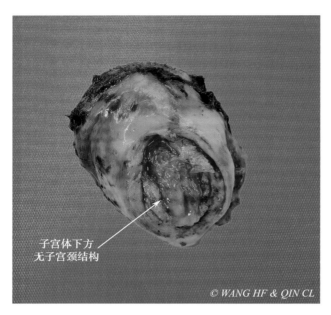

图 13-149 病例 29 标本图
切除的右侧子宫体(术中诊断为残角子宫)。

(3)右肾缺如。
(4)盆腔子宫内膜异位症。

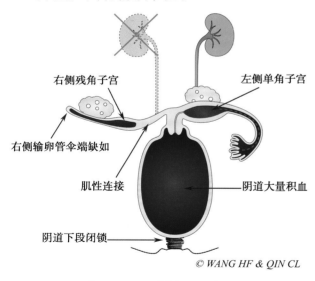

图 13-150 病例 29 示意图

7. 病例分享要点 本例为典型的低位阴道下段闭锁,为完全梗阻性生殖道畸形,超声表现典型,诊断不难,但患者同时存在子宫畸形和右侧肾脏缺如。术前由于极度扩张的阴道改变了盆腔器官的位置,加上右侧残角子宫有宫腔积血,故术前超声和 MRI 均误诊为双子宫合并右侧子宫颈发育异常,即使在腹腔镜进入盆腔时也无法辨别两个子宫之间

的关系。在切开闭锁阴道,排出阴道大量积血后,腹腔镜才看清楚两个子宫之间的关系,右侧的子宫与左侧子宫下段间见一厚直径约 15mm 的肌性连接,连接点位于子宫颈内口水平之上,只见一个子宫颈,故术中诊断为"左侧单角子宫合并右侧残角子宫"。所以,超声科医生在发现阴道闭锁的同时,一定要注意有无合并子宫的发育异常和泌尿系统的发育异常,避免漏误诊(详见第四章第三节"有功能性内膜的残角子宫"和第七章第二节"阴道闭锁")。低位阴道下段闭锁合并左侧单角子宫右侧Ⅱ型残角子宫超声和腹腔镜表现见视频 13-29。

视频 13-29

(王慧芳　秦成路　张丹丹　赖云英)

【病例 30】

1. 病史摘要 患者女性,11 岁 9 个月,青春期后无月经来潮,下腹痛 2 个月。10 个月前开始出现乳房发育。2 个月前出现下腹痛,伴恶心、呕吐,持续 2 周无缓解,即到当地医院就诊,消炎止痛效果不佳。1 个月前就诊当地省级儿童医院,超声提示"子宫腔及子宫颈管积液,范围约 82mm×49mm,考虑积血? 处女膜闭锁可能性大";CT 检查提示"子宫体积增大,子宫腔、阴道积液(阴道上段明显增宽,最宽 73mm)";再次复查盆腔超声提示"宫腔子宫腔及子宫颈管内积液区,范围约 130mm×46mm,肝、胆、脾、双肾彩超未见异常"。后症状无缓解,到当地市级医院就诊,盆腔彩超检查提示"子宫腔及子宫颈下方积血,范围约 65mm×50mm×68mm,考虑阴道闭锁可能"。为进一步治疗转入笔者医院,门诊拟"阴道闭锁"收入院。入院后专科检查:外阴发育可,无阴道开口,仅见处女膜痕迹,表面无紫染,无压痛。肛门指诊:位于直肠上方可扪及直径约 70mm 囊袋状包块,触痛。

2. 超声检查

(1)超声表现:经腹及经直肠超声检查,子宫前位,大小约 55mm×46mm×35mm,宫壁回声均匀,子宫腔分离可见无回声区,较大前后径约 20mm,

内透声差,子宫颈管扩张,阴道内可见大片无回声区,范围约 74mm×64mm×46mm(上下径 × 左右径 × 前后径),内可见密集点状回声,探头挤压后,缓慢移动。双侧卵巢可见,双侧附件区未见明显异常回声。直肠子宫陷凹可见无回声区,前后径约 15mm,内透声差。经会阴超声检查,阴道积血的下缘可见闭锁的阴道下段。经直肠双平面超声结合棉签指示检查,尿道长度 25mm,膀胱后壁下段、尿道后壁与直肠前壁之间可见闭锁的阴道下段,棉签指示闭锁的阴道口处,测量阴道积血的最低点距阴道口棉签头之间的距离约 50mm,即为阴道闭锁的长度(图 13-151)。

肝、胆、脾及双肾超声检查未见异常声像。

(2)超声提示:①中位阴道下段闭锁合并子宫腔及子宫颈管积血扩张、阴道大量积血;②盆腔积液。

3. MRI 检查

(1)MRI 表现:子宫前倾,子宫体外缘轮廓大致光整,子宫腔上部可见 T_1WI 高信号、T_2WI 等信号、高信号区,脂肪抑制序列,局部信号未见明显减低,

子宫颈管扩张和阴道扩张,内可见类似信号,大小为 63mm×57mm×81mm。两侧卵巢可见,位置、形态大致如常。阴道下段走行区未显示其正常结构。膀胱充盈良好,壁光滑无明显增厚,膀胱腔内液性区信号均匀,未见明显异常信号影(图 13-152)。

(2)MRI 提示:考虑先天性阴道下段闭锁合并宫腔积血、子宫颈管扩张,阴道大量积血。

4. 腹腔镜下阴道闭锁切开成形术 腹腔镜见形态正常的子宫,子宫体发育良好,子宫饱满,子宫以下可见扩张膨大的阴道上段,张力较大,子宫后壁表面多发火焰状、水泡样子宫内膜异位症病灶,双侧卵巢呈幼女型,表面光滑,双侧输卵管外观未见明显异常。用罗湖四式的"阴道壁下拉贯通法",超声刀分离膀胱腹膜反折,推开膀胱,分离积血扩张的阴道至最低点,横向切开阴道前壁最低处,见大量黏稠巧克力样积血流出,吸出积血并清洗干净。在腹腔镜辅助下用"穿刺引导法"打通闭锁的阴道下段,扩大会阴处切口,手指探入可扪及光滑的上段阴道壁。由于阴道大量积血,阴道中上段明显扩张延展,将中

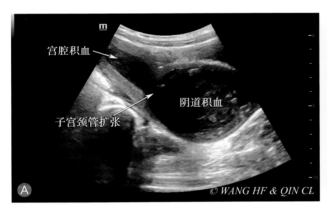

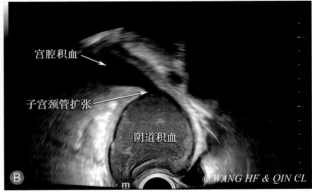

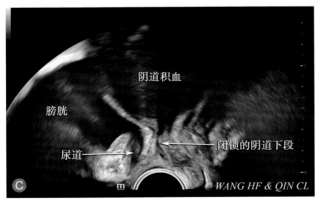

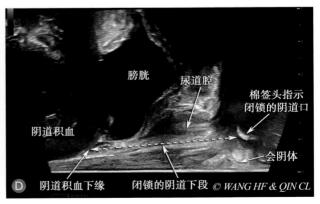

图 13-151 病例 30 超声表现

A、B. 经腹及经直肠超声检查,宫腔积血,子宫颈管扩张,阴道中上段大量积血;C. 经会阴超声检查,可见阴道下段闭锁;
D. 经直肠双平面超声检查,可见阴道下段闭锁,并测量闭锁的阴道长度。

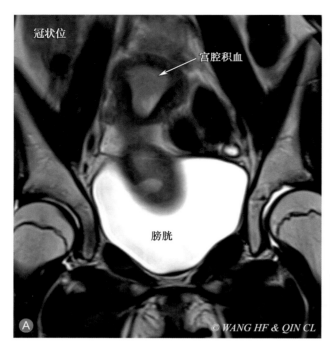
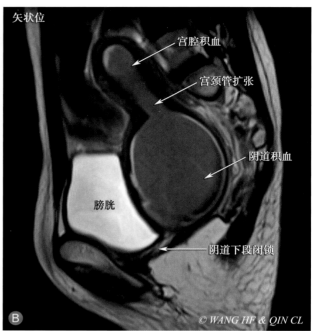

图 13-152　病例 30 MRI 表现
A、B. 子宫外部轮廓正常,宫腔积血,子宫颈管扩张,阴道内积血,阴道下段闭锁。

上段的阴道壁下缘下拉至阴道口处,覆盖打通的阴道下段隧道表面,将下拉的阴道壁分 12 点、3 点、6 点和 9 点与阴道前庭黏膜对应缝合固定,形成表面光滑的阴道腔。检查阴道深且通畅,并可容 1⁺ 指,肛门

指诊检查,直肠壁光滑无异常。腹腔镜下缝合并关闭膀胱后壁、子宫前壁下段浆膜层与上述组织缝合固定,电灼子宫表面火焰状、水泡样子宫内膜异位症病灶,阴道内填塞凡士林纱条,术毕(图 13-153)。

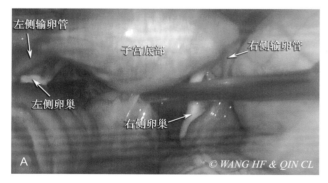
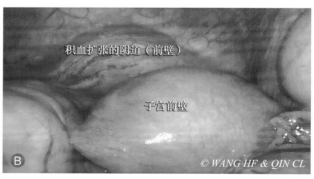
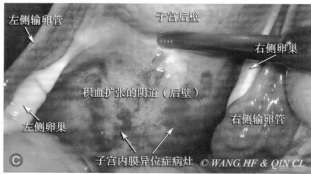
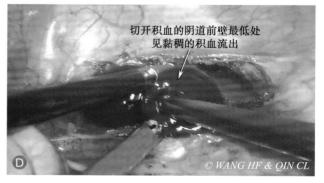

图 13-153　病例 30 腹腔镜
A、B. 盆腔内形态正常的子宫,下方见扩张膨大的阴道上段,张力较大;C. 子宫后壁表面和直肠子宫陷凹见多发子宫内膜异位症病灶;D. 切开阴道积血的最低处,见黏稠巧克力样的积血流出。

5. 术后超声检查　手术后2周超声复查,子宫体和扩张的子宫颈均恢复正常大小,子宫颈管闭合,阴道内未见积液(图13-154)。

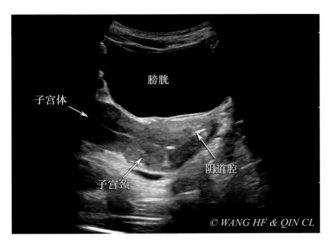

图13-154　病例30超声表现(术后)
子宫体和扩张的子宫颈均恢复正常大小,子宫颈管闭合,阴道内未见积液。

6. 最终临床诊断(图13-155)
(1)中位阴道下段闭锁合并阴道大量积血。
(2)盆腔子宫内膜异位症。

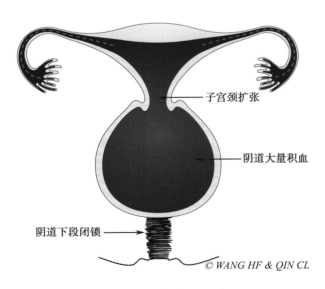

图13-155　病例30示意图

7. 病例分享要点　本例闭锁的阴道下段长度50mm,为中位阴道下段闭锁,手术难度较低位阴道下段闭锁明显增加,故需要在腹腔镜下行闭锁阴道切开术,从下而上打通闭锁的阴道。由于患者阴道积血多,阴道明显扩张延展,故下拉阴道壁,利用自身的阴道壁覆盖打通的阴道下段隧道表面而形成内

壁光滑的阴道下段。利用积血扩张的上段阴道壁,作为覆盖物,无排斥反应,很快紧贴创面生长,减少术后粘连的风险,术后也无需长期放置子宫阴道支架管或阴道模具,减少逆感染机会,达到很好的治疗效果(详见第七章第二节"阴道闭锁"和附录"腹腔镜辅助腹膜阴道成形术")。中位阴道下段闭锁超声和腹腔镜表现见视频13-30。

视频13-30

(秦成路　王慧芳　张丹丹　赖云英)

【病例31】

1. 病史摘要　患者女性,16岁,青春期后无月经来潮,间歇性下腹痛4个月。12岁开始乳房发育,4个月前无明显诱因出现下腹痛,持续数小时后腹痛自行缓解,在当地医院就诊,超声提示"子宫腔及子宫颈管积血,处女膜闭锁不除外",考虑"处女膜闭锁"行处女膜切开术,术中于阴道口闭锁处女膜中心部位行"X"形切开,未见积血流出,考虑与处女膜闭锁症状不符合,故继续沿处女膜切口进入,但未见明显阴道黏膜皱襞,未触及子宫颈样结构,顶端为盲端,遂停止手术。后转诊到上级医院就诊,考虑阴道闭锁可能,未行手术。此后患者有腹痛、腹胀,但仍无月经来潮。为进一步诊治转入笔者医院。门诊拟"阴道闭锁"收入院。入院后专科检查:外阴发育可,未见阴道开口,仅见处女膜痕迹,表面未见紫染,无压痛。肛门指诊:盆腔右侧可触及一大小约50mm×50mm的子宫,无压痛,左侧似可触及一直径约30mm的肌性结节,无压痛。

2. 超声检查

(1)超声表现:腔内探头经腹及经直肠超声检查,子宫前位,子宫体大小约46mm×43mm×42mm(上下径 × 左右径 × 前后径),子宫腔分离,可见前后径约33mm的无回声区,内可见密集细小点状弱回声,子宫颈管扩张,其下方见阴道上段扩张,内可见范围约26mm×24mm×22mm的无回声区,内可见密集细小点状弱回声。子宫左侧可见大小约41mm×18mm的子宫样回声,其下方未见子宫颈,与右侧子宫以一肌性索状带相连，子宫样回声内可见范围约 11mm×7mm 的稍高回声的内膜。双侧卵巢可显示，内未见异常回声。经会阴超声检查，阴道上段区域可见无回声区，内可见密集细小点状弱回声。经直肠双平面超声检查，测量尿道长度约 31mm，尿道周围未见明显异常回声，膀胱尿道后壁与直肠前壁之间未见阴道结构显示，阴道上段可见无回声区，内可见密集细小点状弱回声，测量无回声区下缘距离闭锁阴道口约 72mm（图 13-156）。

肝、胆、脾及双肾超声检查未见异常声像。

（2）超声提示：①高位阴道下段闭锁；②子宫发育异常：右侧单角子宫合并左侧残角子宫（有内膜型）；③右侧单角子宫宫腔积血。

3. MRI 检查

（1）MRI 表现：子宫偏右，前倾位，形态失常，子宫腔内可见 T_1WI 高信号，子宫颈管扩张，阴道上段膨大，其内可见 T_1WI 高信号、T_2WI 高低混杂信号区，范围约 31mm×33mm×32mm。盆腔左侧见类圆形低信号改变，内可见子宫腔样改变。两侧卵巢可见，位置、形态大致如常。阴道中下段走行区未见其正常结构显示。膀胱充盈良好，壁光滑无明显增厚，未见明显异常信号影，盆腔可见积液信号（图 13-157）。

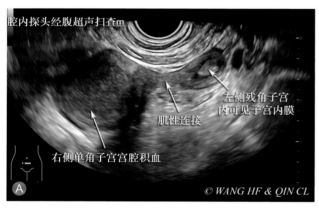

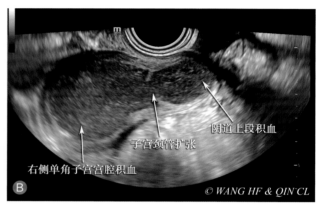

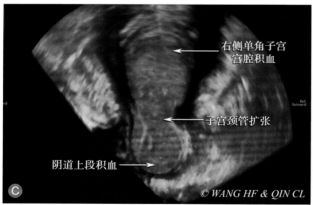

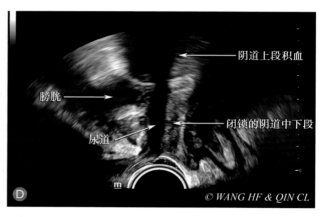

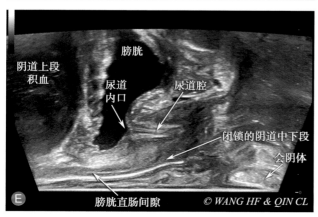

图 13-156　病例 31 超声表现

A. 腔内探头经腹超声检查，见右侧单角子宫宫腔积血，左侧残角子宫内有内膜；B、C. 经直肠超声检查，见右侧单角子宫宫腔积血、子宫颈管扩张，其下方见阴道上段扩张，内可见积血；D. 经会阴超声检查，阴道中下段闭锁，阴道上段区域积血；E. 经直肠双平面超声检查，膀胱尿道后壁与直肠前壁之间未见阴道结构显示，阴道上段可见积血。

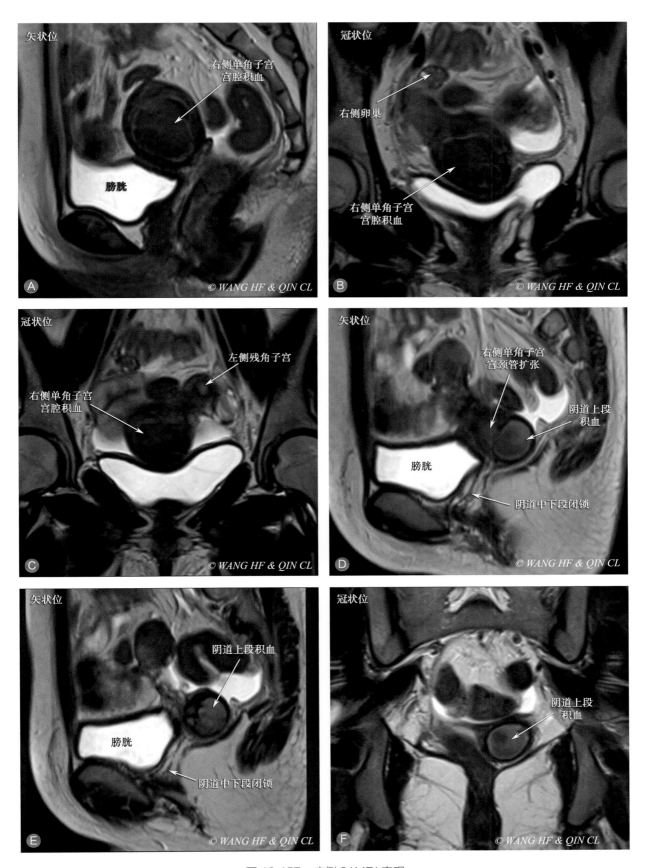

图 13-157　病例 31MRI 表现

A~C. 盆腔右侧见右侧单角子宫宫腔积血,盆腔左侧见残角子宫,内可见子宫内膜;D~F. 子宫颈管扩张,阴道上段扩张积血,
阴道中下段走行区未见其正常结构显示。

（2）MRI 提示：①考虑子宫发育异常（右侧单角子宫合并左侧有内膜的残角子宫）；②先天性高位阴道下段闭锁合并右侧单角子宫子宫腔、子宫颈管和阴道上段积血；③盆腔积液。

4. 腹腔镜下闭锁阴道切开术 + 阴道成形术

腹腔镜：盆腔右侧可见大小约 50mm×50mm 的单角子宫，右侧输卵管与右侧单角子宫宫角相连；右侧单角子宫左侧可见一大小约 30mm×20mm 的残角子宫，左侧残角子宫肌性连接于右侧单角子宫子宫体上段，左侧输卵管与左侧残角子宫相连；双侧卵巢大小、形态未见明显异常。切除左侧残角子宫（送病检）。

腹腔镜下行改良的罗湖四式，即在腹腔镜辅助下"经膀胱子宫陷凹路径"，用"穿刺引导法"打通闭锁的阴道下段。超声刀切开子宫下方膨隆的阴道穹窿，见浓稠巧克力样积血流出；超声刀切开子宫底部肌层，见浓稠巧克力样积血流出，吸净浓稠巧克

力样液体，并冲洗干净子宫腔。将塑成桶状的生物补片置入人工阴道隧道，覆盖隧道表面，形成表面光滑的人工阴道，生物补片下缘和与之对应的外阴前庭黏膜缝合；将包裹生物补片的梅花头导尿引流管从人工阴道隧道经子宫颈送入子宫腔，梅花头导尿引流管头端固定于子宫腔内，引流管留置在阴道内，长约 40mm。缝合子宫肌层，恢复子宫和盆腔正常解剖（图 13-158）。

5. 术后病理诊断 大体见切除残角子宫标本大小为 30mm×25mm×20mm，下段未见子宫颈。剖检残角子宫，内可见一小子宫腔和子宫内膜。镜下见分泌期子宫内膜。病理诊断：符合有功能性内膜的残角子宫。

6. 术后复查超声表现 手术后 2 周复查超声，子宫体和扩张的子宫颈均恢复正常，阴道内未见积液，子宫腔内见梅花头导尿引流管，位置正常（图 13-159）。

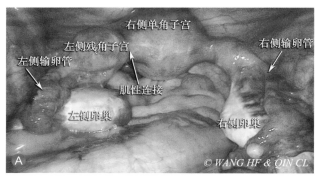

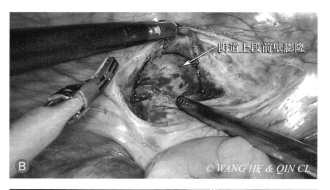

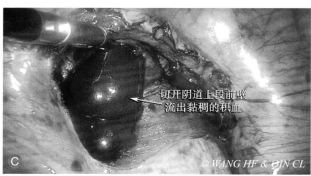

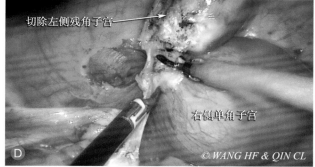

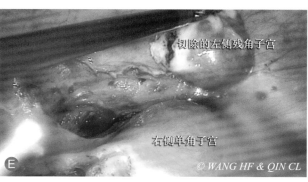

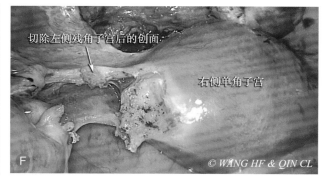

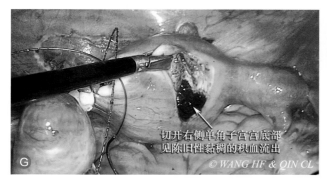

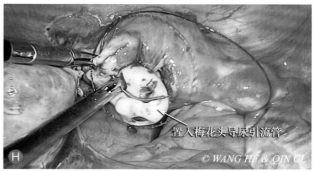

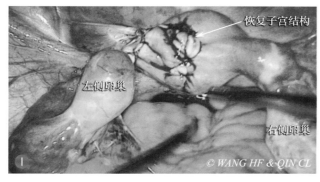

图 13-158　病例 31 腹腔镜

A. 右侧单角子宫，左侧残角子宫；B. 打开膀胱子宫腹膜反折见阴道前穹隆膨隆，呈紫色；C. 切开阴道穹隆见陈旧性黏稠的积血流出；D~F. 切除左侧残角子宫；G. 切开右侧单角子宫宫底部，见浓稠巧克力样积血流出；H. 置入梅花头导尿引流管；I. 缝合子宫，恢复解剖结构。

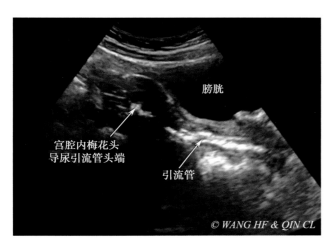

图 13-159　病例 31 术后超声表现
子宫腔和阴道内见梅花头导尿引流管。

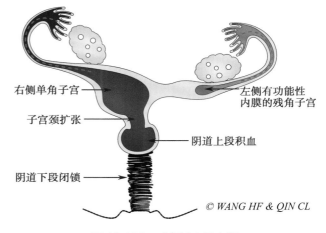

图 13-160　病例 31 示意图

7. 最终临床诊断（图 13-160）

（1）高位阴道下段闭锁合并阴道上段积血。

（2）子宫发育异常：右侧单角子宫合并左侧有功能性内膜的残角子宫（Ⅱ型残角子宫）。

8. 病例分享要点　此病例为阴道高位闭锁同时合并子宫发育异常（右侧单角子宫合并左侧有功能性内膜的残角子宫），实属罕见。阴道下段闭锁的长度＞60mm，属于高位阴道下段闭锁。该患者阴道上段积血不多，很容易认为是阴道完全闭锁合并

右侧单角子宫子宫颈外口闭塞伴子宫颈管扩张，这是需要超声科医生认真鉴别的。经直肠双平面超声检查在鉴别闭锁的阴道上段积血扩张和子宫颈外口闭塞引起的子宫颈管积血扩张有诊断价值（见图 13-156 E）。MRI 在鉴别阴道上段积血扩张和子宫颈管积血扩张更具优势（见图 13-157 D）。阴道完全闭锁和高位阴道下段闭锁的手术方式不同，预后也不同（详见第七章第二节"阴道闭锁"）。本例行"罗湖四式"手术（详见附录"腹腔镜辅助腹膜阴道成形术"），用生物补片覆盖打通的人工阴道隧道之表面，形成表

面光滑的人工阴道,避免术后人工阴道粘连闭锁。高位阴道下段闭锁并右侧单角子宫左侧Ⅱ型残角子宫超声和腹腔镜表现见视频 13-31。

视频 13-31

(秦成路　胡守容　王慧芳　赖云英)

【病例 32】

1. 病史摘要　患者女性,24 岁,未婚,阴道闭锁切开成形术后 11 年,继发术后阴道狭窄闭锁。患者 11 年前(13 岁)因下腹痛于当地医院就诊,临床考虑阴道闭锁,行阴道造穴成形术,术后放置阴道模具,术后 10 天阴道模具脱出后无法放入。2 个月后转诊上级医院行阴道闭锁切开成形术,术后子宫颈处放置引流管 1 根,月经来潮 2 次,之后再无月经来潮,并出现周期性下腹痛,合并感染,因“阴道脓肿形成”先后 2 次行“阴道下段闭锁切开术 + 扩张术”,术后周期性腹痛和阴道流脓无缓解,再次就诊上级医院,行“经腹全子宫切除术”,术后周期性腹痛缓解。现患者因阴道狭窄闭锁,无法性生活,要求行阴道成形术,门诊拟“Ⅰ型阴道闭锁阴道成形术后”收入院。入院后专科检查:外阴发育正常,阴道前庭见一凹陷,深约 30mm,尿道外口正常,无赘生物,无炎症。肛门指诊:盆腔触及大小约 90mm × 80mm 的囊性包块,无压痛。直肠黏膜光滑,未触及明显异常。

2. 超声检查

(1)超声表现:经腹及经直肠超声检查,盆腔内未见子宫回声,双侧卵巢可见,大小正常,左侧卵巢内可见大小约 11mm × 11mm 环状高回声,呈圆形,边界清,后方回声无明显变化,CDFI 显示内未见血流信号。盆腔内可见一壁光滑的无回声区,大小约 93mm × 78mm × 70mm,壁厚约 3mm,囊内见密集点状弱回声及弥漫分布的点状强回声,部分点状强回声后方伴彗尾征,CDFI 显示囊壁上可见散在点状血流信号,内部未见血流信号。经直肠双平面超声结合阴道水造影检查,在超声引导下顺利置放子宫造影通水管于阴道下段,充盈水囊,缓慢注入生理盐水,阴道下段可见无回声液体充盈,长度约为 33mm,阴道下段内无回声区与其上方的囊性包块之间可见厚约 4mm 的低回声带状分隔(图 13-161)。

肝、胆、脾及双肾超声检查未见异常声像。

(2)超声提示:①盆腔未见子宫声像;②盆腔巨大囊性包块,考虑阴道下段闭锁术后阴道下段粘连带形成,伴阴道内大量积液(内为黏稠的液体);③双侧卵巢可见,左侧卵巢内环状高回声,钙化? 小畸胎瘤?

3. MRI 检查

(1)MRI 表现:盆腔未见正常发育的子宫结构,两侧卵巢可见,位置、形态及信号大致如常,盆腔内相当于阴道走行区可见囊袋状异常信号影,T_1WI 呈等信号,T_2WI 低信号,范围约 67mm × 78mm × 94mm,其腹侧前壁可见附壁结节状异常信号影,大小约 14mm × 21mm,呈 T_1WI 高信号,T_2WI

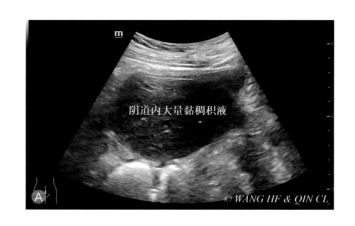

阴道内大量黏稠积液

© WANG HF & QIN CL

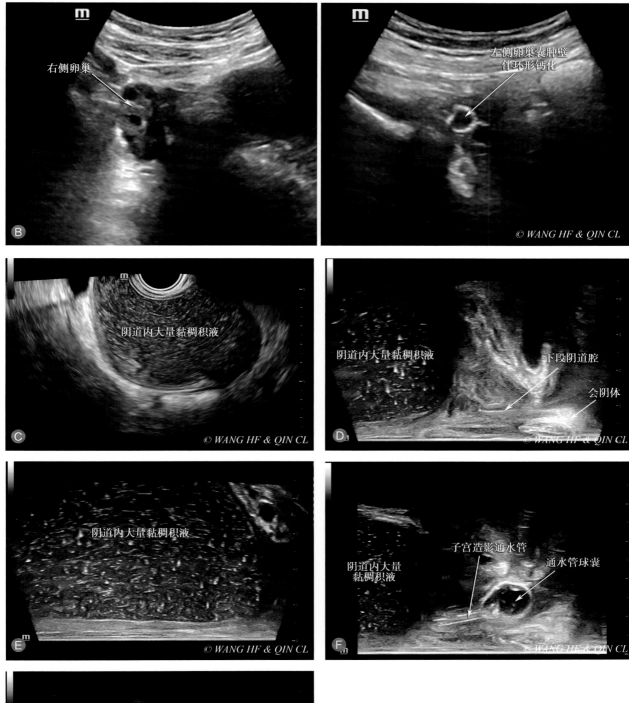

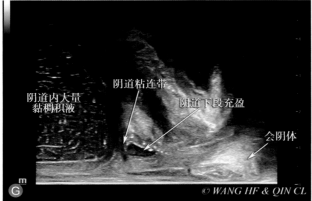

图 13-161 病例 32 超声表现

A~C. 经腹及经直肠超声检查,阴道明显扩张,内见大量黏稠积液,左侧卵巢内见环状高回声;D、E. 经直肠双平面超声,可见阴道下段,阴道内见大量黏稠积液;F、G. 经直肠双平面超声结合阴道水造影检查,阴道下段可见无回声液体充盈,与其上方积液扩张的阴道下缘之间可见分隔带。

及 T₂ 脂肪抑制图像高信号,阴道下段管腔狭窄闭锁。膀胱充盈良好,壁光滑无明显增厚,膀胱腔内液性区信号均匀,未见明显异常信号影,坐骨直肠窝周围可见少许液性信号(图 13-162)。

(2)MRI 提示:①盆腔内未见子宫;②双侧卵巢可见,盆腔少量积液;③阴道中上段大量积液(为黏稠液体),考虑血肿形成合并纤维化;④阴道下段管腔狭窄闭锁,请结合临床。

4. 腹腔镜下阴道成形术 大网膜与腹壁广泛粘连,乙状结肠与左侧卵巢包裹成团,右侧卵巢与右侧升结肠部分肠管粘连。行"腹腔镜下盆腔粘连松解 + 肠粘连松解 + 左卵巢囊肿剔除术 + 阴道下段瘢痕粘连闭锁切开引流术"。分离解除粘连,恢复盆腔解剖,子宫缺如,暴露阴道顶端,阴道极度扩张,大小约 70mm × 80mm。双侧卵巢及输卵管外观未见异常。左侧卵巢内见一大小约 10mm × 15mm 的囊肿,予以完整剥除。在腹腔镜监视下,从阴道下段穿刺,有突破感,抽出柏油样黏稠液体,沿穿刺针切开下段粘连的瘢痕组织,见大量柏油样黏稠的积液流出。腹腔镜监视下切开阴道顶部,见柏油样黏稠的积液流出。钝性分离阴道下段粘连的瘢痕组织,大量生理盐水及甲硝唑液冲洗阴道。腹腔镜进入阴道上段内观察,见内壁为阴道黏膜,缝合关闭阴道顶端。经阴道切除阴道下段陈旧的瘢痕粘连带,并将生物补片水化贴敷于阴道表面,分 12 点、3 点、6 点和 9 点与阴道前庭黏膜对应缝合固定,形成表面光滑的人工阴道腔(图 13-163)。

5. 术后病理诊断 大体见切除的左侧卵巢囊肿标本,大小约 13mm × 11mm × 9mm,剖检囊肿,囊内含灰黄色黏液样物质,囊壁未见乳头样赘生物(图 13-164)。镜下见左侧卵巢囊肿为纤维囊壁,内衬单层柱状上皮。病理诊断:黏液性囊腺瘤,局灶钙化。

6. 最终临床诊断(图 13-165)

(1)阴道下段闭锁术后 11 年:阴道下段粘连带形成伴阴道内大量柏油样黏稠的积液。

(2)左侧卵巢黏液性囊腺瘤,局灶钙化。

(3)子宫切除术后,盆腔粘连,肠粘连。

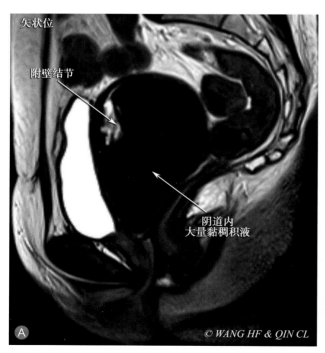
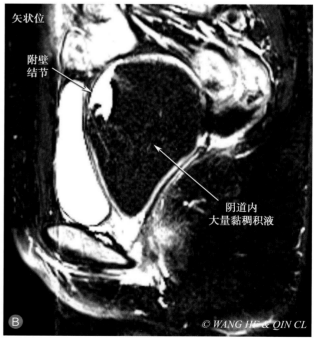

图 13-162 病例 32 MRI 表现

A、B. 盆腔未见正常发育的子宫结构,阴道走行区可见囊袋状异常信号影,其腹侧见附壁结节状异常信号影,阴道下段管腔狭窄闭锁。

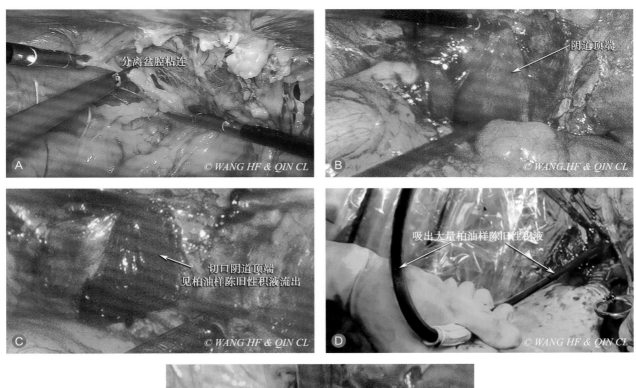

图 13-163　病例 32 腹腔镜

A. 分离解除盆腔粘连；B. 暴露阴道顶端；C. 切开阴道顶端见柏油样黏稠的积液流出；D. 从阴道下段穿刺切开粘连瘢痕组织，
见大量柏油样陈旧性积液流出；E. 剥离的左侧卵巢小囊肿。

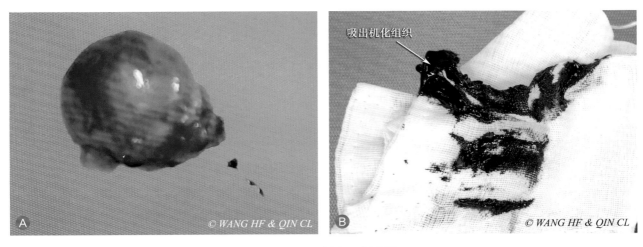

图 13-164　病例 32 标本图

A. 完整剥离的左侧卵巢囊肿；B. 吸出机化组织。

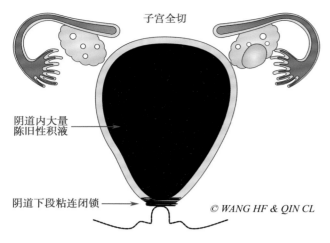

图 13-165　病例 32 示意图

图中标注：子宫全切；阴道内大量陈旧性积液；阴道下段粘连闭锁；© WANG HF & QIN CL

7. 病例分享要点　患者在 11 年前因阴道闭锁行"闭锁阴道切开成形术"，回顾患者病史，由于术前对阴道闭锁程度没有准确评估，闭锁阴道切开后所形成的人工阴道隧道表面未用自身阴道壁覆盖或生物补片覆盖，加上术后阴道模具脱落，造成闭锁的阴道粘连且再次闭锁，之后又多次手术，导致盆腔感染，盆腔脓肿形成，最后不得不切除子宫。所以对于阴道梗阻的手术矫治，首次手术治疗非常重要，应注重重建生殖道，使之持续保持通畅，以及恢复相关生理功能，避免严重并发症的发生，造成生殖器官切除，故需特别引起重视。一般情况下阴道闭锁并非急症，为保护好青少年患者的生育能力，建议转诊至有丰富诊治经验的医疗机构进行治疗。患者阴道内大量柏油样黏稠的积液，考虑为术后 10 多年的阴道分泌液的集聚所致（详见第七章第二节"阴道闭锁"）。阴道下段闭锁术后阴道下段粘连带形成再闭锁超声、腹腔镜和手术表现见视频 13-32。

视频 13-32

（秦成路　胡守容　王慧芳　赖云英）

【病例 33】

1. 病史摘要　患者女性，16 岁，青春期后无月经来潮，周期性下腹痛 2 年。4 年前开始出现乳房发育。2 年前无明显诱因出现下腹坠胀疼痛，可忍受，呈持续性，在当地市人民医院就诊，未行特殊处理。后患者出现周期性下腹痛，每次持续 4~6 天后缓解，未予以诊治。1 个月前患者再次出现下腹痛，症状较前明显加重，持续 7 天方可缓解，患者再次到市人民医院复诊，妇科检查发现无阴道，肛门指诊盆腔内扪及一包块，盆腔 MRI 提示"子宫颈和阴道闭锁"。临床考虑阴道闭锁，建议转诊。笔者医院门诊拟"Ⅱ型阴道闭锁"收入院。入院后专科检查：外阴发育正常，未见阴道开口，可见处女膜痕迹，表面未见紫染，无压痛。肛门指诊：盆腔可扪及子宫增大，活动度可，轻压痛，双侧附件区未扪及明显异常。

2. 超声检查

（1）超声表现：经腹及经直肠超声检查，子宫呈前位，形态饱满，子宫体体积增大，子宫体大小约 71mm×78mm×56mm，宫壁回声尚均匀，子宫腔内可见范围约 48mm×55mm×24mm 的无回声区，内见密集点状回声，子宫体下方未见正常的子宫颈结构，检查过程中推挤子宫，可以动态观察到整个子宫体在盆腔内滑动。双侧卵巢显示清，双侧附件区未见明显异常回声。盆腔内可见前后径约 25mm 的无回声区，内可见密集点状回声，并可见带状回声漂浮。经直肠双平面超声检查，膀胱尿道后壁与直肠前壁之间阴道走行区域未见阴道结构显示，尿道长度约 32mm，尿道内口水平尿道后壁与直肠前壁间距约 2.9mm（图 13-166）。

肝、胆、脾及双肾超声检查未见异常声像。

（2）超声提示：①阴道完全闭锁合并子宫颈未发育；②宫腔积血；③盆腔积血，盆腔粘连。

3. MRI 检查

（1）MRI 表现：子宫前倾，体积明显增大，大小为 68mm×45mm×55mm，外缘轮廓大致光整，子宫腔内可见 T_1WI 高信号、T_2WI 高信号区，脂肪抑制序列，局部信号未见明显减低。两侧卵巢可见，位置、形态大致如常。子宫体下方未见子宫颈显示，阴道走行区未见阴道结构显示。膀胱充盈良好，壁光滑无明显增厚，膀胱腔内液性区信号均匀，未见明显异常信号影。盆腔内可见积液信号（图 13-167）。

（2）MRI 提示：①阴道完全闭锁合并子宫颈未发育；②宫腔积血；③盆腔积血。

4. 腹腔镜下阴道成形术 + 子宫阴道吻合术　盆腔内见大片散在巧克力样、紫蓝色、火焰状子宫内膜异位症病灶，遍布膀胱腹膜反折、子宫前后壁

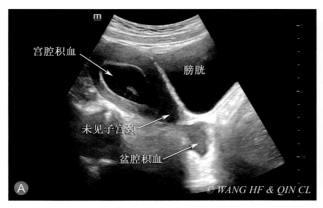

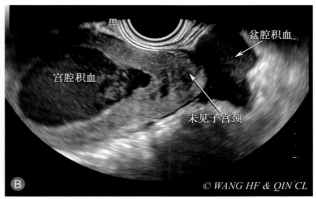

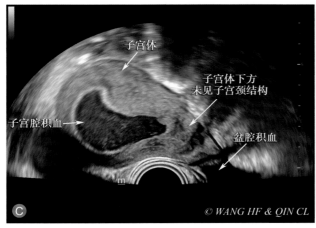

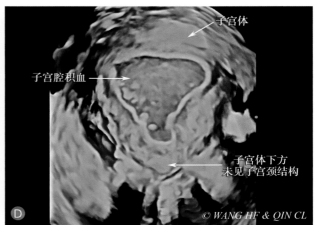

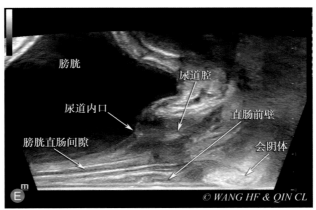

图 13-166　病例 33 超声表现

A~D. 经腹及经直肠超声检查,子宫呈前位,宫腔积血,子宫体下方未见正常子宫颈结构,盆腔积血;

E. 经直肠双平面超声检查,膀胱尿道后壁与直肠前壁之间未见正常阴道结构。

表面、韧带表面、直肠子宫陷凹、双侧卵巢表面及双侧盆壁。盆腔中央见子宫体,横径略宽,前后径正常,子宫体发育良好,饱满,子宫左后壁可见滤泡状子宫内膜异位症病灶,双侧宫骶韧带略挛缩,左侧输卵管与同侧卵巢膜状粘连。超声刀分离子宫下段前壁腹膜,推开膀胱,暴露子宫体下段,子宫体下方

未见正常子宫颈,切开闭锁子宫体下段,使子宫下段形成一个 20mm 大小开口。腹腔镜下行"阴道成形术 + 子宫体与人工阴道吻合术",即"罗湖三式",在膀胱尿道后壁与直肠前壁之间打通人工阴道隧道,经隧道置入生物补片及梅花头导尿引流管,将梅花头导尿引流管头端置入子宫腔内,引流管置于人

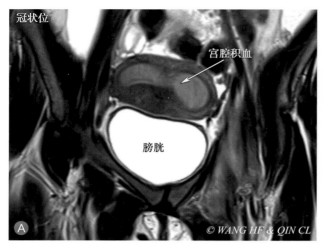

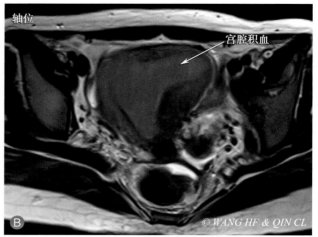

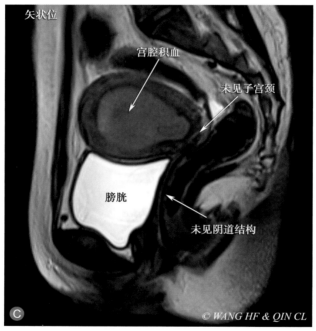

图 13-167　病例 33 MRI 表现

A~C. 子宫横径较宽,宫腔积血,子宫体下方未见子宫颈结构,膀胱尿道与直肠之间阴道走行区未见阴道结构。

工阴道内,恢复子宫正常解剖位置。电灼所有可见子宫内膜异位症病灶,电灼处可见巧克力样液体流出(图 13-168)。

5. 最终临床诊断(图 13-169)

(1)阴道完全闭锁合并子宫颈未发育。

(2)盆腔子宫内膜异位症。

(3)盆腔粘连。

6. 病例分享要点　本例患者为典型的阴道完全闭锁合并子宫颈未发育的患者,超声和 MRI 在子宫体的下方均未见子宫颈,特别是经直肠超声检查过程中推挤子宫,可以动态观察到整个子宫体在盆腔滑动,无子宫颈相连,这是子宫颈未发育的典型特征,术前明确诊断不难(详见第七章第二节“阴道闭锁”)。患者手术方式采用了“罗湖三式”,最大限度地恢复了患者生殖管道的解剖结构,保留有正常功能的子宫体,为保留生育功能提供了基础(详见附录“腹腔镜辅助腹膜阴道成形术”)。阴道完全闭锁合并子宫颈未发育超声和腹腔镜表现见视频 13-33。

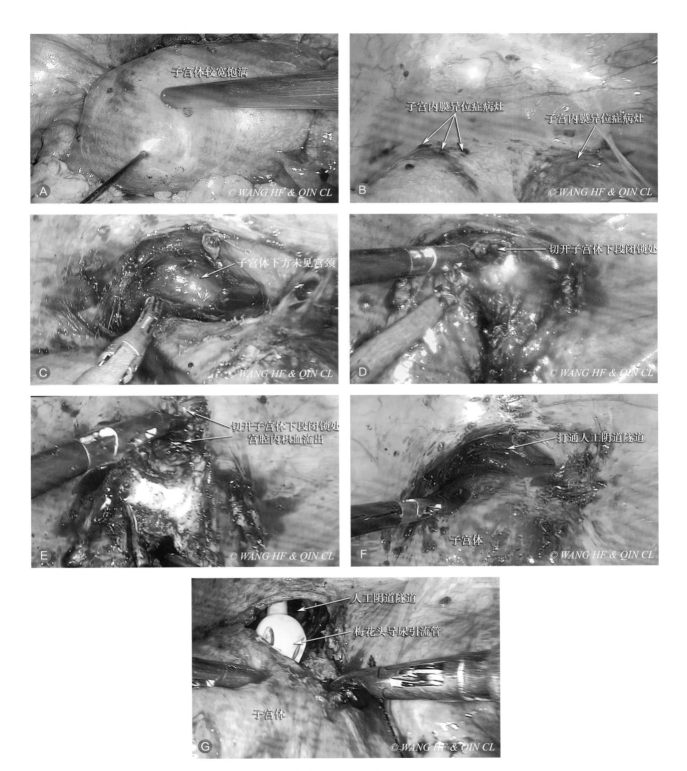

图 13-168　病例 33 腹腔镜

A. 子宫体横径略宽, 饱满; B. 盆腔内见散在子宫内膜异位症病灶; C. 暴露子宫体下方, 未见正常子宫颈; D、E. 切开闭锁的子宫体下方; F. 打通人工阴道隧道; G. 子宫腔置放梅花头导尿引流管, 行子宫体人工阴道吻合。

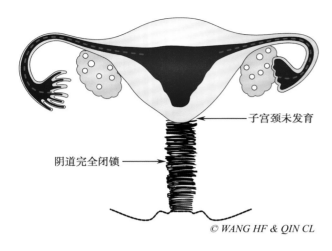

图 13-169 病例 33 示意图

视频 13-33

（秦成路　王慧芳　胡守容　赖云英）

【病例 34 】

1. 病史摘要　患者女性,18 岁,青春期后无月经来潮,周期性下腹痛 6 年。12 岁开始乳房发育及阴毛生长,无明显诱因出现下腹坠胀疼痛,可忍受,呈持续性,5 天左右缓解。2 年前在当地医院就诊,行彩超检查提示"子宫体大小、形态大致正常,未见异常",后一直有周期性腹痛,但可忍受,故未行特殊治疗,建议定期检查。6 个月前再次就诊,超声提示"子宫体大小、形态大致正常,未见明显占位声像,子宫颈形态相对较小,盆腔未见明显占位声像,盆腔少量积液声像",染色体核型分析结果提示 46,XX,建议到上级医院就诊。1 个月前疼痛加重,再次就诊当地医院,超声提示"不全纵隔子宫声像,子宫颈外形细小,双侧附件区未见异常",为进一步诊治,今日到笔者医院就诊,门诊拟"阴道闭锁?"收入院。入院后专科检查:外阴发育正常,尿道外口正常,阴道前庭见阴道口,并见处女膜,探查下段阴道长约 20mm,顶端为盲端。肛门指诊:距离肛门 25mm 处直肠上方可扪及子宫,饱满,轻度触痛。活动度可,双侧附件区未扪及明显异常。

2. 入院后超声检查

（1）超声表现:经腹及经直肠超声扫查,子宫呈

前位,子宫体大小约 50mm×48mm×39mm(上下径 × 左右径 × 前后径),子宫体切面形态正常,宫壁回声尚均匀,宫内可见前后径约 5mm 的无回声区,动态观察,内可见点状弱回声移动。子宫腔下段内膜未向子宫颈延伸,子宫体下方未见正常子宫颈结构,可见大小约 18mm×18mm 的类似子宫颈回声,未见子宫颈管显示。三维超声检查示子宫腔冠状面形态基本正常,子宫腔下段内膜未向子宫颈延伸。双侧卵巢可显示,右侧卵巢内可见无回声,大小约 10mm×8mm×7mm,边界尚清,内可见细密点状弱回声。双侧附件区可见条状中等回声,大小分别约 31mm×11mm(右侧)和 28mm×12mm(左侧),边界清,内部回声欠均匀。直肠子宫陷凹可见前后径约 21mm 的无回声区,内透声差,可见密集点状回声。经直肠双平面超声检查,膀胱、尿道后壁上段与直肠前壁之间未见正常阴道结构,尿道后壁下段与直肠前壁之间可见长约 15mm 的阴道下段,顶端为盲端(图 13-170)。

肝、胆、脾及双肾超声检查未见异常声像。

（2）超声提示:①阴道近段闭锁(阴道中上段闭锁)合并子宫颈发育异常(子宫颈完全闭锁);②右侧卵巢内囊性声像,考虑卵巢子宫内膜异位囊肿可能;③双侧附件区条状中等回声,考虑为稍增粗的输卵管声像;④盆腔积血。

3. MRI 检查

（1）MRI 表现:子宫后位,体积增大,外缘轮廓大致光整,子宫腔上部可见 T_1WI 高信号、T_2WI 高信号区,脂肪抑制序列,局部信号未见明显减低,子宫体下方未见正常子宫颈结构,未见子宫颈管,其下方的阴道走行区未见正常阴道结构显示。两侧卵巢可见,位置、形态大致如常。横轴位尿道下段后方可见阴道下段显示。膀胱充盈良好,壁光滑无明显增厚,膀胱腔内液性区信号均匀,未见明显异常信号影,直肠子宫陷凹可见液性低信号影(图 13-171)。

（2）MRI 提示:①阴道近段闭锁合并子宫颈完全闭锁;②子宫腔积血;③盆腔积液。

4. 腹腔镜

（1）麻醉下行外阴检查:外阴发育正常,阴道前庭见尿道外口和阴道开口,可见处女膜,探查阴道下段深 20mm,顶压后深约 40mm。

（2）腹腔镜:盆腔内有暗红色血水约 30ml,盆腔内见一大小正常的子宫体,子宫体发育良好,子宫饱

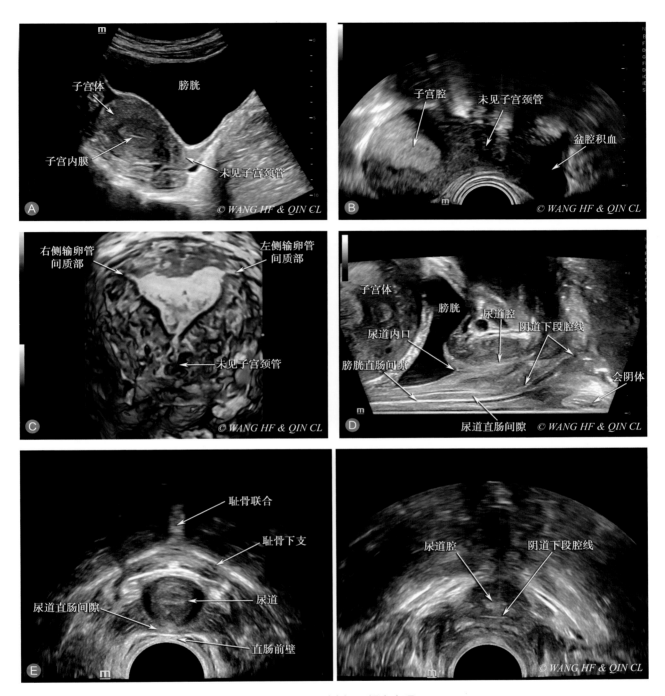

图 13-170　病例 34 超声表现

A~C. 经腹及经直肠超声扫查,子宫体切面形态正常,子宫腔下段内膜未向子宫颈延伸,子宫体下方发育异常的子宫颈,内未见子宫颈管显示;D、E. 经直肠双平面超声检查,尿道后壁下段与直肠前壁之间可见阴道下段腔线回声,顶端为盲端。

满,子宫后壁多发火焰状子宫内膜异位症病灶,与部分大网膜、直肠前壁轻度粘连,右侧卵巢可见直径约10mm 的囊肿,双侧输卵管外观未见明显异常。仔细分离盆腔粘连及肠粘连,恢复盆腔正常解剖状态,剥除右侧卵巢囊肿,内见淡褐色液体,剥除囊肿取出送病检。分离膀胱子宫腹膜反折,暴露闭锁子宫颈,大小约 20mm×15mm,切除闭锁的子宫颈,见子宫腔下

段。切开子宫前壁至子宫腔,见少许褐色陈旧性血液流出,子宫肌层明显增厚,肌层内可见腺肌病病灶,子宫腔较小,可见子宫内膜。在腹腔镜辅助下经阴道下段“穿刺引导法”成形人工阴道隧道,扩张隧道,行子宫体人工阴道吻合术,即“罗湖三式”,将梅花头导尿引流管的头端置放在子宫腔内并固定于子宫腔底部,引流管置于人工阴道内长约 30mm(图 13-172)。

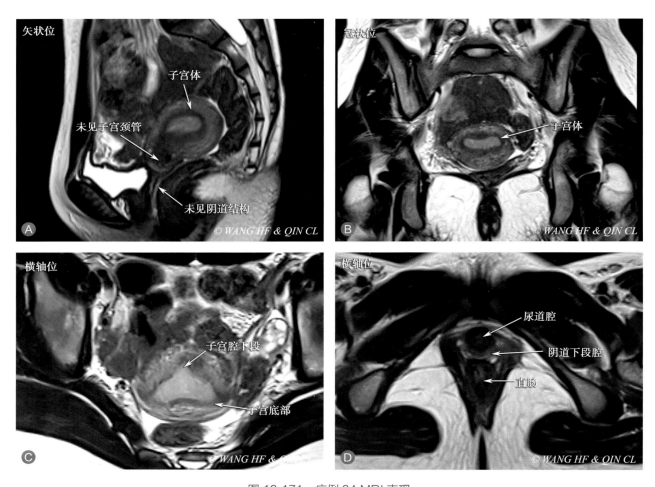

图 13-171　病例 34 MRI 表现

A～C. 子宫后位,子宫体形态正常,子宫体下方未见正常子宫颈结构,未见子宫颈管,其下方未见正常阴道结构显示;
D. 在横轴位,尿道下段后方可见阴道下段显示。

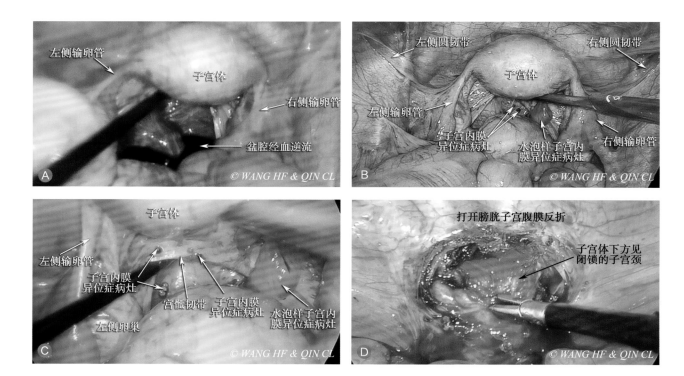

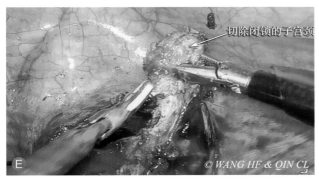

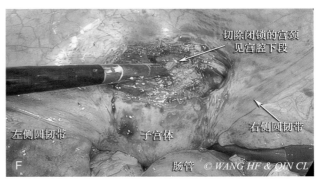

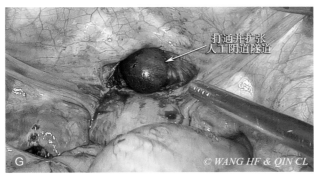

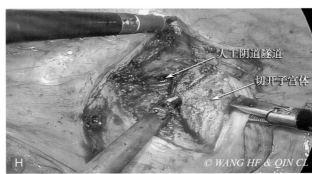

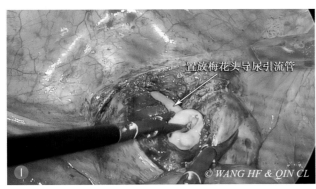

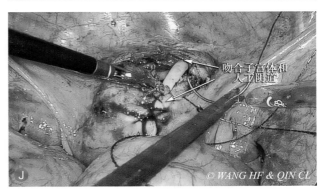

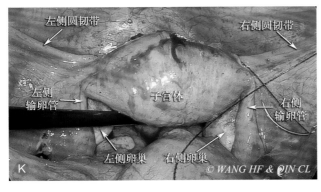

图 13-172 病例 34 腹腔镜

A~C. 盆腔内见经血逆流,子宫后壁多发火焰状子宫内膜异位症病灶;D. 分离膀胱子宫腹膜反折,暴露闭锁的子宫颈;E、F. 切除闭锁的子宫颈,见子宫腔下段;G. 打通人工阴道隧道,并扩张隧道;H~J. 切开子宫前壁,将梅花头导尿引流管的头端置放在子宫腔并固定,引流管置于人工阴道内;K. 完成子宫体人工阴道吻合。

5. 术后超声检查(图 13-173) 经腹及经直肠超声检查,子宫腔及人工阴道内可见梅花头导尿引流管,位置正常。

6. 最终临床诊断(图 13-174)

(1)阴道近段闭锁(中上段闭锁)合并子宫颈完全闭锁。

(2)子宫腺肌病。

(3)右侧卵巢子宫内膜异位囊肿。

(4)盆腔子宫内膜异位症。

(5)盆腔粘连、肠粘连。

7. 病例分享要点 阴道闭锁通常分为阴道下段闭锁和阴道完全闭锁,本病例为阴道近段闭锁(阴道中上段闭锁),仅有短的阴道下段,外阴发育正常,阴道前庭见阴道口,并可见处女膜环,这在临床

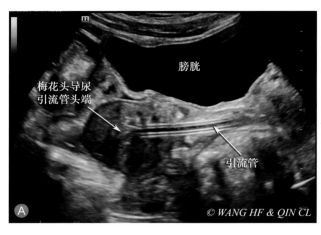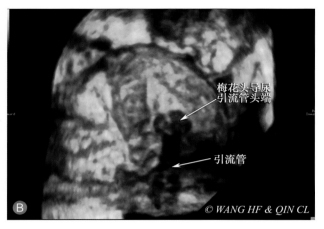

图 13-173　病例 34 术后超声表现

A、B. 经腹及经直肠超声检查,子宫腔及人工阴道内可见梅花头导尿引流管,位置正常。

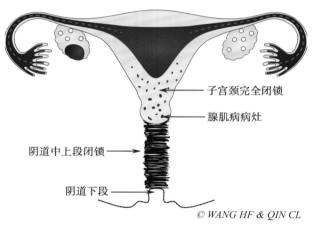

图 13-174　病例 34 示意图

工作中更为罕见。最初术前超声和 MRI 均考虑阴道完全闭锁,在临床的指导下,再复核超声图像和超声视频,经直肠双平面超声观察到了阴道下段,复核 MRI 图像也在尿道下段后方显示了阴道下段结构。阴道下段的观察容易被超声和 MRI 忽略,所以影像学检查一定要结合临床才能作出明确的诊断。阴道完全闭锁和阴道近段闭锁治疗方法和临床管理通常一样(详见第七章第二节"阴道闭锁"和附录"腹腔镜辅助腹膜阴道成形术")。阴道近段闭锁合并子宫颈完全闭锁超声和腹腔镜表现见视频 13-34。

视频 13-34

（王慧芳　秦成路　赖云英　石瑾秋）

【病例 35】

1. 病史摘要　患者女性,26 岁,未婚,青春期后无月经来潮,间断下腹痛 2 年。14 岁时出现乳房发育及腋毛、阴毛生长表现,无月经来潮,无周期性下腹痛,一直未就诊。2 年前(24 岁)到当地省级妇幼保健院检查,超声检查提示"盆腔未见子宫回声,考虑先天性无子宫,双侧卵巢体积较小";性激素六项结果提示"卵泡刺激素和黄体生成素增高,雌激素降低,睾酮、孕酮和催乳素均在正常范围",临床考虑"性腺发育不良",予以口服"雌二醇片 / 雌二醇地屈孕酮片"3 个月,此期间出现下腹痛,伴有肛门坠胀感,大便后腹痛可缓解,无月经来潮。1 年后复查超声提示"考虑幼稚子宫,双侧卵巢体积偏小。子宫颈管积血,范围约 92mm × 52mm,考虑阴道闭锁所致可能";再次复查性激素六项,结果提示"卵泡刺激素(FSH)和黄体生成素(LH)增高,雌激素(E)降低",门诊予以口服"戊酸雌二醇片"及"黄体酮"1 周期,停药后出现下腹痛,持续 3~4 天,可忍受。再次复查超声提示"考虑幼稚子宫,双侧卵巢体积偏小。子宫颈管积血,范围约 104mm × 59mm,考虑阴道闭锁所致可能",临床建议住院手术治疗。为进一步诊治,于笔者医院就诊,门诊拟"阴道闭锁?"收入院。入院后专科检查:外表无特殊面容,无智力障碍表现。外阴呈幼女型,尿道外口正常,可见阴道口和处女膜,探查阴道下段深约 20mm,上段为盲端。

2. 超声检查

(1)超声表现:经腹及经直肠超声扫查,子宫呈前位,子宫体大小约 20mm×23mm×11mm,宫壁回声尚均匀,子宫内膜线居中,纤细,子宫腔内未见明显异常回声。双侧卵巢可显示,右侧卵巢大小约 14mm×8mm,左侧卵巢大小约 12mm×5mm,内可见数个窦卵泡回声,双侧附件区未见明显异常回声。子宫颈管明显扩张,阴道中上段可见无回声区,范围约 70mm×20mm,内可见密集点状中等回声。经直肠双平面超声结合棉签指示检查,阴道下段长度约 20mm,阴道内积液下缘与阴道下段之间可见厚约 2mm 的稍低回声软组织横隔(图 13-175)。

肝、胆、脾及双肾超声检查未见异常声像。

(2)超声提示:①幼稚子宫,双侧卵巢体积小,结

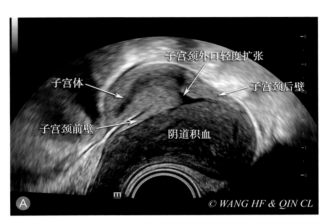

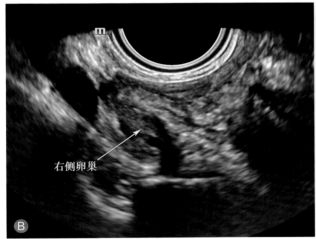

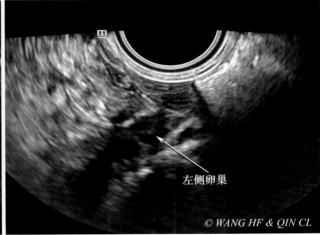

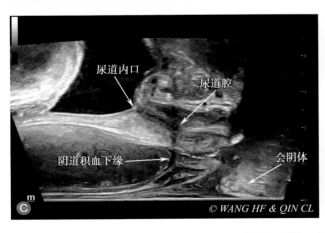

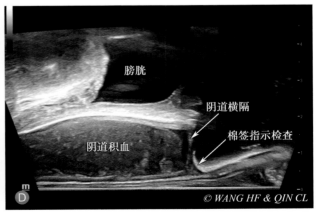

图 13-175　病例 35 超声表现

A、B.经直肠超声检查,幼稚子宫,双侧卵巢体积小,阴道中上段积血;C、D.经直肠双平面超声结合棉签指示检查,见阴道下段和阴道横隔。

合病史考虑性发育异常;②考虑低位无孔型阴道横隔合并阴道中上段积血扩张。

3. MRI 检查

(1)MRI 表现:子宫体积较小,两侧卵巢显示不清。阴道走行区域中上段见异常信号,呈 T_1WI 稍高信号、T_2WI 高信号区,脂肪抑制序列,局部信号未见明显减低,上端与子宫颈管相延续,下端为盲端,阴道下段结构显示欠规则。膀胱充盈良好,壁光滑无明显增厚,未见明显异常信号影(图 13-176)。

(2)MRI 提示:①子宫体积较小,提示幼稚子宫可能,请结合临床;②双侧卵巢显示不清;③阴道中上段积血,下段闭塞,请结合临床相关检查。

4. 实验室检查

(1)性激素六项:卵泡刺激素(FSH)和黄体生成素(LH)增高,雌激素(E)降低,睾酮(T)、孕酮(P)和催乳素(PRL)均在正常范围。

(2)抗米勒管激素(AMH):1.60ng/ml。

(3)染色体核型检查:提示"46,XX"。

(4)血常规、尿常规、肝肾功能、甲状腺功能、血电解质均在正常值范围。

5. 腹腔镜 + 阴道横隔切除术 + 宫腔镜

(1)腹腔镜:盆腔中央可见一幼稚子宫,大小约 23mm×20mm×10mm,双侧卵巢体积小,表面光滑,未见排卵征象,双侧输卵管外观未见异常。

探查阴道下段长约 20mm,阴道拉钩拉开阴道下段,见一横隔封闭阴道下段,行"阴道横隔切除术",见大量浓稠巧克力样陈旧性积血流出,切除多余横隔组织,缝合创面。

(2)宫腔镜:阴道通畅,子宫颈管黏膜可见,子宫腔狭小,子宫内膜薄,双侧输卵管开口可见(图 13-177)。

6. 术后病理诊断 大体见切除的"阴道横隔"标本呈灰褐色组织,大小约 10mm×9mm,镜下见增生纤维组织被覆鳞状上皮,部分纤维组织玻璃样变性。病理诊断:符合阴道横隔。

7. 最终临床诊断(图 13-178)

(1)低位无孔型阴道横隔合并阴道中上段大量

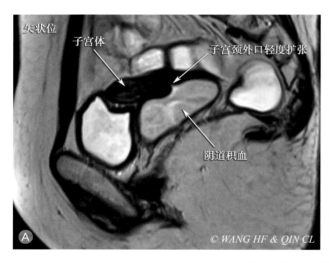 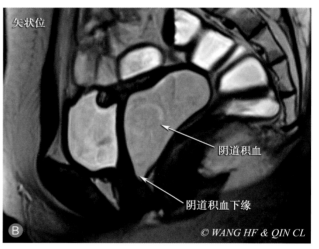

图 13-176 病例 35 MRI 表现
A、B. 子宫体积较小,阴道中上段积血,上端与子宫颈管相延续,下端为盲端。

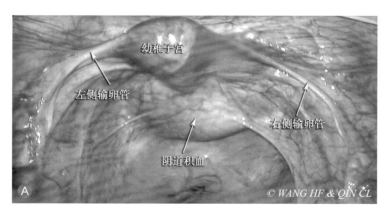

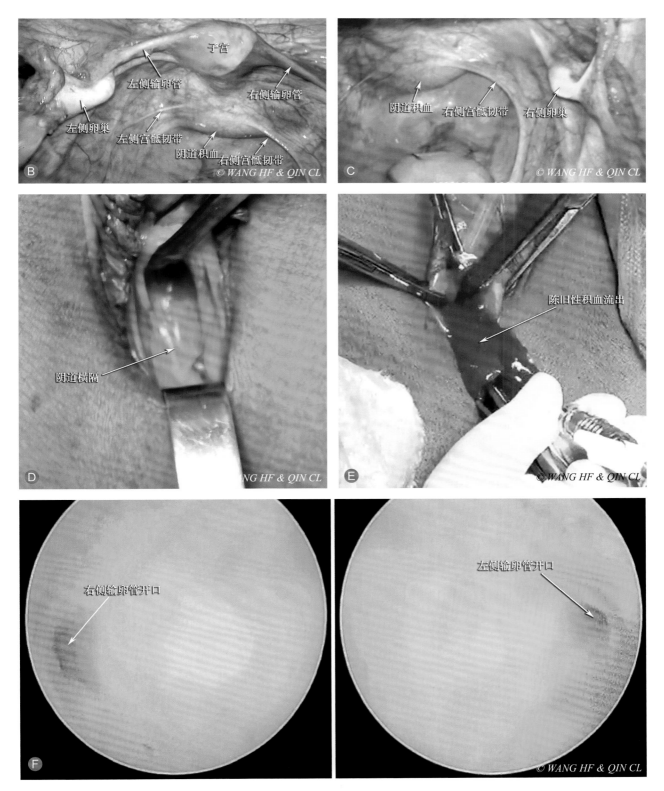

图 13-177　病例 35 腹腔镜 + 宫腔镜

A~C. 盆腔中央可见一幼稚子宫,双侧卵巢体积小,双侧输卵管外观正常;D. 阴道拉钩拉开阴道下段,见阴道下段横隔;E. 切开阴道横隔后,见大量陈旧性积血流出;F. 切除横隔后行宫腔镜检查,子宫腔形态正常,子宫内膜薄,双侧输卵管开口可见。

积血。

(2)46,XX 单纯性腺发育不全。

(3)幼稚子宫,卵巢体积小。

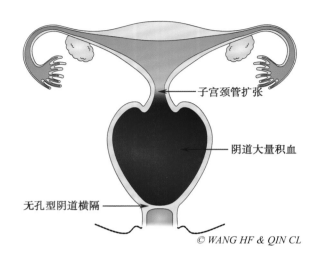

子宫颈管扩张

阴道大量积血

无孔型阴道横隔

© WANG HF & QIN CL

图 13-178　病例 35 示意图

8. 病例分享要点　阴道横隔合并 46,XX 单纯性腺发育不全,实属罕见。患者临床表现为原发性闭经,直到 24 岁才被诊断性腺发育不全,给予激素补充治疗,促进第二性征发育和月经来潮,治疗后也一直无月经来潮,但有腹痛症状,1 年后超声检查发现阴道积血,提示"阴道闭锁可能",由此可见患者的治疗是有效的,有月经来潮,只是同时合并了"阴道闭锁",导致经血流出受阻,经血积聚在阴道内,才表现"无月经来潮"。经应用经直肠双平面超声结合棉签指示检查,明确了是低位无孔型阴道横隔而不是阴道闭锁,且已经手术证实。经直肠双平面超声在诊断阴道发育异常中具有独特优势(详见第三章第一节"子宫阴道的超声检查和正常表现"、第七章第三节"阴道横隔")。低位无孔型阴道横隔合并 46,XX 单纯性腺发育不全超声、腹腔镜和手术表现见视频 13-35。

视频 13-35

(王慧芳　秦成路　胡守容　石瑾秋)

【病例 36】

1. 病史摘要　患者女性,29 岁,已婚未育。14 岁月经初潮,平素月经规律,经期 7 天,周期 32 天,经量中等,轻微痛经,半年前出现经期延长至 9~10 天,后出现经血淋漓不尽,色鲜红或褐色,痛经同前,遂至当地市级医院就诊,妇科超声检查未提示异常,临床嘱患者定期复查,但症状无改善。1 个月前在当地另一医院就诊,超声提示"子宫体、子宫颈未见明显异常声像,结合病史不除外阴道顶端粘连可能",临床建议手术探查。为进一步诊治来笔者医院就诊,门诊妇科检查见阴道短,长约 60mm,阴道顶端可见直径约 3mm 的小孔,挤压可见少许积血自小孔溢出,门诊经阴道超声检查未见明显异常声像,门诊 MRI 检查提示"阴道顶端粘连,子宫腔少量积液"。门诊拟"经期延长原因待查,阴道横隔? 阴道粘连? "收入院。入院后专科检查:外阴发育正常,可见处女膜缘,阴道长约 60mm,弹性可,阴道黏膜光滑,未见明显异常分泌物,阴道顶端可见直径约 3mm 的小孔,未见子宫颈。肛门指诊:子宫偏左,活动度可,无明显压痛,双侧附件区未扪及明显异常。

2. 入院后超声检查

(1)超声表现:经腹及经阴道超声检查,子宫呈前位,子宫切面大小形态正常,宫壁回声均匀,子宫内膜线居中,厚约 11mm,子宫腔内未见明显异常回声。检查过程中,腔内探头始终无法触及子宫颈,探头与子宫颈之间似可见隔膜。双侧卵巢显示清,双侧附件区未见明显异常回声。经直肠双平面超声检查,膀胱尿道后壁与直肠前壁之间可见"三线两区"正常阴道结构,未见明显异常回声。经直肠双平面超声结合阴道水造影检查,超声引导下置放子宫造影通水管,顺利放置于阴道上段,充盈球囊后缓慢往阴道内注入生理盐水,可见生理盐水充盈阴道腔,并可见厚约 6mm 的稍低回声隔膜,隔膜上可见 1.5mm 的回声中断,动态观察,可见生理盐水通过此小孔进入子宫颈下方,测量子宫颈外口至隔膜的距离约 12mm(图 13-179)。

肝、胆、脾及双肾超声检查未见异常声像。

(2)超声提示:①阴道所见异常声像:考虑高位有孔型阴道横隔;②子宫及双侧附件区未见明显异常声像。

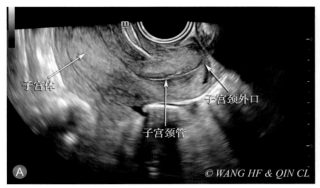

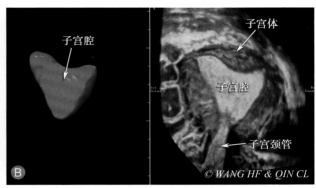

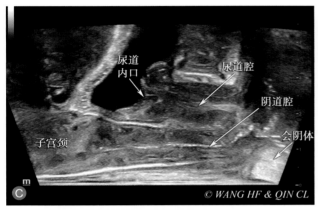

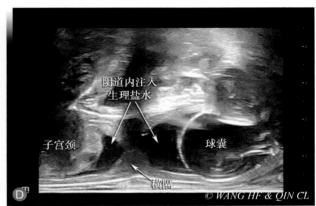

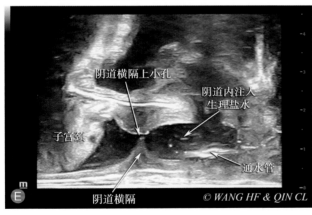

图 13-179　病例 36 超声表现

A、B. 经阴道超声检查,子宫形态正常;C. 经直肠双平面超声检查,膀胱尿道后壁与直肠前壁之间可见"三线两区"正常阴道结构;D、E. 经直肠双平面超声结合阴道水造影检查,可见阴道横隔及横隔上的小孔。

3. 门诊 MRI 检查

(1)MRI 表现:子宫形态、大小和位置大致如常,壁大致光整,子宫腔少量积液,子宫颈见小结节状等信号影,直径约 4mm;阴道顶端见片状等信号影,黏液线稍不连续。双侧卵巢形态、信号未见异常。膀胱充盈一般,壁光滑无明显增厚,膀胱腔内液性区信号均匀,未见明显异常信号影(图 13-180)。

(2)MRI 提示:符合阴道顶端粘连,子宫腔少量积液,子宫颈小结节影,请结合临床。

4. 阴道横隔切除术 + 宫腔镜检查　患者取膀

胱截石位,探查阴道通畅,深约 60mm,阴道顶端见一横隔封闭阴道上段,横隔上见一直径约 3mm 小孔。宫腔镜自阴道上段横隔小孔进入,在横隔上方见子宫颈及阴道穹窿,退出宫腔镜。扩宫条扩张横隔上小孔,电刀沿小孔 3 点及 9 点横形切开横隔至阴道侧壁,进一步切除横隔并送检,缝合创面止血。再次检查阴道通畅,可容两指,阴道长约 90mm,可见子宫颈外口和阴道穹窿。经子宫颈外口置入宫腔镜,子宫颈管及子宫腔形态正常,双侧输卵管开口均可见(图 13-181)。

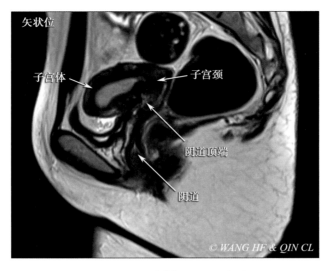

图 13-180　病例 36 MRI 表现
子宫前位,阴道顶端见片状等信号影,黏液线稍不连续。

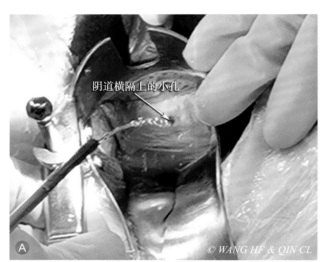

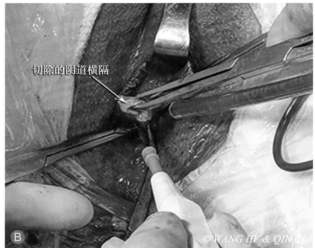

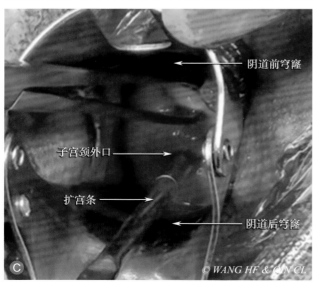

图 13-181　病例 36 阴道横隔切除术 + 宫腔镜检查
A. 阴道顶端见横隔,横隔上见一小孔;B. 切除阴道横隔;
C. 见子宫颈外口和阴道穹窿。

5. 术后病理诊断　大体见切除的"阴道横隔"标本,大小约 15mm × 13mm × 3mm,呈灰红色。镜下见阴道横隔组织被覆鳞状上皮,间质纤维组织增生。病理诊断:符合阴道横隔。

6. 最终临床诊断(图 13-182)
高位有孔型阴道横隔。

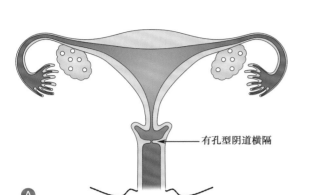
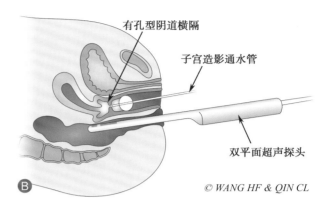

图 13-182　病例 36 示意图

7. 病例分享要点　当患者阴道内无液体衬托时,超声和 MRI 均无法显示阴道横隔的位置和厚度,即使是经直肠双平面超声检查,依然未显示阴道横隔。经直肠双平面超声结合阴道水造影检查,在液体的衬托下可动态观察到扩张的阴道腔和腔内结构,清楚显示阴道上段的横隔、横隔的厚度和横隔上的小孔,图像直观清晰,可达到明确诊断的目的。经直肠双平面超声结合阴道水造影可为梗阻性阴道畸形提供全新的诊断思路和方法,值得推广(详见第三章第一节"子宫阴道的超声检查和正常表现")。高位有孔型阴道横隔超声和手术表现见视频 13-36。

视频 13-36

(胡守容　秦成路　王慧芳　石瑾秋)

【病例 37】

1. 病史摘要　患者女性,29 岁,未婚,排尿困难 2 年,加重半年,发现外阴发育异常 2 个月余。患者为足月家中分娩,出生时生殖器外观情况不详。12 岁时第二性征开始发育,13 岁月经初潮,周期规律,轻度痛经。2 年前无明显诱因出现排尿不畅,无尿频、尿急、尿痛等不适,自行服用抗生素后症状稍缓解,近半年排尿不畅症状较前明显加重,先后就诊两家市级医院,超声检查提示"子宫、双侧附件区未见明显异常声像,双肾膀胱未见异常声像",专科检查提示"外阴小阴唇融合,未见尿道外口及阴道口",建议住院治疗。为进一步诊治,就诊笔者医院妇科门诊。门诊拟"外阴发育异常"收入院。入院后专科检查:阴毛分布正常,双侧小阴唇完全融合,阴道前庭、尿道外口、阴道口等不能暴露,于融合的右侧小阴唇上段可见直径约 3mm 的小孔,手指挤压小孔周围,见清亮液体(尿液)溢出。经直肠双合诊:子宫前位,大小正常,活动可,无压痛;双侧附件未触及明显异常。

2. 超声检查

(1)超声表现(图 13-183):经直肠超声检查,子宫呈前位,子宫切面形态大小正常,宫壁回声均匀,内膜厚约 10mm,子宫腔内未见异常回声。双侧卵巢可见,双侧附件区未见异常回声。直肠子宫陷凹可见游离无回声区,前后径约 23mm。经直肠双平面超声检查,尿道长 35mm,膀胱尿道后方和直肠前壁之间可见"三线两区"阴道结构,尿道和阴道均未见异常回声。经会阴高频超声检查,可见尿道外口和阴道口共同开口于融合的阴唇后方的闭合腔隙,融合的阴唇厚度约 4mm,棉签头指示融合的小阴唇上的小孔处,测量融合阴唇后方的闭合腔隙长度约 26mm。

肝、胆、脾及双肾超声检查未见异常声像。

（2）超声提示：①子宫及双侧附件区未见异常声像；②尿道和阴道未见异常声像；③尿道外口和阴道口均开口于一个共同腔道，考虑阴唇融合所致，请结合临床。

3. X 线造影检查

（1）X 线造影检查征象描述：临床医生经融合小阴唇上的小孔插管，并注入适量造影剂，见造影剂在会阴部局部聚集成团，边缘不光整，呈毛刷状改变，范围约 29mm × 11mm（图 13-184）。

（2）X 线造影提示：造影剂聚集在融合阴唇后方腔隙。

4. 阴唇融合分离术 患者取膀胱截石位，见大阴唇发育正常，两侧小阴唇融合粘连，融合区域偏右侧，右侧小阴唇外侧上段仅见一小孔，直径约 3mm。

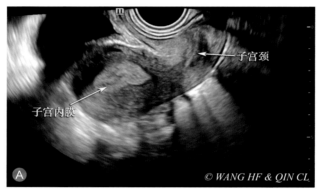

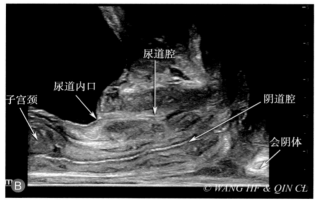

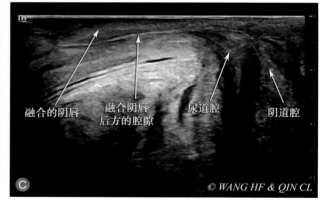

图 13-183 病例 37 超声表现

A. 经直肠超声检查，子宫未见异常；B. 经直肠双平面超声检查，尿道和阴道显示清晰；C. 经会阴高频超声检查，可见尿道外口和阴道口共同开口于融合阴唇后方的闭合腔隙。

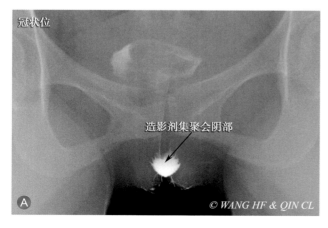

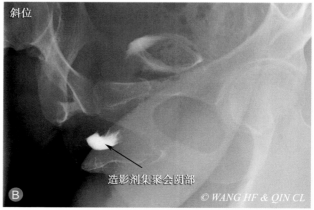

图 13-184 病例 37 X 线造影表现

A、B. 经融合小阴唇上的小孔插管，注入适量造影剂，见造影剂在会阴部局部聚集成团，边缘不光整，呈毛刷状改变。

经右侧小阴唇上的小孔注入生理盐水,见小孔上段局部小隆起。探针进入小孔后向左上方探查,在探针指引下,沿小孔向左上方剪开阴唇表面皮肤,暴露阴蒂,见阴蒂发育正常。探针继续向下探及一腔隙,在探针指引下沿腔隙向下钝性剪开表面皮肤长约5mm,湿棉垫(生理盐水 200ml+10 滴肾上腺素)拭擦创面,两拇指沿着两侧小阴唇融合边缘钝性分离粘连,逐渐暴露尿道外口、阴道口和舟状窝,将两侧

小阴唇充分分离至会阴后联合部,完整显示阴道前庭区域,金属尿管插入尿道口,见黄色尿液流出,4-0可吸收线间断缝合分离创面。留置尿管,手术创面涂擦红霉素软膏,小纱覆盖手术创面(图 13-185)

5. 最终临床诊断(图 13-186)

完全性阴唇融合。

6. 病例分享要点　阴唇融合是儿童期的常见现象,阴唇融合常常是自限性的,大多数时候融合不

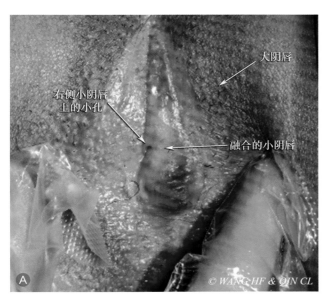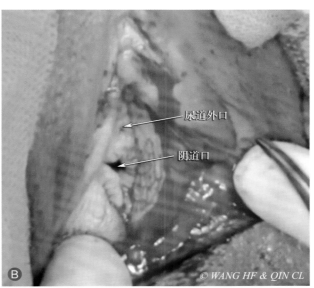

图 13-185　病例 37 阴唇融合分离术

A. 见大阴唇发育正常,两侧小阴唇融合粘连,右侧小阴唇外侧上段见一小孔;B. 阴唇粘连分离术后见尿道外口和阴道口。

图 13-186　病例 37 示意图

需要治疗,不会引起长期问题。本例患者 29 岁,为成年女性,且为完全性阴唇融合,阴道前庭、尿道外口和阴道口被完全掩盖,融合区域偏向右侧,不位于中线融合,在阴唇右侧仅有一个微小的开口,为Ⅳ型阴唇融合,是非常罕见的。追踪患者在术后 1 年后再次发生阴唇融合,排尿困难,第二次行“阴唇融合分离术”。阴唇融合术后容易复发,需要临床医生关注(详见第九章“梗阻性外阴发育异常”)。完全性阴唇融合超声和手术表现见视频 13-37。

视频 13-37

(王　玥　曾荔苹　胡小红　王慧芳)

【病例 38】

1. 病史摘要 患者女性,20 岁,青春期后无月经来潮,发现子宫畸形 5 年。13 岁开始出现乳房发育,一直无月经来潮,15 岁就诊当地妇幼保健院,超声提示"幼稚子宫",染色体检查为"46,XX"。此后间断就诊于当地多家医院,多次超声检查提示"始基子宫"和"双子宫",一直无月经来潮。为进一步明确诊断,今日到笔者医院就诊,门诊超声提示"MRKH 综合征"。患者要求行阴道成形术,门诊拟"MRKH 综合征"收入院。入院后专科检查:外阴外观发育正常,阴道前庭见尿道外口,可见一浅凹,深约 5mm。否认性生活史。妇科性激素六项检查结果均在正常值范围。

2. 超声检查

(1) 超声表现:经腹及经直肠超声检查,盆腔未见正常子宫回声,盆腔左侧见左侧卵巢,大小约 24mm×22mm,紧贴左侧卵巢外侧可见实性中等回声的左侧始基子宫,大小约 26mm×16mm,内未见明显内膜样回声;盆腔右侧见右侧卵巢,大小约 21mm×15mm,紧贴右侧卵巢外侧可见实性中等回声的右侧始基子宫,大小约 30mm×15mm,内未见明显内膜样回声;低回声索状带连接左右两侧始基子宫下缘,厚约 6.6mm。经直肠双平面超声检查,在膀胱尿道后壁与直肠前壁之间阴道走行区域未见正常阴道结构。尿道长度约 32mm,尿道内口水平尿道后壁与直肠前壁间距约 3.1mm(图 13-187)。

肝、胆、脾及双肾超声检查未见异常声像。

(2) 超声提示:①符合 MRKH 综合征声像表现;②双侧始基子宫,内未见内膜声像;③双侧卵巢位置正常。

3. 腹腔镜 盆腔空虚,未见正常发育的子宫,双侧卵巢和输卵管外观形态正常,双侧卵巢外侧分别见与同侧输卵管相连的始基子宫结节,右侧大小约 30mm×20mm×20mm,左侧大小约 30mm×25mm×20mm,索状带连接两侧始基子宫下缘。行

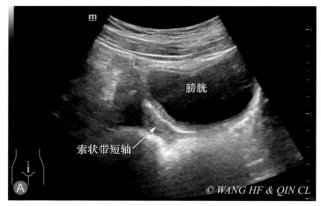

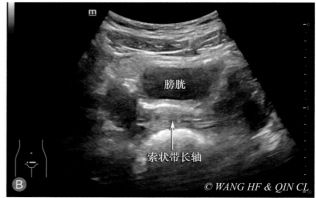

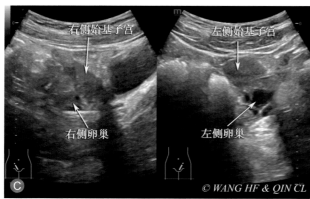

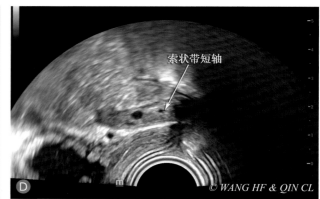

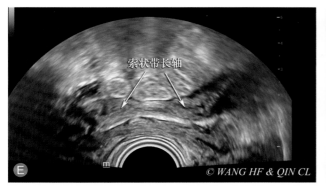

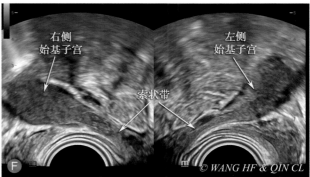

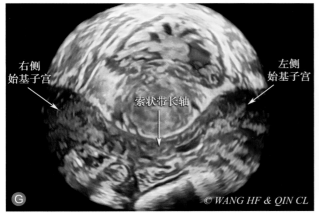

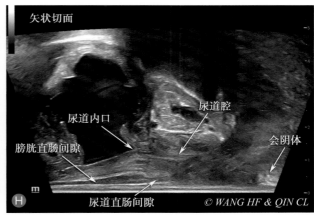

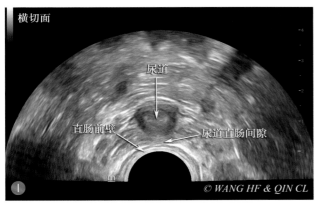

图 13-187　病例 38 超声表现

A. 经腹超声检查，矢状切面膀胱后下方见索状带短轴，呈椭圆形；B. 横切面为索状带长轴，呈长条形；C. 左、右侧卵巢分别位于左、右侧始基子宫内侧；D. 经直肠超声检查，矢状切面膀胱后下方见索状带短轴，呈椭圆形；E. 横切面为索状带长轴，呈长条形；F、G. 左、右侧始基子宫分别位于盆腔两侧，下缘与索状带相连；H、I. 经直肠双平面超声检查，在膀胱尿道后壁与直肠前壁之间未见正常阴道结构，仅见低回声结缔组织间隙。

"经腹腔镜辅助腹膜代阴道成形术（罗湖二式）+ 双侧始基子宫融合成形术"，融合后的始基子宫呈"蝴蝶形"，双侧卵巢位于融合的子宫后外侧（图 13-188）。

4. 术后超声检查　经腹及经直肠超声检查，融合的始基子宫呈"蝴蝶形"，双侧卵巢紧贴融合的始基子宫两侧。经直肠双平面超声检查，膀胱尿道后壁与直肠前壁之间可见人工阴道，厚约 16mm（前后壁），长约 60mm，顶端为盲端（图 13-189）。

5. 最终临床诊断（图 13-190）

MRKH 综合征。

6. 病例分享要点　本例为典型的 MRKH 综合征，符合典型"四联症"的超声表现。患者术前多次超声提示"幼稚子宫"和"始基子宫"，实则是把在矢状切面表现为椭圆形膨大的索状带误认为是始基子宫或幼稚子宫；患者术前多次超声提示双子宫，实则是把盆腔两侧的始基子宫误诊为双子宫。超声医生需要关注对索状带的观察，这是鉴别要点（见第十章"MRKH 综合征"）。MRKH 综合征典型"四联症"的超声表现和始基子宫融合术腹腔镜表现见视频 13-38。

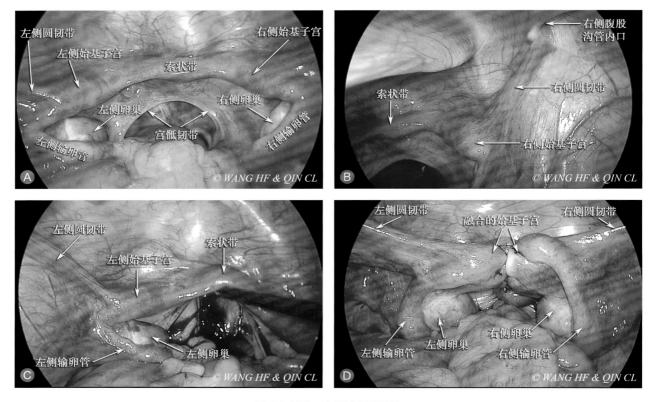

图 13-188　病例 38 腹腔镜
A～C. 左、右侧卵巢和输卵管外观形态正常，左、右侧卵巢外侧分别见与同侧输卵管相连的左、右侧始基子宫，索状带连接两侧始基子宫下缘；D. 融合后的始基子宫呈"蝴蝶形"，双侧卵巢位于融合的始基子宫后外侧。

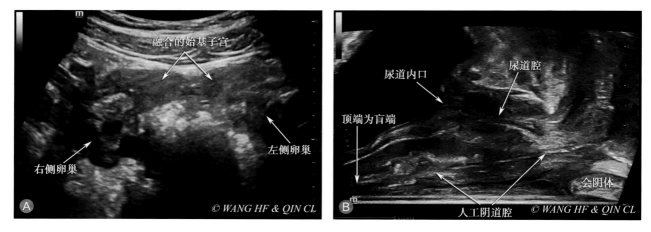

图 13-189　病例 38 术后超声表现
A. 经腹超声检查，盆腔中央见融合的始基子宫呈"蝴蝶形"，双侧卵巢紧贴融合的始基子宫两旁；
B. 经直肠双平面超声检查，膀胱尿道后壁与直肠前壁之间可见人工阴道，顶端为盲端。

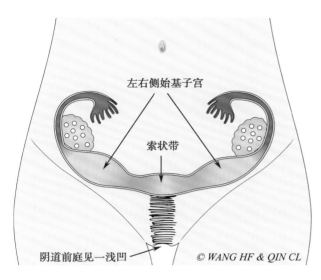

图 13-190　病例 38 示意图

视频 13-38

（王　玥　李　环　胡　艳　王慧芳）

【病例 39】

1. 病史摘要　患者女性,36 岁,已婚。MRKH 综合征阴道成形术后 10 年余,周期性左下腹部疼痛 5 年。患者 14 岁时开始出现乳房发育及腋毛、阴毛生长等表现,但一直无月经来潮,曾检查染色体核型为"46,XX"。10 年前于笔者医院诊断"先天性无阴道综合征",并行腹腔镜腹膜阴道成形术(罗湖二式)及右侧始基子宫切除术,术中见双侧卵巢正常,未见左侧始基子宫。5 年前患者开始出现左下腹周期性胀痛,每月疼痛持续一周左右,自觉疼痛逐渐加重,现疼

痛明显加剧,影响工作和生活。今再次于笔者医院就诊,门诊超声提示"左侧下腹部见左侧卵巢声像,左侧卵巢下方至腹股沟区实性中等条索状声像,考虑左侧始基子宫疝入腹股沟管"。临床建议患者入院进一步诊治,门诊拟"腹痛原因待查:左附件腹股沟疝? 盆腔炎性疾病? MRKH 综合征术后"收入院。入院后专科检查:外阴发育正常,阴道前庭见尿道外口和人工阴道开口,人工阴道通畅,顶端为盲端,黏膜光滑,无异常分泌物,顶压深约 90mm。肛门指诊:直肠黏膜光滑,未触及明显异常,盆腔空虚,双侧附件区未触及异常包块,左侧附件区轻度压痛及反跳痛。

2. 超声检查

(1) 超声表现:经腹高频探头及经人工阴道超声扫查,左下腹可见左侧卵巢回声,大小约 40mm×15mm,紧贴左侧卵巢下方至腹股沟区可见长条形实性中等回声的始基子宫,大小约 29mm×15mm,边界尚清,内部回声均匀,CDFI 显示内部有血流信号。右侧卵巢可见,位于盆腔右侧,未见右侧始基子宫回声。经直肠双平面超声检查,膀胱尿道后壁与直肠前壁之间可见人工阴道,表现为"一线两区"征,人工阴道长约 50mm,顶端为盲端,尿道内口水平人工阴道壁厚约 18mm,尿道中段水平人工阴道壁厚约 13mm,CDFI 显示人工阴道壁见较丰富的血流信号(图 13-191)。

肝、胆、脾及右肾超声检查未见异常声像,左侧盆腔异位肾。

(2) 超声提示:① MRKH 综合征阴道成形术后,人工阴道可见;②左侧始基子宫疝入腹股沟管;③双侧卵巢正常;④左侧盆腔异位肾。

3. MRI 检查

(1) MRI 表现:盆腔内未见正常发育子宫,阴道区域可见长条索状影,位置居中无偏移;双侧卵巢

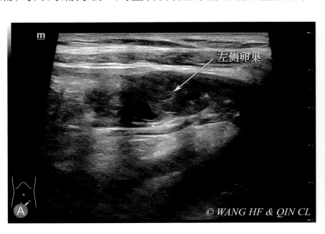

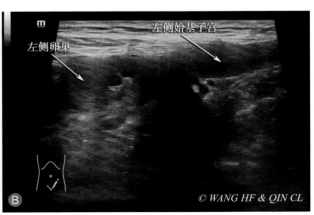

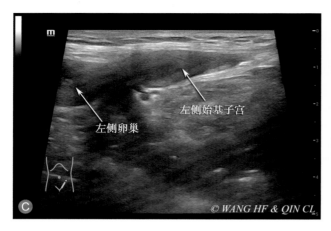

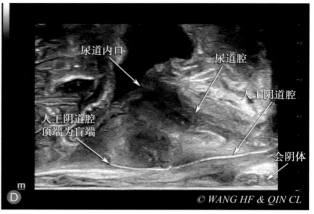

图 13-191　病例 39 超声表现
A~C.经腹高频超声检查,左侧卵巢位于左下腹,紧邻左侧卵巢下方见左侧始基子宫,达腹股沟区;
D.经直肠双平面超声检查,膀胱尿道后壁与直肠前壁之间可见人工阴道,顶端为盲端。

形态、信号未见异常;左侧腹股沟区可见左侧始基子宫疝入腹股沟管,盆腔右侧未见右侧始基子宫。

盆腔左侧可见肾形软组织影,盆腔内可见少许液性信号影(图 13-192)。

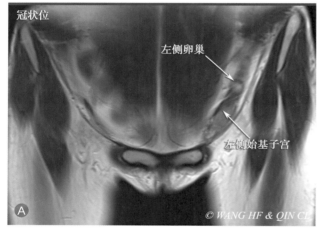

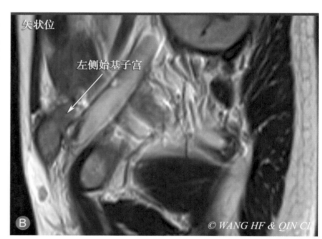

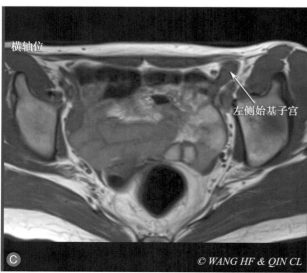

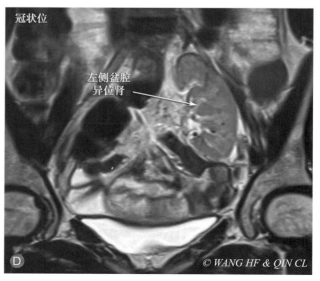

图 13-192　病例 39 MRI 表现
A~C.左侧腹股沟区可见左侧始基子宫疝入腹股沟管;D.盆腔左侧见左侧肾脏。

（2）MRI 提示：①腹腔镜腹膜阴道成形术后改变，请结合既往病史；②考虑左侧腹股沟疝（内为始基子宫），请结合病史；③盆腔左侧异位肾；④盆腔少量积液。

4. 腹腔镜 盆腔空虚，右侧卵巢偏小，位于右侧腹股沟内口外侧方，右侧输卵管发育不良，未见右侧始基子宫（10 年前手术切除）；左侧卵巢悬吊于左侧腹股沟内口外上方，正常大小，其旁可见发育欠佳的左侧输卵管，仅可见少许伞端结构，紧邻左侧卵巢内侧可见与索状带相连的部分左侧始基子宫，大小约 20mm×15mm×20mm，始基子宫大部分位于左侧腹股沟管内。结合此前病史及术前超声和 MRI 结果，术中考虑左侧始基子宫大部分疝入腹股沟管内。行"腹腔镜下左侧始基子宫切除术 + 疝囊高位结扎术"。超声刀切开左侧腹股

沟管内口，见左侧始基子宫与周边腹股沟腹膜较致密粘连，进一步分离所见粘连后，将左侧始基子宫充分松解游离后拉回盆腔内，见左侧始基子宫部分表面呈蓝紫色，切断左侧始基子宫与索状带的连接，切断腹股沟管内左侧始基子宫下缘的圆韧带，以及与左侧卵巢间组织的连接，完整切除左侧始基子宫。关闭左侧腹股沟管，并恢复腹膜光滑面（图 13-193）。

5. 术后病理诊断 大体见切除的左侧始基子宫标本大小约 42mm×25mm×18mm，局部呈紫蓝色，剖检肌层明显增厚，内未见子宫腔和内膜。镜下见平滑肌组织，未见内膜。病理诊断：符合始基子宫，未见子宫内膜（图 13-194）。

6. 最终临床诊断（图 13-195）

（1）MRKH 综合征术后 10 年余。

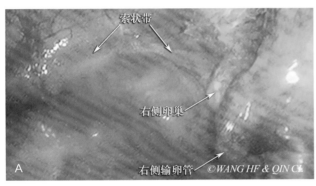

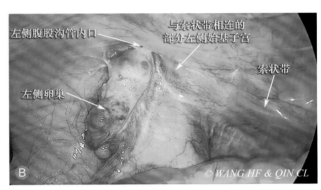

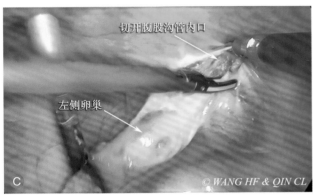

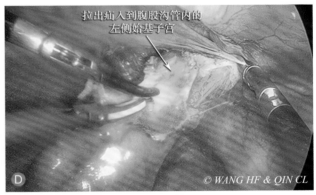

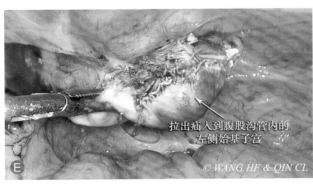

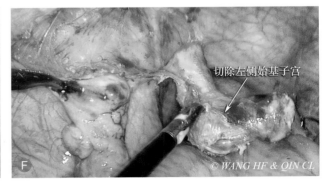

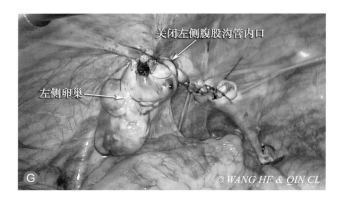

图 13-193　病例 39 腹腔镜
A. 盆腔右侧见右侧卵巢和发育不良的输卵管,未见右侧始基子宫;B. 盆腔左侧见左侧卵巢悬吊于左侧腹股沟内口外上方,可见与索状带相连的部分左侧始基子宫,部分始基子宫位于左侧腹股沟管内;C~E.切开左侧腹股沟管内口,见疝入腹股沟管内的部分左侧始基子宫,拉出疝入腹股沟管内的部分左侧始基子宫,表面呈紫蓝色;F、G.完整切除左侧始基子宫,关闭左侧腹股沟管,并恢复腹膜光滑面。

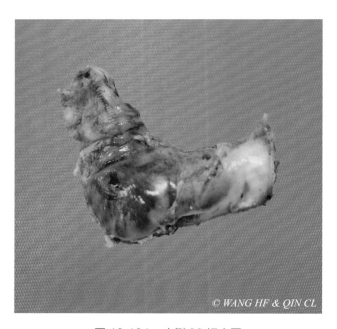

图 13-194　病例 39 标本图
切除的左侧始基子宫,局部呈紫蓝色。

图 13-195　病例 39 示意图

（2）左侧始基子宫腹股沟疝。

7. 病例分享要点　回顾本病例 10 多年前第一次腹腔镜手术的住院记录,记录中描述术中未见左侧始基子宫,现在分析病情,实则是左侧始基子宫已经疝入腹股沟管而未发现,随着时间推移,出现部分嵌顿的现象,造成左下腹疼痛,且越来越严重,本次术中见左侧始基子宫肌层部分出现紫蓝色,表明已出现了部分缺血表现,与患者临床表现相符。这个病例提醒超声医生在超声检查中,在盆腔两侧未发现始基子宫时,则要注意着重扫查腹股沟区(见第十章"MRKH 综合征")。MRKH 综合征术后合并左侧始基子宫腹股沟疝超声和腹腔镜表现见视频 13-39。

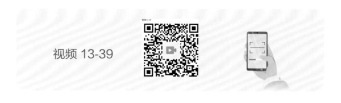

视频 13-39

（秦成路　王慧芳　赖云英　石瑾秋）

【病例 40】

1. 病史摘要　患者女性,27 岁,未婚。青春期后无月经来潮,发现先天性无阴道 9 年。14 岁时出现乳房发育及腋毛、阴毛生长等表现,但一直无月经来潮。9 年前到当地省级医院就诊,诊断为"先天性无阴道综合征、始基子宫?",染色体核型检查提示为"46,XX",

未继续诊治。2年前至当地空军某医院就诊，盆腔 MRI 提示"先天性发育畸形，子宫及阴道结构未显示，左侧腹股沟异常结构，异位卵巢？"。患者无周期性下腹胀痛等不适，要求行阴道成形手术到笔者医院就诊，门诊拟"先天性无阴道综合征"收入院。入院后专科检查：外阴发育正常，阴道前庭见一浅凹，深约 10mm，尿道外口正常。肛门指诊：盆腔空虚，双侧附件区未触及异常，无压痛。直肠黏膜光滑，未触及明显异常。

2. 超声检查

(1) 超声表现：经腹及经直肠超声检查，盆腔内未见正常子宫回声。右侧卵巢位于右侧盆腔，紧贴右侧卵巢下方可见实性中等回声的右侧始基子宫，大小约 26mm×12mm，内未见明显内膜样回声。左侧卵巢位于左侧盆腔，其下方可见实性中等回声的左侧始基子宫，大小约 19mm×9mm，内未见明显内膜样回声；两侧始基子宫下缘可见带状中等回声相连。经直肠双平面超声检查：膀胱尿道后壁与直肠前壁之间阴道走行区域未见阴道结构，尿道长度约 22mm，尿道内口水平尿道后壁与直肠前壁间距约 2.5mm（图 13-196）。

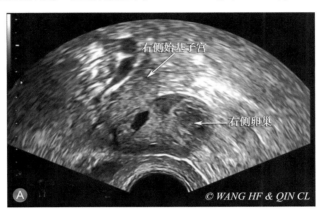

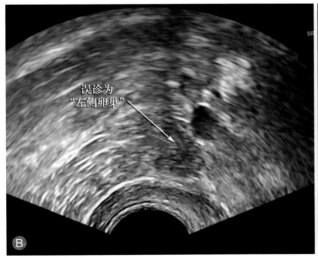

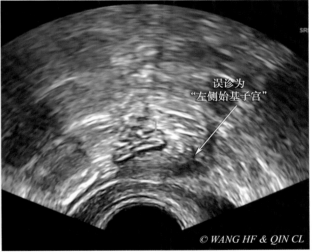

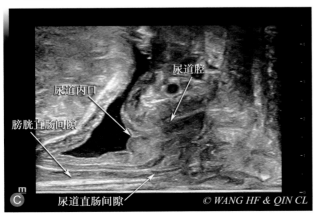

图 13-196　病例 40 超声表现

A、B. 经直肠超声扫查，盆腔右侧见右侧卵巢和右侧始基子宫，误诊为左侧卵巢和左侧始基子宫；C. 经直肠双平面超声检查，在膀胱尿道后壁与直肠前壁之间阴道走行区域未见阴道结构。

肝、胆、脾及双肾超声检查未见异常声像。

（2）超声提示：①符合 MRKH 综合征声像图改变；②双侧卵巢未见异常声像。

3. MRI 检查

（1）MRI 表现：盆腔未见正常发育子宫结构，盆腔右侧卵巢可见，位置、形态大致如常，内侧见右侧始基子宫影。左侧腹股沟区可见疝入物影，疝内容物为左侧始基子宫、左侧卵巢和少量脂肪组织。阴道走行区域未见正常阴道结构显示。膀胱充盈良好，壁光滑无明显增厚，膀胱腔内液性区信号均匀，未见明显异常信号影。直肠膀胱陷凹可见液性信号影积聚，呈 T_2WI 高信号（图 13-197）。

（2）MRI 提示：①符合 MRKH 综合征，左侧始基子宫卵巢腹股沟疝，请结合病史；②盆腔少量积液。

4. 腹腔镜 盆腔空虚，未见正常发育的子宫。盆腔右侧可见一始基子宫，大小约 20mm × 20mm，可见右侧卵巢及输卵管；未见左侧始基子宫及左侧附件。沿左侧圆韧带逐渐打开左侧盆腔腹膜，暴露左侧腹股沟管内口，见左侧始基子宫疝入腹股沟管内，沿圆韧带拉出左侧始基子宫，左侧输卵管及卵巢随之拉出，左侧始基子宫呈条索状，大小约 21mm × 15mm，两侧始基子宫之间以索状带连接。行"左侧腹股沟疝修补术"，并将左侧始基子宫、卵巢固定于左侧盆壁、乙状结肠下方，恢复 MRKH 综合征盆腔结构。行"腹腔镜辅助阴道成形术（罗湖二式）（图 13-198）。

5. 术后超声检查 经腹及经直肠超声检查，两侧始基子宫分别位于盆腔左右，两侧卵巢紧贴同侧始基子宫内侧。经直肠双平面超声检查，膀胱尿道后壁与直肠前壁之间可见人工阴道，顶端为盲端，厚约 16mm，长约 60mm（图 13-199）。

6. 最终临床诊断（图 13-200）

（1）MRKH 综合征。

（2）左侧腹股沟疝（左侧始基子宫和左侧附件均疝入腹股沟管内）。

7. 病例分享要点 本例为一例漏误诊病例，术前超声将左侧索状带误认为是左侧始基子宫，将肠管误认为是左侧卵巢。回顾分析本病例，需要超声科医生吸取经验教训：①注重询问病史，2 年前外院MRI 就提示了左侧腹股沟异常结构，异位卵巢？；②超声检查时，一定要从索状带向盆腔两侧追踪寻找始基子宫和卵巢，当未发现或不能确定始基子宫和卵巢时，要扩大扫查范围，在腹股沟区和上腹部寻找（详见第十章"MRKH 综合征"）。MRKH 综合征合并左侧始基子宫和附件腹股沟疝超声和腹腔镜表现见视频 13-40。

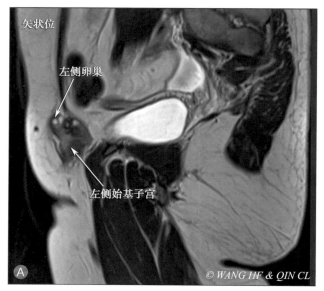
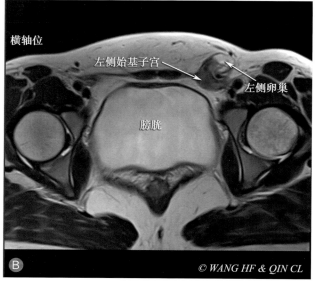

图 13-197　病例 40 MRI 表现
A、B. 左侧腹股沟区可见疝入物影，疝内容物为左侧始基子宫、左侧卵巢。

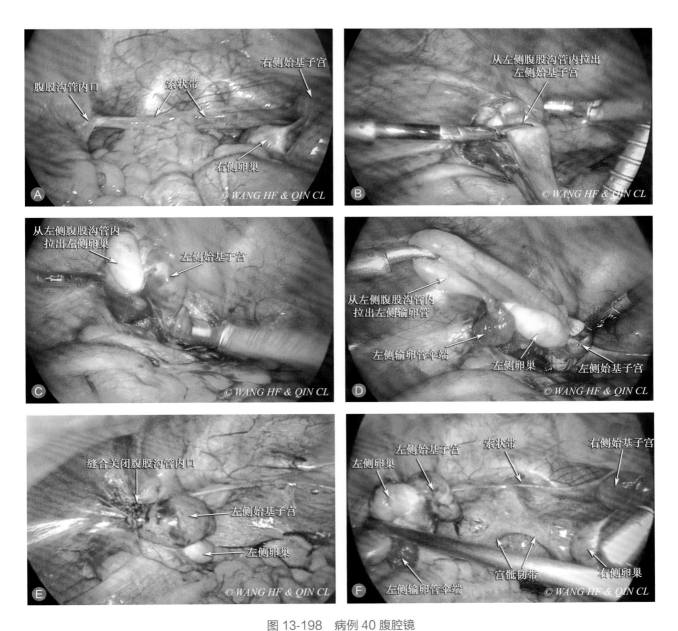

图 13-198　病例 40 腹腔镜

A. 盆腔右侧见右侧始基子宫和右侧卵巢,未见左侧始基子宫及附件;B~F. 从腹股沟管中拉出左侧始基子宫、
左侧卵巢和左侧输卵管,左侧始基子宫、卵巢固定于左侧盆壁,恢复盆腔结构。

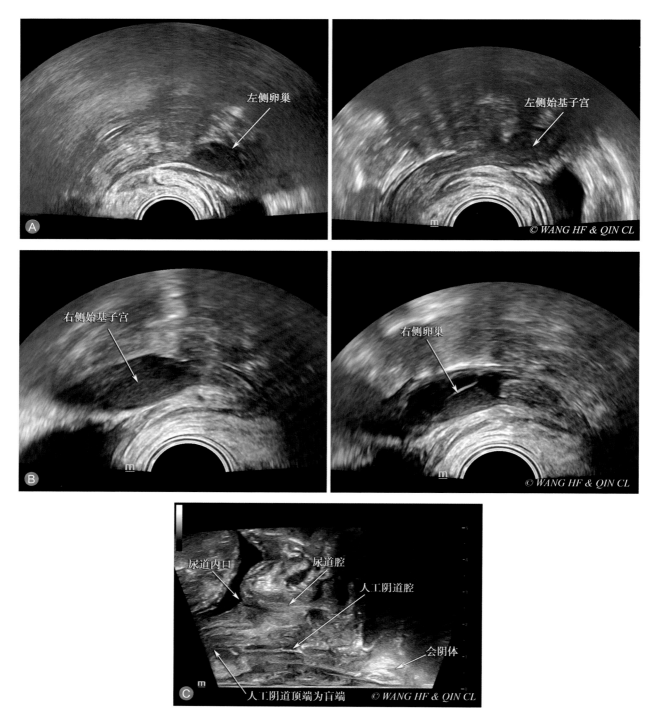

图 13-199　病例 40 术后超声表现

A. 经直肠超声检查, 盆腔左侧见左侧始基子宫和左侧卵巢; B. 盆腔右侧见右侧始基子宫和右侧卵巢; C. 经直肠双平面超声检查, 膀胱尿道后壁与直肠前壁之间可见人工阴道, 顶端为盲端。

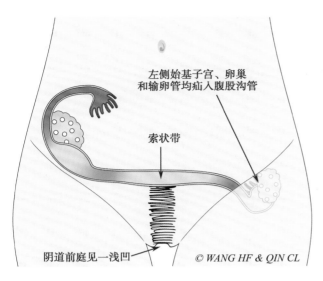

左侧始基子宫、卵巢
和输卵管均疝入腹股沟管

索状带

阴道前庭见一浅凹

© WANG HF & QIN CL

图 13-200　病例 40 示意图

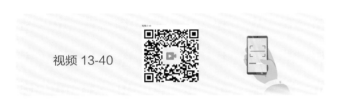

视频 13-40

（王慧芳　秦成路　胡守容　赖云英）

【病例 41】

1. 病史摘要　患者女性，26 岁，未婚，青春期后无月经来潮，发现先天性无阴道 10 年。幼年时行右侧腹股沟疝手术治疗，具体手术情况不详。14 岁时出现乳房发育和腋毛、阴毛生长等表现，但一直无月经来潮。10 年前于当地医院就诊，诊断为"先天性无阴道综合征"，染色体核型检查提示为"46,XX"，未继续诊治。半年前于当地妇幼保健院就诊，超声检查提示"可见左侧卵巢，右侧卵巢及子宫显示不清"。患者一直无周期性下腹痛。今患者要求行阴道成形手术于笔者医院就诊，门诊拟"先天性无阴道综合征"收入院。入院后专科检查：外阴发育正常，阴道前庭见一浅凹，深约 20mm，尿道开口正常。肛门指诊：盆腔空虚，双侧附件区未触及异常，无压痛。直肠黏膜光滑，未触及明显异常。

2. 超声检查

（1）超声表现：经腹及经直肠超声扫查，盆腔内未见正常子宫回声。左侧卵巢位于脐水平左侧腹腔内，大小约 38mm×10mm，呈条索状，左侧卵巢下方左侧盆壁内侧可见实性中等回声的始基子宫，大小

约 30mm×22mm，内未见明显内膜样回声，CDFI 显示内部可见血流信号。右侧盆腔内、右侧腹股沟区反复扫查，均未见右侧卵巢和右侧始基子宫回声，沿右侧盆壁向上寻找至右上腹，在肝右叶下缘见条索状的右侧卵巢，大小约 43mm×11mm。盆腔中央可见索状低回声带连于左侧始基子宫下缘，厚约 6mm。经直肠双平面超声检查，膀胱尿道后壁与直肠前壁之间阴道走行区域未见阴道结构，尿道长度约 36mm，尿道内口水平尿道后壁与直肠前壁间距约 2.3mm（图 13-201）。

肝、胆、脾及双肾超声检查未见异常声像。

（2）超声提示：①符合 MRKH 综合征声像图改变；②双侧卵巢位置异常（右侧卵巢异位于肝脏下缘，左侧卵巢位于左侧腹腔）；③左侧始基子宫可见，未见右侧始基子宫，考虑幼年时切除。

3. 腹腔镜　见盆腔空虚，未见正常发育的子宫。左侧始基子宫紧贴于左侧盆壁，大小约 30mm×25mm×25mm，其下缘与索状带连接，左侧卵巢位于髂窝之上，呈长条形，与左侧输卵管紧邻。盆腔右侧未见右侧始基子宫和输卵管，可见右侧腹股沟管处瘢痕粘连，右侧卵巢固有韧带附着于此，结合病史考虑为右侧始基子宫和输卵管疝入腹股沟管内，年幼时行"右侧腹股沟管疝"手术切除了右侧始基子宫和输卵管。沿着右侧固有韧带向上探查，在肝右叶下缘，见呈条索状的右侧卵巢。行"腹腔镜辅助阴道成形术（罗湖二式）"（图 13-202）。

4. 术后 2 周超声检查　经直肠双平面超声检查，膀胱尿道后壁与直肠前壁之间可见人工阴道，表现为"一线两区"征，人工阴道厚约 15mm，长约 58mm，顶端为盲端，CDFI 显示人工阴道壁上丰富的血流信号（图 13-203）。

5. 术后 2 周 MRI 检查

（1）MRI 表现：盆腔未见正常发育子宫结构，左侧髂骨内侧可见左侧卵巢结构，所扫描区域未见右侧卵巢结构。盆腔左侧可见卵圆形软组织信号结节，大小约 26mm×17mm，边缘清晰，T_1WI 呈等信号，T_2WI 呈稍高信号。阴道走行区可见条带状 T_2WI 高信号。膀胱充盈良好，壁光滑无明显增厚，未见明显异常信号影（图 13-204）。

（2）MRI 提示：①符合 MRKH 综合征阴道成形术后表现；②所扫描区域左侧卵巢及左侧始基子宫

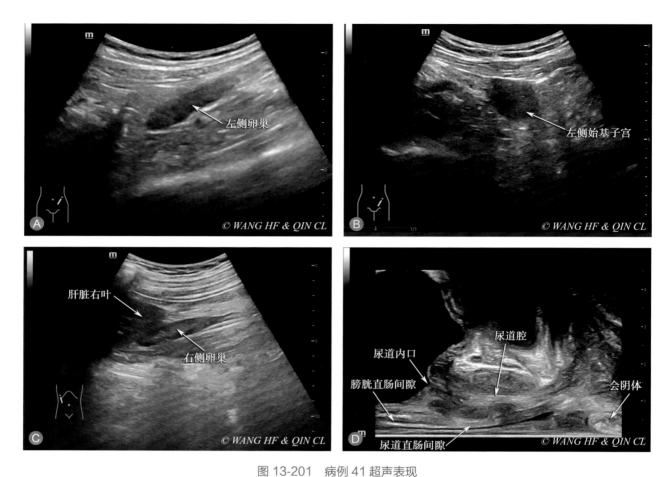

图 13-201　病例 41 超声表现

A～C. 经腹超声检查,左侧卵巢位于脐水平左侧腹腔内,其下方见左侧始基子宫,肝右叶下缘见条索状右侧卵巢;
D. 经直肠双平面超声检查,膀胱尿道后壁与直肠前壁之间阴道走行区域未见阴道结构,仅见低回声结缔组织间隙。

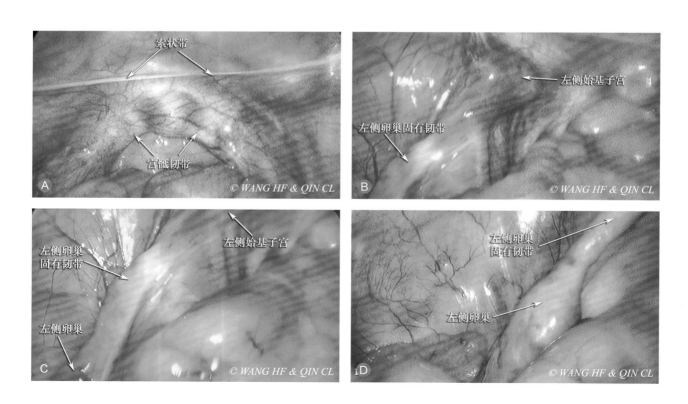

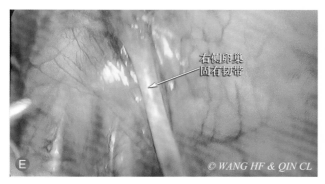

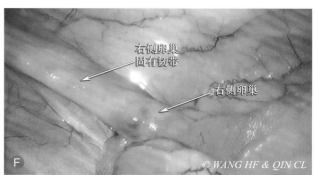

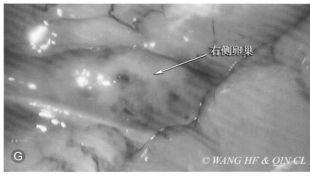

图 13-202　病例 41 腹腔镜
A. 盆腔空虚,未见正常发育的子宫,见细长的索状带;B~D. 左侧始基子宫紧贴于左侧盆壁,左侧卵巢位于髂窝之上,呈条索状,紧贴左侧盆壁;E~G. 右侧卵巢固有韧带向腹腔延伸,一直延伸到肝右叶下缘,右侧卵巢呈条索状。

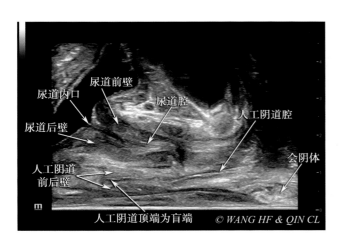

图 13-203　病例 41 术后 2 周超声表现
经直肠双平面超声检查,膀胱尿道后壁与直肠前壁之间可见人工阴道,顶端为盲端。

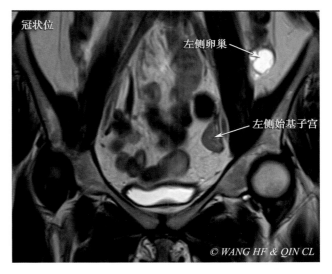

图 13-204　病例 41 术后 2 周 MRI 表现
左侧髂骨内侧可见左侧卵巢,所扫描区域未见右侧卵巢,紧邻左侧盆壁见左侧始基子宫。

显示;未见右侧卵巢显示;③阴道走行区域条带状 T_2WI 高信号,考虑术后改变,请结合临床。

6. 最终临床诊断(图 13-205)

(1)MRKH 综合征。

(2)双侧卵巢异位(右侧卵巢异位至肝右叶下缘,左侧卵巢异位至左侧髂窝)。

7. 病例分享要点　一般来说 MRKH 综合征患

者的始基子宫和卵巢通常位于盆腔,卵巢多位于始基子宫内侧。本例患者的始基子宫和卵巢之间距离甚远,卵巢不位于盆腔,而位于髂窝甚至更高位置,特别是右侧卵巢在肝右叶下缘,而始基子宫未见显示,推测是在腹股沟管内(幼年时有疝切除病史),是一例非典型的 MRKH 综合征的病例。MRKH 综合征患者一般都有正常卵巢发育,在米勒管发育障碍

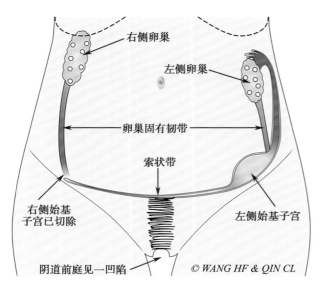

图 13-205　病例 41 示意图

时，可导致卵巢的下降受阻，停滞在腹腔，不下降至盆腔。所以在盆腔超声检查未见卵巢时，一定要扩大范围认真寻找，异位的卵巢往往位于上腹部或腹股沟区。本例患者盆腔 MRI 检查无法扫描到上腹部，故未显示右侧卵巢。卵巢位置确定对于患者取卵策略的决定有帮助，将来对患者的卵巢病变的早发现也有重要临床意义（详见第十章"MRKH 综合征"）。MRKH 综合征合并双侧卵巢异位超声和腹腔镜表现见视频 13-41。

视频 13-41

（秦成路　王慧芳　石瑾秋　赖云英）

【病例 42】

1. 病史摘要　患者女性，13 岁 7 个月，无月经来潮，下腹痛 1 周。12 岁时出现乳房发育、腋毛和阴毛生长等表现，无月经来潮，1 周前无明显诱因出现阵发性左下腹痛，可忍受，到当地医院就诊，超声提示"左下腹混合性团块；左肾区及盆腔未见明确肾脏回声，先天性肾缺如？"；盆腔 CT 检查提示"左肾未见显示，盆腔左侧附件区占位性病变"；MRI 提示"子宫先天性异常，宫腔积血；左侧附件区多发囊性病变；左侧输卵管扩张。子宫颈、阴道

未见显示，先天性异常？盆腔少量积液"。患者即收入院，予以解痉止痛治疗，下腹痛较前好转出院。为进一步明确诊断和治疗转入笔者医院就诊，门诊拟"腹痛原因待查：MRKH 综合征？"收入院。入院后专科检查：外阴发育正常，阴道前庭见一浅凹，深约 5mm，尿道开口正常。肛门指诊：盆腔左侧扪及约 100mm 大小包块，有压痛，活动差，直肠黏膜光滑，未触及明显异常。

2. 超声检查

（1）超声表现：经腹及经直肠超声扫查，可见左侧始基子宫紧贴左侧盆壁，大小约 50mm×37mm×30mm，肌层厚约 8mm，子宫腔内可见范围约 32mm×21mm×15mm 的无回声区，内可见密集点状回声；左侧附件区（左侧始基子宫内侧）回声杂乱，可见大片不规则的无回声区，其内见不规则的分隔，左侧卵巢包裹其中，其内可见大小约 29mm×27mm 无回声区，内可见密集点状回声；紧邻其内上方可见无回声包块，范围约 68mm×42mm，边界尚清，形态不规则，内透声差，可见密集点状弱回声。右侧卵巢位于盆腔右侧，大小约 29mm×20mm，紧贴右侧卵巢下方可见右侧始基子宫，大小约 13mm×11mm，边界欠清，内未见明显内膜样回声。可见厚约 6mm 的索状带连接左右两侧始基子宫下缘。盆腔内可见无回声区，前后径约 18mm，透声差，可见点状弱回声。经直肠双平面超声检查：膀胱尿道上段后壁与直肠前壁之间未见阴道结构显示（图 13-206）。

肝、胆、脾及右肾超声检查未见异常声像，左肾区及盆腔未见左肾回声。

（2）超声提示：①符合 MRKH 综合征声像图改变；②左侧始基子宫宫腔积血；③左侧卵巢内囊性声像，考虑卵巢子宫内膜异位囊肿；④左侧附件区迂曲囊性声像，考虑输卵管积血；⑤左侧附件区包裹性积液，盆腔积液；⑥左肾缺如。

3. MRI 检查

（1）MRI 表现：盆腔未见正常发育的子宫，阴道走行区未见正常阴道结构显示，两侧卵巢可见。左侧卵巢增大，其内可见各序列均呈高信号，大小 33mm×28mm，左侧附件区可见迂曲管状各序列均呈高信号，呈腊肠样改变，直径约为 50mm；左侧卵巢后部可见大小 50mm×27mm×39mm 的始

基子宫,内部呈高信号影;右侧卵巢位置、形态大致如常,右侧卵巢下方可见右侧始基子宫,大小为22mm×11mm×22mm。膀胱充盈欠佳。直肠膀胱陷凹可见少量液性信号影,T₁WI、T₂WI均呈高信号

(图13-207)。

(2)MRI提示:①符合MRKH综合征;②左侧始基子宫宫腔积血;③考虑左侧卵巢子宫内膜异位囊肿;④左侧输卵管积血;⑤盆腔积血。

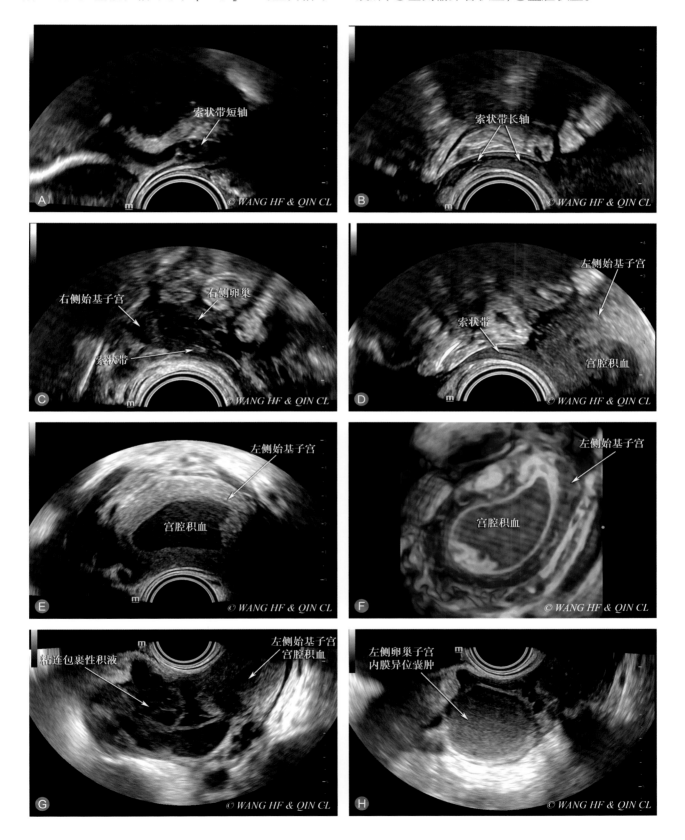

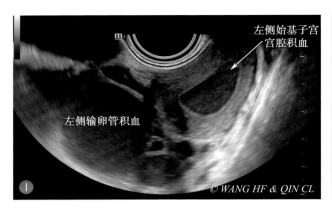
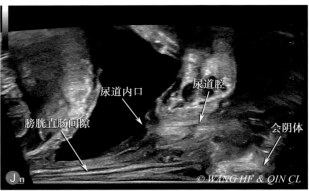

图 13-206　病例 42 超声表现

A、B. 经直肠超声检查,见索状带短轴和长轴;C~F. 可见右侧始基子宫和左侧始基子宫,左侧始基子宫宫腔积血;G. 左侧附件区可见粘连包裹性积液;H. 左侧卵巢子宫内膜异位囊肿;I. 左侧输卵管积血;J. 经直肠双平面超声检查,膀胱尿道后壁与直肠前壁之间未见阴道结构。

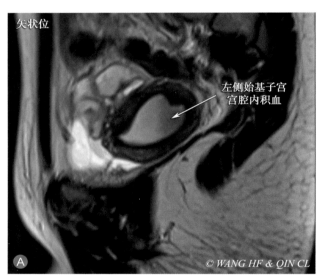

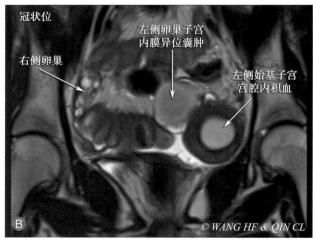
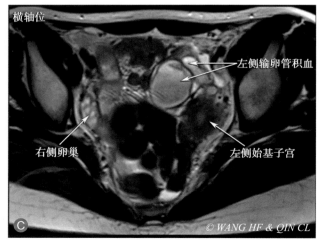

图 13-207　病例 42 MRI 表现

A~C. 左侧始基子宫宫腔积血,左侧卵巢子宫内膜异位囊肿及左侧输卵管积血。

4. 腹腔镜　部分大网膜与腹膜、左侧输卵管膜性粘连，盆腔见片状火焰状和水泡样子宫内膜异位症病灶，分离粘连，盆腔内未见正常发育的子宫，盆腔左侧见一大小约 40mm×30mm×30mm 的始基子宫，左侧输卵管扭曲、积血，增粗膨大呈腊肠样，直径约 50mm，伞端闭锁，与同侧卵巢粘连，左侧卵巢增大，内可见子宫内膜异位。右侧卵巢外下方见一大小约 20mm×20mm×15mm 的始基子宫（图 13-208）。

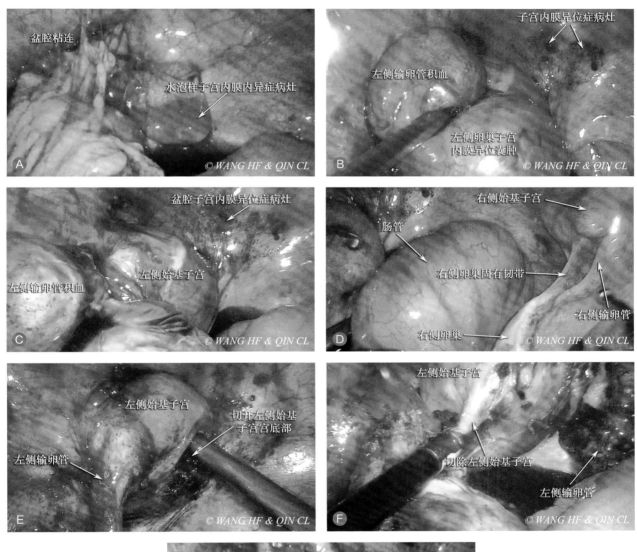

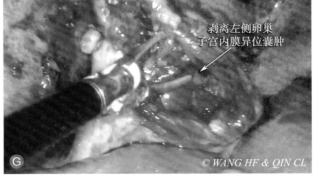

图 13-208　病例 42 腹腔镜

A. 盆腔粘连，见子宫内膜异位症病灶；B. 左侧输卵管积血，伞端闭锁，与左侧卵巢粘连，左侧卵巢子宫内膜异位囊肿；C. 分离粘连后见左侧始基子宫；D. 盆腔右侧见右侧始基子宫和卵巢；E. 超声刀切开左侧始基子宫底部，见积血流出；F. 切除左侧始基子宫；G. 剥离左侧卵巢子宫内膜异位囊肿。

　　分离盆腔粘连，超声刀切开左侧始基子宫底部，见子宫肌层增厚明显，子宫腔狭小，内见巧克力样液体流出，左侧输卵管积血，伞端闭锁，无保留始基子宫及左侧输卵管意义，术中与患者家属交代病情，建议切除，患者家属签字同意，故行"左侧始基子宫切除术＋左侧输卵管切除术＋左侧卵巢子宫内膜异位囊肿剥除术＋盆腔子宫内膜异位症病灶电灼术＋腹腔粘连松解术"。

　　5. 术后病理诊断　大体见切除的左侧始基子宫标本，大小约 40mm×35mm×30mm，剖检切面灰白，质中，肌层厚约 16mm，子宫腔细小，内膜厚2mm（图 13-209）。镜下见肌层组织和增生期子宫内膜。病理诊断：符合始基子宫。

　　6. 最终临床诊断（图 13-210）

（1）MRKH 综合征。

（2）左侧始基子宫有功能性内膜合并宫腔积血。

（3）左侧卵巢子宫内膜异位囊肿。

（4）左侧输卵管伞端闭锁合并积血。

（5）盆腔子宫内膜异位症。

（6）腹腔粘连。

（7）左肾缺如。

　　7. 病例分享要点　本例患者 13 岁，但由于存在有功能性内膜的始基子宫，始基子宫无子宫颈，无阴道，经血无法流出，始基子宫宫腔积血，经血逆流，造成输卵管积血、左侧卵巢子宫内膜异位囊肿、盆腔子宫内膜异位症和盆腔粘连，故尽早明确诊断、解除梗阻，减轻患者临床症状，非常必要。阴道成形术建议在 18 岁后进行（详见第十章"MRKH 综合征"）。MRKH 综合征合并左侧始基子宫有功能性内膜和左侧输卵管大量积血超声及腹腔镜表现见视频 13-42。

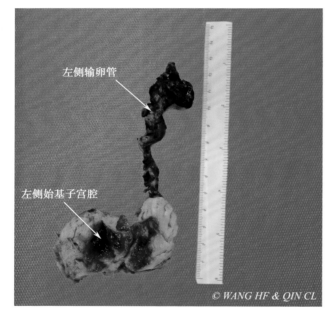

图 13-209　病例 42 标本图
切除的左侧始基子宫，肌层厚，子宫腔细小，
内见少许内膜组织。

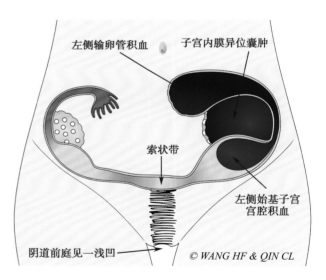

图 13-210　病例 42 示意图

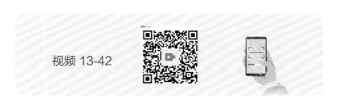

视频 13-42

（王慧芳　秦成路　胡守容　赖云英）

【病例 43】

1. 病史摘要 患者女性,15 岁,青春期后无月经来潮,周期性下腹痛 2 年余。13 岁开始乳房发育,无明显诱因出现周期性下腹胀痛,可忍受,每次疼痛 2 天左右,无阴道流血、流液,未诊治。半个月前再次出现下腹痛,且症状持续无缓解,就诊于当地市人民医院,盆腔 MRI 提示"①阴道口存在,疑阴道闭锁,子宫颈未明确显示,子宫位于盆腔左侧,子宫底部似朝向后方,发育畸形?;②子宫腔内见积血;③盆腔右侧囊性病灶;④盆腔积液"。临床考虑处女膜闭锁或阴道闭锁可能,建议患者转诊笔者医院诊治,门诊拟"MRKH 综合征? 阴道闭锁?"收入院。入院后专科检查:外阴发育正常,阴道前庭见一浅凹,深约 20mm,尿道开口正常。肛门指诊:盆腔空虚,左侧附件区触及一实质性包块,活动度尚可,无明显压痛,右侧附件区未触及异常。直肠黏膜光滑,未触及明显异常。

2. 超声检查

(1)超声表现:经腹及经直肠超声扫查,盆腔左侧可见梭形始基子宫,大小约 46mm×34mm×31mm,壁回声尚均匀,其内可见子宫腔回声,腔内可见无回声区,范围约 26mm×8mm,内见点状弱回声,挤压可见移动,三维超声成像,子宫腔呈月芽形偏向左侧,左侧卵巢位于左侧始基子宫内侧。右侧始基子宫位于盆腔右侧,大小约 22mm×9mm,内未见内膜回声,右侧卵巢位于右侧始基子宫内侧。可见长条形索状带连接两侧始基子宫下缘。经直肠双平面超声检查,膀胱尿道后壁与直肠前壁之间阴道走行区域未见阴道结构,尿道内口水平尿道后壁与直肠前壁间距约 3mm,直肠膀胱陷凹可见前后径约 32mm 的无回声区,内可见密集点状弱回声(图 13-211)。

肝、胆、脾及双肾超声检查未见异常声像。

(2)超声提示:①考虑 MRKH 综合征声像图改变;②左侧始基子宫宫腔积血;③盆腔积血。

3. MRI 检查

(1)MRI 表现:盆腔未见正常发育的子宫结构,盆腔左侧见卵圆形类子宫结构,内膜、结合带及肌层可见,子宫腔可见少量液性信号影,T_1WI、T_2WI 为高信号,未见子宫颈及阴道穹窿结构。阴道走行区

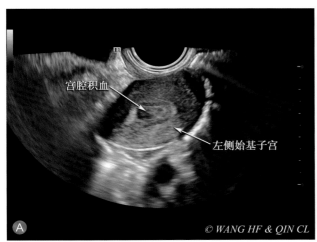

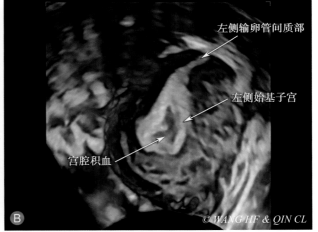

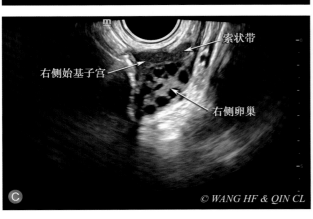

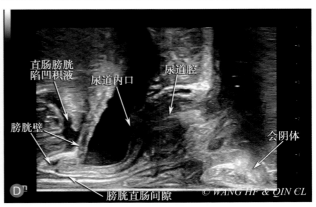

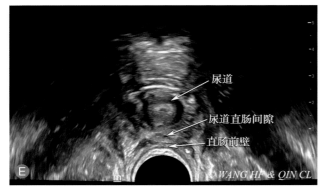

图 13-211 病例 43 超声表现
A~C. 经直肠超声检查,盆腔左侧可见梭形始基子宫合并宫腔积血,右侧始基子宫位于盆腔右侧,内未见内膜样回声;
D、E. 经直肠双平面超声检查,膀胱尿道后壁与直肠前壁间未见阴道结构。

未见阴道结构显示。两侧卵巢可见,分别位于盆腔两侧。盆腔右侧可见右侧始基子宫,内未见内膜。膀胱充盈不良,未见明显异常信号影,直肠膀胱陷凹可见液性信号影积聚,呈 T_2WI 高信号(图 13-212)。

(2)MRI 提示:①考虑 MRKH 综合征;②盆腔左侧始基子宫宫腔内积血,请结合临床;③盆腔积液。

4. 腹腔镜 盆腔腹膜见多发散在紫蓝色子宫内膜异位症病灶。盆腔右侧见右侧始基子宫,大小约 10mm×10mm×10mm,右侧输卵管和卵巢外观未见异常。盆腔左侧见左侧始基子宫,大小约

30mm×30mm×20mm,左侧输卵管和卵巢外观未见异常,双侧始基子宫下缘见索状带相连。

超声刀沿左侧始基子宫子宫底部弧形切开,暴露子宫腔,可见陈旧性积血流出,吸尽积血,可见子宫腔及内膜组织,同法处理右侧始基子宫,未见子宫腔及内膜组织,术中诊断"MRKH 综合征合并左侧有功能性内膜的始基子宫,盆腔子宫内膜异位症Ⅲ期"。行"腹腔镜辅助阴道成形术 + 人工阴道始基子宫吻合术(罗湖五式)+ 双侧始基子宫融合术"(图 13-213)。

5. 术后 3 周超声检查 经腹及经直肠超声扫

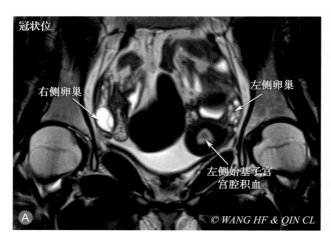

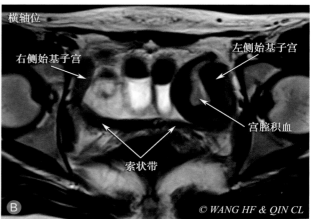

图 13-212 病例 43 MRI 表现
A、B. 左侧始基子宫宫腔积血;索状带连接左右侧始基子宫下缘(B)。

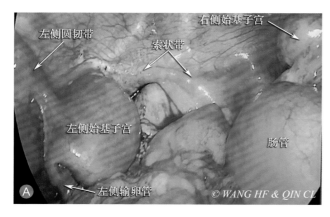

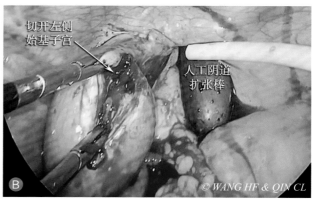

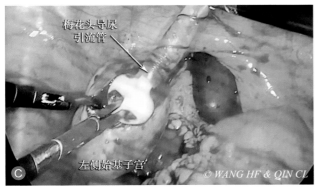

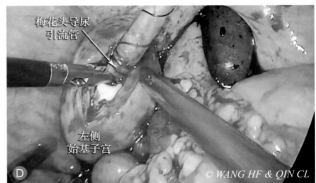

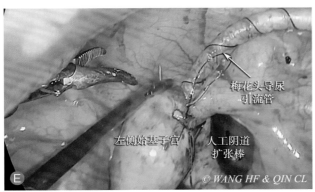

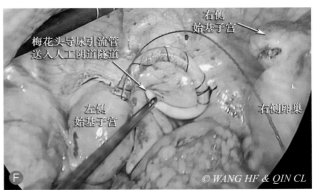

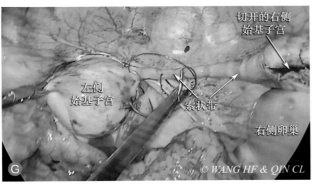

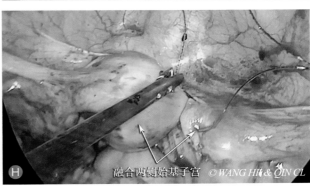

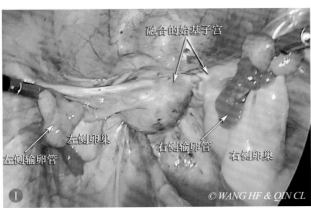

图 13-213　病例 43 腹腔镜

A. 盆腔见左、右侧始基子宫和连接其下缘的索状带；B. 打通人工阴道隧道，切开左侧始基子宫见积血流出；C、D. 左侧始基子宫宫腔置放并固定包裹有生物补片的梅花头导尿引流管；E、F. 缝合左侧始基子宫，并将引流管送入人工阴道隧道；G. 行左侧始基子宫人工阴道吻合，并切开右侧始基子宫；H、I. 融合两侧始基子宫。

查,盆腔偏左侧可见大小约40mm×39mm×40mm的融合始基子宫回声,其内可见梅花头导尿引流管的头端。经直肠双平面超声检查,尿道长约30mm,膀胱尿道后壁与直肠前壁之间可见人工阴道回声,内可见引流管回声,尿道内口水平人工阴道厚约12.5mm,CDFI显示人工阴道壁见较丰富的血流信号(图13-214)。

6. 术后3周MRI检查 始基子宫人工阴道吻合术后复查,融合的始基子宫内见梅花头导尿引流管的头端,人工阴道区域见引流管影留置。两侧卵巢可见,位置、形态大致如常。膀胱充盈不良,未见明显异常信号影,直肠膀胱陷凹可见液性信号影,呈T_2WI高信号(图13-215)。

7. 最终临床诊断(图13-216)
(1)MRKH综合征。
(2)左侧始基子宫有功能性内膜合并宫腔积血。
(3)盆腔子宫内膜异位症Ⅲ期。

8. 病例分享要点 本例为有功能性内膜的MRKH综合征,由于始基子宫发育较好,故保留始基子宫,行始基子宫与人工阴道吻合术的"罗湖五式"术式,既解决了梗阻问题,又恢复了患者的解剖和生理功能,患者从心理和生理上都得到了很好的治疗(详见第十章"先天性子宫阴道缺如综合征"和附录"腹腔镜辅助腹膜阴道成形术")。MRKH综合征合并左侧始基子宫有功能性内膜超声表现和左侧始基子宫与人工阴道吻合术腹腔镜表现见视频13-43。

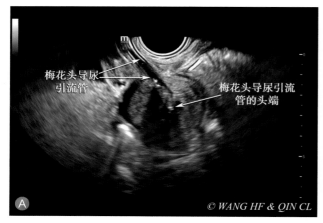

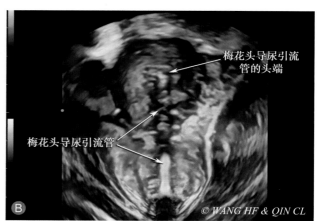

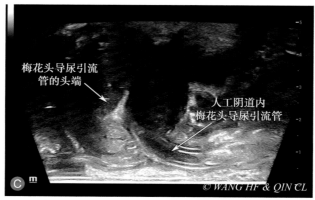

图13-214 病例43术后3周超声表现
A、B.融合的始基子宫内可见梅花头导尿引流管的头端;C.经直肠双平面超声检查,膀胱尿道后壁与直肠前壁之间可见人工阴道,内可见引流管回声。

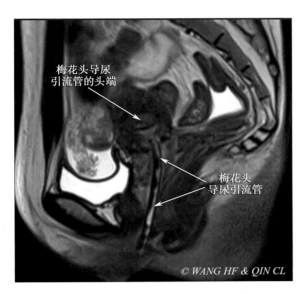

图 13-215　病例 43 术后 3 周 MRI 表现
融合的始基子宫内见梅花头导尿引流管的头端,阴道区域见
引流管影留置。

视频 13-43

（秦成路　王慧芳　胡守容　赖云英）

【病例 44】

1. 病史摘要　患者女性,28 岁,未婚。青春期后无月经来潮,发现先天性无阴道 13 年。患者 15 岁时出现乳房发育及腋毛、阴毛生长等表现,一直无月经来潮,在当地医院就诊,盆腔超声提示"始基子宫,阴道缺如",染色体核型检查提示"46,XX",未继续诊治。患者诉有周期性乳房胀痛,持续 1+周可缓解,无周期性下腹胀痛,无腰痛等不适。今患者要求阴道成形手术到笔者医院就诊,门诊拟"MRKH 综合征"收入院。入院后专科检查:外阴发育正常,阴道前庭见一浅凹,深约 20mm,尿道开口正常。肛门指诊:盆腔空虚,未触及及包块。

2. 超声检查

（1）超声表现:经腹及经直肠超声扫查,盆腔内未见正常子宫回声。左侧卵巢位于盆腔左侧,大小约 24mm×12mm,紧贴左侧卵巢外下方可见

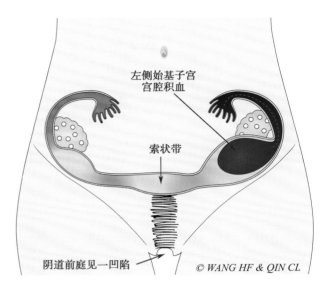

图 13-216　病例 43 示意图
左侧始基子宫有功能性内膜的 MRKH 综合征。

左侧始基子宫,大小约 26mm×17mm,内未见明显内膜样回声。右侧卵巢位于盆腔右侧,大小约 38mm×27mm,紧贴右侧卵巢外下方可见右侧始基子宫,大小约 28mm×20mm,内未见明显内膜样回声。可见厚约 10mm 的低回声索状带连接左右两侧始基子宫下缘。盆腔可见前后径约 11mm 的无回声区,内透声好。经直肠双平面超声检查,尿道长度约 31mm,膀胱尿道后壁与直肠前壁之间未见阴道结构显示,尿道内口水平尿道后壁与直肠前壁之间的间距约 4.5mm,尿道中下段后壁与直肠前壁之间可见一个大小约 13mm×9mm×7mm 低回声区,呈椭圆形,边界尚清,内可见散在点状高回声,挤压可变形,CDFI 显示结节内及周边无明显血流信号（图 13-217）。

肝、胆、脾及双肾超声检查未见异常声像。

（2）超声提示:①考虑 MRKH 综合征声像图改变;②双侧卵巢未见异常声像;③尿道中下段与直肠前壁之间囊性病灶,内为黏稠的液体,考虑尿道旁囊肿可能,建议进一步检查;④盆腔积液。

3. MRI 检查

（1）MRI 表现:盆腔未见正常发育子宫结构,两侧卵巢可见,位置、形态大致如常,两侧卵巢下方可见始基子宫结节,右侧大小约 17mm×16mm,左侧

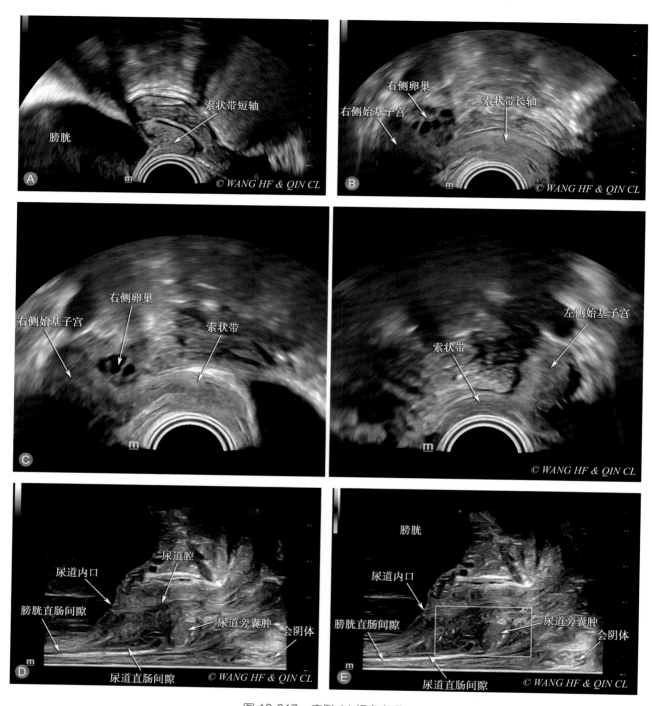

图 13-217　病例 44 超声表现

A~C. 经直肠超声检查,可见索状带短轴和长轴及左、右侧始基子宫,内未见内膜样回声;D、E. 经直肠双平面超声检查,膀胱尿道后壁与直肠前壁之间未见阴道结构,尿道后壁可见一边界尚清晰的低回声区,CDFI 内未见血流信号。

大小约 18mm×14mm。阴道走行区未见其正常结构显示。膀胱充盈良好,未见明显异常信号影,尿道后壁与直肠前壁之间可见类圆形囊性信号灶,大小约 10mm×10mm。直肠膀胱陷凹可见液性信号影积聚,呈 T_2WI 高信号(图 13-218)。

(2)MRI 提示:①符合 MRKH 综合征,双侧卵巢下方始基子宫,请结合临床;②尿道后壁囊肿;③盆腔积液。

4. 腹腔镜　盆腔空虚,未见正常发育的子宫,盆壁两侧各见一始基子宫结节,其下缘以索状带连

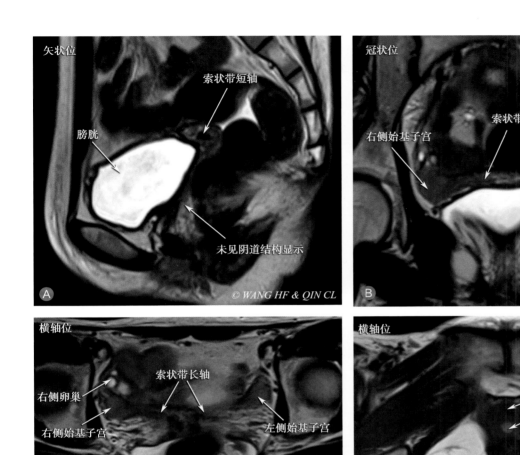

图 13-218　病例 44 MRI 表现

A. 矢状位阴道走行区未见正常阴道结构显示，见索状带短轴；B、C. 冠状位和横轴位见索状带长轴和左右两侧始基子宫；
D. 横轴位在尿道后壁见一囊性信号灶。

接，右侧输卵管及右侧卵巢外观正常；左侧输卵管系膜可见一直径约 15mm 的系膜囊肿，左侧卵巢外观正常。行"腹腔镜辅助阴道成形术"，即"罗湖二式"。

切开并分离尿道直肠间隙，尿道右后侧旁见一小囊肿，直径约 10mm，钳夹囊肿，分离囊肿周边组织，于囊肿基底部剪断切除囊肿，取出查看肿物内为黏稠的液体，送病理检查（图 13-219）。

5. 术后病理诊断　大体见切除的尿道旁囊肿呈灰白色，最大径 8mm。病理诊断：符合尿道旁囊肿。

6. 最终临床诊断（图 13-220）

（1）MRKH 综合征。

（2）尿道旁囊肿。

7. 病例分享要点　MRKH 综合征术前超声除了关注始基子宫和卵巢外，还要关注膀胱、尿道和直肠有无占位性病变，特别关注膀胱尿道后壁与直肠前壁之间的间隙有无占位性病变，这个间隙就是成形人工阴道的地方，此间隙如果有占位性病变，将直接影响手术方案的确定（详见附录"腹腔镜辅助腹膜阴道成形术"）。MRKH 综合征合并尿道旁囊肿超声、腹腔镜和手术表现见视频 13-44。

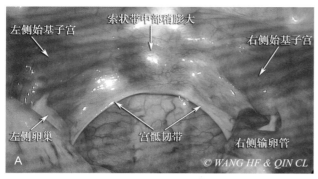
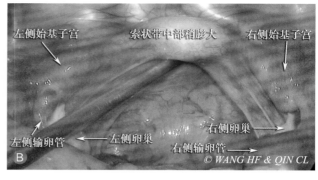
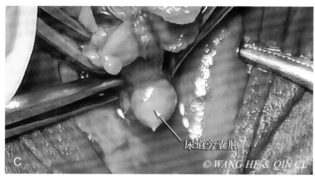
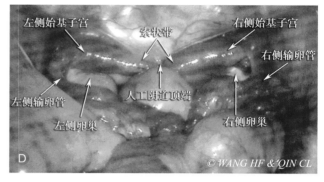

图 13-219　病例 44 腹腔镜

A、B. 盆腔见左、右侧始基子宫和连接其下缘的索状带；C. 切开并分离尿道直肠间隙，尿道右后侧旁见一小囊肿；D. 阴道成形术后盆腔，人工阴道顶端固定在索状带中部。

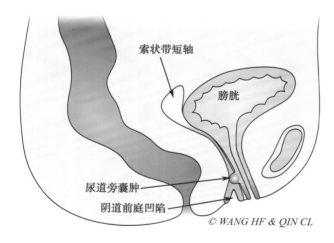

图 13-220　病例 44 示意图
MRKH 综合征合并尿道旁囊肿。

视频 13-44

（秦成路　郭　蓉　赖云英　王慧芳）

【病例 45】

1. 病史摘要　患者女性，27 岁，已婚 3 年，青春期后无月经来潮，发现先天性无阴道 11 年。14 岁时出现乳房发育和腋毛、阴毛生长等表现，但一直无月经来潮。15 岁到当地医院就诊，诊断为"先天性无阴道综合征？幼稚子宫？"，染色体核型检查提示为"46，XX"。婚后性生活困难，后经性生活顶压逐渐满意。患者一直无周期性下腹胀痛。3 个月前在外院行经阴道取卵术失败，自述找不到卵巢。1 月前经朋友介绍到笔者医院就诊，门诊超声提示"符合 MRKH 综合征声像图改变"。今患者要求行"始基子宫融合术"，门诊拟"MRKH 综合征"收入院。入院后专科检查：外阴发育正常，阴道前庭可见阴道口，探查深度约 50mm，顶端为盲端，尿道开口正常。肛门指诊：盆腔空虚，双侧附件区未触及异常。直肠黏膜光滑，未触及明显异常。

2. 超声检查

（1）超声表现：经腹及经直肠超声检查，盆腔内未见正常子宫回声。盆腔左、右侧见中等回声的左、右侧始基子宫,大小分别为 28mm×15mm(左侧)和 28mm×18mm(右侧),内未见明显内膜样回声;腔内探头经腹检查,左侧始基子宫上方(靠近左侧髂前上棘水平)见左侧卵巢,大小约 39mm×12mm,呈长条形,最大切面可见 8 个直径小于 10mm 的窦卵泡,右侧始基子宫上方(靠近右侧髂前上棘水平)见右侧卵巢,大小约 26mm×19mm,呈椭圆形,最大切面可见 6 个直径小于 10mm 的窦卵泡。索状带连接左右两侧始基子宫下缘,较厚处约 8.1mm。经直肠双平面超声检查:尿道长度约 38mm,尿道内口水平尿道后壁与直肠前壁间距约 4.9mm。阴道下段可见,长度约 40mm,顶端为盲端,棉签顶压后测量长度约 65mm(图 13-221)。

肝、胆、脾及双肾超声检查未见异常声像。

(2)超声提示:①符合 MRKH 综合征声像图改变;②双侧始基子宫,内未见内膜声像;③双侧卵巢异位至髂前上棘水平。

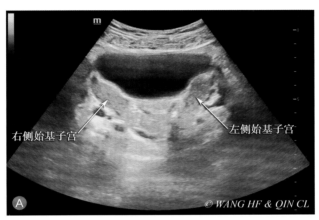

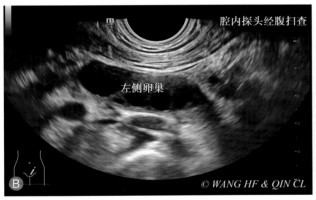

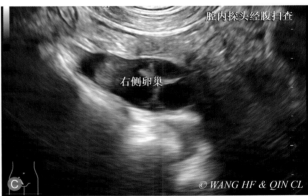

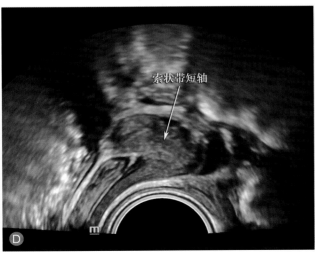

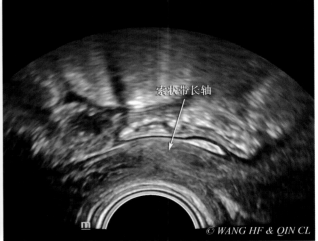

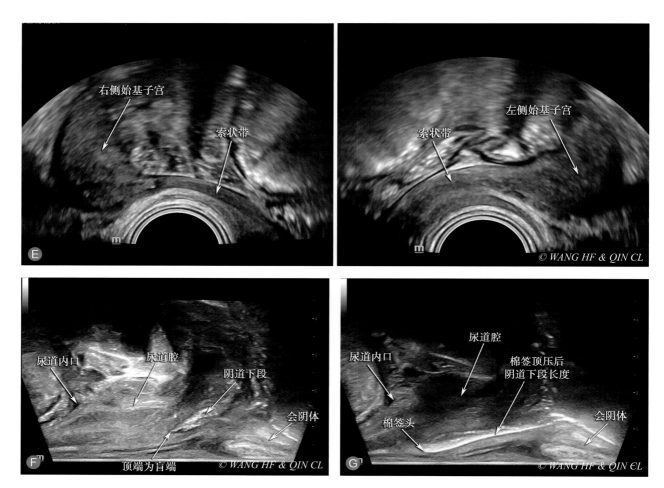

图 13-221　病例 45 超声表现

A.经腹超声检查,盆腔左、右侧见中等回声左、右侧始基子宫;B、C.腔内探头经腹检查,左右侧始基子宫上方(靠近左右侧髂前上棘水平)见左右侧卵巢;D、E.经直肠检查可见双侧始基子宫和连接其下缘的索状带;F.经直肠双平面超声检查,可见阴道下段;G.棉签顶压后测量阴道下段长度。

3. MRI 检查

(1)MRI 表现:盆腔未见正常发育子宫结构,两侧卵巢可见,近髂前上棘水平,形态大致如常,两侧卵巢下方可见左、右侧始基子宫,大小分别为 13mm×22mm×15mm(左侧)和 16mm×19mm×15mm(右侧)。阴道走行区域未见其正常结构显示,可见条索状高信号影。膀胱充盈良好,未见明显异常信号影,直肠膀胱陷凹可见液性信号影积聚,呈 T_2WI 高信号(图 13-222)。

(2)MRI 提示:①符合 MRKH 综合征;②双侧始基子宫上方见卵巢,请结合临床;③盆腔积液。

4. 腹腔镜　见盆腔空虚,未见正常发育的子宫,紧贴左右侧盆壁见左右侧始基子宫,大小均为 25mm×20mm,双侧始基子宫下缘以索状带连接。双侧附件外观正常,双侧卵巢位置偏高,位于始基子宫上方,腹腔镜下于膀胱后方行"双侧始基子宫相对缝合融合术",融合术后见双侧卵巢向盆腔中部靠拢,位于融合的始基子宫左右后方(图 13-223)。

5. 术后 3 天超声检查　经腹及阴道(顶压成形)超声检查,盆腔内可见融合子宫回声,呈"蝴蝶形",宽约 47mm,前后径约 13mm,内部回声尚均匀,双侧卵巢可显示,分别位于融合的始基子宫两侧后方,左侧卵巢大小约 32mm×24mm,右侧卵巢大小约 35mm×20mm,右侧卵巢内可见优势卵泡大小约 16mm×12mm(图 13-224)。

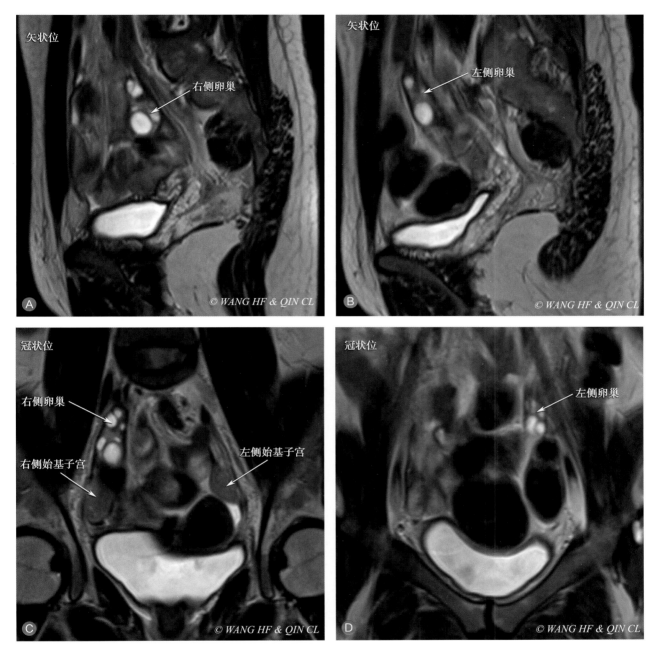

图 13-222　病例 45 MRI 表现
A~D. 左右侧始基子宫分别位于盆腔左右侧,左右侧卵巢位于左右侧始基子宫上方,近髂前上棘水平。

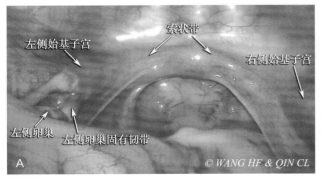

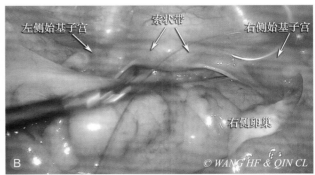

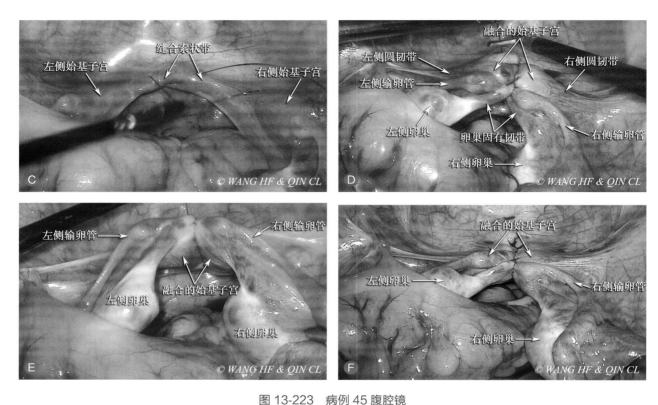

图 13-223　病例 45 腹腔镜

A、B. 盆腔空虚,见长条形的索状带连接左右侧始基子宫下缘,左右侧卵巢位于左右侧始基子宫上方;C. 从索状带中部开始
缝合;D~F. 融合两侧始基子宫至盆腔中部,两侧卵巢随之移至融合的始基子宫两侧。

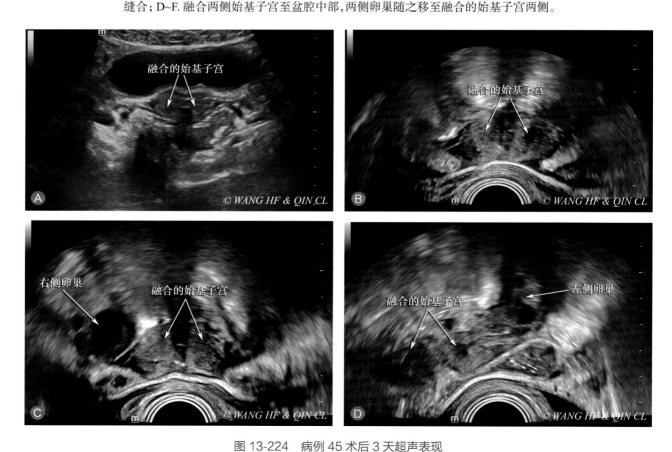

图 13-224　病例 45 术后 3 天超声表现

A、B. 经腹及阴道(顶压成形)超声检查,盆腔内可见融合子宫回声,呈"蝴蝶形";C、D. 双侧卵巢分别位于融合的始基子宫
左右后方,右侧卵巢内可见优势卵泡发育。

6. 最终临床诊断（图 13-225）

（1）MRKH 综合征。

（2）双侧始基子宫融合术后。

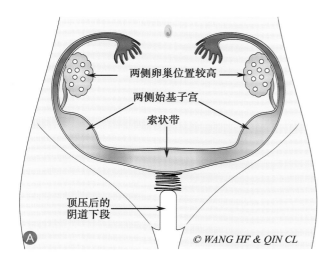

两侧卵巢位置较高

两侧始基子宫

索状带

顶压后的
阴道下段

© WANG HF & QIN CL

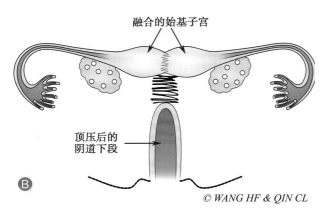

融合的始基子宫

顶压后的
阴道下段

© WANG HF & QIN CL

图 13-225　病例 45 示意图

A. MRKH 综合征两侧卵巢位置较高；B. 始基子宫融合后，
两侧卵巢位于融合的始基子宫两侧。

7. 病例分享要点　卵巢的迁移过程依赖于米勒管的正常发育，当米勒管发育和融合障碍时，可阻止卵巢的下降，导致卵巢位置过高，停滞在腹腔，从而出现卵巢异位的现象，这种情况在 MRKH 综合征中尤为常见（详见第十章"MRKH 综合征"）。MRKH 综合征患者卵巢位置的确定对于取卵策略具有重要意义。当卵巢位置过高，位于始基子宫上方，而人工阴道一般较短，顶端为盲端，且缺乏阴道穹窿，阴道的延展性差，取卵路径长，故取卵困难。患者在始基子宫融合术前无法取卵，两侧始基子宫融合术，可将位于左右侧盆壁始基子宫固定于盆腔中央，两侧卵巢也随之移至融合的始基子宫两侧。MRKH 综合征双侧始基子宫融合术超声和腹腔镜

表现见视频 13-45。

视频 13-45

（王慧芳　秦成路　石瑾秋　赖云英）

【病例 46】

1. 病史摘要　患者 23 岁，社会性别为男性，周期性血尿近 10 年。1 月前因"左侧输尿管结石合并肾积水"在笔者医院住院行"体外冲击波碎石术"，住院期间超声和全腹 CT 检查均提示"左肾结石伴输尿管下段结石，盆腔子宫声像，阴道大量积液"；性激素六项、β-hCG、AMH 均正常，促肾上腺皮质激素、皮质醇、17- 羟孕酮、硫酸去氢表雄酮、抑制素 B、雄烯二酮和双氢睾酮均在正常范围，染色体核型检查提示"46，XX"。为进一步诊治，患者再次住院，入院后专科检查：双侧乳腺对称隆起，外阴发育阴毛呈倒三角分布，浓密，可见明显增大的阴蒂，似男性阴茎，长约 50mm，直径约 20mm，阴蒂头部可见一开口，嘱患者排尿，可见尿液流出，未见大小阴唇，未见阴道开口，外生殖器男性化程度的评估（Prader）分级 V 级。详细追问病史，患者母亲在妊娠期间服用大量含有雄性激素的药物。

2. 超声检查

（1）超声表现：经腹及经会阴超声检查，盆腔正中可见子宫回声，前位，子宫体大小约 45mm × 43mm × 36mm，宫壁回声均匀，子宫内膜厚度约 4.7mm，子宫腔内未见明显异常回声，子宫颈可见。双侧卵巢可见，大小正常，内可见窦卵泡。阴道大量积液，明显扩张，上下径约 74mm，左右径约 68mm，前后径约 57mm，阴道下段显示不清，阴道积液的最低点距离会阴部的距离约 22mm。经直肠双平面超声检查，静息状态下检查，膀胱尿道后方可见明显积液扩张的阴道中上段，阴道下段显示不清，可见明显增大的阴蒂；嘱患者做瓦尔萨尔瓦动作和排尿时检查，可观察到阴道下段与尿道汇合于共道腔道，共同腔道走行于明显增大的阴蒂内，开口于阴蒂头。测量尿道内口到共道汇合口处的距离约 22mm。直肠子宫陷凹未见明显游离无回声区（图 13-226）。

　　肝、胆、脾、右肾超声检查未见异常声像。左肾区内可见多个沙粒状强回声。

　　(2)超声提示:①盆腔子宫、卵巢未见异常声像;②阴道大量积液,阴道下段与尿道下段共道,建议进一步检查;③左肾多发小结石。

　　3. CT 检查(第一次住院期间检查)

　　(1)CT 表现(全腹平扫 + 增强):肝胆脾胰未见异

常征象。左侧输尿管下段见类圆形高密度影,其上方输尿管扩张积水,肾盂、肾盏扩张。双肾窦密度增高。增强扫描左肾实质强化程度较右侧稍低。双侧肾上腺形态密度均匀,未见明显异常密度影及异常强化征象。膀胱充盈欠佳,膀胱壁未见明显局限性增厚。盆腔可见子宫,子宫体积不大,密度均匀,阴道扩张,内见积液。明显增大的阴蒂似阴茎(图 13-227)。

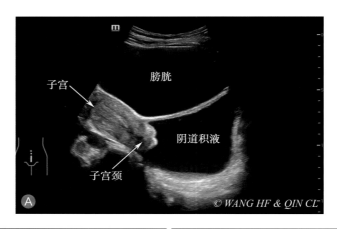

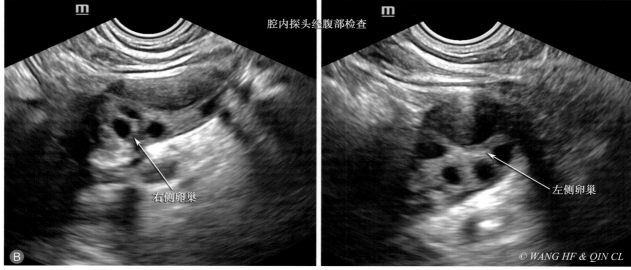

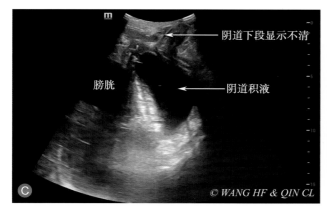

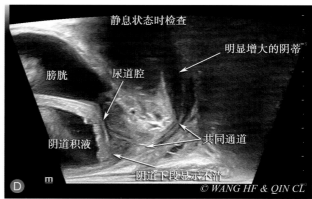

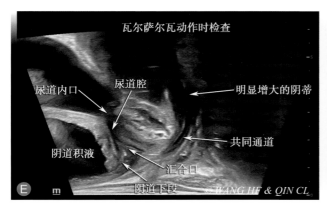

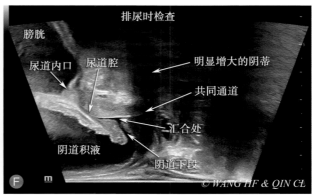

图 13-226　病例 46 超声表现

A、B. 经腹超声检查,盆腔正中可见子宫回声,阴道积液扩张,双侧卵巢可见,内可见窦卵泡;C. 经会阴超声检查,阴道下段显示不清;D. 经直肠双平面超声检查,在静息状态下,阴道中上段积液扩张,阴道下段显示不清,可见明显增大的阴蒂;E、F. 嘱患者做瓦尔萨尔瓦动作和排尿时检查,可观察到阴道下段与尿道下段汇合于共同通道。

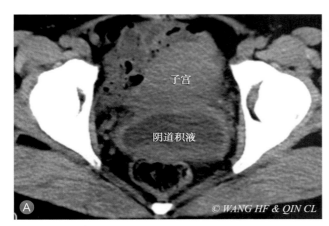

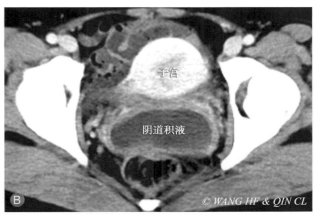

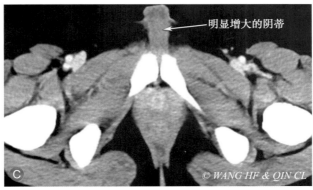

图 13-227　病例 46 CT 表现

A、B. CT 平扫 + 增强:膀胱充盈欠佳,盆腔可见子宫,子宫体积不大,密度均匀,阴道明显积液扩张;
C. 明显增大的阴蒂似阴茎。

(2)CT 提示:①左侧输尿管下段结石,其上方泌尿系扩张积水,左肾排泄功能减低;②双肾钙乳沉积;③盆腔可见子宫,阴道积液扩张,请结合临床。

4. 实验室检查

(1)性激素六项(参考正常女性):雌二醇、睾酮、孕酮、卵泡刺激素、黄体生成素、催乳素均在正常值范围。

(2)抗米勒管激素(AMH 3.21ng/ml)和 β 人绒毛膜促性腺激素(β-hCG<0.6IU/L)正常(参考正常女性)。

（3）血常规、尿常规、凝血功能、肝功能、肾功能、电解质、血糖、甲状腺功能五项均在正常值范围。

5. 超声监测下尿道输尿管镜检查 + 膀胱镜检查 经增大的阴蒂头部共道口置入输尿管镜进入共道腔，共道腔顶端见一汇合口，汇合口大小约 10mm，向汇合口内置入导丝，超声见导丝进入阴道内，在导丝引导下插入膀胱镜，经汇合口向背侧方向进入阴道内，阴道内大量浑浊液体，液体中漂浮大量絮状物，在阴道顶端见子宫颈、子宫颈外口和阴道穹窿；退出膀胱镜至汇合口处，再向腹侧方向进入到膀胱内，膀胱未见异常，可见两侧输尿管开口正常，退出膀胱镜至尿道，可见膀胱颈，测量膀胱颈距离汇合口的距离约 30mm，汇合口到增大的阴蒂头部共

道口的距离约 80mm（图 13-228）。

6. 最终临床诊断（图 13-229）

（1）46，XX DSD：外生殖器男性化程度的评估（Prader）分级 V 级。

（2）泌尿生殖窦畸形（阴道尿道共道）。

（3）子宫和卵巢未见明显异常。

7. 患者先后两次行"外生殖器整形"手术，恢复正常女性社会性别，获得较好的治疗效果。

8. 病例分享要点 该患者母亲在其妊娠期服用大量含有雄性激素的药物导致患者在胚胎发育过程中出现外生殖器发育异常，阴唇融合、阴蒂肥大和持续性泌尿生殖窦。常规盆腔超声可检查到盆腔生殖器官发育情况，但很难观察到阴道下段与尿道之

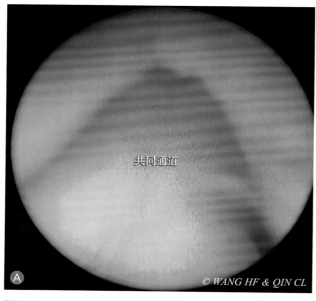

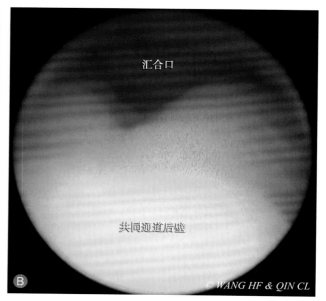

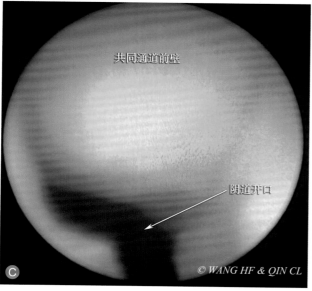

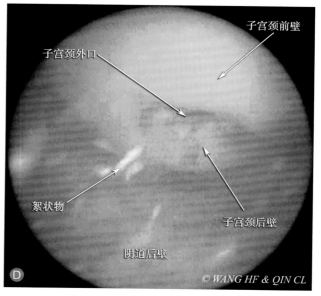

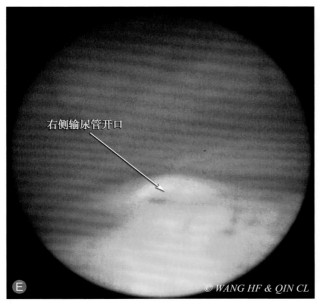

右侧输尿管开口

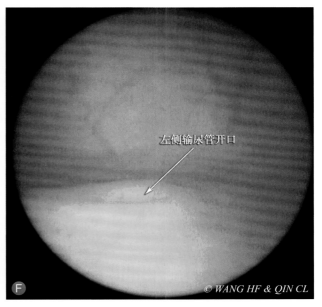

左侧输尿管开口

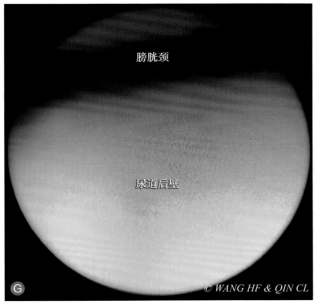

膀胱颈

尿道后壁

图 13-228　病例 46 尿道输尿管镜检查 + 膀胱镜检查
A、B. 经增大的阴蒂头部共道口置入输尿管镜入共道腔,共道腔顶端见一汇合口;C、D. 膀胱镜经汇合口向背侧方向进入阴道内,在阴道顶端见子宫颈;E、F. 膀胱镜经汇合口腹侧进入膀胱,可见两侧输尿管开口正常;G. 退出膀胱镜于尿道内,观察膀胱颈。

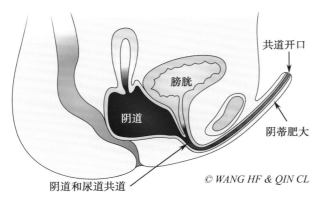

共道开口

膀胱

阴道

阴蒂肥大

阴道和尿道共道

图 13-229　病例 46 示意图
泌尿生殖窦畸形(阴道尿道共道)。

间的关系,经直肠双平面超声的声束与尿道和阴道几乎垂直,可清楚显示尿道内口、尿道、阴道和共道,

并可见尿道和阴道汇合处和测量尿道内口到汇合处的距离,为临床手术方案的确定提供了很好的影像学依据(详见第十一章"持续性泌尿生殖窦"和第十二章"性发育异常")。46,XX DSD 合并泌尿生殖窦畸形(阴道尿道共道)超声和膀胱镜表现见视频 13-46。

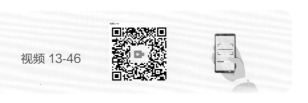

视频 13-46

(王慧芳　杨青山　李　环　胡小红)

【病例 47】

1. 病史摘要 患者 23 岁,社会性别为女性,未婚。无月经来潮,周期性血尿 13 年,反复下腹痛 12 年。患者 10 岁开始出现周期性血尿,间隔 1~2 个月,持续约 7~10 天,见血块,无异味,偶有下腹隐痛,未重视及就医。11 岁开始出现下腹痛,并逐步加重,无法忍受,至当地省级医院就诊,超声检查提示"双子宫、双阴道,阴道积血可能,处女膜闭锁? 左侧附件区脓肿形成可能",盆腔 CT 检查提示"盆腔多发囊性包块";遂行剖腹探查术,术中见"盆腔致密粘连,术野无法暴露,遂改行腹腔脓肿切开引流,引流出黄色脓性液体"。治疗期间行染色体核型检查提示"46,XX"。术后仍有周期性血尿,偶有下腹隐痛。20 岁(3 年前)时再次出现剧烈下腹痛,至当地省级医院就诊,超声检查提示"双子宫双阴道,盆腔左侧见一混合回声包块,大小约 127mm×88mm×89mm,内见多房分隔",腹部 CT 检查提示"盆腔左侧囊性占位,考虑脓肿伴前腹壁渗出性改变",予抗感染同时行 CT 定位下穿刺置管引流术,引流出大量脓性液体,留置引流管 1 个月后拔除。12 年来患者时常有下腹隐痛,期间间断抗炎治疗后腹痛有所缓解,一直无月经来潮,有周期性血尿,无尿频尿急尿痛,无排尿困难。今为求进一步治疗,门诊拟"周期性血尿查因、生殖道发育异常"收入院。患者出生时发现"先天性巨结肠、先天性肛门狭窄",出生后 1 年内前后行"乙状结肠造口术""经腹会阴肛门成形术 + 直肠膀胱瘘修补术"和"乙状结肠瘘口关闭回纳术";17~18 岁期间先后行"人工肛门成形术 + 外翻黏膜修补术"和"肛门外翻黏膜切除术 + 肛门皮肤成形术"。入院后专科检查:外阴发育正常,色素正常,阴毛呈女性型分布,阴蒂正常,会阴前庭仅有一个开口,可容纳一个小指头,未见正常尿道和阴道开口。人工肛门,直肠黏膜外翻,未及赘生物,指诊无血染。

2. 超声检查

(1) 超声表现:经腹及经直肠超声检查,盆腔内可见两个子宫体及两个子宫颈回声。紧贴右侧盆壁见右侧子宫,子宫体大小约 38mm×37mm×34mm,宫壁回声尚均匀,子宫内膜厚约 8mm,子宫颈长约 20mm,子宫颈下方可见积液扩张的阴道上段,长约 13mm,阴道下段未见显示。左侧子宫横卧盆腔,子宫底紧贴左侧髂窝,子宫颈位于盆腔中部,子宫体大小约 58mm×33mm×36mm,宫壁回声尚均匀,子宫内膜厚约 9mm,子宫颈长约 40mm,子宫颈下方可见积液扩张的阴道上段,长约 25mm,阴道下段未见显示。尿道上段可显示,长约 15mm,其下方可见长约 50mm 的共同通道,与尿道上段大约呈 100° 角,壁厚约 4.5mm,其内可见高回声气体线。左侧卵巢可显示,左侧卵巢内可见大小约 48mm×35mm×41mm 的类圆形无回声区,边界清,内透声差,可见点状回声,CDFI 显示内部未见血流信号;左侧附件区可见无回声包块,大小约 73mm×35mm,CDFI 显示内部未见血流信号。右侧卵巢可显示,内可见大小约 23mm×24mm×23mm 的类圆形无回声区,边界清,内透声好,后方回声增强,CDFI 显示内部未见血流信号;右侧附件区见范围约 35mm×15mm 形态不规则的无回声区,壁稍厚,内壁欠光滑,内透声尚可,后方回声增强,CDFI 显示内部未见血流信号。

经腹超声引导下,经阴道前庭仅有的一个开口插入子宫造影通水管于共同通道中,进入约 50mm 处受阻,充盈球囊固定,通液管顶端距离尿道内口约 15mm,注入少量生理盐水,见左侧阴道上段充盈。注射造影剂后,可见造影剂经尿道上段进入膀胱,并见造影剂进入左侧阴道上段,未见明显造影剂进入右侧阴道上段。再次注入造影剂后,经直肠双平面超声观察,可见造影剂经尿道上段进入膀胱,同时观察到造影剂进入左侧阴道上段。由于右侧子宫和右侧阴道上段位置较高,经直肠双平面超声无法显示(图 13-230)。

肝、胆、脾超声检查未见异常声像。左肾大小约 69mm×32mm,右肾大小约 112mm×54mm,包膜回声连续完整,皮质呈低回声,皮髓质分界尚清,双肾集合系统未见分离。双侧输尿管未见明显扩张。膀胱充盈良好,膀胱内未见明显异常回声。

(2) 超声提示:①先天性子宫发育异常,双子宫双子宫颈;②阴道所见异常声像,考虑双阴道,结合病史考虑双阴道下段与尿道共道(持续性泌尿生殖窦);③双侧卵巢囊肿,考虑卵巢子宫内膜异位囊肿;④双侧附件区囊性包块,考虑输卵管积液;⑤左肾体积明显较右肾小。

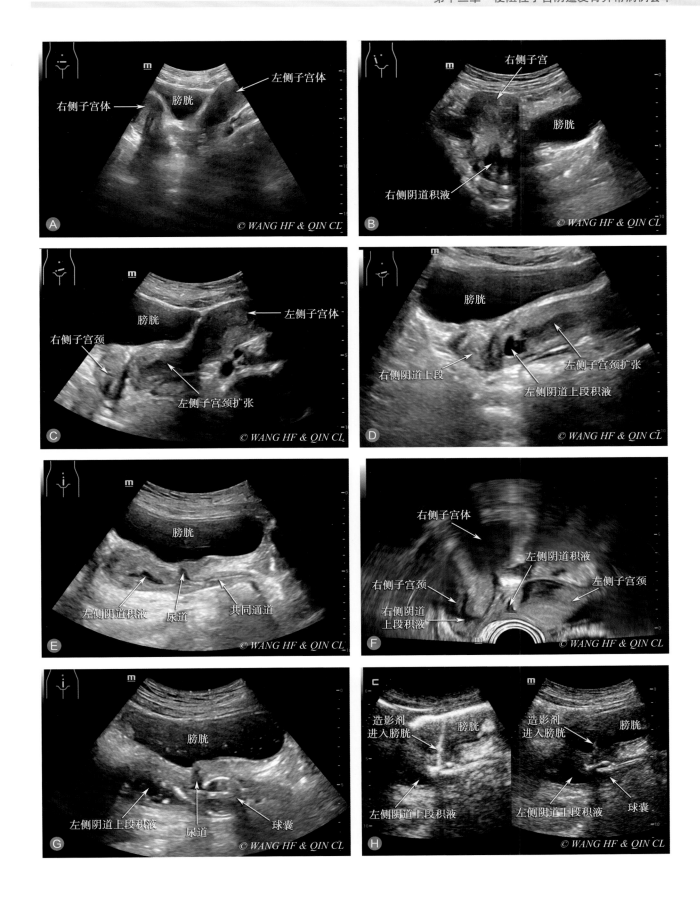

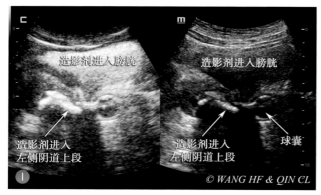

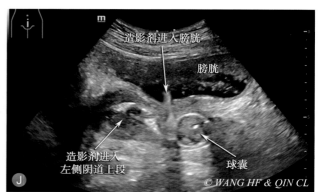

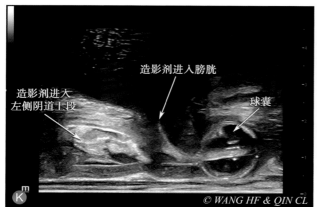

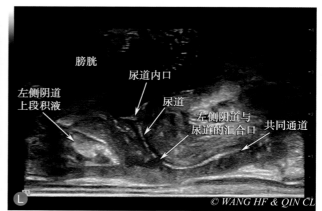

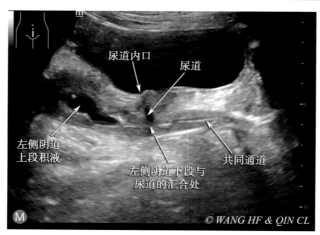

图 13-230　病例 47 超声表现

A. 经腹超声检查,盆腔内可见两个子宫体回声;B. 紧贴右侧盆壁见右侧子宫,子宫颈下方可见积液扩张的阴道上段;C、D. 左侧子宫横卧盆腔,子宫底紧贴左侧髂窝,子宫颈位于盆腔中部,扩张的子宫颈下方可见积液扩张的阴道上段,下段阴道结构未见显示;E. 尿道上段可显示,下方与共同通道相通;F. 经直肠超声检查,可见两侧子宫颈和两侧阴道上段;G. 经腹超声监测下,插子宫造影通水管于共同腔道中,充盈球囊并注入生理盐水,见左侧阴道上段充盈;H~J. 注射造影剂后观察,可见造影剂经尿道上段进入膀胱,并可见造影剂进入左侧阴道上段。K. 经直肠双平面超声观察,再次注入造影剂,可见造影剂经尿道上段进入膀胱和左侧阴道上段;L、M. 拔出子宫造影通水管后观察,尿道与左侧阴道汇合,开口于共道通道。

3. MRI 检查

（1）MRI 表现：盆腔可见两个子宫结构和其下方的阴道结构，两个子宫宫腔 - 阴道上段可见 T_1WI 稍高、T_2WI 高信号影，两侧卵巢可见，体积增大，左侧可见囊状 T_1WI 低、T_2WI 高信号影（边缘见少许 T_1WI 高信号），大小约 57mm×37mm，右侧可见囊状 T_1WI 高、T_2WI 高信号影，大小约 29mm×27mm，双侧附件区另可见积液扩张呈 T1WI、T_2WI 高信号影。阴道下段走行区未见其正常结构显示。膀胱充盈良好，壁光滑无明显增厚（图 13-231）。

（2）MRI 提示：①子宫发育异常（双子宫），伴子宫腔、两侧阴道上段积液（积血）；②考虑双侧卵巢子宫内膜异位囊肿可能，伴双侧输卵管扩张积液；③符合先天性阴道闭锁；④提示膀胱阴道瘘可能。

4. 实验室检查

（1）性激素六项：雌二醇、孕酮、睾酮、卵泡刺激素、黄体生成素和催乳素均在正常范围。

（2）抗米勒管激素：5.13ng/ml，正常值范围。

（3）血常规、尿常规、凝血功能、肝功能、肾功能、感染八项、电解质、血糖、甲状腺功能五项均在正常

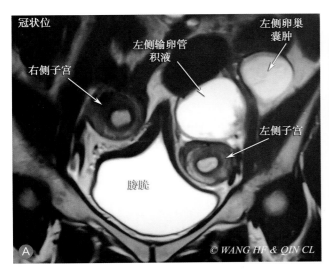

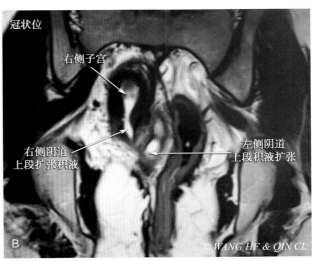

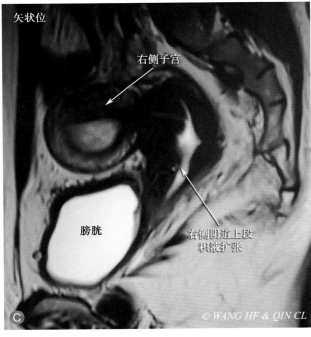

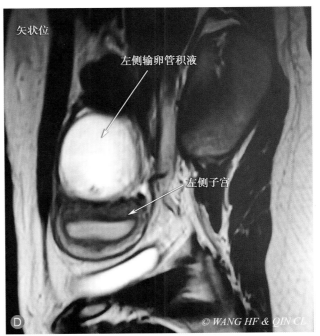

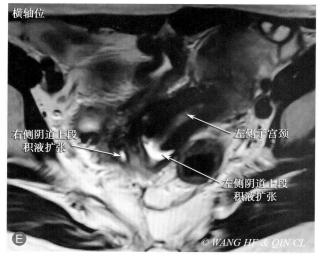

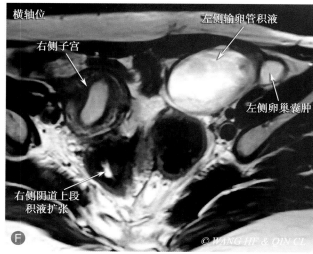

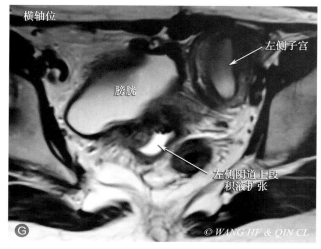

图 13-231　病例 47 MRI 表现

A~G. 盆腔可见两个子宫结构，双侧子宫腔 - 阴道上段积液，两侧卵巢子宫内膜异位囊肿，双侧输卵管积液扩张。阴道下段走行区未见其正常结构显示。

值范围。

5. 腹腔镜 + 膀胱镜检查

(1) 腹腔镜：大网膜、肠管与前腹壁广泛致密粘连，盆腔脏器解剖结构无法显示，超声刀小心仔细逐一分离粘连，恢复盆腔解剖结构，盆底腹膜见火焰状子宫内膜异位症病灶，直肠子宫陷凹完全封闭。右侧子宫紧贴右侧盆壁，子宫体大小约 40mm × 35mm × 25mm，子宫表面可见水泡样子宫内膜异位症病灶，右侧子宫上方可见右侧卵巢及同侧输卵管包裹成团，输卵管外观完全失常，管壁增粗、僵硬、扭曲，未见伞端；左侧子宫紧贴左侧髂窝，子宫体大小约 45mm × 40mm × 30mm，左侧输卵管增粗积液，左侧卵巢可见囊肿。腹腔镜下行 "左侧子宫全切除术 + 右侧子宫次全切除术 + 双侧输卵管切除术 + 双侧卵巢子宫内膜异位囊肿剥除术 + 盆腔子宫内膜异位症病灶电灼术"，因右侧子宫粘连严重，右侧子宫颈未切除。

取出切除的双子宫标本送病检（图 13-232）。

(2) 腹腔镜监视下行膀胱镜检查：膀胱镜经阴道前庭仅有的一个开口进入，共同通道宽大，表面尚光滑，后壁上可见两个小憩室口，顶端可见三个开口；左侧开口较大，内可见血液流出，膀胱镜进入后可见阴道黏膜皱襞和子宫切除后残端缝线，证实左侧阴道开口于宽大的共同通道；膀胱镜退出后进入右侧较小开口，进入后可见阴道黏膜皱襞和子宫颈，证实右侧阴道开口于宽大的共同通道。膀胱镜退出后，向共同通道顶部上方观察，可见另一个开口，膀胱镜进入观察，其内为膀胱，见膀胱各壁黏膜光滑，未见出血点，见右侧输尿管位置偏低，输尿管开口可见尿液流出，左侧输尿管开口位置正常，输尿管开口可见尿液流出，膀胱镜缓慢退出观察，可见膀胱颈和长约 15mm 的尿道，尿道开口于宽大的共同通道，测量宽大的共同通道长约 50mm（图 13-233）。

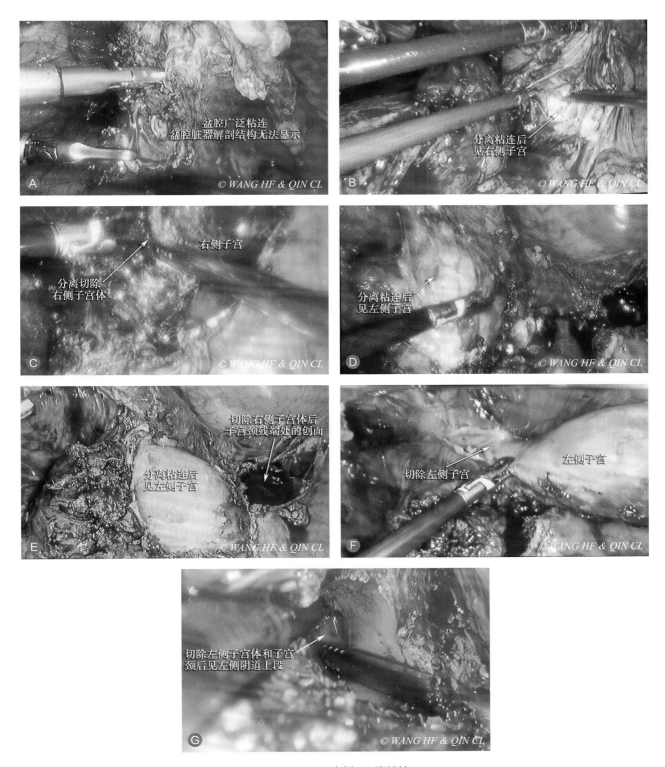

图 13-232 病例 47 腹腔镜

A. 大网膜、肠管与前腹壁广泛致密粘连,盆腔脏器解剖结构无法显示;B. 分离致密粘连后见右侧子宫紧贴右侧盆壁;C. 分离并切除右侧子宫体;D、E. 分离紧贴左侧髂窝的左侧子宫;F. 切除左侧子宫及子宫颈;G. 左侧阴道上段。

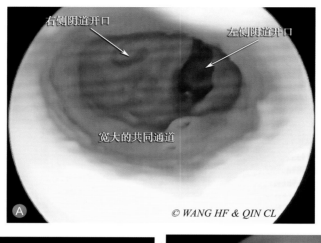

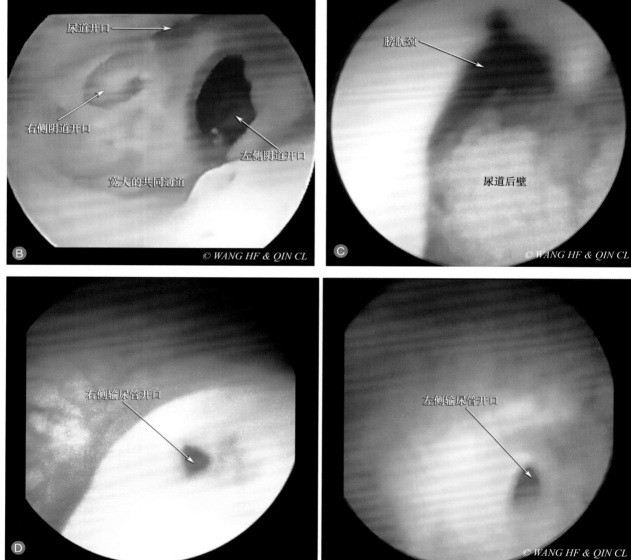

图 13-233　病例 47 膀胱镜

A、B. 膀胱镜经阴道前庭仅有的一个开口进入,共同通道宽大,顶端可见三个开口,左侧阴道开口较大,右侧阴道开口较小,顶端上方为尿道开口;C. 膀胱镜经尿道开口进入见膀胱颈;D. 进入膀胱内可见两侧输尿管开口。

结合腹腔镜探查和膀胱镜检查,术中考虑"双子宫、双子宫颈、双阴道畸形,双阴道和尿道共道",行"腹腔镜辅助阴道成形术",在共同通道后壁与直肠前壁之间打通人工阴道隧道,生物补片水化,贴敷于人工阴道表面,覆盖人工阴道隧道之表面形成人工阴道内壁,置入凡士林纱布于成形的人工阴道中。

6. 术后病理诊断　大体见切除的双子宫标本,左侧子宫全切,子宫体大小约 50mm×35mm×30mm,子宫颈长约 30mm,右侧子宫次全切,子宫体大小约 45mm×43mm×28mm,未见子宫颈。剖检左侧子宫,宫壁厚 16mm,子宫腔深 30mm,子宫内

膜厚 2mm,子宫颈管长 30mm,子宫颈扩张,子宫颈外口直径宽 10mm;剖检右侧子宫体,宫壁厚 15mm,子宫腔深 30mm,子宫内膜厚 2mm(图 13-234)。病理诊断:符合双子宫。

7. 最终临床诊断(图 **13-235**)

(1)先天性生殖道畸形:双子宫、双子宫颈、双阴道。

(2)泌尿生殖窦畸形:双阴道下段和尿道共道(高位汇合)。

(3)盆腔子宫内膜异位症,双侧卵巢子宫内膜异位囊肿。

(4)双侧输卵管积水。

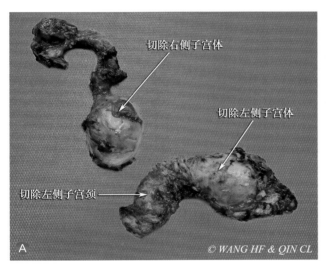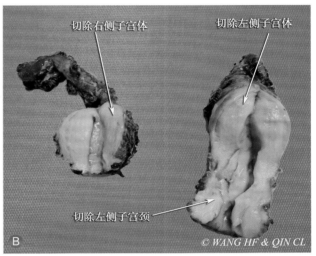

图 13-234　病例 47 标本图
A、B. 切除的双子宫,剖检子宫,内均可见子宫腔和内膜,左侧子宫颈管长 30mm,子宫颈外口直径 10mm。

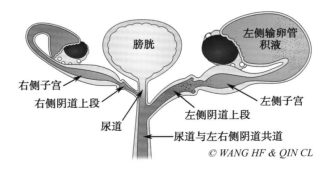

图 13-235　病例 47 示意图

(5)盆腔粘连、肠粘连。

8. 病例分享要点　本例患者通过超声、MRI 和膀胱镜检查相结合得以明确诊断。双子宫双阴道,双阴道下段与尿道共道,共道长度达 50mm 的高位汇合,实属罕见,检索文献,双子宫双阴道合并 PUGS 仅为个位数病例报道。术前的准确评估对手

术方案的制订至关重要。本例患者高位汇合,共道长,加上双侧阴道上段短小,故行阴道成形术,而泌尿生殖窦作为尿道的中下段。

多途径多种成像模式联合超声检查,特别是经直肠双平面超声,在 PUGS 诊断中有独特优势,可确定尿道和阴道的汇合处和测量共道长度和尿道

长度。超声造影能让我们更直观观察到尿道、阴道和共道之间的关系，但本病例在超声造影检查过程中未见明显造影剂进入右侧阴道，分析可能的原因可能是：盆腔粘连严重，右侧子宫被牵拉出盆腔，位置高，加上右侧阴道上段短小（超声测量阴道长约13mm），膀胱镜检查也证实右侧阴道开口小，造成造影剂无法充盈至右侧狭小的阴道上段腔内。MRI可明确双子宫和双阴道，但是未对阴道、尿道和共道进行诊断。膀胱镜在评估复杂的解剖异常，特别是PUGS方面发挥着重要作用，有助于术前明确诊断。所以对于复杂的米勒管发育异常相关的PUGS，需要通过超声、MRI和膀胱镜等多种检查手段相结合，才能准确诊断。先天性生殖道畸形（双子宫、双子宫颈、双阴道）合并泌尿生殖窦畸形（双阴道下段和尿道共道）超声、膀胱镜和腹腔镜表现见视频13-47。

视频 13-47

（王慧芳　秦成路　段启林　赖云英）

【病例 48】

1. 病史摘要　患者20岁，社会性别为女性，青春期后无月经来潮，发现染色体异常2年。其母诉出生时外阴无明显异常。14岁时腋毛、阴毛生长，乳房明显发育，但一直无月经来潮，无周期性腹痛，自觉外阴生殖器不正常。2年前到当地三甲医院就诊，性激素六项检查结果"雌二醇133pmol/L，孕酮0.30nmol/L，睾酮5.73nmol/L，卵泡刺激素16.77mIU/ml，黄体生成素5.67mIU/ml，催乳素166.2mIU/L"；妇科超声检查提示"盆腔似可见一子宫回声，子宫体大小32mm×10mm×20mm，膀胱偏左侧见一低回声，性质待查"；染色体核型检查提示"45，X［60］/46，X，+mar［40］"，建议至上级医院就诊。患者为进一步诊治至笔者医院就诊，门诊拟"特纳综合征"收入院。入院后专科检查：身高150cm，声音低沉，面部、躯干多痣，乳房幼女型，乳晕浅，外阴色素正常，阴毛呈女性型分布，阴蒂肥大且长，如小阴茎，长约25mm，其下方可见尿道外口，

尿道外口下方可见阴道开口和处女膜缘，阴道口小，阴道狭小，以7号子宫颈扩张器探查阴道，可探及长约80mm的阴道。肛门指诊：盆腔内未扪及明显子宫，双侧附件区未触及明显包块。

2. 超声检查

（1）超声表现：经腹及经直肠超声检查，盆腔偏左侧可见子宫体，大小约22mm×17mm×12mm，子宫颈长度约22mm，子宫腔线可显示，可见阴道气体线显示。紧贴子宫左上方可见大小约22mm×21mm的不均匀中等回声团，形态欠规则，内未见卵泡样回声，CDFI显示内部可见较丰富的血流信号。右侧附件区（靠近盆壁）可见大小约11mm×10mm的卵巢回声，形态尚规则，内可见直径约2mm的窦卵泡回声，CDFI显示内部可见血流信号。双侧腹股沟区未见明显异常回声。经直肠双平面超声结合棉签指示检查，膀胱尿道后壁与直肠前壁之间可见阴道结构，阴道壁薄，单层阴道壁厚约2.3mm（图13-236）。

肝、胆、脾、双肾超声检查未见异常声像。

（2）超声提示：①幼稚子宫声像；②子宫左上方不均质结节，性质待定，结合病史，不排除性腺组织变性可能，建议进一步检查；③右侧卵巢体积小；④可见阴道声像。

3. MRI检查

（1）MRI表现：膀胱充盈良好，壁光滑无明显增厚，膀胱腔内液性区信号均匀，未见明显异常信号影。盆腔偏左侧见子宫结构，体积较小。盆腔左侧近腹股沟区及膀胱右后方各见一类圆形软组织信号影，大小分别约28mm×22mm和17mm×16mm，边缘清晰。阴道结构尚清晰（图13-237）。

（2）MRI提示：①幼稚子宫；②盆腔左侧近腹股沟区及膀胱右后方软组织信号结节，考虑卵巢结构可能，其内信号异常，请结合其他相关检查。

4. 实验室检查

（1）性激素六项：雌二醇（<10pg/ml）降低，孕酮（0.3ng/ml）降低，睾酮（0.92ng/ml）升高，卵泡刺激素（19.49IU/L）升高，黄体生成素（6.50IU/L）正常范围，催乳素（104.5mIU/L）升高。

（2）抗米勒管激素（1.55ng/ml）降低。

（3）血常规、尿常规、凝血功能、肝功能、肾功能、电解质、血糖、甲状腺功能五项、hCG和肿瘤标记物

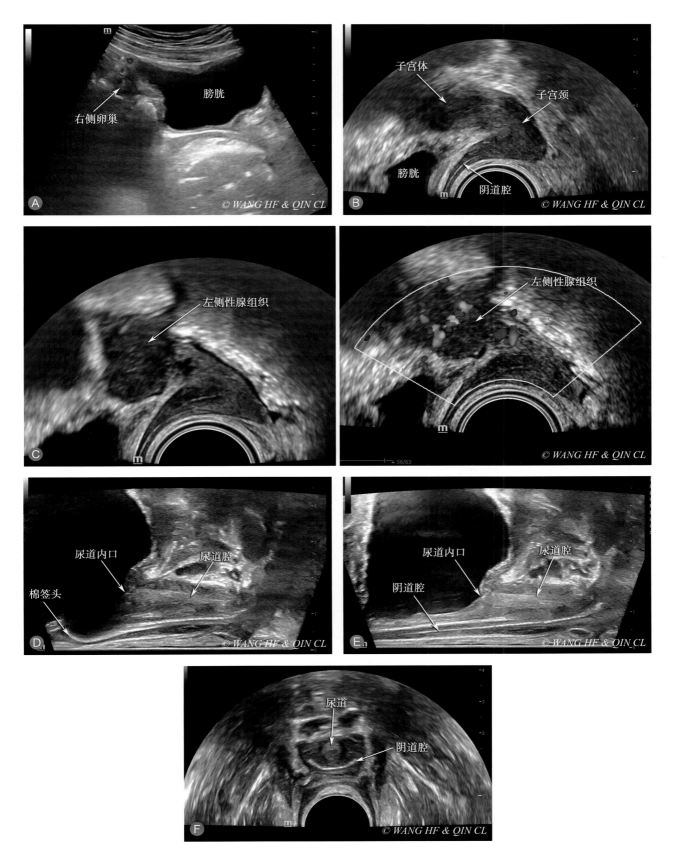

图 13-236　病例 48 超声表现

A. 经腹超声检查,靠近右侧盆壁可见右侧卵巢; B. 经直肠超声检查,盆腔偏左侧可见一小子宫,子宫腔线可显示,可见阴道气体线; C. 紧贴子宫左上方可见不均匀中等回声团,CDFI 显示内部可见较丰富血流信号; D~F. 经直肠双平面超声结合棉签指示检查,膀胱尿道后壁与直肠前壁之间可见阴道结构,阴道壁薄。

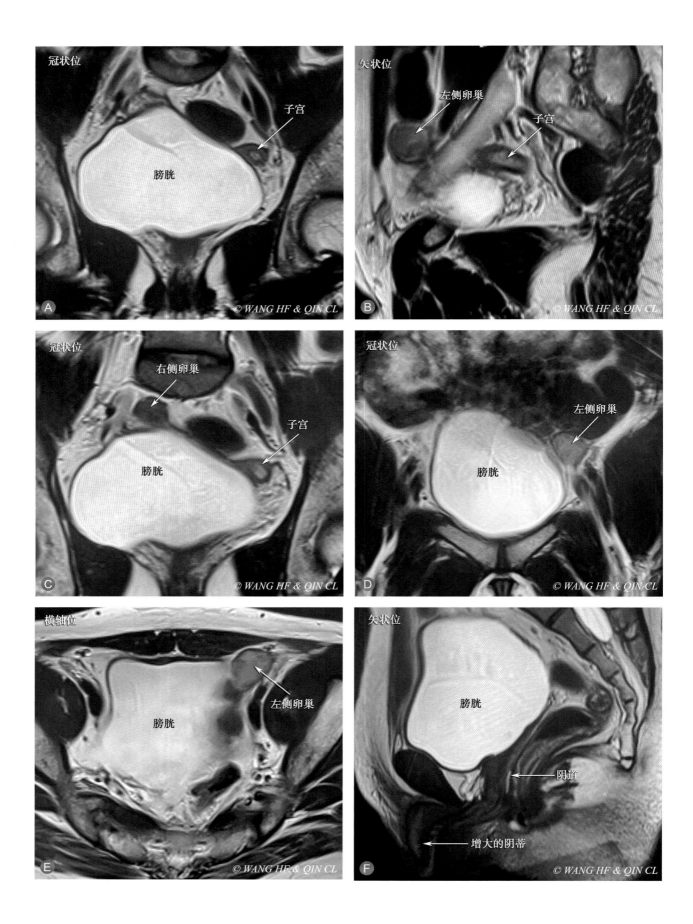

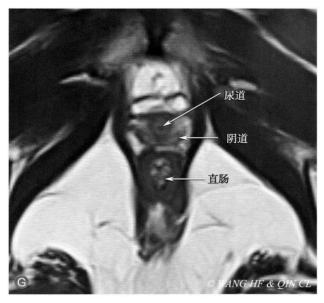

图 13-237　病例 48 MRI 表现
A~E. 盆腔偏左侧见子宫结构，体积较小。盆腔左侧近腹股沟区及膀胱右后方各见一类圆形软组织信号影，边缘清晰；F、G. 阴道结构尚清晰，可见增大的阴蒂。

均未见明显异常。

5. 腹腔镜 + 外阴整形术　盆腔内无明显积液，盆腔中央可见一幼稚子宫，盆壁两侧各见一卵巢及输卵管，右侧卵巢大小约 30mm×30mm，左侧卵巢大小约 24mm×20mm，色灰白，皮质表面呈砂岩感，质地硬，输卵管细小，伞端闭锁。分别切取两侧卵巢部分组织送病理检查（图 13-238）。阴蒂肥大且长，

如小阴茎，长约 25mm，行"外阴整形术"。

6. 术后病理诊断　术后病理结果提示"双侧卵巢组织符合卵巢性腺母细胞瘤改变"。

7. 最终临床诊断（图 13-239）
（1）特纳综合征（嵌合型）。
（2）双侧卵巢性腺母细胞瘤（建议进一步手术治疗）。

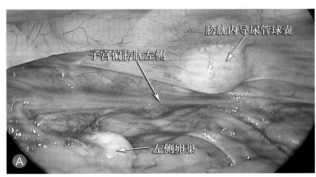

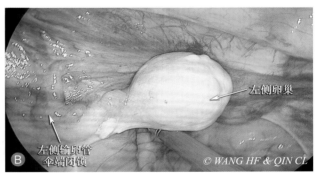

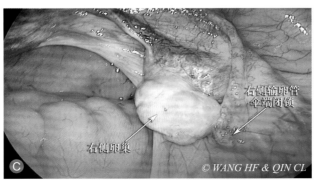

图 13-238　病例 48 腹腔镜
A~C. 盆腔中央可见一幼稚子宫，盆壁两侧各见一卵巢，卵巢呈灰白色，皮质表面砂岩感，质地硬，双侧输卵管细小，伞端闭锁。

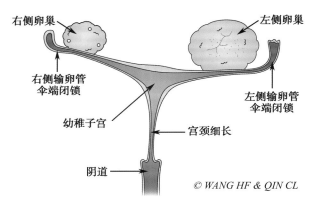

右侧卵巢
左侧卵巢
右侧输卵管
伞端闭锁
左侧输卵管
伞端闭锁
幼稚子宫
宫颈细长
阴道

© WANG HF & QIN CL

图 13-239　病例 48 示意图

8. 病例分享要点　典型的特纳综合征一般不含 Y 染色体，不需要常规切除性腺，但近年来国内外陆续有特纳综合征患者发生性腺肿瘤的报道，主要肿瘤类型为性腺母细胞瘤，这些患者往往查出有 Y 染色体基因片段。由于无法对每位患者进行 Y 染色体基因片段筛查，故需要结合临床表现和影像学检查评估。本例患者为特纳综合征嵌合型，由于患者未做染色体微阵列分析（chromosomal microarray analysis，CMA）或全基因测序检查，无法确定额外标记染色体（marker chromosome），但患者睾酮检查高于正常值范围，AMH 低于正常值，患者的阴蒂增大似小阴茎，这间接提示可能有 Y 染色体物质存在的可能，发育不全的性腺发生生殖细胞肿瘤的风险增加，影像学检查均提示不排除性腺组织变性可能，即使患者肿瘤标志物均在正常范围，也高度怀疑发育不全的性腺有恶变可能，符合手术探查指征。术中性腺组织活检提示双侧卵巢性腺母细胞瘤，证实了临床的判断（详见第十二章"性发育异常"）。特纳综合征（嵌合型）合并双侧卵巢性腺母细胞瘤超声和腹腔镜表现见视频 13-48。

视频 13-48

（王慧芳　秦成路　赖云英　石瑾秋）

【病例 49】

1. 病史摘要　患者 21 岁，社会性别为女性，青春期后无月经来潮，发现染色体异常 1 月余。患者 15 岁时因乳房不发育，无月经来潮，到当地私立医院就诊，超声检查提示"盆腔内见子宫和卵巢声像"，建议观察。之后月经一直未来潮，无周期性下腹痛，也未就医。1 月前，因无月经来潮至当地市妇幼保健院就诊，染色体检查提示"46，XY"，妇科性激素六项："雌二醇（E_2）和睾酮（T）低于正常值，黄体生成素（LH）和卵泡刺激素（FSH）升高"；MRI 检查提示"膀胱及直肠间条带状软组织信号影，双侧附件未显示"；心脏及双侧肾上腺超声检查未见明显异常；骨密度检查提示骨量减少。临床建议转笔者医院治疗。为进一步诊治，患者到笔者医院就诊，门诊拟"单纯性腺发育异常？"收入院。入院后专科检查：外阴呈幼女型，可见增大的阴蒂，尿道开口正常，可见阴道开口，指诊阴道深约 70mm，顶端为盲端。肛门指诊：盆腔空虚，双侧附件区未触及异常，无压痛。直肠黏膜光滑，未触及明显异常。

2. 超声检查

（1）超声表现：经腹及经直肠超声检查，盆腔内未见正常子宫和卵巢回声。盆腔膀胱后方可见一条左右走行的稍低回声索状带，厚约 6mm；索状带左侧端见大小约 17mm×14mm 条状中等回声，CDFI 显示内部可见血流信号；索状带右侧端见大小约 25mm×15mm 稍低回声团，其内部回声不均匀，CDFI 显示内部可见血流信号。双侧腹股沟区未见局限性结节回声。经直肠双平面超声检查，尿道长度约 26mm，尿道周围未见明显异常回声，膀胱尿道后壁与直肠前壁之间似可见阴道结构，结合阴道水造影检查，膀胱尿道后壁和直肠前壁之间可见液体充盈，显示阴道腔，阴道壁菲薄，前、后壁厚均为 1.5mm，阴道顶端为盲端（图 13-240）。

肝、胆、脾、双肾超声检查未见异常声像。

（2）超声提示：①盆腔未见子宫和卵巢声像；②盆腔内可见索状带，其两端所见，考虑为未发育的性腺，不排除变性可能；③可见阴道声像，顶端为盲端。结合临床考虑 DSD。

3. MRI 检查

（1）MRI 表现：膀胱充盈欠佳，壁不厚，膀胱后方可见索状带，双侧卵巢未见明确显示，盆腔可见大小约 15mm×10mm 的小子宫体回声，内可见内膜和交界区，未见子宫颈。阴道走行区域可见阴道征象。盆腔未见明确肿大淋巴结。未见盆腔积液征象

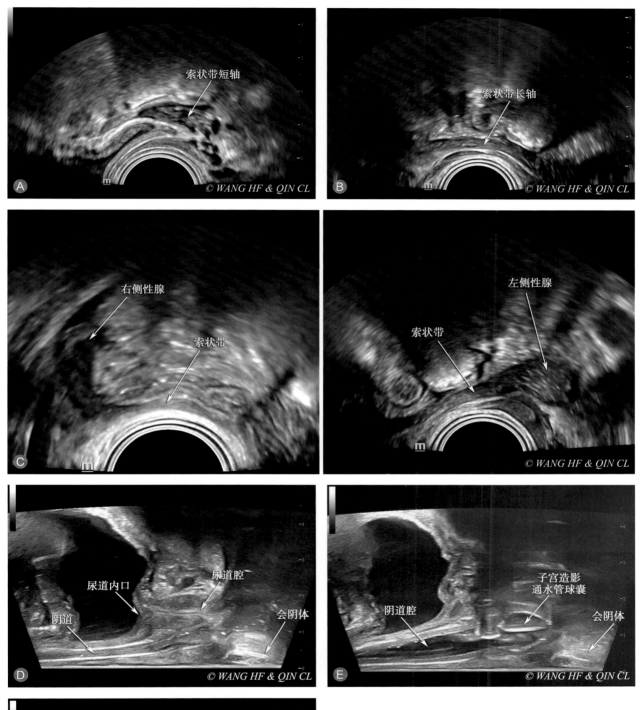

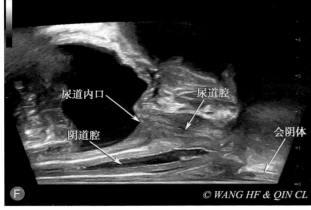

图 13-240　病例 49 超声表现

A、B. 经直肠超声检查,盆腔内未见子宫和卵巢回声,膀胱后方可见一条左右走行的稍低回声索状带;C. 索状带左侧端见条状中等回声,索状带右侧端见稍低回声团;D. 经直肠双平面超声检查,膀胱尿道后壁与直肠前壁之间似可见阴道结构;E、F. 结合阴道水造影检查,显示阴道腔,阴道壁菲薄。

（图 13-241）。

（2）MRI 提示：①盆腔见发育不良的子宫体；②双侧卵巢未见明确显示；③阴道走行区域见阴道，请结合临床。

4. 实验室检查

（1）性激素六项：雌二醇（<10pg/ml）低于正常女性水平，睾酮（0.33ng/ml）低于正常男性水平，卵泡刺激素（67.88IU/L）升高，黄体生成素（18.62IU/L）升高，孕酮（0.1ng/ml）降低，催乳素（223.2mIU/L）正常。

（2）抗米勒管激素（<0.01ng/ml）降低。

（3）血常规、尿常规、凝血功能、肝功能、肾功能、电解质、血糖、甲状腺功能五项、HCG 均未见明显异常。

5. 腹腔镜 探查盆腔，盆腔空虚，未见子宫，中间可见索状带，索状带右侧远端可见大小约 30mm×20mm 质硬白色结节，索状带左侧远端膨大，质软，见"鱼白色"条索状性组织。双侧输卵管可见，伞端发育不良合并闭锁。术中考虑"索状带右侧质硬白色结节及左侧远端膨大条索状组织为性腺组织"，遂行"双侧性腺、双侧输卵管和索状带切除术"。术中经阴道指诊检查，阴道顶端为盲端（图 13-242）。

6. 术后病理诊断 大体见切除标本，索状带中

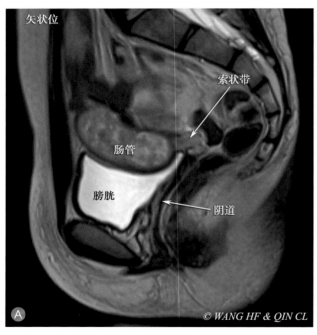

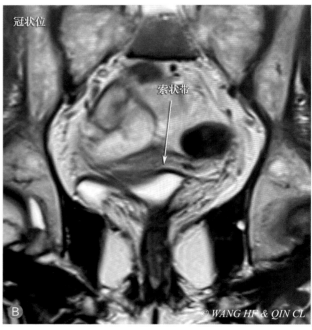

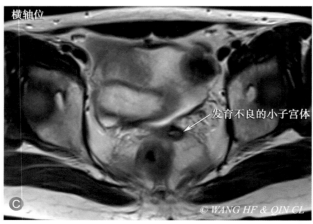

图 13-241 病例 49 MRI 表现

A、B. 膀胱后上方可见索状带，阴道走行区域可见阴道，顶端为盲端；C. 盆腔内可见小子宫体，未见明显双侧卵巢显示。

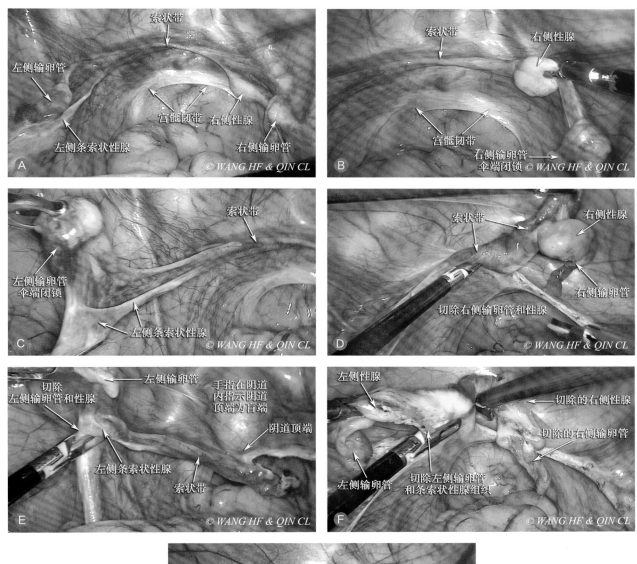

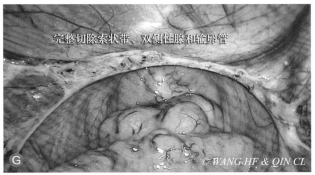

图 13-242　病例 49 腹腔镜

A~C. 盆腔空虚，中间可见条状索状带，索状带右侧远端可见质硬白色结节性腺，索状带左侧远端膨大，见"鱼白色"条索状性腺，双侧输卵管可见，伞端发育不良合并闭锁；D. 切除右侧输卵管、性腺和索状带；E. 术中经阴道指诊检查，阴道顶端为盲端；F. 切除左侧输卵管、性腺和索状带；G. 完整切除性腺、输卵管和索状带后的盆腔。

部膨大，为一大小约 15mm×10mm 肌性结节，索状带两侧为性腺。剖检肌性结节，为一小子宫体，内可见狭小的子宫腔和少许内膜（图 13-243）。镜下所见双侧性腺组织结合免疫组化染色结果符合"卵巢无性细胞瘤"，肿瘤最大径约 12mm，未见脉管瘤栓及神经侵犯。小子宫体内有发育不良的子宫平滑

肌组织，子宫内膜薄，未见明确子宫内膜间质细胞，见输卵管组织。病理检查结果提示：卵巢无性细胞瘤。

7. 最终临床诊断（图 **13-244**）

（1）46,XY 完全型性腺发育不全（Swyer 综合征）。

（2）卵巢无性细胞瘤 1B 期。

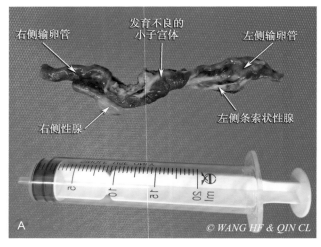
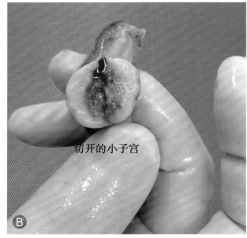

图 13-243　病例 49 标本图
A、B. 切除标本，索状带中部膨大，剖检其内可见小子宫体和子宫腔。

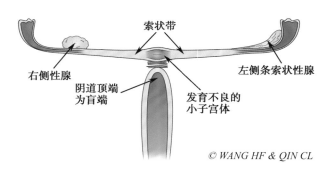

© WANG HF & QIN CL

图 13-244　病例 49 示意图

8. 病例分享要点　Swyer 综合征的典型表现为社会性别为女性而染色体核型为 46,XY，性腺发育不全及性激素低水平而促性腺激素高水平，同时存在子宫、输卵管和阴道，女性幼稚外阴，可有增大的阴蒂。本例患者术前超声检查未发现有子宫，术中也没有发现子宫，术后病理检查才发现发育不良的小子宫体和索状带融合在一起。回顾术前超声和 MRI 检查，超声未发现小子宫体，但发现了索状带和发育不全的性腺，MRI 显示了发育不良的小子宫，未发现发育不全的性腺。所以，遇到复杂的病

例，特别是 DSD 的病例，需要多学科合作讨论，超声和 MRI 各具优势，需要相互沟通和参考，才能达到准确诊断的目的（详见第十二章"性发育异常"）。46,XY 完全型性腺发育不全（Swyer 综合征）合并卵巢无性细胞瘤超声和腹腔镜表现见视频 13-49。

视频 13-49

（王慧芳　秦成路　赖云英　石瑾秋）

【病例 50】

1. 病史摘要　患者 28 岁，已婚未育，社会性别为女性，发现性发育异常 14 年余。14 岁时因无月经来潮、乳房未发育就诊于当地省人民医院，染色体核型检查提示"46,XY,Y 染色体 SRY 基因检测阳性"。患者遗传性别为男性，鉴于当时患者外生殖器为女性表型，有阴道发育，建议使用人工周期治疗以

维持女性第二性征发育,并建议定期复查腹股沟及腹腔内是否存在条索状性腺组织或睾丸组织,如存在建议尽早切除。患者遵医嘱,使用人工周期(口服雌二醇片／雌二醇地屈孕酮片)治疗至今,月经规律来潮,并每年定期复查超声,盆腔超声均提示"子宫大小正常,子宫左侧、右侧分别见卵巢样组织,大小约 10~20mm,无明显增大趋势"。患者平素无腹痛和异常出血等不适。半年前于笔者医院门诊就诊,经阴道超声检查提示"子宫大小正常,子宫右侧见似卵巢组织样回声,大小约 16mm × 11mm,子宫左侧见似卵巢组织样回声,大小约 14mm × 8mm,其内均未见明显卵泡回声,双腹股沟区未见明确异常声像"。患者有生育要求,1 个月前在外院行 IVF-ET 失败,建议患者切除盆腔"性腺"后再行 IVF。今患者来笔者医院就诊,要求手术治疗,门诊拟"性发育异常"收入院。入院后专科检查:外阴发育正常,未产式,阴道通畅,子宫颈正常;阴道检查,子宫正常大小,双侧附件区未触及包块。

2. 超声检查

(1)超声表现:经阴道二维、三维超声检查,子宫平位,子宫体、子宫颈形态正常,子宫体大小约 57mm × 59mm × 44mm,子宫内膜厚约 10mm,子宫腔形态正常。右侧附件区可见范围约 36mm × 12mm 稍低回声区,边界尚清,内部回声欠均匀,形态欠规则,CDFI 显示其内可见较丰富血流信号。左侧附件区见范围约 42mm × 17mm 稍低回声区,边界尚清,内部回声欠均匀,形态欠规则,其内可见散在斑点状强回声,CDFI 显示其内可见较丰富血流信号。双侧腹股沟区未见异常回声。经直肠双平面超声检查,尿道长约 32mm,膀胱尿道后壁与直肠前壁之间见"三线两区"阴道结构,未见异常回声(图 13-245)。

肝、胆、脾、双肾超声检查未见异常声像。

(2)超声提示:①子宫发育正常;②双侧附件区所见考虑为未发育的性腺。结合临床考虑 DSD。

3. 实验室检查

(1)性激素六项:雌二醇(51.00pg/ml)正常,孕

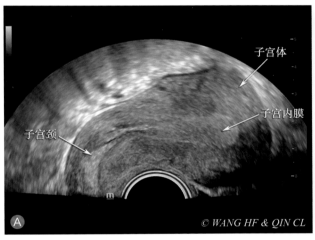

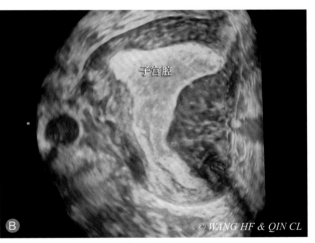

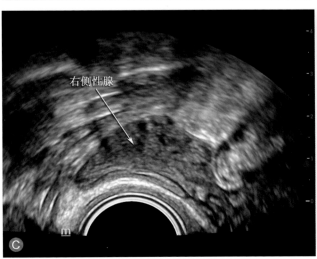

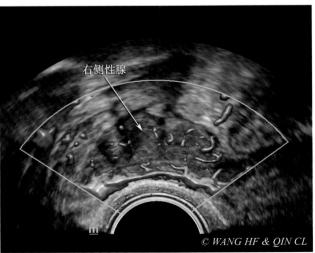

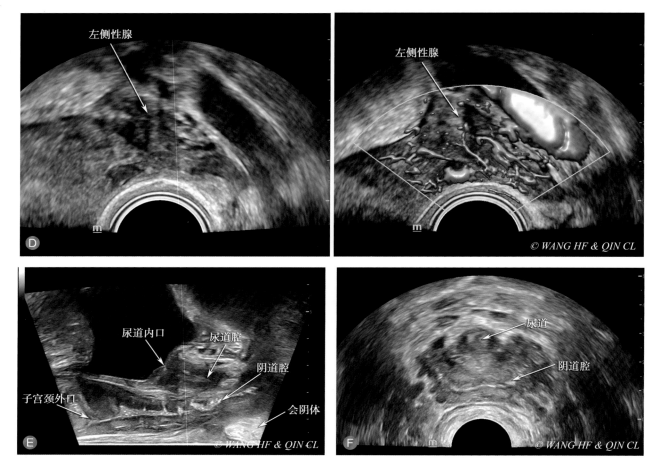

图 13-245　病例 50 超声表现

A、B. 经阴道二维、三维超声检查，子宫大小正常，子宫腔形态正常；C、D. 双侧附件区见性腺组织，CDFI 显示其内可见较丰富血流信号；E、F. 经直肠双平面超声检查，膀胱尿道后壁与直肠前壁之间见阴道结构。

酮（0.33ng/ml）正常，睾酮（0.32ng/ml）正常，黄体生成素（11.60IU/L）升高，卵泡刺激素（14.30IU/L）升高，催乳素（7.29ng/ml）正常。

（2）抗米勒管激素（0.04ng/ml）降低。

（3）血常规、尿常规、凝血功能、肝功能、肾功能、电解质、血糖、甲状腺功能五项、hCG 均未见明显异常。

4. 宫腔镜和腹腔镜

（1）宫腔镜：子宫颈管和子宫腔形态正常，子宫内膜正常，子宫腔内未见异常，双侧输卵管开口可见。

（2）腹腔镜：子宫大小正常，双侧输卵管较正常输卵管稍长，形态和走行正常，在双侧输卵管内下方未见正常卵巢组织，可见色白、质地稍硬的条索状性腺组织，右侧大小约 35mm×10mm，左侧大小约 40mm×10mm。肠系膜与左侧盆腹壁、左侧附件粘连，子宫后壁、阔韧带后叶、双侧宫骶韧带可见紫蓝色子宫内膜异位症病灶。取双侧部分条索状性腺

组织送快速冰冻病理检查，报告提示"双侧送检的性腺组织内见纤维胶原组织增生，间质小血管增生，组织局灶挤压变性明显，未见明确肿瘤性病变"。腹腔镜下行"双侧条索状性腺组织和输卵管切除术 + 子宫内膜异位症病灶清除术 + 盆腹腔粘连松解术"（图 13-246）。

5. 术后病理诊断　切除标本大体所见左侧输卵管长 62mm，直径 7mm，伞端可见，切面管腔可见，左侧性腺组织大小约 30mm×14mm×9mm，呈灰褐色；右侧输卵管长 82mm，直径 6mm，伞端可见，切面管腔可见；右侧性腺组织大小约 27mm×11mm×9mm，呈灰褐色（图 13-247）。镜下所见，性腺组织为纤维血管组织，纤维局部增生。

6. 最终临床诊断（图 13-248）

（1）46,XY 完全型性腺发育不全（Swyer 综合征）。

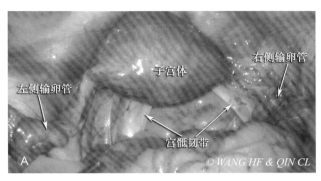
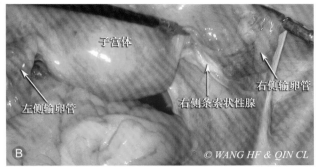
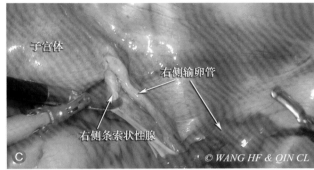
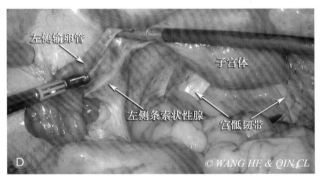
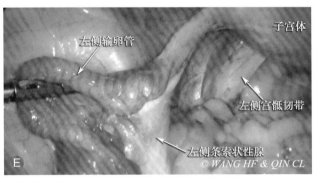

图 13-246　病例 50 腹腔镜

A. 子宫大小正常,双侧输卵管形态和走行正常;B~E. 在双侧输卵管内下方未见正常卵巢组织,可见色白、质地稍硬的条索状性腺组织。

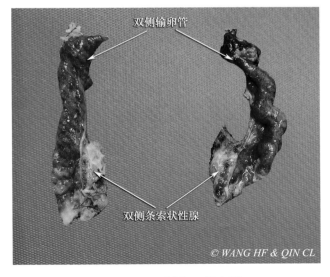

图 13-247　病例 50 标本图
双侧输卵管和条索状性腺。

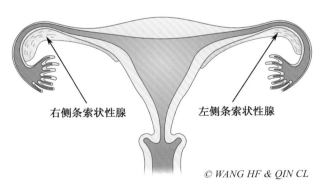

图 13-248　病例 50 示意图

333

（2）盆腔子宫内膜异位症Ⅰ期。

（3）盆腹腔粘连。

7. 术后追踪 术后2个月行IVF-ET受孕成功，足月分娩一健康女婴。

8. 病例分享要点 本病例为典型的Swyer综合征，由于患者14岁初次诊断后即给予规范的雌/孕激素替代治疗，促进子宫发育，维持体内正常性激素水平，维持女性性征，取得了很好的治疗效果，IVF-ET成功受孕。所以早发现、早诊断、早规范治疗，可以达到预期的治疗效果（见第十二章"性发育异常"）。46,XY完全型性腺发育不全（Swyer综合征）超声和腹腔镜表现见视频13-50。

视频13-50

（王玥 李瑞珍 王慧芳）

【病例51】

1. 病史摘要 患者20岁，社会性别为女性，青春期后无月经来潮，发现双侧髂窝肿物1个月余。9岁时因"双侧腹股沟疝"行"疝修补术"，具体不详。患者一直无月经来潮，也无乳房胀痛等表现。1个月前就诊于笔者医院，门诊妇科超声提示"盆腔未见子宫声像，盆腔两侧隐睾，可见阴道声像（顶端为盲端）"。临床考虑DSD，行染色体核型检查提示"46,XY"。患者两个姨妈和姐姐青春期后均一直无月经来潮，1年前姐姐诊断为"完全性雄激素不敏感综合征"，行"隐睾切除术"，病理提示"隐睾精

原细胞瘤"。为进一步治疗，门诊拟"DSD合并睾丸肿瘤？"收入院。入院后专科检查：女性特征外阴，阴毛稀少，未产式，阴道通畅，深约60mm，顶端为盲端，盆腔未触及子宫，双侧附件区未触及明显包块，双侧腹股沟区未触及包块。

2. 超声检查

（1）超声表现：经腹超声检查，盆腔未见子宫声像，可见下段阴道腔显示。经直肠超声检查，盆腔矢状切面未见子宫回声，可见阴道上段，顶端为盲端，其上方见椭圆形稍低回声的索状带短轴，横切面呈长条形稍低回声的索状带长轴。索状带右侧末端可见低回声团，大小约56mm×22mm，形态欠规则，边界清，内部回声欠均匀，CDFI显示内部可见较丰富血流信号；索状带左侧末端可见低回声团，大小约50mm×14mm，呈条状，边界清，其内可见多个强回声斑，较大约6mm×9mm，CDFI显示内部可见丰富血流信号。经直肠双平面超声检查，可见阴道回声，长约55mm，顶端为盲端，阴道顶端上方见左右走行的索状带低回声结构，前后径约14mm，上下径约16mm，分别与盆腔两侧低回声团相连，CDFI显示索状带内见丰富血流信号（图13-249）。

肝、胆、脾、双肾超声检查未见异常声像。

（2）超声提示：①盆腔未见子宫声像，可见索状带声像；②盆腔两侧所见实质性团块声像，考虑隐睾（右侧睾丸内实质不均匀，左侧睾丸内实质钙化灶），不排除变性可能；③可见阴道声像（顶端为盲端）。结合临床考虑DSD。

3. 盆腔CT平扫+增强检查

（1）CT表现：盆腔未见子宫及双侧附件。双

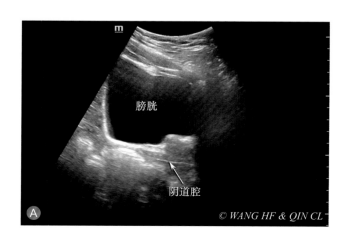

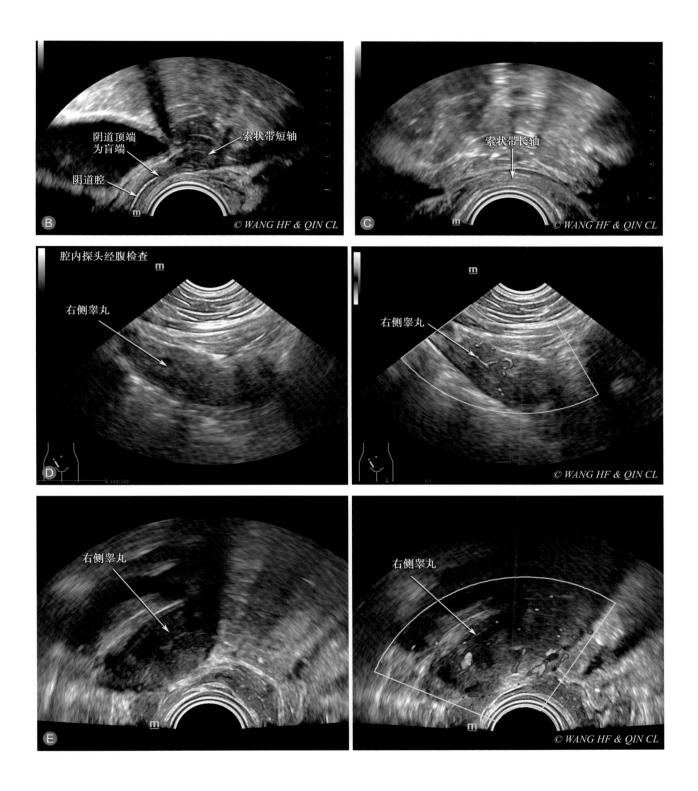

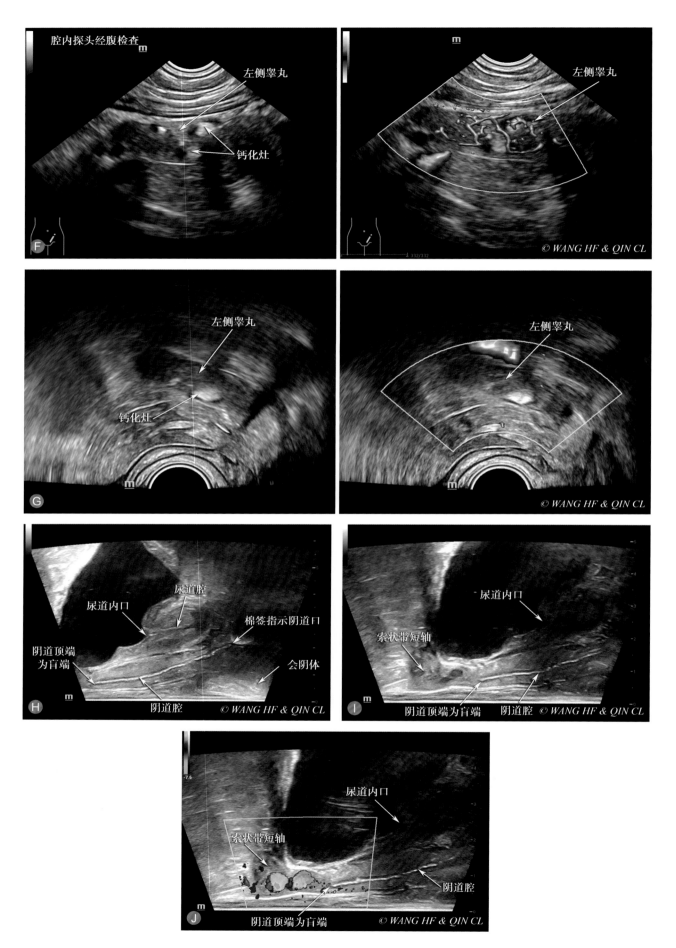

腔内探头经腹检查

左侧睾丸

钙化灶

左侧睾丸

© WANG HF & QIN CL

左侧睾丸

钙化灶

左侧睾丸

© WANG HF & QIN CL

尿道腔

尿道内口

棉签指示阴道口

阴道顶端为盲端

会阴体

阴道腔

© WANG HF & QIN CL

尿道内口

索状带短轴

阴道顶端为盲端

阴道腔

© WANG HF & QIN CL

尿道内口

索状带短轴

阴道腔

阴道顶端为盲端

© WANG HF & QIN CL

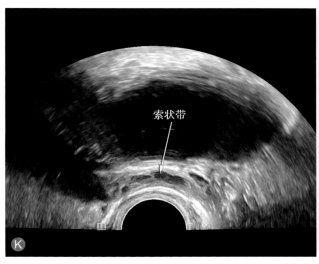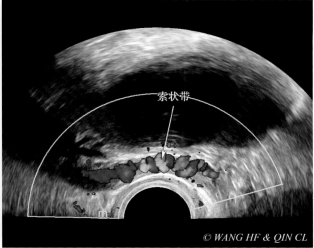

图 13-249　病例 51 超声表现

A. 经腹超声检查,盆腔未见子宫声像,可见下段阴道腔显示;B、C. 经直肠超声检查,阴道顶端为盲端,阴道顶端上方见左右走行的索状带;D、E. 盆腔右侧可见右侧睾丸,内部回声欠均匀,CDFI 显示内部可见较丰富血流信号;F、G. 盆腔左侧可见左侧睾丸,其内可见多个强回声斑,CDFI 显示内部可见丰富血流信号;H~K. 经直肠双平面超声检查,阴道顶端为盲端,阴道顶端上方见左右走行的索状带,分别与盆腔两侧睾丸相连,CDFI 显示索状带内见丰富血流信号。

侧髂外血管旁可见类圆形软组织影,右侧大小约 39mm×25mm×32mm,左侧大小约 16mm×12mm×29mm,右侧密度欠均匀,左侧密度不均匀,见钙化,平扫 CT 值约 53HU,增强后动脉期 CT 值约 56HU,延迟期 CT 值约 60HU。膀胱充盈佳,壁未见明显局限性增厚。盆腔未见明显肿大淋巴结(图 13-250)。

(2)CT 提示:①子宫及双侧附件未见;②双侧髂外血管旁软组织影,考虑隐睾。

4. 盆腔 MRI 平扫 + 增强检查

(1)MRI 表现:可见阴道,长度约 59mm,未见正常子宫及双侧卵巢,阴道残端可见不均匀软组织

信号影。双侧髂窝各见一类圆形混杂信号占位,左侧大小约 23mm×17mm×14mm,右侧大小约 40mm×26mm×47mm。左侧病变下方见一异常信号小结节,直径约 18mm,T_2WI 呈稍低信号,增强扫描延迟强化,强化欠均匀。双侧髂窝病变内上部分为圆形或卵圆形结构,T_1WI 呈等信号,T_2WI 呈低信号,并见多发高信号分隔样结构,DWI 呈高信号,ADC 呈低信号,未见明显强化;病灶外下部分为反逗号状结构,T_1WI 呈等信号,T_2WI 呈低信号,DWI 无弥散受限,增强扫描强化明显,可见条片状低信号结构连接两侧占位,另占位邻近可见迂曲管状长 T_1、长 T_2 信号、无强化影。膀胱中等充盈,膀胱壁无

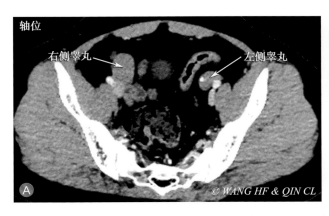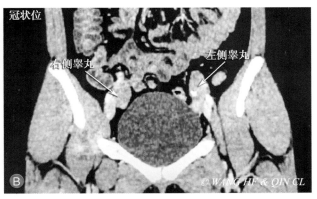

图 13-250　病例 51 CT 表现

A、B. 盆腔未见子宫及双侧附件,双侧髂外血管旁可见类圆形软组织影,右侧密度均匀,左侧内见钙化点。

增厚及结节样突起。直肠壁无增厚,直肠周围脂肪间隙结构清晰(图 13-251)。

(2)MRI 提示:①盆腔未见正常子宫及双侧卵巢;②阴道可见,顶端为盲端;③双侧髂窝隐睾,左侧隐睾下方异常强化小结节,生殖细胞肿瘤待排除。

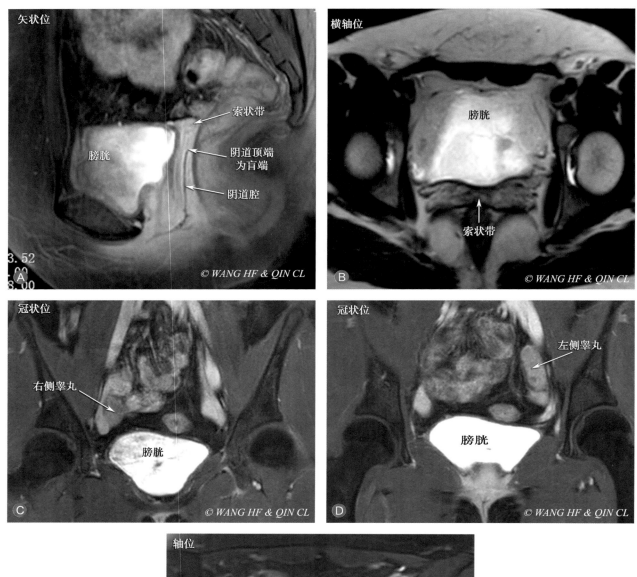

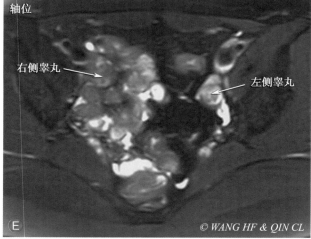

图 13-251　病例 51 MRI 表现

A、B 可见阴道,顶端为盲端,残端可见不均匀软组织信号影;C~E. 双侧髂窝各见一类圆形混杂信号占位。

5. 实验室检查

（1）性激素六项：雌二醇（16.00pg/mL）正常，孕酮（0.38ng/ml）正常，睾酮（3.67ng/ml）升高，卵泡刺激素（62.98IU/L）升高，黄体生成素（36.48IU/L）升高，催乳素（10.38ng/ml）正常。

（2）乳酸脱氢酶（214U/L）和β-人绒毛膜促性腺激素（1.8IU/L）均在正常值范围。血尿常规、肝功能、肾功能、凝血功能、肿瘤标志物、电解质、血糖、甲状腺功能五项均在正常值范围。

6. 腹腔镜　盆腔未见子宫和双侧附件，双侧腹股沟管内口髂血管旁可见双侧睾丸，索状带连接左右侧睾丸下缘，左侧睾丸大小约30mm×30mm，周围可见少许滤泡样突起；右侧睾丸大小约30mm×20mm，周围可见少许滤泡样突起。切开左侧后腹膜，逐步分离睾丸和滤泡样突起，生物肽夹离断，完整切除左侧睾丸和滤泡样囊肿，同法处理右侧（图13-252）。

7. 术后病理诊断　大体见切除双侧睾丸和滤泡样囊肿，左侧睾丸大小约30mm×16mm×22mm，切面灰黄，质中，呈多结节状。右侧睾丸大小约30mm×

24mm×17mm，切面灰黄，质中，呈多结节状（图13-253）。镜下见双侧睾丸内肿瘤细胞呈条索状、小梁状、缎带状、巢状结构，细胞核呈卵圆形，形态一致，异型性不明，胞质红染，胞核卵圆形，可见小核仁。镜下见睾丸旁的滤泡样囊肿为衬覆的米勒管型上皮（系膜囊肿）。病理检查结果提示"结合形态和免疫组织化学，符合双侧隐睾改变，并可见原位生殖细胞瘤"。

8. 最终临床诊断（图13-254）

（1）完全性雄激素不敏感综合征（CAIS）。

（2）双侧隐睾（腹内型）合并原位生殖细胞瘤。

9. 病例分享要点　此患者社会性别为女性，染色体性别为46,XY，性腺为睾丸，睾酮升高，符合CAIS的典型表现。CAIS的性腺具有恶变风险，所以，术前的影像学评估至关重要。术前超声、CT和MRI均提示双侧隐睾且有变性可能，并且患者具有家系遗传史，及时手术切除性腺是正确的治疗方法。术后病理诊断也提示了睾丸恶变，印证了术前影像学的诊断（详见第十二章"性发育异常"）。完全性

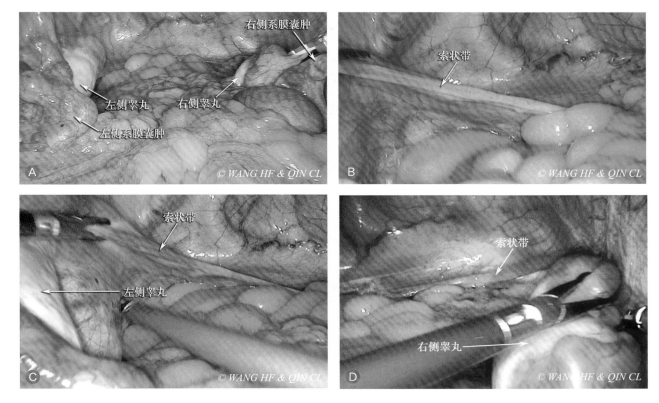

图 13-252　病例 51 腹腔镜

A. 盆腔未见子宫和双侧附件，双侧腹股沟管内口髂血管旁分别可见左右侧睾丸和滤泡样突起囊肿（系膜囊肿）；
B~D. 可见索状带连接两侧睾丸下缘。

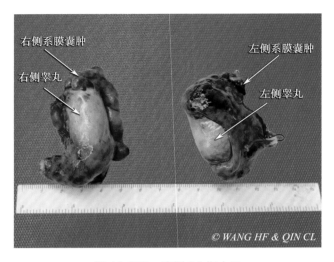

图 13-253　病例 51 标本图
切除的双侧睾丸及系膜囊肿。

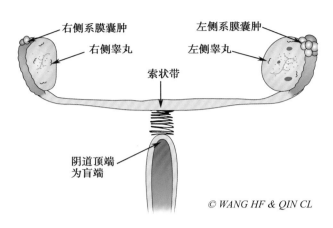

图 13-254　病例 51 示意图

雄激素不敏感综合征（CAIS）合并双侧隐睾原位生
殖细胞瘤超声和腹腔镜表现见视频 13-51。

视频 13-51

（王慧芳　杨青山　颜荣华　王 玥）

【病例 52】

1. 病史摘要　患者 52 岁，已婚未育，社会性
别为女性。1 个月前无意中触及右下腹有一个包
块，伴有局部腹胀感，无腹痛、腹泻和便秘。就诊当
地区级医院，腹部超声提示"右下腹腔内实质性团
块，性质待查"，未予以特殊治疗。为进一步治疗来
笔者医院就诊。自述从无月经来潮，曾在当地医
院诊断先天性无子宫，婚后无生育，第二性征发育
良好。既往身体健康，无特殊不适。入院后专科检
查：乳房正常发育，外阴无阴毛分布，大小阴唇发
育正常，阴道长度约 30mm，顶端为盲端，未见子宫
颈；阴道盲端上方可扪及条索状质韧组织，大小约
60mm×20mm，活动欠佳。盆腔未触及明显子宫形
态，右侧盆腔触及不规则质硬实性包块，边界清，大
小约 150mm×100mm×100mm，活动度差，轻压痛。
左侧盆腔未触及明显包块。三合诊：盆底腹膜光
滑，直肠黏膜光滑，指套退出无血染。

2. 超声检查（入院后检查）

（1）超声表现：经腹及经阴道超声检查，盆腔
内未见子宫样回声，右侧附件区延伸至右侧腹股
沟区可见一巨大实质性混合回声包块，大小约
121mm×85mm×81mm，纵向走行，边界清，形态不
规则，边缘凹凸不平，包块内下方可见卵巢样组织回
声，其内可见一无回声，大小约 35mm×35mm，实质
性包块与卵巢样组织分界不清，CDFI 显示包块内有
丰富的树枝状血流信号，包块周边可见丰富的半环
状血流信号，频谱多普勒显示为动脉血流频谱。左
下腹近左侧髂血管旁可见类卵巢样回声，呈椭圆形，
大小约 42mm×28mm×21mm，其内上方可见两个
无回声区，较大约 22mm×20mm，高频超声显示类
卵巢样回声内见散在小无回声区，CDFI 显示内部及
周边有少许血流信号（图 13-255）。

肝、胆、脾、双肾超声检查未见异常声像，腹腔、
盆腔未见积液。

（2）超声提示：①盆腔内未见子宫声像，考虑先
天性无子宫；②右侧附件区延伸至右侧腹股沟区巨
大实质性肿块，性质待查，考虑右侧卵巢来源肿瘤可
能，建议进一步检查；③左下腹近左侧髂血管旁类
卵巢样回声，考虑左侧卵巢可能，其内上方囊肿，考
虑输卵管系膜囊肿可能；④腹腔、盆腔未见积液。

3. 全腹部 CT 检查

（1）CT 表现：盆腔偏右侧分叶状软组织肿块
影，大小约 110mm×76mm×70mm，边界欠清，密

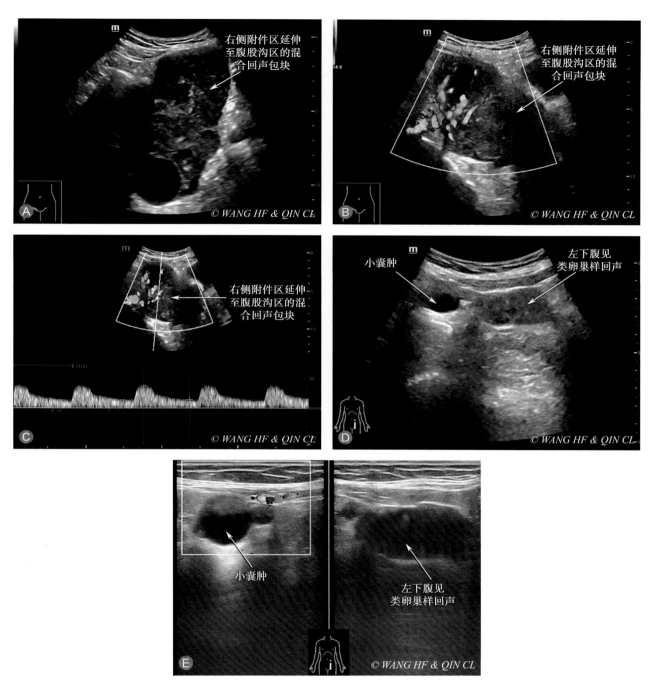

图 13-255 病例 52 超声表现

A. 经腹超声检查,盆腔内未见子宫声像,右侧附件区延伸至右侧腹股沟区可见一巨大实质性混合回声包块;B. CDFI 显示包块内有丰富的树枝状血流信号;C. 频谱多普勒显示为动脉血流频谱;D、E. 左下腹近左侧髂血管旁可见类卵巢样回声,其内上方可见无回声小囊,高频超声检查显示类卵巢样回声内见散在小无回声区,CDFI 显示其内部及周边有少许血流信号。

度不均匀,增强扫描不均匀中度强化,内可见类圆形、斑片状无强化区,与周围肠管、膀胱分界尚清,肿块周围见供血动脉,上部明显;子宫及双侧附件显示不明确。左侧髂血管旁可见类圆形低密度灶,大小约为 25mm×19mm,增强扫描未见明确强化;

两侧髂血管旁可见多发大小不等淋巴结,较大约 12mm×10mm。盆腔未见积液。三维血管重建,肿块的供血血管近端走行于右肾动脉下缘,起自腹主动脉右侧缘(图 13-256)。

(2)CT 提示:①盆腔偏右侧不规则肿块,来源及

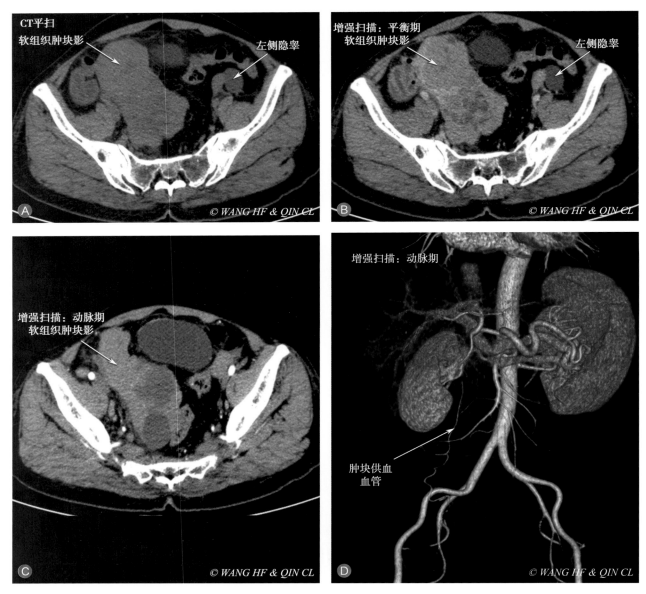

图 13-256　病例 52 CT 表现

A. CT 平扫盆腔偏右侧见分叶状软组织肿块影；B、C. 增强扫描内见不均匀中度强化，内见类圆形、斑片状无强化区；
D. 三维血管重建表面渲染，肿块的供血血管近端走行于右肾动脉下缘，起自腹主动脉右侧缘。

性质待定；②子宫及两侧附件显示不明确，请结合临床；③左侧髂血管旁多发淋巴结。

4. 实验室检查

（1）性激素六项：睾酮（258.50ng/dl）升高；雌二醇（37.7pg/ml）、孕酮（0.80ng/ml）、卵泡刺激素（11.41mIU/ml）、黄体生成素（43.22mIU/ml）和催乳素（11.44ng/ml）均在正常值范围。

（2）血尿常规、肝功能、肾功能、凝血功能、肿瘤标志物、电解质、甲状腺功能五项、血糖均在正常值范围。

5. 开腹手术　术中盆腔内未见腹水，先用200ml 生理盐水冲洗腹腔，吸取冲洗液送细胞学检查，了解有无肿瘤细胞。探查横膈、肝、胆、脾、胃、肠管、阑尾、腹膜表面未见异常，乙状结肠与左侧盆壁腹膜粘连；局部大网膜增厚挛缩，与右侧盆腔肿物粘连。双侧髂外淋巴结稍增大，较大者约 30mm×15mm，腹主动脉旁未及肿大淋巴结。子宫及双侧附件缺如。右侧盆壁见实性肿瘤包块，大小约150mm×100mm×100mm，向盆底方向生长，根部位于右侧圆韧带嵴样组织起始端下方，形态不规则,表面不光滑,与膀胱底致密粘连,部分直肠与该肿物底部粘连;左侧圆韧带嵴样组织起始部下方,左侧髂血管外上方可见椭圆形睾丸样组织,大小约30mm×30mm,呈瓷白色,光滑,其外上可见条索状组织,条索组织系膜见囊肿形成,大小约30mm×20mm,壁薄光滑,内见清亮液体。术中盆腔肿物组织送检快速病理检查提示"生殖细胞肿瘤"。经腹行"右侧盆腔肿物切除术+左侧隐睾切除术+部分大网膜切除术+盆腔淋巴结切除术+盆腔粘连

松解术"。手术过程顺利,麻醉满意,手术出血约200ml,尿量200ml。

6. 术后病理诊断 大体见切除的盆腔右侧肿物标本,大小约120mm×70mm×80mm,剖检切面灰红灰黄色,局部囊肿形成;左侧隐睾大小约55mm×40mm×22mm(图13-257)。术后病理诊断提示:盆腔右侧肿物符合精原细胞瘤;大网膜未见肿瘤;盆腔淋巴结未见肿瘤;左侧隐睾。

7. 手术后染色体核型检查 报告提示:46,XY。

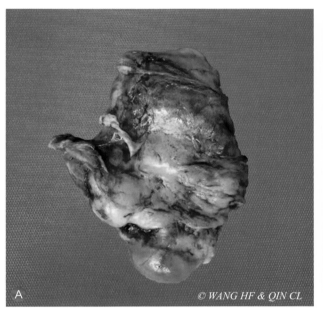

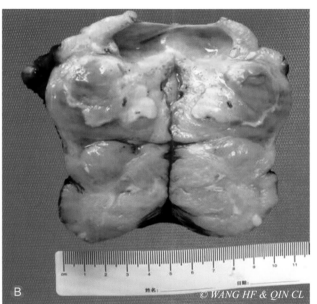

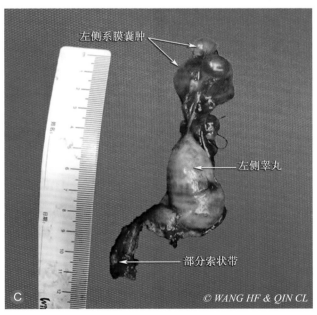

图 13-257 病例 52 标本图
A. 切除的盆腔右侧肿物;B. 剖检切面灰红灰黄色,局部囊肿形成;C. 切除的左侧隐睾,其上部见系膜囊肿,
下部连接切除的部分索状带。

8. 最终临床诊断（图 13-258）

（1）完全性雄激素不敏感综合征（CAIS）。

（2）右侧隐睾（腹内型）恶变：精原细胞瘤（Ⅰ期）。

（3）左侧隐睾（腹内型）。

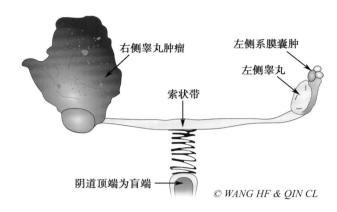

图 13-258 病例 52 示意图

9. 病例分享要点 患者 52 岁，表现为完全女性外观，盆腔超声检查未见子宫发育，右侧附件区延伸至右侧腹股沟区巨大实质性肿块，根据这些表现，在未知染色体核型的情况下很容易考虑为先天性无子宫和右侧卵巢来源的肿瘤。所以当盆腔超声检查未见子宫发育时，一定要结合病史，并详细了解患者性激素六项和染色体核型，排除性发育异常的可能。CAIS 睾丸生殖细胞肿瘤的风险随着年龄的增长而增加，此患者年龄为 52 岁，符合 CAIS 病程发展过程（详见第十二章"性发育异常"）。完全性雄激素不敏感综合征（CAIS）合并右侧隐睾精原细胞瘤超声和手术表现见视频 13-52。

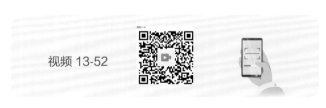

视频 13-52

（林 琪 李华峰 王慧芳）

【病例 53】

1. 病史摘要 患者 12 岁 9 个月，社会性别女性，出生时即发现外生殖器异常，外阴可见"小阴茎"样突起，遂于当地医院就诊，染色体检查提示"46，XX"。1 岁时发现"小阴茎"逐渐变大，于当地妇幼保健院行"小阴茎切除术"，具体手术情况不

详，术后未定期随访。6 岁时到上级医院就诊，建议口服"醋酸可的松片"，每日 3 次，患者不规则用药，常漏服。11 岁时开始有阴毛、腋毛生长，无乳房发育。排尿时阴部局部皮肤隆起，时有尿痛、尿不净感，无阴道分泌物增多，无排尿困难。患者至今无月经来潮，无周期性腹痛及腹胀。为进一步诊治就诊于笔者医院，门诊拟"先天性肾上腺皮质增生症？"收入院。入院后专科检查：身高 150cm，乳房未发育，皮肤色素沉着。阴毛浓密，可见"残存的阴茎"，大小约 30mm×20mm，阴茎下方见阴唇融合，融合的阴唇上可见一小开口，未见尿道外口和阴道口。肛门指诊：盆腔正中可触及一小子宫，双侧附件区未触及异常包块，无压痛。直肠黏膜光滑，未触及明显异常。

2. 超声检查

（1）超声表现：经腹及经直肠超声检查，子宫呈前位，子宫体大小约 23mm×26mm×17mm，形态尚正常，宫壁回声均匀，子宫内膜线居中，内膜厚约 4.5mm，子宫颈长 22mm。左侧卵巢大小约 12mm×8mm，内未见明显窦卵泡回声；右侧卵巢大小约 12mm×9mm，内似可见数个窦卵泡。双侧附件区未见明显异常回声。经直肠双平面超声检查，膀胱尿道后壁与直肠前壁之间可见"三线两区"的阴道结构显示，阴道前壁厚约 2.5mm，后壁厚约 2.4mm，阴道顶端可见子宫颈和子宫体（图 13-259）。

肝、胆、脾、双肾超声检查未见异常声像。甲状腺超声提示甲状腺多发结节，考虑增生结节。

（2）超声提示：①幼稚子宫声像；②双侧卵巢体积小；③阴道发育良好。结合病史，考虑 DSD。

3. 肾上腺 CT 平扫 + 三维成像

（1）CT 征象：双侧肾上腺位置正常，双侧肾上腺内、外支和结合部均匀增粗，超过同侧平面膈肌脚厚度，密度尚正常。所示肝脏大小、形态、比例正常，边缘整齐，肝实质密度均匀，未见异常密度影；肝内胆管未见明显梗阻扩张与密度异常。胆囊充盈尚好，密度均匀，内壁光滑无明显增厚。脾脏及胰腺大小、形态、密度正常。所见双肾形态、实质密度未见异常改变，双侧肾盂结构大致如常（图 13-260）。

（2）CT 提示：①双侧肾上腺增粗，考虑肾上腺增生可能，请结合临床；②肝脏、脾脏、胆囊、胰腺未见明显异常。

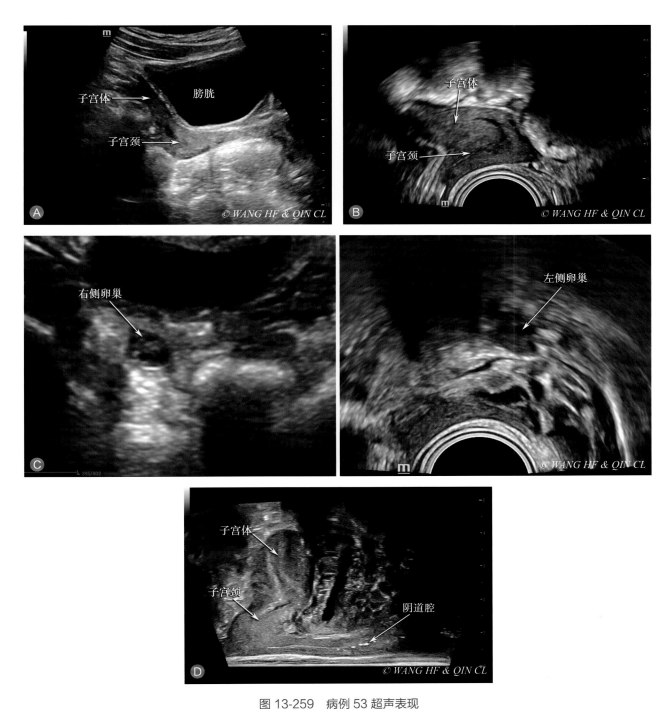

图 13-259 病例 53 超声表现

A~C.经腹及经直肠超声检查,子宫呈前位,体积小,双侧卵巢小;D.经直肠双平面超声检查,
膀胱尿道后壁与直肠前壁之间可见阴道结构,阴道壁薄,阴道顶端可见子宫颈和子宫体。

4. MRI

(1)MRI 征象:子宫体积、位置及形态大致如常,宫壁大致光整,子宫体部内膜、交界区形态规则、无异常信号影,阴道黏膜可见,形态未见明显异常。双侧卵巢可见,未见明确异常信号。膀胱充盈良好,壁光滑无明显增厚,膀胱腔内液性区信号均匀,未见明显异常信号影。可见残存的阴茎影(图 13-261)。

(2)MRI 提示:①子宫、阴道和双侧卵巢可见;②所示残存的阴茎影,提示外生殖器发育异常,请结合临床。

5. 实验室检查

(1)性激素六项:睾酮(3.45ng/ml)升高,雌二

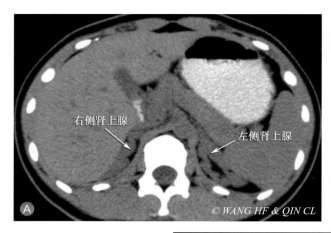

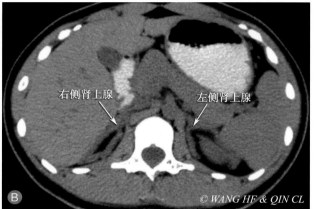

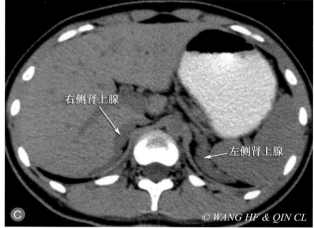

图 13-260　病例 53 CT 表现

A~C. 双侧肾上腺位置正常，双侧肾上腺内、外支和结合部均匀增粗，超过同侧平面膈肌脚厚度，密度尚正常。

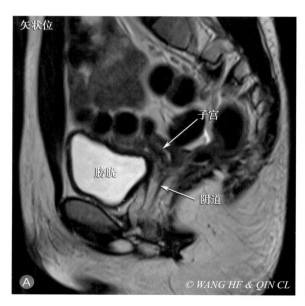

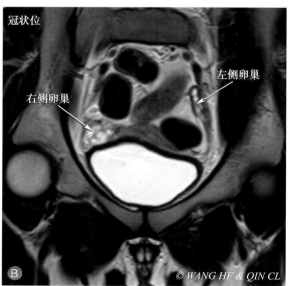

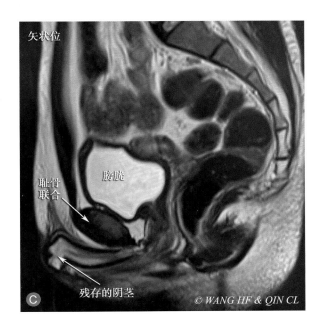

图 13-261　病例 53 MRI 表现
A. 可见子宫、阴道；B. 双侧卵巢可见；C. 可见残存的阴茎影。

醇、孕酮、卵泡刺激素、黄体生成素和催乳素均在正常值范围。

（2）17- 羟孕酮（17-OHP4）>200 000pg/ml（参考值<1 100pg/ml），总睾酮（TT）1 320pg/ml（参考值 <750pg/ml），雄烯二酮（AE）6 900pg/ml（参考值 800~1 900pg/ml），皮 质 醇（COR）36.90pg/ml（上午 8 时采血，参考值 40.00~220.00ng/ml）。

血常规、凝血功能、肝功能、肾功能、血电解质、感染八项、甲状腺功能五项未见明显异常。抗米勒管激素、血促肾上腺皮质激素（随机）、脱氢表雄酮、硫酸脱氢表雄酮、孕酮、11- 脱氧皮质醇正常。

6. 残存阴茎切除术 + 外阴成形术　麻醉状态下检查，阴唇融合，残存的阴茎下方仅可见一开口，未见明确的尿道外口和阴道口。分离粘连的阴唇，可见一小开口，插入导尿管，见清亮的尿液流出，证实该处开口为尿道外口；继续向下分离，见阴道开口，手指探查，阴道通畅，阴道顶端可触及一小子宫颈（图 13-262）。在阴茎海绵体表层皮肤内注入含垂体后叶素 6U+ 肾上腺素 0.1mg 的 0.9% 氯化钠溶液 10ml，形成水垫，沿正中切开阴茎海绵体表面皮肤，游离海绵体至双侧海绵体脚部至耻骨联合下缘前方，切除残存的阴茎海绵体，保留海绵体旁皮肤，塑形后于双侧大阴唇正中缝合，使之自然呈现双侧大阴唇皮肤外观。

7. 术后病理诊断　大体见切除残存的阴茎组织一块，大小约 27mm×24mm×18mm，切面质软。镜下见纤维、神经、肌组织和血管，其中肌组织间可见丰富的血窦。病例诊断：结合临床，形态学符合阴茎。

8. 最终临床诊断（图 13-263）
（1）先天性肾上腺皮质增生症（单纯男性化型）。
（2）阴唇融合。

9. 病例分享要点　此患者外生殖器男性化、染色体性别为 46,XX、性腺为卵巢，男性性激素水平增高、血 17-OHP 浓度增高、雄烯二酮和睾酮增高，加上 CT 提示双侧肾上腺增粗，符合典型的单纯男性化型先天性肾上腺皮质增生症表现，一旦确诊，即开始肾上腺皮质激素替代治疗，可达满意治疗效果。超声检查可明确有无子宫和卵巢，文献报道肾上腺超声检查可见双侧肾上腺范围明显大于正常同龄儿，双侧肾上腺扭曲增大，形态失常，呈电线状折叠走行，或呈卷曲样及脑回样改变，皮髓质结构清晰。遗憾的是此患者术前未做肾上腺超声检查，无超声影像资料分享。多层螺旋 CT 广泛用于临床，成为肾上腺疾病包括 CAH 的首选影像检查方法，具有重要临床价值（详见第十二章 "性发育异常"）。先天性肾上腺皮质增生症合并阴唇融合超声和手术表现见视频 13-53。

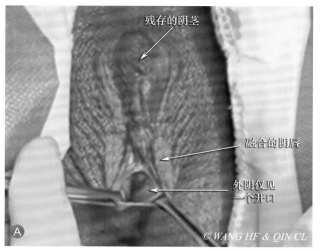

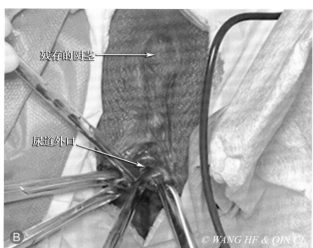

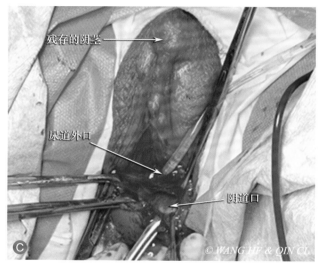

图 13-262 病例 53 残存阴茎切除术 + 外阴成形术
A. 残存阴茎下方可见一小开口,阴唇融合,未见明确的
尿道外口和阴道口;B. 分离粘连的阴唇,可见尿道外口;
C. 插入导尿管,继续向下分离,见阴道开口。

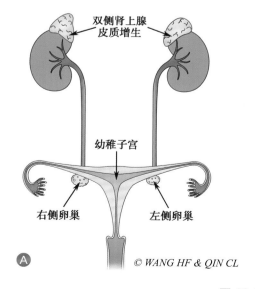

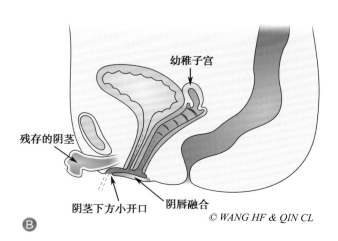

图 13-263 病例 53 示意图

视频 13-53

（秦成路　王慧芳　赖云英　石瑾秋）

【病例 54 】

1. 病史摘要　患者 16 岁，社会性别为女性，一直无月经来潮。1 年前在当地省级妇幼保健院就诊，盆腔超声检查提示"膀胱后方可见约 17mm×17mm×9mm 大小的类宫体声像，呈前倾前屈位，中间可见细线状高回声，类宫颈长约 15mm"。盆腔两侧未见明显卵巢声像。超声考虑："幼稚子宫可能"；性激素六项检查：雌二醇（28.39pmol/L）降低，卵泡刺激素（63.67IU/L）升高，黄体生成素（30.10IU/L）升高，孕酮（0.41nmol/L）正常，睾酮（0.30nmol/L）正常，催乳素（192.60mIU/L）正常。抗米勒管激素（AMH 0.01ng/ml）降低。染色体核型检查提示"46,XX"；临床考虑"性发育异常"。为进一步明确诊断，来笔者医院就诊。门诊专科检查：身高 155cm，无多毛、痤疮、泌乳、黑棘皮症，乳腺 Tanner Ⅰ 期，外阴毛发稀少，呈幼女型。

2. 超声检查

（1）超声表现：经直肠超声检查，盆腔见子宫回声，上下径约 15mm，左右径约 12mm，前后径约 10mm，子宫颈长约 17mm，肌层可见不规则的无回声，CDFI 显示为静脉血流信号。盆腔未见卵巢回声。从小子宫向盆腔左侧追踪扫查，可见稍低回声的条索状结构延伸至盆腔左侧，末端稍膨大，最宽处约 11mm，内部可见条状低回声；从小子宫向盆腔右侧追踪扫查，可见稍低回声的条索状结构延伸至盆腔右侧，末端稍膨大，最宽处约 12mm，内部可见条状低回声。经直肠双平面超声结合阴道水造影检查，插入小儿导尿管，可见导尿管插入到膀胱尿道后壁与直肠前壁之间，注水后，可见阴道充盈扩张，阴道黏膜平滑，阴道顶端可见子宫体和子宫颈回声，宫壁可见不规则的无回声，CDFI 显示为静脉血流信号；退出小儿导尿管，膀胱尿道后壁与直肠前壁之间可见阴道壁及阴道腔回声，测量阴道前壁厚约 0.7mm，阴道后壁厚约 0.8mm，尿道长度约 29mm

（图 13-264）。

肝、胆、脾、双肾超声检查未见异常声像。

（2）超声提示：①盆腔可见幼稚子宫和阴道声像；②盆腔未见卵巢声像，子宫左右侧所见长条形索状带，考虑条索状性腺声像，结合病史，考虑 DSD，建议进一步检查。

3. 实验室检查

（1）性激素六项：雌二醇（19pg/ml）降低（参考值 21~312pg/ml），卵泡刺激素（62.98IU/L）升高，黄体生成素（20.89IU/L）升高，孕酮（<0.1ng/ml）低于正常值范围，睾酮（0.18ng/ml）正常，催乳素（131.6mIU/L）正常。

（2）抗米勒管激素（<0.01ng/ml）降低。

4. 最终临床诊断（图 13-265）

（1）46,XX 单纯性腺发育不全。

（2）幼稚子宫。

5. 临床处理　给予雌二醇片/雌二醇地屈孕酮片激素补充治疗。1 年后追踪治疗后情况，患者反馈有正常周期月经来潮。

6. 治疗 1 年后超声检查

（1）超声表现：经直肠超声检查，盆腔见子宫回声，上下径约 37mm，左右径约 30mm，前后径约 24mm，子宫颈长约 24mm，子宫内膜厚约 2.4mm，肌层可见不规则的无回声，CDFI 显示为静脉血流信号。盆腔未见卵巢回声。子宫两侧见条状低回声，最宽处约 13mm。经直肠双平面超声检查，膀胱尿道后壁与直肠前壁之间见阴道，阴道前壁厚约 4mm，阴道顶端可见子宫体和子宫颈回声（图 13-266）。

（2）超声提示：①盆腔可见幼稚子宫较 1 年前增大；②盆腔未见卵巢声像，子宫左右条索状性腺声像，结合病史，考虑 DSD，建议动态观察随诊。

7. 病例分享要点　本患者从临床表现、性激素水平到超声表现，都符合典型的 46,XX 单纯性腺发育不全的特征。分享此病例的目的是强调在超声检查中，除了要识别幼稚子宫和幼女型阴道外，还需要特别注意子宫两侧的条索状性腺的观察，这是超声科医生容易忽略的。46,XX 单纯性腺发育不全的性腺很少恶变，但文献也有报道恶变的病例。因此，条索状性腺也有恶性变的可能，需要和患者沟通，也要定期监测（详见第十二章"性发育异常"）。46,XX 单纯性腺发育不全超声表现见视频 13-54。

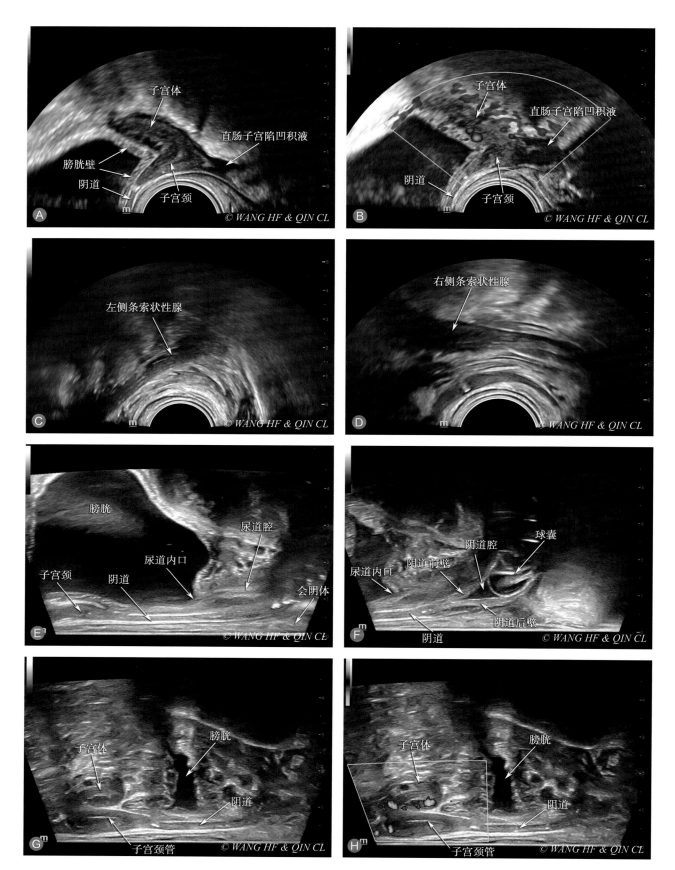

图 13-264　病例 54 超声表现

A、B. 经直肠超声检查,见幼稚子宫回声;C. 盆腔左侧见稍低回声的条索状性腺;D. 盆腔右侧见稍低回声的条索状性腺;
E～H. 经直肠双平面超声结合阴道水造影检查,膀胱尿道后壁与直肠前壁之间可见阴道,阴道顶端可见子宫体、子宫颈。

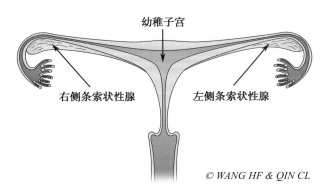

幼稚子宫

右侧条索状性腺　　　　　左侧条索状性腺

© WANG HF & QIN CL

图 13-265　病例 54 示意图

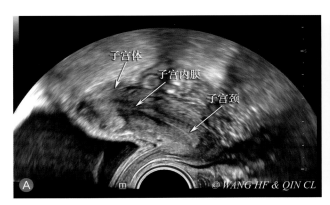

子宫体
子宫内膜
子宫颈

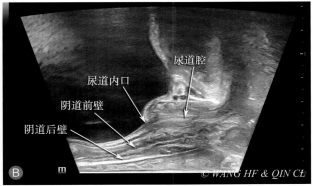

尿道腔
尿道内口
阴道前壁
阴道后壁

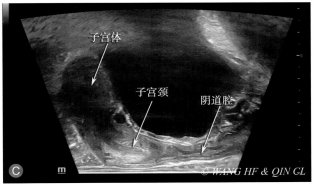

子宫体
子宫颈
阴道腔

图 13-266　病例 54 超声表现(治疗 1 年后复查)
A. 经直肠超声检查,子宫体较前增大;B、C. 经直肠双平面超声检查,阴道壁较前增厚,子宫体较前增大。

视频 13-54

(王慧芳　秦成路　石瑾秋　胡守容)

【病例 55】

1. 病史摘要　患者 26 岁,未婚,社会性别为女性,发现两性畸形 10 年,性生活困难 2 年余。患者 12 岁乳房自然发育,青春期无月经来潮,10 年前(16 岁)到当地三甲医院就诊,专科检查发现"阴蒂肥大,形似阴茎,右侧大阴唇内可扪及一睾丸样包块,大小约 10mm × 10mm,左侧阴唇内及腹股沟区未扪及异常,尿道口开于会阴部,阴道口狭窄";盆腔超声提示"膀胱后方条状低回声,考虑幼稚子宫可能";染色体核型检查提示"46,XX"。征得患者家属同意行"阴蒂成形 + 右侧大阴唇内睾丸切除术",术中未进腹腔探查,术后病理提示"阴茎海绵体组织和睾丸组织,部分曲细精管形态不规则,各级生精细胞增生活跃"。术后患者一直无月经来潮，但有周期性腹痛，且进行性加重，现难以忍受，痛经程度为重度（VAS 10 分），需口服止痛药，但效果甚微。2 年前曾尝试性生活，因困难而失败。现患者要求行阴道成形术，至笔者医院就诊，门诊拟"女性两性畸形"收入院。入院后专科检查：外阴色素正常，阴蒂包皮肥厚，右侧大阴唇见陈旧性手术瘢痕，尿道外口正常，可见环形处女膜，肥厚，探查阴道深度约 90mm。

2. 超声检查

（1）超声表现：腹部探头和腔内探头经腹超声检查，子宫偏向左侧盆腔，切面大小为 61mm × 52mm × 48mm，子宫肌层回声不均匀，肌层布满斑点状高回声和无回声区；另于子宫右侧壁下段可见低回声结节，大小约 18mm × 12mm × 10mm，边界清，内部回声欠均匀，CDFI 显示周边有少许血流信号，内未见明显血流信号；子宫内膜可显示，厚 3.1mm，呈条状向左偏斜，仅见左侧子宫角部，未见子宫内膜向子宫颈管延伸。左侧卵巢显示清，大小约 25mm × 21mm，内可见窦卵泡。紧贴左侧卵巢左

侧可见条状无回声区，大小约 37mm × 17mm，内壁欠光滑，内透声尚好，后方回声增强。右侧附件区未见右侧卵巢显示。经直肠超声检查，子宫腔下段为盲端，与子宫颈管不相通。经直肠双平面超声结合阴道水造影检查，在超声引导下置放子宫造影通水管于阴道上段，充盈球囊后缓慢注入生理盐水，可见阴道充盈扩张，阴道内壁光滑，可见子宫颈细长，无法显示整个子宫颈全程，子宫颈管下段轻度扩张，上段无法显示。改经直肠超声检查并结合阴道水造影检查，子宫颈全程显示清晰，子宫颈细长，长约 45mm，子宫颈管扩张，子宫颈管上段为盲端，子宫颈管上段与子宫腔下段未见连通（图 13-267）。

肝、胆、脾、双肾超声检查未见异常声像。

（2）超声提示：①子宫发育异常，考虑单角子宫（左侧）；②弥漫性子宫腺肌病；③子宫肌壁间小肌瘤；④子宫腔与子宫颈管不相通（子宫颈管上段为盲端），考虑子宫峡部未发育；⑤左侧输卵管积液。

3. MRI 检查

（1）MRI 表现：盆腔左侧可见子宫，大小约 60mm × 53mm × 45mm，子宫肌壁间可见多发小圆

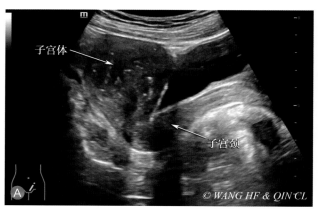

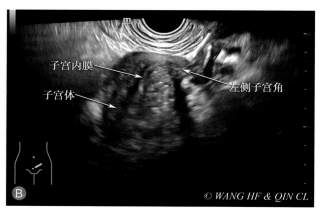

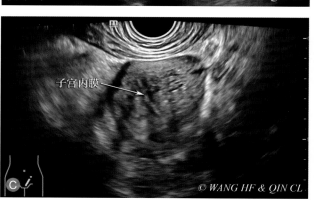

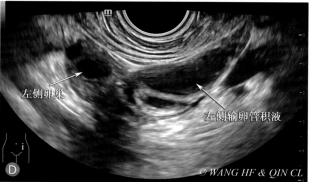

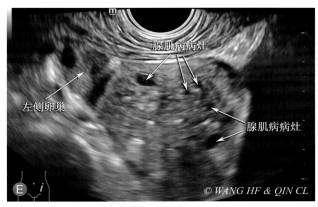

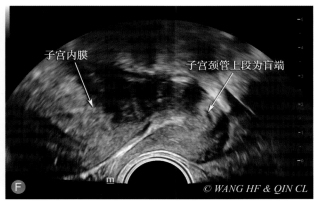

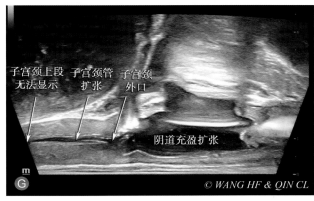

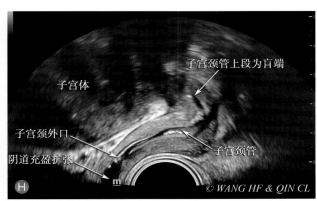

图 13-267 病例 55 超声表现

A. 经腹超声检查,子宫偏盆腔左侧;B. 腔内探头经腹超声检查仅见左侧子宫角部;C. 可见子宫内膜,但未见其向子宫颈管延伸;D. 左侧卵巢显示清,左侧输卵管积液;E. 肌层内布满斑点状高回声和无回声区;F. 经直肠超声检查,子宫下段为盲端,与子宫颈管不相连通;G. 经直肠双平面超声结合阴道水造影检查,可见阴道充盈扩张,无法显示子宫颈上段;H. 经直肠超声检查并结合阴道水造影检查,子宫颈全程显示清晰,子宫颈细长,子宫颈管扩张,子宫颈管上段为盲端,子宫颈管上段与子宫腔下段未见连通。

形 T$_1$WI、T$_2$WI 均呈高信号影;子宫右侧壁可见大小 12mm×10mm×10mm 的小结节状影,各序列均低信号影;子宫颈上段为盲端,子宫腔与子宫颈管不连通。左侧卵巢可见,左侧卵巢外侧可见输卵管积液扩张。右侧卵巢未见显示。膀胱充盈欠佳,壁不厚,内未见异常信号影。盆腔未见明确肿大淋巴结(图 13-268)。

(2)MRI 提示:①子宫肌壁间多发异常信号,提示子宫腺肌病;②子宫右侧壁肌瘤可能;③子宫颈上段为盲端;④左侧输卵管积液;⑤右侧卵巢显示不清,请结合临床综合考虑。

4. 实验室检查

(1)性激素六项:雌二醇(75pg/ml)正常,孕酮(<0.1ng/ml)降低,睾酮(0.25ng/ml)正常,卵泡刺激素(5.54IU/L)正常,黄体生成素(3.50IU/L)正常,催乳素(295.8mIU/L)正常。

(2)抗米勒管激素(0.41ng/ml)正常。

(3)血常规、尿常规、凝血功能、肝功能、肾功能、电解质、血糖、甲状腺功能五项、hCG 均未见明显异常。

5. 腹腔镜 盆腔左侧可见一单角子宫,前后壁饱满,表面光滑,左侧输卵管伞端闭锁合并积血膨大,直径约 25mm,左侧卵巢外观正常,盆腔中央至右侧仅可见一条索状纤维带连接左侧单角子宫右侧下缘,盆腔右侧未见卵巢及输卵管结构。取少许左侧卵巢组织送冰冻病理检查,结果回报为正常卵巢组织。腹腔镜下行"左侧单角子宫切除术+左侧输卵管切除术+左侧卵巢活检术+阴道扩张术"。术中见子宫颈较长,长约 50mm,沿阴道穹窿部环形切除子宫颈,可见阴道顶端,经阴道以阴道模具 2~6 号(模具直径 25~35mm)逐步扩张阴道。经阴道取出切除的子宫及左侧输卵管标本,在腹腔镜下连续缝

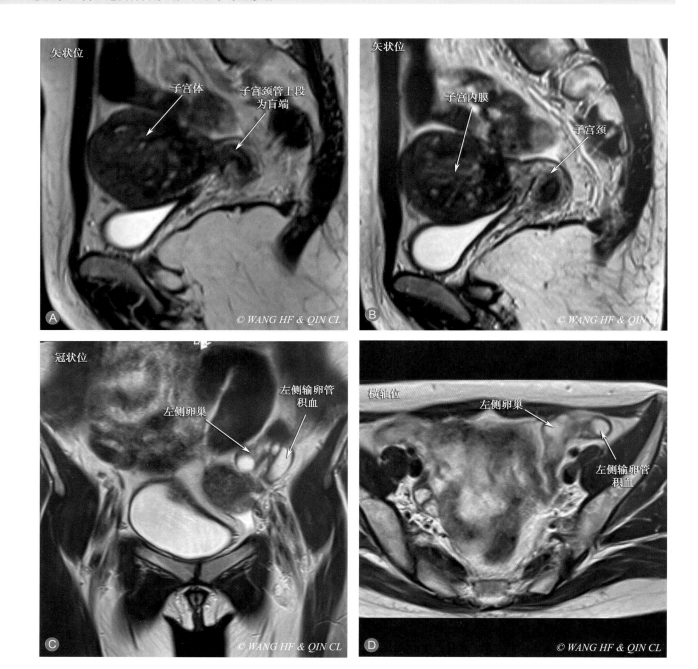

图 13-268　病例 55 MRI 表现
A、B. 盆腔左侧可见子宫，肌壁间可见多发小圆形 T_1WI、T_2WI 均呈高信号影，子宫颈上段为盲端，
子宫腔与子宫颈管不连通；C、D. 左侧卵巢可见，左侧卵巢外侧可见输卵管积液扩张。

合阴道顶端，恢复盆腔结构（图 13-269）。

6. 术后病理诊断　大体见切除的标本为单角子宫，饱满，左侧输卵管积液，子宫颈细长；剖检标本见子宫肌壁间弥漫分布腺肌病病灶，并可见多个出血小囊，肌壁间见小肌瘤，子宫腔狭小，子宫腔下段为盲端，子宫颈管上段为盲端，子宫腔与子宫颈管不相通（图 13-270）。病理检查结果提示：①子宫腺肌病；②子宫肌壁间平滑肌瘤；③子宫内膜腺体分

泌样改变；④子宫颈黏膜慢性炎伴鳞状上皮增生；⑤左侧输卵管慢性炎，间质血管扩张充血，局部较多泡沫细胞聚积。

7. 最终临床诊断（图 13-271）

（1）46，XX 卵睾型 DSD（片侧型）。

（2）子宫发育异常：左侧单角子宫子宫峡部未发育。

（3）弥漫性子宫腺肌病。

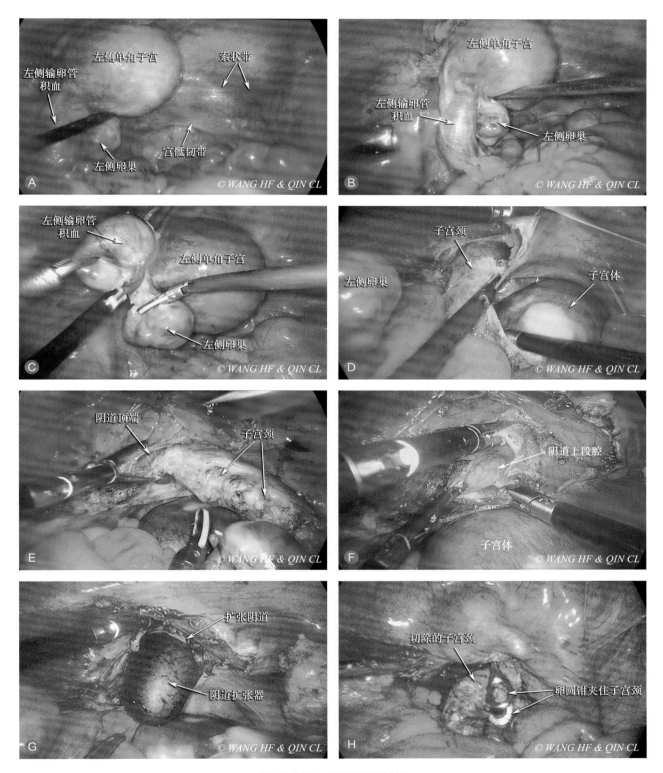

图 13-269　病例 55 腹腔镜

A. 盆腔左侧可见一单角子宫,盆腔中央至右侧仅可见一条索状带连接左侧单角子宫右侧下缘,盆腔右侧未见卵巢及输卵管;
B. 左侧输卵管伞端闭锁合并积血膨大,左侧卵巢外观正常;C、D. 行左侧单角子宫切除术和左侧输卵管切除术;E. 术中见子宫颈较长;F. 切除子宫颈后可见阴道上段;G. 经阴道以阴道模具逐步扩张阴道;H. 经阴道取出切除的子宫及左侧输卵管标本。

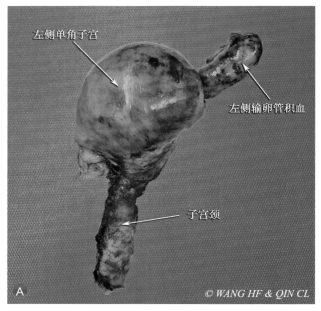
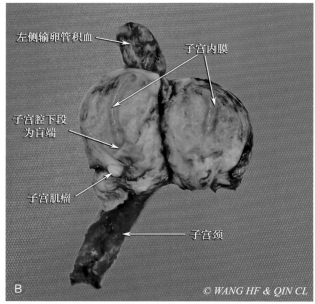
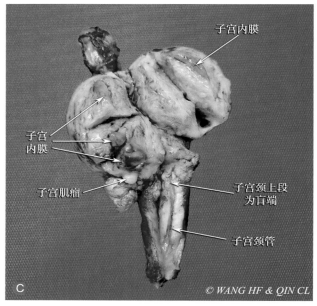
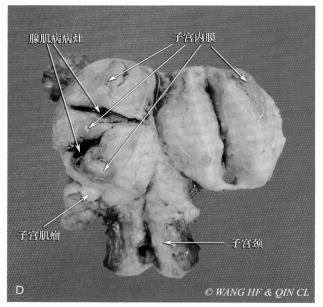

图 13-270　病例 55 标本图

A. 大体见切除的标本为单角子宫,饱满,左侧输卵管积液,子宫颈细长;B~D. 剖检标本见子宫肌壁间弥漫分布腺肌病病灶,并可见出血小囊,肌壁间见小肌瘤,子宫腔狭小,子宫腔下段为盲端,子宫颈管上段为盲端,子宫腔与子宫颈管不相通。

（4）子宫肌壁间肌瘤。

（5）左侧输卵管积血。

8. 病例分享要点　此患者先后两次手术明确了体内同时并存卵巢和睾丸两种性腺组织,染色体核型检查为 46,XX,所以符合 46,XX 卵睾型 DSD 诊断,为片侧型,即一侧为睾丸,另一侧为卵巢(详见第十二章"性发育异常")。46,XX 卵睾型 DSD 常有生殖器官发育异常,内生殖器的发育与同侧性

腺有关,睾酮和 AMH 对生殖道的作用是单侧、局部的。此患者左侧卵巢发育正常,左侧有发育的输卵管、单角子宫、子宫颈和阴道,左侧单角子宫同时合并子宫峡部未发育,实属罕见。由于子宫峡部未发育,加上左侧输卵管伞端闭锁,使得经血流出和逆流到盆腔均受阻,所以造成严重腺肌病,患者痛经程度为重度(VAS 10 分)。只要了解子宫峡部未发育的特点,结合病史不难诊断(详见第五章"梗阻性子宫

峡部发育异常")。46,XX 卵睾型 DSD(片侧型)合并左侧单角子宫子宫峡部未发育超声和腹腔镜表现见视频 13-55。

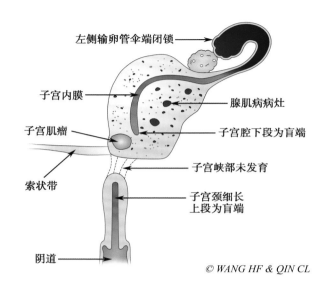

图 13-271　病例 55 示意图

视频 13-55

（王慧芳　秦成路　赖云英　石瑾秋）

【病例 56】

1. 病史摘要　患者 26 岁,已婚,社会性别女性,原发性闭经,婚后正常性生活未避孕且未孕 2 年余。患者为足月顺产,出生时外阴为女型外阴,未见明显异常。青春期无月经来潮,第二性征开始发育。结婚 2 年余一直未孕,婚后性生活正常,自诉丈夫精液检查正常。8 个月前因不孕就诊区级医院,性激素六项检查提示睾酮较高,染色体核型检查提示"46,XY",给予口服雌二醇治疗,服药 2 周后自行停药,仍无月经来潮。半个月前来笔者医院门诊就诊,性激素六项提示"卵泡刺激素升高、促黄体素和睾酮高于正常值范围";妇科超声检查提示"盆腔未见正常子宫和正常卵巢声像;可见阴道下段、顶端为盲端。盆腔右侧低回声团块考虑性腺变性可能,右侧腹腔沟淋巴结肿大。盆腔左侧索状带末端膨大,考虑为未发育的性腺。结合临床综合以上声像

考虑 DSD"。一周前在私立医院复查染色体核型提示"46,XY"。现为求进一步诊治,门诊拟"46,XY DSD(性腺变性? 子宫未发育)"收入院。入院后专科检查:女性第二性征,双乳发育Ⅱ级,腺体少,乳头小,腋毛稀疏。女性外阴,阴毛稀疏,阴道前庭见尿道外口和阴道口,位置正常,阴道深 110mm,阴道顶端为盲端,可触及小肌性结节,左右盆腔各触及小"包块",外形不规则,可活动,无压痛。

2. 超声检查(术后再读片)

(1) 超声表现:经腹及经阴道超声检查,盆腔未见正常子宫和卵巢回声。膀胱后方可见阴道中下段,并可见左右走行条状低回声索状带,厚约 16mm。索状带左侧末端膨大,可见大小约 15mm×9mm 左侧始基子宫,内未见内膜回声,紧邻左侧始基子宫上方、左侧髂血管内侧,可见大小约 22mm×10mm 长条形的稍低回声团,内部回声不均,CDFI 内部见丰富的血流信号。索状带右侧末端连接大小约 23mm×13mm 右侧始基子宫,内未见内膜回声,紧邻其内上方可见大小约 27mm×22mm 卵圆形稍低回声团,内部回声不均,可见细小砂粒样稍高回声,CDFI 内部见丰富的血流信号。右侧腹股沟处见一淋巴结样回声,大小约 12mm×6mm,边界不规则,内部回声不均匀,CDFI 其内可见丰富的血流信号;腹股沟区另可见两个圆形淋巴结,大小约 9mm×3mm、7mm×4mm。左侧腹股沟未见明显肿大淋巴结回声。经直肠双平面超声检查,膀胱尿道后壁与直肠前壁之间见阴道中下段,静息状态下测量长约 65mm,顶端为盲端(图 13-272)。

肝、胆、脾及双肾超声检查未见异常声像。

(2) 超声提示:①盆腔未见正常子宫和卵巢声像,可见阴道中下段,顶端为盲端;②双侧始基子宫声像;③盆腔右侧卵圆形团块,考虑性腺变性可能,右侧腹腔沟淋巴结肿大;④盆腔左侧长条形团块,考虑为未发育的性腺;⑤结合临床综合以上声像考虑 DSD。

3. 盆腔 MRI 平扫 + 增强检查(术后再读片)

(1) 扫描范围未见正常子宫及双侧附件影像。膀胱与直肠前壁间见阴道,顶端为盲端,其上方可见 T_1 等信号、T_2 等信号索状带,增强扫描明显强化。冠状位索状带连接两侧始基子宫下缘,呈 T_1 等信号、T_2 稍高信号,DWI 未见明确扩散受限,增强

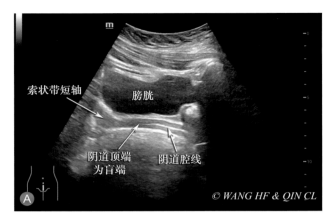

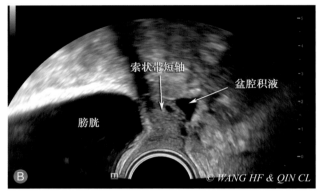

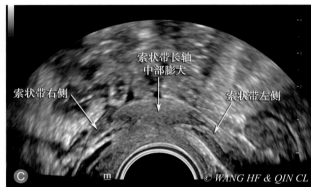

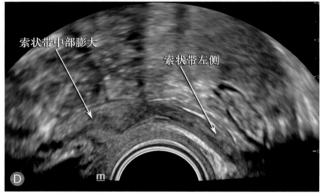

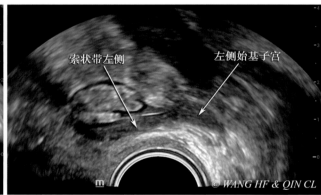

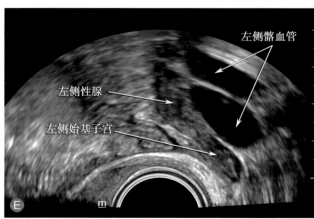

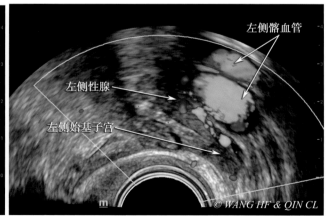

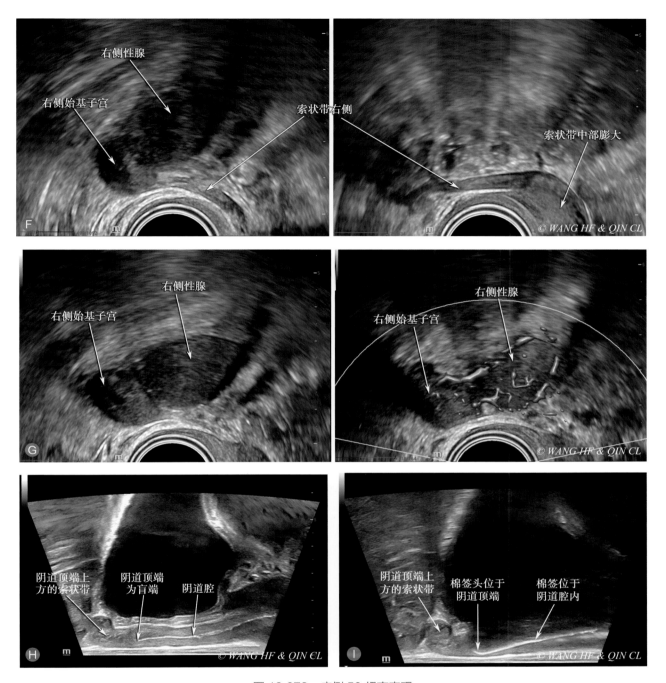

图 13-272 病例 56 超声表现

A~C. 经腹及经阴道超声检查,膀胱后方可见阴道中下段,并可见左右走行的条状低回声索状带;D、E. 索状带左侧连接左侧始基子宫,左侧性腺紧邻其内上方,CDFI 内部见较丰富的血流信号;F、G. 索状带右侧连接右侧始基子宫,右侧性腺紧邻其内上方,CDFI 内部见较丰富的血流信号;H、I. 经直肠双平面超声结合棉签指示检查,膀胱尿道后壁与直肠前壁之间见阴道中下段,顶端为盲端,其上方见索状带。

扫描明显强化,右侧始基子宫大小约 20mm×9mm,左侧始基子宫大小约 14mm×8mm。始基子宫前上方、双侧髂血管内侧见卵圆形结节影,呈 T_1 稍低信号、T_2 稍高信号,增强扫描中等强化,右侧大小约 28mm×18mm,左侧大小约 14mm×8mm。膀胱充盈欠佳,未见异常征象。直肠壁无增厚,直肠周围脂肪间隙结构清晰。所见骨盆骨质信号无特殊,髂腰肌、闭孔内肌及臀部肌肉层次清晰(图 13-273)。

(2)MRI 提示:①扫描范围未见正常子宫及双侧附件影像,阴道可见,顶端为盲端;②索状带两

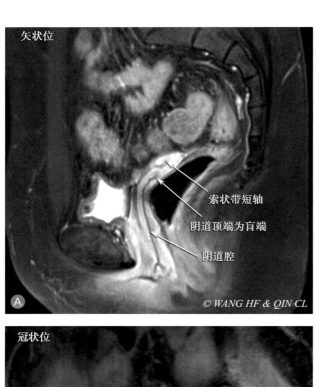

矢状位

索状带短轴

阴道顶端为盲端

阴道腔

Ⓐ © WANG HF & QIN CL

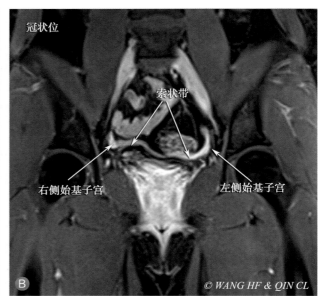

冠状位

索状带

右侧始基子宫

左侧始基子宫

Ⓑ © WANG HF & QIN CL

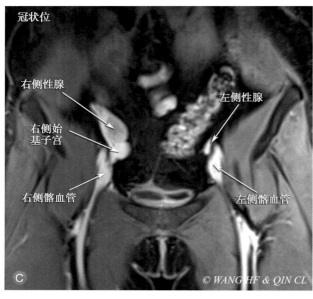

冠状位

右侧性腺

右侧始基子宫

左侧性腺

右侧髂血管

左侧髂血管

Ⓒ © WANG HF & QIN CL

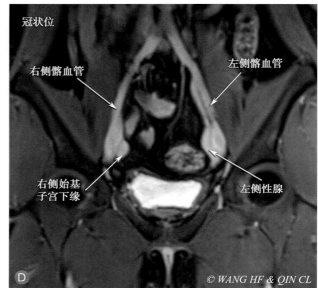

冠状位

右侧髂血管

左侧髂血管

右侧始基子宫下缘

左侧性腺

Ⓓ © WANG HF & QIN CL

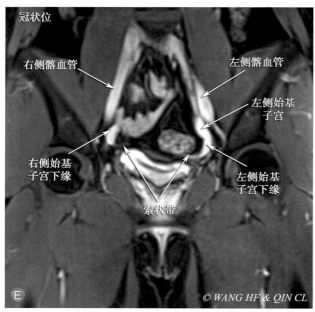

冠状位

右侧髂血管

左侧髂血管

左侧始基子宫

右侧始基子宫下缘

左侧始基子宫下缘

索状带

Ⓔ © WANG HF & QIN CL

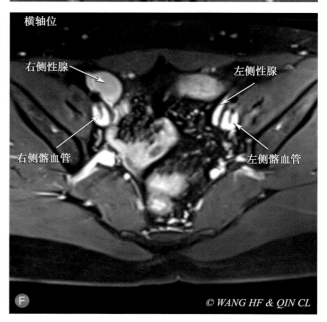

横轴位

右侧性腺

左侧性腺

右侧髂血管

左侧髂血管

Ⓕ © WANG HF & QIN CL

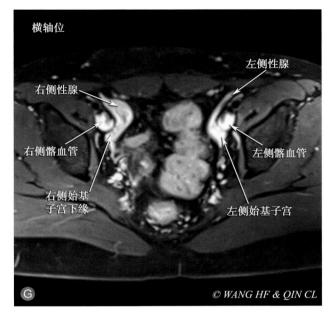

图 13-273　病例 56 MRI 表现

A. 增强扫描脂肪抑制 T_1WI 矢状位显示膀胱与直肠前壁间见阴道,顶端为盲端,其上方可见索状带短轴;B~G. 增强扫描脂肪抑制 T_1WI 冠状位和横轴位显示索状带长轴连接两侧始基子宫下缘,右侧髂血管旁见右侧性腺,为等 T_1、等 T_2 信号影,增强强化不均匀,紧邻下方可见右侧始基子宫信号影,左侧髂血管旁见条索状性腺,为等信号影,增强强化均匀,紧邻下方可见左侧始基子宫信号。

侧可见始基子宫;③双侧髂血管旁异常信号,考虑性腺发育不全。以上结合临床及染色体检查,符合 46,XY DSD 表现。

4. 术前实验室检查

(1)性激素六项(对标正常男性参考值):卵泡刺激素(20.00IU/L)升高,黄体生成素(18.25IU/L)升高,睾酮(1.54ng/ml)降低,雌二醇(37.00pg/ml)正常,孕酮(0.57ng/ml)正常,催乳素(7.45ng/ml)正常。

(2)抗米勒管激素 2.65ng/ml(参考值 2.06~7.00),在正常值范围;抑制素 B 58.06pg/ml,在正常值范围;β- 人绒毛膜促性腺激素<0.60IU/L,在正常值范围。

(3)血尿常规、肝功能、肾功能、凝血功能、肿瘤标志物、电解质、血糖、甲状腺功能五项均在正常值范围。肿瘤五项(糖类抗原 125,糖类抗原 15-3,糖类抗原 19-9,甲胎蛋白和癌胚抗原)均在正常值范围。鳞状上皮细胞癌抗原(SCC),人附睾蛋白4(HE4)均在正常值范围。

(4)类固醇五项:17- 羟孕酮 3 160pg/ml(参考值 ≤800pg/ml),总睾酮 1 960pg/ml(参考值 80~600pg/ml),雄烯二酮 5 870pg/ml(参考值 300~2 000pg/ml),脱氢表雄酮 8 960pg/ml(参考值 ≤13 000pg/ml),硫酸脱氢表雄酮 1 180ng/ml(参考值 830~3 770ng/ml)。

5. 腹腔镜　盆腔空虚,盆腔内未见正常子宫及双侧附件。腹腔内双侧腹股沟管内口外缘双侧

盆壁分别可见双侧性腺组织,左侧性腺组织大小约 20mm×30mm×50mm,呈长椭圆形、瓷白色、表面光滑,左侧性腺组织下端连接一直径约 10mm 肌性组织,肌性组织与一长约 4cm 管状结构相连接,管状结构上可见一直径约 10mm 囊泡。右侧性腺组织大小约 20mm×30mm×70mm,瓷白色、表面光滑,右侧性腺组织末端连接一直径约 15mm 肌性组织,肌性组织与一长约 50mm 管状结构相连。索状带连接双侧肌性结节下缘。双极电凝分别依次钳夹右侧骨盆漏斗韧带、右侧性腺与腹股沟管内口相连处的肌性韧带、性腺与盆壁相连处系膜,无损伤钳钳夹提拉右侧性腺,超声刀分别依次仔细逐步游离切断右侧骨盆漏斗韧带、右侧性腺与腹股沟管内口相连处肌性韧带、性腺与盆壁相连处系膜,完整切除右侧性腺和肌性组织和管状结构。同法切除左侧性腺和肌性组织和管状结构(图 13-274)。将双侧性腺、肌性组织和管状结构放入标本袋,扩大左下腹部切口至 15mm,从扩大的左下腹穿刺孔取出标本袋及双侧性腺、肌性组织和管状结构送快速病理。

6. 术中快速病理报告

(1)大体标本:左侧性腺为灰粉组织一块,大小 47mm×33mm×15mm,局部切面呈灰白、实性、质中,局部切面呈灰褐色、颗粒状、质软;附管状结构,长 40mm,直径 4mm,上端附囊泡一枚,直径 8mm,囊壁薄,内含清亮液体;附肌性结节,大小

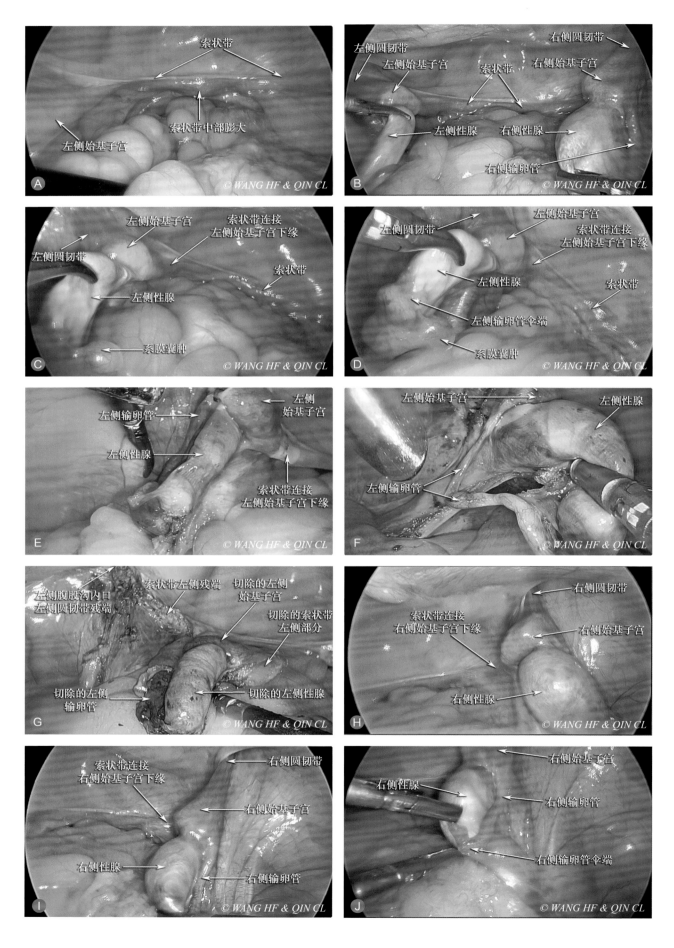

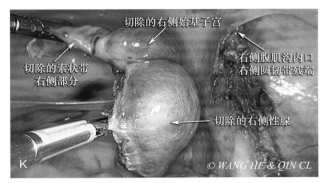

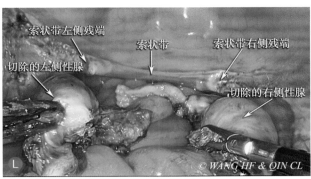

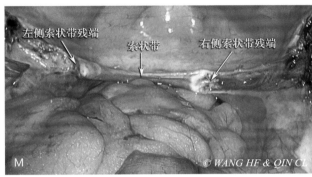

图 13-274　病例 56 腹腔镜

A. 盆腔见左右走行的索状带,中部稍膨大;B. 盆腔左右侧可见左右侧始基子宫、圆韧带和性腺;C~F. 左侧始基子宫下缘连接于索状带左侧,可见左侧圆韧带、输卵管、性腺;G. 切除左侧始基子宫、输卵管、性腺和部分索状带;H~J. 右侧始基子宫下缘连接于索状带右侧,可见右侧圆韧带、输卵管和性腺;K. 切除右侧始基子宫、输卵管、性腺和部分索状带;L、M. 切除的双侧始基子宫、输卵管、性腺和部分索状带后的盆腔。

30mm×15mm×10mm。右侧性腺为灰粉组织一块,大小 73mm×25mm×23mm,局部切面呈灰白、实性、质中,局部切面呈灰褐、灰黄色,质软;另附管样组织一条,长 50mm,直径 3mm;附肌性结节,大小 40mm×20mm×10mm(图 13-275)。

(2)术中快速病理回报:"左侧性腺"(冰冻切片中)送检组织内见曲细精管结构,管周睾丸间质细

胞增生,请结合临床。"右侧性腺"(冰冻切片中)送检组织内未见明确曲细精管结构,仅见睾丸间质细胞较弥漫增生,考虑鉴别于睾丸间质细胞增生与睾丸间质细胞瘤,待石蜡进一步明确诊断。

7. 术后病理诊断

(1)送检"左侧性腺",见如下结构:①灰白区 + 颗粒区:镜下见曲细精管样小管,管周睾丸间质细

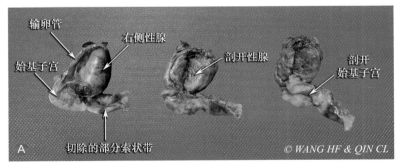

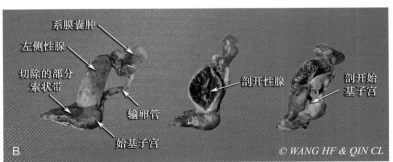

图 13-275　病例 56 标本图

A、B. 可见切除的右侧和左侧性腺、始基子宫、输卵管和部分索状带。

胞增生;②管状结构+囊泡:黏膜衬覆假复层纤毛柱状上皮,管壁平滑肌细胞增生;③肌性结节:镜下为增生的平滑肌组织。

(2)送检"右侧性腺",见如下结构:①灰白区+灰褐灰黄区:a.镜下见曲细精管样小管,管周睾丸间质细胞增生;b.局部区域考虑为睾丸间质细胞瘤。②管状结构+囊泡:黏膜衬覆假复层纤毛柱状上皮,管壁平滑肌细胞增生。③肌性结节:镜下为增生的平滑肌组织。

(3)备注:

①本病例较罕见,双侧性腺区均可见曲细精管样小管,管周睾丸间质细胞增生,该组织结构需鉴别于卵巢支持-间质细胞瘤,鉴于管状结构较均分布于睾丸间质细胞间,故考虑为前者(即曲细精管伴睾丸间质细胞增生,不排除为发育不良的睾丸组织可能)。②右侧性腺睾丸间质细胞局部呈结节状增生(镜下测量瘤组织最大径约21mm),细胞增生较活跃(核分裂难觅),未见明确坏死,外周见纤维包膜包绕。免疫标记显示 MDM2 少量细胞阳性。上述特征较符合睾丸间质细胞瘤,该肿瘤 ICD-O 编码:6850/1,生物学行为未定或交界性。③双侧性腺区均可见衬覆假复层纤毛柱状上皮的管壁结构,形态学考虑为中肾旁管来源组织,不排除输卵管组织可能。④双侧性腺区局部均可见平滑肌组织增生,但增生的平滑肌组织内未见明确腺上皮结构。⑤形态学不排除/考虑性发育异常(DSD),需临床结合遗传学等相关检查,综合评价,必要时建议院外病理会诊。

8. 术后实验室检查

(1)术后性激素五项(对标正常男性参考值):卵泡刺激素(30.05IU/L)升高,黄体生成素(20.11IU/L)升高,雌二醇(<15.00pg/ml)正常,孕酮(0.34ng/ml)正常,催乳素(21.19ng/ml)正常。

(2)抗米勒管激素 1.20ng/ml(参考值 2.06~7.00)降低。

(3)类固醇五项:均在正常范围。17-羟孕酮 502pg/ml(参考值 ≤800pg/ml),总睾酮 96pg/ml(参考值 80~600pg/ml),雄烯二酮 517pg/ml(参考值 300~2 000pg/ml),脱氢表雄酮 5 360pg/ml(参考值 ≤13 000pg/ml),硫酸脱氢表雄酮 1 040ng/ml(参考值 830~3 770ng/ml)。

9. 全基因组测序检测 雄激素受体基因(androgen receptor,AR)变异,NM_000044.3:c.2494C>G(p.Arg832Gly)变异,半合子,相关疾病(OMIM:312300)/XL 雄激素不敏感综合征。

10. 最终临床诊断(图 13-276)

(1)完全性雄激素不敏感综合征(CAIS)

(2)双侧睾丸发育不良,双侧隐睾(腹腔内)。

(3)右侧睾丸间质细胞瘤。

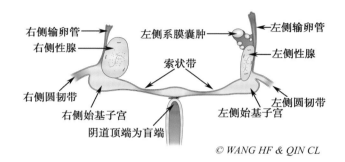

© WANG HF & QIN CL

图 13-276 病例 56 示意图

11. 病例分享要点 结合本例患者染色体核型 46,XY 和女性表型,考虑 Swyer 综合征与 CAIS 鉴别:患者 E_2 正常范围,T(1.54ng/ml)高于正常女性范围,E_2 和 AMH 在女性正常范围,不符合 Swyer 综合征三低(E_2、T 和 AMH 降低)表现;而 T(1.54ng/ml)低于男性正常值范围,盆腔存在米勒管结构(双侧始基子宫和输卵管),又不符合典型的 CAIS 的表现(见第十二章"性发育异常")。术后病理提示"双侧性腺曲细精管伴睾丸间质细胞增生,考虑为发育不良的睾丸组织,右侧性腺睾丸间质细胞瘤",全基因组测序检测提示"雄激素受体基因变异"。最终临床诊断为:完全性雄激素不敏感综合征;双侧睾丸发育不良,双侧隐睾(腹腔内);右侧性腺睾丸间质细胞瘤。

分析患者与典型 CAIS 表现不一致发生临床变异的可能原因:①激素水平。典型 CAIS 雄性激素分泌功能与正常男性相同,而本例患者睾酮水平低于正常男性水平,可能是由于双侧发育不良的睾丸分泌雄性激素的能力下降所致;②存在发育不全的米勒管结构。典型 CAIS 性腺特征在于睾丸大小与正常男性相同,而无米勒管发育。本例患者 AMH 正常范围但存在发育不全的米勒管结构(双侧始基子宫和输卵管),考虑可能为抗米勒管因子失效,对米勒管发育的抑制不全所致。

由于对 CAIS 变异的认识不足,加上发育不良的睾丸与双侧始基子宫紧邻,术前超声和 MRI 均将发育不良的睾丸和始基子宫作为一个整体描述,考虑为发育不良的性腺组织。回顾分析术前超声检查录像和 MRI 图像,发现均可识别始基子宫和性腺结构(见图 13-272 和图 13-273)。完全性雄激素不敏感综合征(CAIS)合并双侧睾丸发育不良、双侧隐睾和右侧睾丸间质细胞瘤超声及腹腔镜表现见视频 13-56。

此外,患者术前 17- 羟孕酮升高,术后恢复正常范围,排除先天性肾上腺皮质增生症的可能。

总之,本病例凸显了 CAIS 临床表现的异质性,以及影像学、内分泌、病理和基因检测在复杂的性发育异常诊断中的重要性。对罕见病例进行系统性分析和总结,有助于提高对疾病变异的认识,积累诊疗经验。

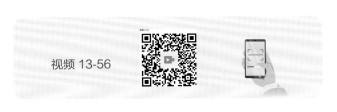

视频 13-56

(王慧芳 曾荔苈 黄嵘 王玥)

【病例 57】

1. 病史摘要 患者女性,26 岁,未婚,青春期无正常月经来潮,发现周期性血尿 14 年。患者为足月顺产,出生时发现右侧脚趾均缺失,不影响走路,智力正常。11 岁开始出现乳房发育,12 岁时发现解小便时尿中有血,色暗红,无其他不适,3 天后小便慢慢恢复正常颜色。后每月出现 1 次血尿,每次持续 4~5 天,并无明显诱因出现右侧腰腹部间断性绞痛不适,但自行缓解,就诊当地省级医院,行相关检查后诊断为“左肾缺如,右输尿管异位开口在膀胱颈口”,建议手术治疗。由于家庭条件所限,未进一步诊治。18 岁时因“右侧腰腹部间歇性绞痛不适 6 年余”就诊于另一家省级医院,门诊拟“肾盂积水伴输尿管狭窄”收入院。入院后 CT 检查提示“①右输尿管壁(膀胱壁内段部分)增厚;右肾及输尿管积水,左肾、左侧子宫缺如,请结合临床;②腰椎侧弯畸形”。静脉肾盂造影检查提示“①右肾盏、肾盂积水扩张,输尿管未见显影;②左肾无分泌功能”。完

善相关检查后手术治疗,术中见右侧输尿管如小肠大小,约距膀胱 40mm 处可见输尿管与周围组织粘连紧密,输尿管入膀胱处有明显狭窄,于此处切断输尿管,行“右侧输尿管 - 膀胱吻合术”,术中发现“左侧子宫角、卵巢缺如,阴道闭锁”,但未进行治疗。出院诊断为“右肾孤立肾,右肾盏、肾盂积水扩张,右输尿管末端狭窄”。术后“右侧腰腹部绞痛不适”症状缓解,仍无月经来潮,有周期性血尿,持续 5 天,常伴下腹痛。5 个月前因“阴道闭锁”再次就诊该院。泌尿系统超声检查提示“左肾缺如,右肾积水,右侧输尿管上段扩张,膀胱未见明显异常”。MRI 检查提示“阴道及子宫颈发育正常,无残迹子宫的单角子宫畸形;左侧附件未见明确显示,左肾缺如,请结合临床”。膀胱镜检查提示“未见双侧输尿管开口,慢性膀胱炎”。膀胱造影检查,经尿道插入导尿管后注入造影剂,见膀胱显影,腔内未见明显异常,右侧输尿管反流,输尿管增宽,左侧输尿管未见明确显影;拔除导尿管嘱患者侧蹲位排尿可见尿道显影,尿道后上方异常显影,二者之间可见沟通,提示“①右侧输尿管反流,合并输尿管增宽;②多考虑阴道 - 尿道瘘”。为进一步治疗转入笔者医院,门诊拟“阴道闭锁、周期性血尿原因待查”收入院。入院后专科检查:外阴发育正常,色素正常,阴毛呈女性型分布,会阴部仅见尿道外口,未见阴道开口;肛门指诊:盆腔右侧扪及子宫,偏小,活动度可,轻压痛,双侧附件区未扪及明显异常。其家系中无人患类似的疾病,有一胞妹,发育正常。

2. 超声检查

(1)超声表现:经腹超声检查,子宫位于盆壁右侧,紧邻髂血管,子宫大小约 38mm×31mm×20mm,横径较小,宫壁回声尚均匀,子宫腔见前后径约 7mm 无回声区;三维超声成像,子宫腔形态失常,呈管状,子宫体左侧未见与之相连的肌性结构;子宫颈与子宫体呈 90°,子宫颈长约 40mm,子宫颈管扩张,内见前后径 3mm 的无回声区。子宫颈下方可见长径约 50mm 积液扩张的阴道,内透声差,可见不规则的稍高回声,阴道在膀胱右后向下走行,其末端变窄,终止于膀胱颈右后方的管状无回声,管状无回声长约 30mm,宽约 6mm,内见大小约 6mm×4mm 的高回声团,后方无明显声影,膀胱充盈及排尿后检查,上述管状无回

声区范围无明显改变。双侧卵巢显示清晰,右侧卵巢大小 33mm×21mm×19mm,左侧卵巢大小 42mm×40mm×36mm,左侧卵巢内见较大小约 23mm×20mm 的卵泡无回声。经会阴超声检查,尿道后壁与直肠前壁之间未见阴道下段,膀胱右后壁可见管状无回声,内可见高回声团,后方无明显声影。经直肠双平面超声检查,在尿道后壁与直肠前壁之间未见阴道结构显示,紧邻膀胱右后壁可见管

状无回声,内可见移动的高回声团,后方无明显声影 (图 13-277)。

肝、胆、脾超声检查未见异常声像。左侧肾脏缺如。右肾结石,右肾轻度积水,右侧输尿管上段轻度扩张。膀胱充盈,未见明显异常。

(2)超声提示:①子宫发育异常(右侧单角子宫,未见左侧残角子宫);②膀胱右后壁管状结构,结合病史考虑为残存的右侧输尿管末端,其内伴结石形

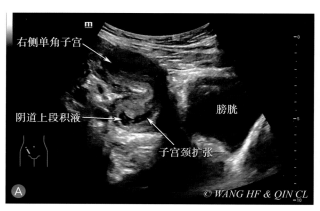

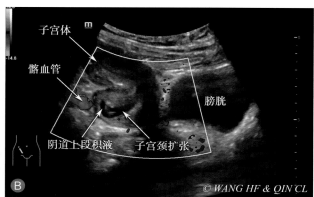

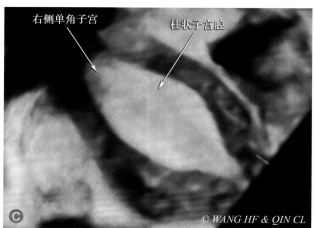

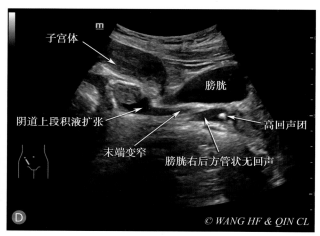

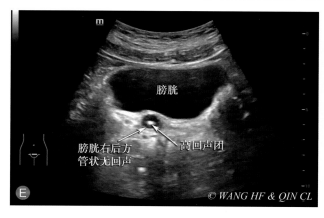

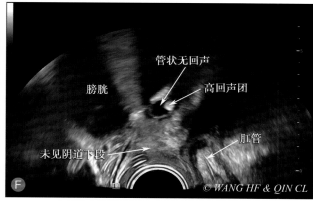

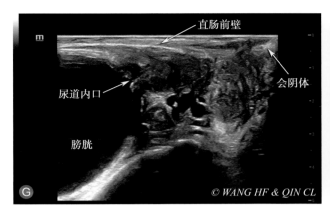
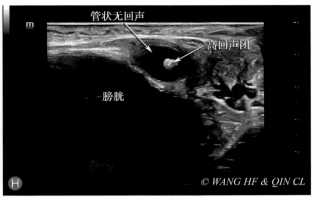

图 13-277　病例 57 超声表现

A、B. 经腹超声检查,子宫位于盆壁右侧,紧邻髂血管,子宫腔及子宫颈积液扩张,子宫颈下方可见积液扩张的阴道回声;C. 三维超声成像,子宫腔呈柱状;D、E. 阴道向下走行于膀胱右后壁,其末端变窄,终止于膀胱右后壁管状无回声,内见高回声团;F. 经会阴超声检查,尿道后壁与直肠前壁之间未见阴道下段,膀胱右后壁可见管状无回声,内可见高回声团;G. 经直肠双平面超声检查,在尿道后壁与直肠前壁之间未见阴道结构显示;H. 紧邻膀胱右后壁可见管状无回声,内可见移动的高回声团,后方无明显声影。

成;③阴道所见异常声像,考虑阴道下段闭锁,阴道中上段积液扩张,结合病史考虑阴道 - 残存输尿管瘘可能,建议进一步检查;④左肾缺如,右肾结石,右肾轻度积水,右侧输尿管上段轻度扩张。

3. CT 检查

(1)双输尿管(下腹部 + 盆腔)尿路成像(CTU),双输尿管(下腹部 + 盆腔)平扫 + 三维成像,左肾未见明确显示;右肾形态、大小、位置大致如常,外缘轮廓光整,右肾实质密度均匀,右侧肾盏内可见数个小点状高密度影,右侧肾盂、肾盏轻度积水扩张,右侧肾周脂肪间隙未见明显异常密度。右侧输尿管轻度积水扩张。膀胱充盈良好,壁无明显增厚。阴道上段与膀胱间可见线状低密度影相通。子宫位于盆腔右侧,呈单角样改变,阴道上段可见小结节状高密度影,直径约 3mm,子宫腔及子宫颈内可见少许积液,阴道下段未见明确显示。双侧附件区未见明显异常改变。腰椎侧弯改变,腰 2/3 椎间隙消失,椎体融合,腰 4/5 椎间隙变窄,部分椎体融合。增强后延时右侧肾盂、输尿管轻度积水扩张,膀胱造影剂充盈良好,紧邻膀胱右后方可见管状结构,内可见一结节状高密度影(图 13-278)。

(2)CT 提示:①左肾缺如;②右肾多发小结石,右肾积水,右侧输尿管积水扩张;③右侧单角子宫畸形,子宫腔及子宫颈积液;④阴道下段闭锁,阴道上段膀胱瘘,阴道中上段内结石;⑤腰椎侧弯改变,

腰 2/3 椎体融合,腰 4/5 椎体部分融合。

4. MRI 检查

(1)MRI 表现:膀胱右上方可见子宫结构,子宫体形态呈梭形,呈单角状,子宫肌层、结合带显示清晰,子宫颈形态尚可,子宫颈与子宫体呈 90° 角,子宫腔及子宫颈内可见少许积液,上段阴道与膀胱右后壁、尿道关系密切,下段阴道未见显示,膀胱右后方见条状液性信号影。双侧卵巢形态正常,其内可见多发且大小不一的卵泡结构。膀胱充盈良好,壁光滑无明显增厚,膀胱腔内液性区信号均匀,未见明显异常信号影,所示盆壁软组织信号未见明显异常改变(图 13-279)。

(2)MRI 提示:①单角子宫畸形,子宫腔及子宫颈少量积液;②下段阴道闭锁,上段阴道与膀胱右后壁、尿道关系密切,请结合超声检查;③双侧卵巢未见明确异常。

5. 腹腔镜 + 膀胱镜

(1)腹腔镜检查:大网膜与部分肠管致密粘连于子宫后壁下段及右侧盆壁,直肠子宫陷凹部分封闭,仔细分离粘连,恢复盆腔正常解剖结构。盆腔右侧可见单角子宫,大小约 45mm × 35mm × 25mm,右侧卵巢及右侧输卵管可见;阴道上段扩张,阴道左前壁与膀胱右后壁致密粘连;左侧卵巢可见,左侧卵巢下缘连接圆韧带,一直延伸至左侧腹股沟管内,未见左侧子宫、输卵管。右侧单角子宫表面可见水泡

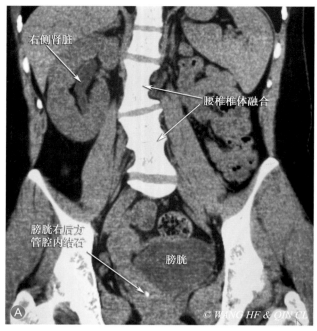

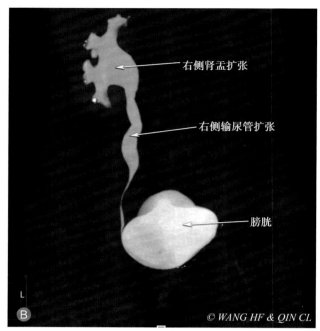

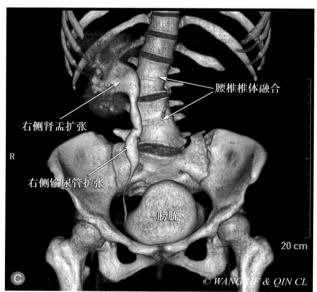

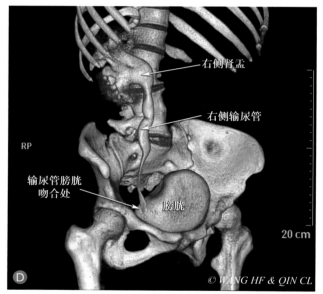

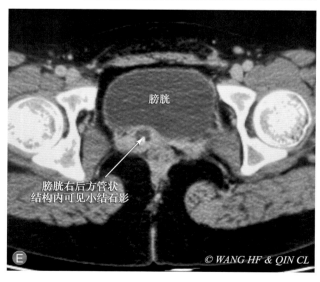

图 13-278　病例 57 CT 表现

A~D. 未见左肾显示,右肾基本正常,右侧肾盂、肾盏轻度积水扩张,右侧输尿管轻度积水扩张,并可见腰椎侧弯改变,腰 2/3 椎体融合,腰 4/5 部分椎体融合;E. 紧邻膀胱右后方可见管状结构,内可见一结节状高密度影。

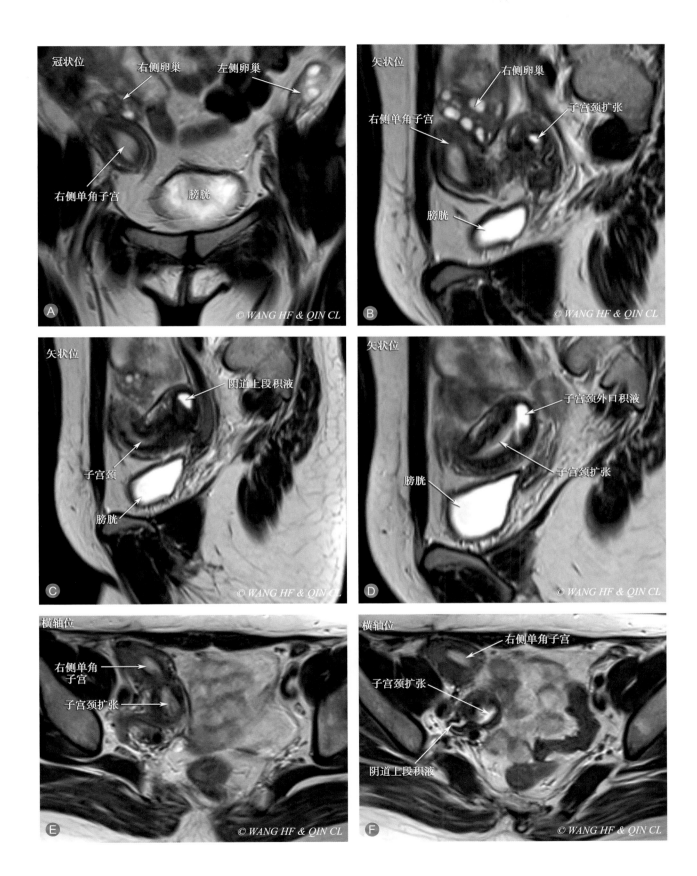

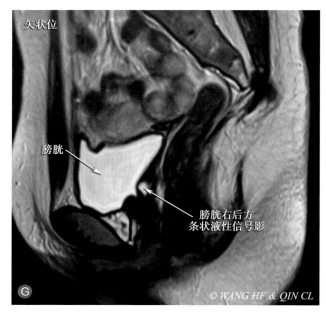
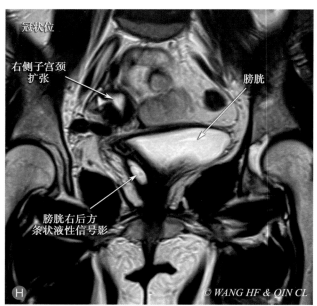

图 13-279　病例 57 MRI 表现

A. 膀胱右上方可见右侧单角子宫, 子宫腔内少量积液, 双侧卵巢可见; B~F. 可见子宫颈轻度扩张, 阴道上段积液;

G、H. 紧邻膀胱右后方可见条状液性信号影。

状子宫内膜异位症病灶, 子宫下段及腹膜可见火焰状子宫内膜异位症病灶, 范围约 20mm×10mm。仔细分辨右侧输尿管走行 (图 13-280)。

(2) 腹腔镜监视下行输尿管镜和膀胱镜检查: 输尿管镜经尿道向膀胱内入镜顺利, 膀胱各壁黏膜光滑, 未见异常, 见再植右侧输尿管开口, 位置偏右侧顶部, 可见尿液流出, 未见左侧输尿管开口, 逐步退镜于尿道, 于尿道后壁上段近膀胱颈处见一小瘘口, 向口内置入输尿管导管, 输尿管镜进入其内可见大小约 10mm 咖啡色团状物, 考虑为陈旧性沉积物, 顺着输尿管导管路径向上探查, 顶端可见一 3mm 小瘘孔, 疑似与上段阴道相通, 留置输尿管导管, 测量管状结构长约 30mm, 术中考虑 "残存的输尿管异位开口于尿道后壁上段近膀胱颈处, 阴道上段 - 残存输尿管瘘"。另外置入一根导丝于右侧输尿管再植口, 在导丝引导下留置右侧输尿管支架管, 退镜, 留置 20F 三腔硅胶导尿管 (图 13-281)。

(3) 结合腹腔镜探查和膀胱镜检查, 术中考虑 "右侧单角子宫、阴道下段闭锁, 残存的输尿管异位开口于尿道后壁近膀胱颈处, 合并阴道上段残存输尿管瘘", 行腹腔镜下 "闭锁阴道切开术 + 阴道成形术 + 宫腔梅花头导尿引流管置入术 + 子宫内膜异位症病灶电灼术 + 盆腔粘连松解术 + 肠粘连松解

术 + 阴道上段残存输尿管瘘修补术"。经人工阴道置入包裹生物补片的梅花头导尿引流管于右侧单角子宫宫腔内, 生物补片覆盖人工阴道隧道, 人工阴道内填塞凡士林纱条。

6. 经尿道膀胱镜检查 + 膀胱镜下右侧输尿管支架取出术　术后 20 天行膀胱镜检查, 取出右侧输尿管支架, 过程顺利。

7. 术后 1 年超声检查

(1) 经腹及经直肠双平面超声检查: 子宫前位, 偏向盆腔右侧, 子宫大小约 44mm×39mm×29mm, 呈梭形, 横径较小, 宫壁回声欠均匀, 内膜纤细, 厚约 2.7mm, 子宫腔下段及阴道内可见梅花头导尿引流管回声。双侧卵巢显示清晰, 双侧附件区未见明显异常包块回声。膀胱右后方可见管状无回声区, 前后径约 7mm (图 13-282)。

(2) 超声提示: ①阴道成形术后, 子宫发育异常 (右侧单角子宫); ②子宫腔下段及阴道内引流管声像; ③膀胱右后方条状无回声区, 考虑残存输尿管扩张; ④双侧附件未见明显异常声像。

8. 术后 1 年 4 个月 MRI 检查

(1) MRI 表现: 膀胱右上方可见子宫结构, 子宫体形态呈梭形, 呈单角状, 子宫肌层、结合带显示清晰, 子宫体、子宫颈走行异常, 子宫颈沿前上方走行,

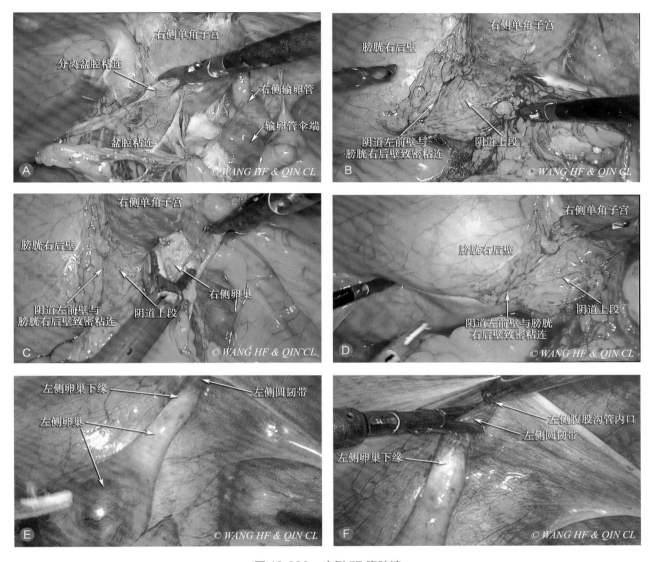

图 13-280 病例 57 腹腔镜

A. 大网膜与部分肠管致密粘连于子宫后壁下段及右侧盆壁,直肠子宫陷凹部分封闭;B~D. 仔细分离粘连,盆腔右侧可见单角子宫、右侧输卵管、右侧卵巢和扩张的阴道上段;E、F. 左侧卵巢可见,呈"葫芦瓜"样,左侧卵巢下缘连接左侧圆韧带,一直延伸至左侧腹股沟管内,未见左侧子宫和左侧输卵管。

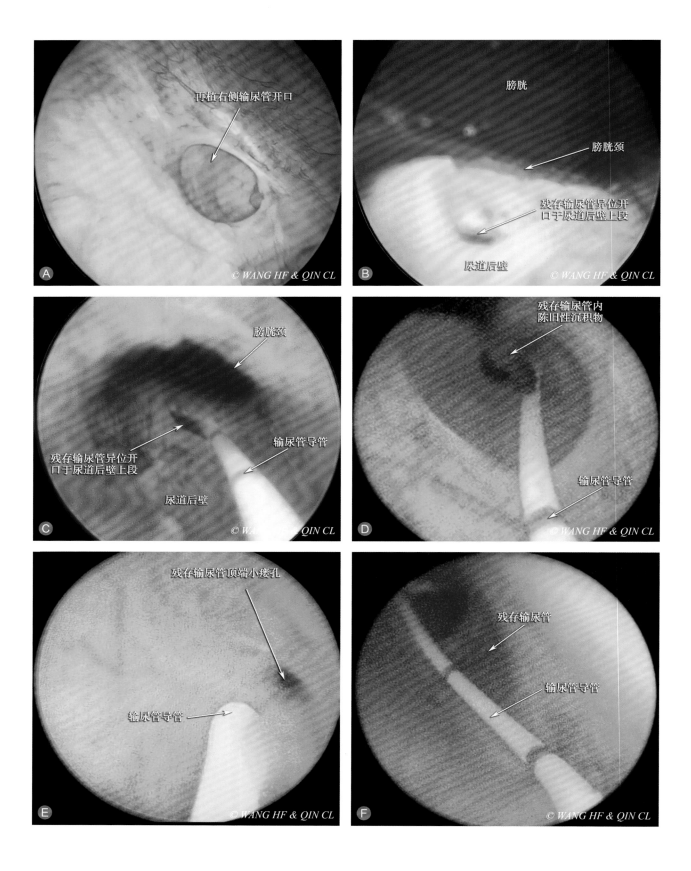

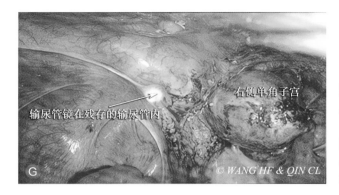

图 13-281　病例 57 输尿管镜和膀胱镜所见
A. 右侧输尿管再植口位于膀胱右底部，未见左侧输尿管开口；B、C. 于尿道后壁上段近膀胱颈处见残存输尿管的异位开口；D. 残存输尿管内可见陈旧性沉积物；E. 顶端可见一小瘘孔；F. 留置输尿管导管，并测量残存输尿管长度；G. 腹腔镜观察输尿管镜在残存输尿管内。

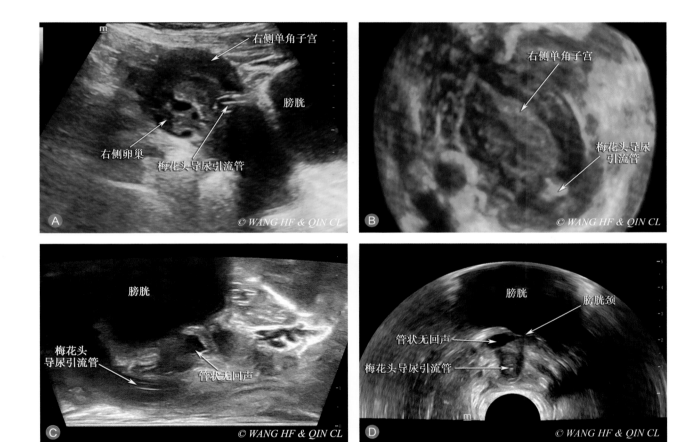

图 13-282　病例 57 术后 1 年超声表现
A~D. 盆腔右侧见一单角子宫，子宫腔下段及阴道内可见梅花头导尿引流管回声；紧邻膀胱右后方可见管状无回声区（C、D）。

阴道内至子宫腔处可见引流管存留，阴道结构显示欠清，膀胱右后方可见条状液性信号影，宽约 4mm。双侧卵巢形态正常，其内可见多发且大小不一的卵泡结构。膀胱充盈良好，其内未见异常信号影。盆腔内见少量积液信号（图 13-283）。

（2）MRI 提示：①提示单角子宫畸形，请结合相关检查；②阴道至子宫腔内引流管留置，请结合临床；③膀胱右后方条状液性信号影，较前变细，结合

病史考虑残存右侧输尿管下段局限性积液扩张可能，请随诊；④双侧卵巢未见明确异常；⑤盆腔少量积液，较前减少。

9. 最后临床诊断（图 13-284）

（1）右侧单角子宫合并左侧子宫和输卵管、左侧肾脏和输尿管未发育。

（2）阴道下段闭锁。

（3）右侧输尿管再植术后。

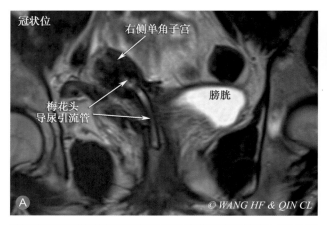

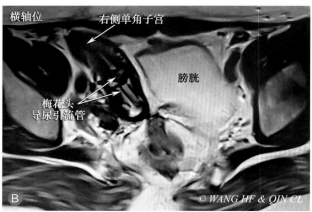

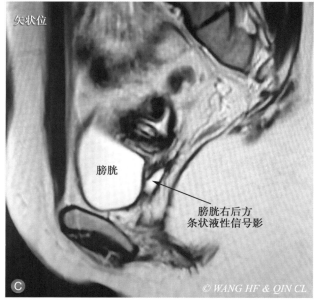

图 13-283　病例 57 术后 1 年 4 个月 MRI 表现

A、B. 膀胱右上方可见右侧单角子宫,阴道内至子宫腔处可见梅花头导尿引流管存留,阴道结构显示欠清;C. 膀胱右后方见条状液性信号影。

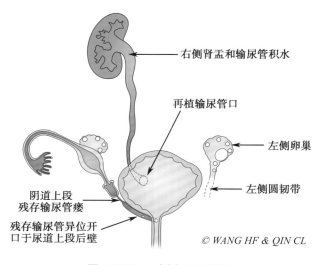

图 13-284　病例 57 示意图

(4)右侧残存输尿管异位开口于尿道后壁上段。

(5)阴道上段 - 残存输尿管瘘。

(6)骶尾椎部分椎体缺失。

(7)右侧脚趾缺如。

10. 病例分享要点　本例患者是一例非常复杂的多发性畸形,包括泌尿系统、生殖道和骨骼系统的发育异常,回顾患者临床资料,并查阅文献,高度怀疑患者为手 - 足 - 生殖器综合征(hand-foot-genital syndrome,HFGS)。HFGS 由 Stern 等学者在 1970 年首次描述,是一种常染色体显性遗传性疾病,由于 HOXA13 基因突变或缺失所致,也是临床实践中最为罕见的畸形之一,其主要特征为多种肢体畸形(主要表现为手足发育异常)、泌尿系统缺陷(主要表现为膀胱输尿管反流、异位输尿管口和肾盂输尿管连接部梗阻)和生殖系统发育异常(主要表现为米勒管融合异常,包括双角子宫单子宫颈、双子宫单子宫颈、双子宫双子宫颈,以及阴道发育异常等),而这些异常也有广泛的临床差异。为了进一步明确病因，笔者联系患者及其姐妹给予全外显子组测序检测（家系），未检出与受检者临床表型相关的致病/疑似致病变异/遗传模式相符的临床意义未明变异，未检出其他与临床表型相关的变异，未检出与临床表型相关的线粒体基因变异。咨询相关专家，患者接受的是全外显子组测序检测，不是全基因组测序检测，检测数据量比全基因组测序检测要少，另外查阅文献，陈子江院士团队早年发表《58 例米勒管发育异常患者 HOXA13 基因分析》，认为中国汉族妇女米勒管发育异常的发生可能与 HOXA13 基因的多聚丙氨酸束长度扩增或同源结构域突变无关。不管基因测序检测结果如何，患者都是一例非常复杂且罕见的多发性畸形。值得进一步深入研究。

本病例罕见之处在于：①是一例"真正的"单角子宫发育异常，单角子宫对侧缺乏子宫、输卵管、肾脏和输尿管，是一种非常罕见的畸形，是一侧泌尿生殖嵴发育不全的结果（详见第四章第三节"有功能性内膜的残角子宫"）；②阴道下段闭锁、右侧输尿管异位开口于尿道上段及阴道上段 - 残存输尿管瘘，极其罕见，经笔者反复多次认真追溯分析患者的病史、既往的检查结果和既往的住院手术记录，以及多学科团队合作才得以诊断。右侧单角子宫并左侧子宫输卵管缺如、左侧肾脏输尿管缺如、阴道下段闭锁和阴道上段 - 残存输尿管瘘超声、输尿管镜检查和腹腔镜表现见视频 13-57。

视频 13-57

（王慧芳　秦成路　段启林　赖云英）

【病例 58】

1. 病史摘要　患者女性，11 岁 8 月，下腹痛半月余。患者半月前无明诱因出现下腹隐痛，下午为重，可忍受，无阴道流血，无恶心、呕吐等不适，于当地医院就诊，盆腔超声检查所见"盆腔左侧见大小约 40mm×31mm×24mm 子宫体回声，子宫腔分离，内可见前后径 5mm 液体暗区；盆腔右侧可见大小约 52mm×39mm×34mm 等回声与左侧子宫

体相连，等回声内可见范围约 41mm×22mm 液性暗区。经会阴扫查，距会阴约 24mm 深处见范围约 102mm×72mm 液性暗区，液性暗区内可见厚约 2mm 带状回声及光点回声，该液性暗区与盆腔右侧液性暗区相通。双卵巢可显示，直肠子宫陷凹内可见液性暗区"，超声提示"盆腔内异常回声（处女膜闭锁，子宫畸形不排除）"。双肾超声检查提示"右肾先天缺如，左肾代偿性增大"。临床诊断为"处女膜闭锁"，收入院治疗，行"处女膜切开术"，术中未见明显积血流出，即停止手术。为进一步诊治，转诊至笔者医院。门诊专科检查未见阴道开口，考虑拟"阴道闭锁"收入院。入院后专科检查：外阴发育可，阴道前庭可见尿道开口，未见阴道开口，仅可见处女膜痕迹，表面未见紫染，无压痛。肛门指诊：距离肛门 25mm 处直肠上方可扪及囊袋状包块，轻度触痛。

2. 超声检查

（1）超声表现：经腹及经直肠超声检查，盆腔内可见两个呈羊角形的子宫体回声，子宫体下段相连，左侧子宫体大小约 37mm×25mm×21mm，内膜厚约 2mm，子宫颈无扩张；右侧子宫体大小约 54mm×42mm×35mm，子宫腔线分离，子宫腔内见前后径约 19mm 的无回声区，内可见细密点状回声，子宫颈管明显扩张，其下方阴道极度扩张，内见大片无回声，上下径约 98mm，左右径约 75mm，前后径 70mm，其内可见 3mm 高回声的分隔带，下缘终止于右侧阴道壁。阴道分隔带右侧的无回声区内见密集细小点状高回声，左侧的无回声区内见散在细小点状弱回声。双侧卵巢显示清，双侧附件区未见明显异常回声。经会阴超声检查，未见阴道下段，可见阴道内积液的最低点距离探头的距离约 39mm（图 13-285）。

肝、胆、脾超声检查未见异常声像。左肾可见，右肾缺如。

（2）超声提示：①考虑阴道斜隔综合征（不全双角子宫、双子宫颈、阴道斜隔、斜隔侧肾脏缺如）；②阴道下段闭锁；③阴道内大量积血。

3. MRI 检查

（1）MRI 表现：盆腔见两个子宫体，子宫体下段和子宫颈紧密相连，阴道极度扩张，子宫腔、子宫颈和阴道内见均匀异常信号，呈均匀 T_1WI 及 T_2WI 高

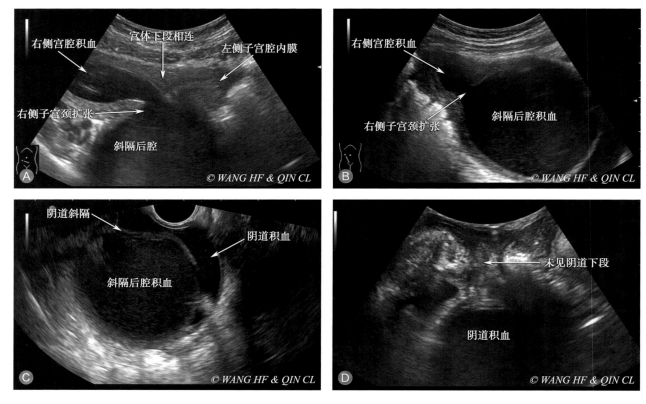

图 13-285　病例 58 超声表现

A、B. 经腹超声检查,盆腔内可见两个分开的子宫体回声,子宫体下段相连,右侧宫腔积血,子宫颈明显扩张,其下方阴道极度扩张;C. 经直肠超声检查,阴道内见一阴道斜隔高回声,下缘终止于阴道右侧壁;D. 经会阴超声检查,未见阴道下段结构。

信号,以右侧子宫腔、子宫颈部及阴道内信号强度较高。阴道内见有一斜隔,起于两子宫颈之间,止于阴道右侧壁。阴道异常信号最低点下方未见阴道正常结构显示。膀胱充盈欠佳,壁光滑无明显增厚,未见明显异常信号影,直肠膀胱陷凹可见液性信号影积聚,呈 T_2WI 高信号(图 13-286)。

(2)MRI 提示:①符合先天性阴道下段闭锁;②先天性子宫发育异常:不全双角子宫、双子宫颈、阴道斜隔综合征不除外,请结合临床相应检查;③盆腔少量积液。

4. 阴道闭锁切开术 + 阴道斜隔切除术　患者取截石位,麻醉满意后,暴露阴道前庭,肛门指诊指引下带有注射器的气腹针自阴道前庭处穿刺入深约 30mm,回抽抽出 10ml 暗红色积血,在气腹针指引下横形切开闭锁阴道口处黏膜,手指向阴道内钝性扩张直至阴道积血的下缘,血管钳穿入,见大量暗红色积血流出,弯钳扩大切口,阴道可容 1 指,手指于阴道顶端触及左侧子宫颈。阴道右侧壁为阴道斜隔形成的斜隔后腔,于斜隔后腔最隆起处穿刺,可见大

量暗红色液体流出,大量生理盐水冲洗斜隔后腔及阴道,小心扩大斜隔上的切口,充分暴露右侧阴道斜隔后腔,于斜隔后腔顶端见右侧子宫颈。用皮钳提起斜隔边缘,行阴道斜隔完整切除。组织钳钳夹阴道壁下缘,下拉至阴道口处,将下拉的阴道壁分 12点、3 点、6 点和 9 点与阴道前庭黏膜对应缝合固定,形成表面光滑的人工阴道腔(图 13-287)。再次检查阴道通畅,顶端可见双子宫颈。阴道内填满凡士林纱条,术毕。

5. 术后病理诊断　大体见切除的阴道斜隔标本,为一大小约 20mm×7mm×2mm 灰红色不规整的组织块。镜下见纤维结缔组织,并见黏膜上皮细胞,符合阴道斜隔改变。

6. 术后 5 个月超声检查

(1)经腹及经直肠超声检查:子宫横径明显增宽,子宫底部凹陷,子宫体下段相连,子宫腔内结构异常,可见两个羊角状子宫腔,左右基本对称,左右侧子宫内膜厚约 5mm,左右侧子宫腔分别连接左右侧子宫颈管,子宫颈下方未见异常回声。双

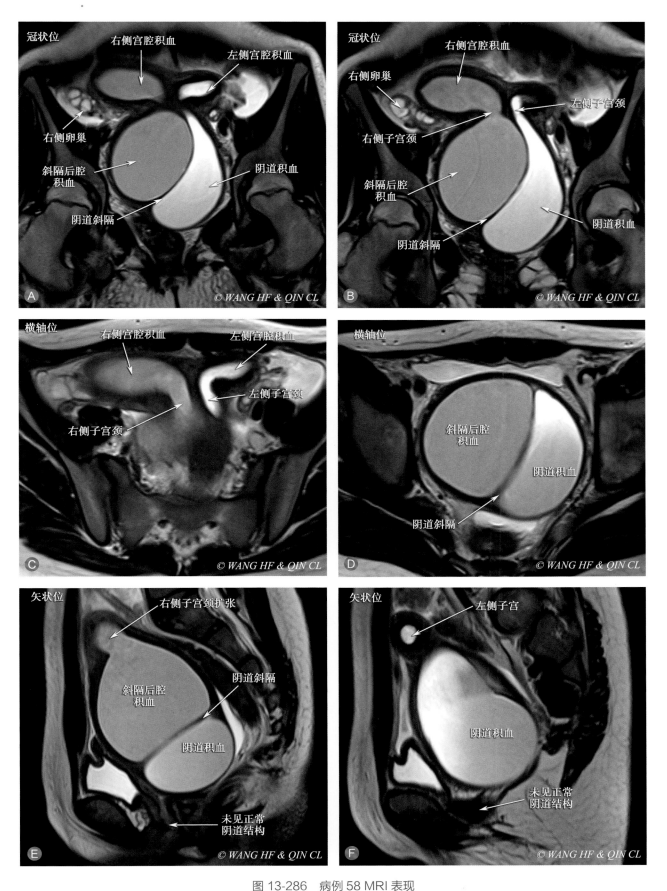

图 13-286 病例 58 MRI 表现

A~D. 盆腔见两个子宫体,子宫体下段和子宫颈紧密相连,阴道极度扩张,阴道内见有分隔,起于两子宫颈之间,
止于阴道右侧壁;E、F. 阴道积血最低点下方未见阴道正常结构显示。

侧卵巢显示清,双侧附件区未见明显异常回声(图 13-288)。

(2)超声提示:先天性子宫发育异常,考虑不全

双角子宫、双子宫颈。

7. 最终临床诊断(图 13-289)

(1)Ⅰ型阴道斜隔综合征:不全双角子宫、双子

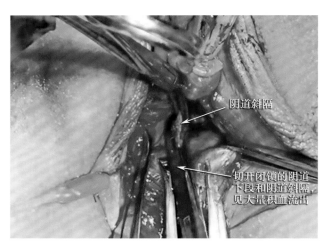

图 13-287 病例 58 阴道闭锁切开术 + 阴道斜隔切除术
切开闭锁的阴道下段和阴道斜隔,见大量积血流出。

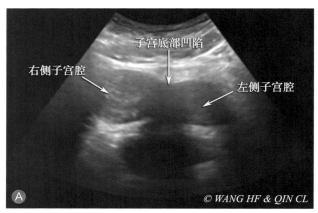

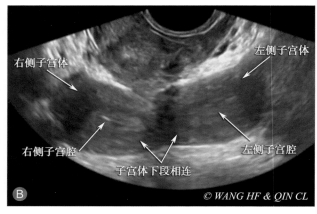

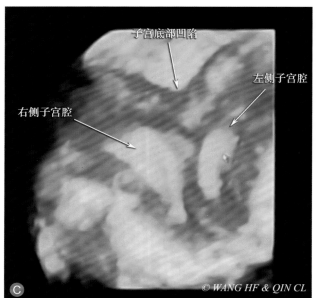

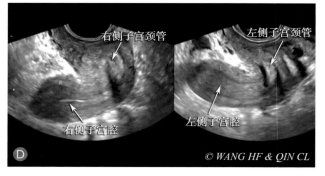

图 13-288 病例 58 术后 5 个月超声表现
A、B. 经腹及经直肠超声检查,子宫横径明显增宽,子宫底部凹陷,子宫体下段相连,子宫腔内结构异常,可见两个羊角状子宫腔,左右基本对称;C、D. 左右侧子宫腔分别连接左右侧子宫颈管。

宫颈、斜隔后腔大量积血和右侧肾脏缺如。

（2）阴道下段闭锁合并阴道内大量积血。

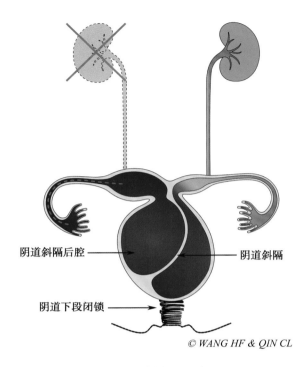

阴道斜隔后腔

阴道斜隔

阴道下段闭锁

© WANG HF & QIN CL

图 13-289　病例 58 示意图

8. 病例分享要点　阴道下段闭锁合并阴道斜隔综合征罕见，本病例为多年前收集的病例，当时超声和 MRI 能正确诊断，实属不易。回顾分析患者临床资料，有下腹痛，无月经来潮，也无阴道流血，妇科检查未见阴道开口，影像学检查提示阴道内大量积液，诊断阴道下段闭锁。影像学检查发现有双角子宫、双子宫颈、一侧肾脏缺如，大量积液扩张的阴道内可见一斜隔，提示有阴道斜隔综合征存在的可能。手术证实了影像学的诊断。另外，典型的阴道斜隔综合征"三联症"表现为双子宫、双子宫颈、阴道斜隔和斜隔侧肾缺如，而非典型的阴道斜隔综合征子宫发育异常也可表现为纵隔子宫（完全纵隔子宫和不全纵隔子宫）和双角子宫（完全双角子宫和不全双角子宫）。本例为不全双角子宫合并双子宫颈和阴道斜隔，也是比较少见的。提醒超声科医生，只要掌握了每种疾病畸形的特点，遇到复杂的畸形就能作出正确的诊断（详见第七章第一节"阴道斜隔综合征"和第二节"阴道闭锁"）。Ⅰ 型阴道斜隔综合征合并阴道下段闭锁超声和手术表现见视频 13-58。

视频 13-58

（王慧芳　秦成路　赖云英　石瑾秋）

【病例 59】

1. 病史摘要　患者女性，25 岁，MRKH 综合征行阴道成形术后 5 个多月，发现人工阴道流液 3 个多月。患者 10 多岁时感乳房发育，但一直无月经来潮，也无周期性腹痛，3 年前检查发现"先天性无阴道"。6 个月前到当地妇幼保健院就诊，超声检查提示"未探及明显子宫声像图，右侧卵巢可见，左侧卵巢显示不清"，门诊拟"先天性无阴道，先天性无子宫"收入院。入院后 MRI 检查提示"①子宫发育不良，考虑始基子宫，未见明确子宫腔与内膜；②阴道未见显示，考虑先天性无阴道，阴道完全闭锁不除外；③双侧卵巢可见；④盆腔少量积液"。完善各项术前检查后行"经腹腔镜始基子宫切除术 + 双侧输卵管切除术 + 腹膜代替阴道成形术"，术中切除双侧肌性结节及双侧输卵管，切除肌性结节间肌性条索，与先前人造阴道腔穴相通，钝性分离腹膜与膀胱及直肠间隙游离盆底腹膜，自阴道下拉游离腹膜与阴道口黏膜间断缝合，阴道填塞一直径约 30mm、长约 120mm 的纱布卷，外套避孕套，并于阴道口缝合 1 针防止纱布卷脱出。腹腔镜下用不可吸收线于盆底膀胱底部、膀胱两侧、圆韧带、直肠前表面及直肠两侧表面腹膜荷包缝合。连续缝合加固盆底腹膜。患者术后 2 个月无明显诱因出现站立时人工阴道排出清亮的液体，站立、行走和咳嗽加重，坐位和平躺时无明显流液，无伴发热、尿频、尿急、尿痛、腹痛、阴道流血、肛门坠胀感等不适。遂到手术医院就诊，考虑盆底肌松弛和压力性尿失禁，建议阴道模具人工支撑。后在外院行膀胱电刺激治疗 20 余次，症状无缓解。后到上级医院就诊，盆底超声检查提示"尿道长 40mm，人工阴道长 33mm，前盆腔未见膀胱膨出声像，中盆腔未见穹窿脱垂声像，后盆腔未见直肠膨出声像，未见肛提肌裂孔扩张声像，全子宫切除术后"。为求进一步诊治，就诊笔者医院。门诊妇科超声提示"膀胱人工阴道瘘"。门诊妇科专科检查：外阴发育正常，尿道口正常，在窥器下观察人工阴道，顶端见一大小约 3mm 小瘘口，咳嗽时见尿液从人工阴道顶端小瘘口流出；外阴消毒后插入导尿管，膀胱内注入亚甲蓝液，可见亚甲蓝液从人工阴道顶端小瘘口流出（图 13-290）。门诊拟"膀胱人工阴道瘘"收入院。

2. 超声检查

（1）超声表现：外院 MRKH 综合征腹膜阴道成形术后，经直肠双平面超声检查，尿道未见异常回声，尿

道长约 31mm。尿道与直肠前壁间见人工阴道，顶端为盲端，静息状态下测量人工阴道长约 36mm，由于患者无法憋尿，膀胱不充盈，人工阴道顶端与膀胱后壁之间似可见低回声瘘道。外阴消毒后，膀胱内放置子宫造影通水管，充盈球囊到适宜大小，注入稀释的造影剂 15ml，同时按压膀胱，可见造影剂从膀胱后壁通过长约 28mm 瘘道进入人工阴道内（图 13-291）。

肝、胆、脾、胰超声检查未见异常声像。

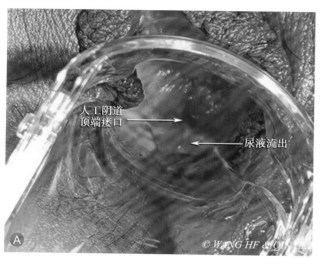
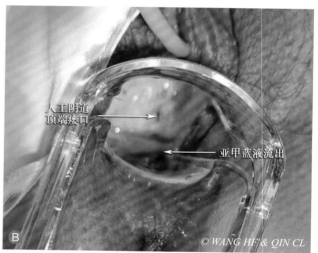

图 13-290　病例 59 妇科专科检查表现

A. 在窥器下观察人工阴道，顶端见一小瘘口，患者用力咳嗽时见尿液从人工阴道顶端小瘘口流出；
B. 膀胱内注入亚甲蓝液，可见亚甲蓝液从人工阴道顶端小瘘口流出。

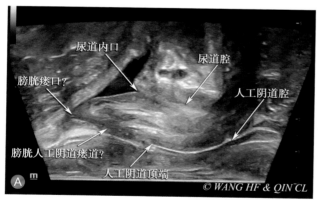
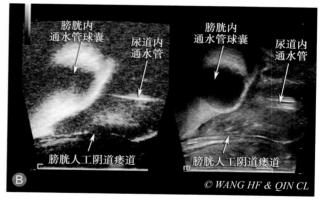
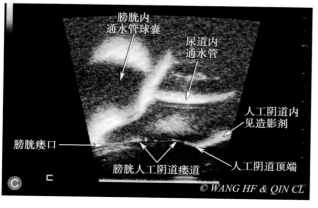

图 13-291　病例 59 超声表现

A. 经直肠双平面超声检查，人工阴道顶端与膀胱后壁之间似可见低回声瘘道；B、C. 膀胱注入造影剂后，可见造影剂从膀胱后壁瘘道进入人工阴道内。

（2）超声提示：考虑膀胱人工阴道瘘。

3. CT 检查

（1）CT 表现：双肾输尿管 CT 平扫＋增强＋三维成像（CTU），双肾大小形态如常，双肾见类圆形低密度影，边界清，较大者大小约 7mm×7mm，增强扫描未见明显强化。双侧肾盂肾盏内未见异常密度影，增强后动脉期双肾皮质强化明显，尚均匀，实质期皮质、髓质强化均匀，延迟期肾盂、肾盏内未见明显充盈缺损；双侧输尿管走行正常，管壁未见增厚，

管腔未见明显狭窄及扩张。膀胱形态充盈可，排泄期见少许造影剂由膀胱后壁的瘘口流入人工阴道内。所见肝、脾、胰无特殊。盆腔及后腹膜未见肿大淋巴结。腹盆腔内未见明显积液（图 13-292）。

（2）CT 提示：①符合膀胱人工阴道瘘表现；②双肾囊肿。

4. 治疗经过

（1）MRKH 综合征行阴道成形术后 5 个多月，阴道流液 3 个多月，临床诊断膀胱人工阴道瘘，考虑

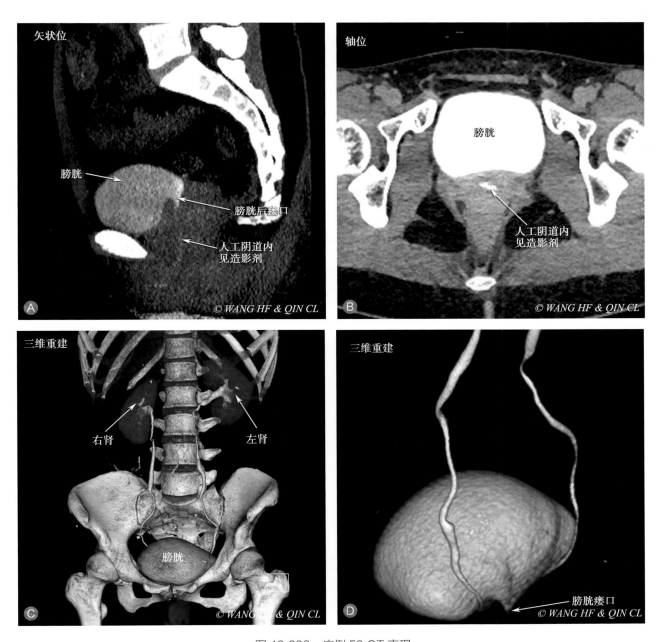

图 13-292　病例 59 CT 表现

A、B. 排泄期见少许造影剂由膀胱后壁的瘘口流入人工阴道内；C. 三维成像，肾盂、肾盏内及双侧输尿管
未见明显异常密度影；D. 双侧输尿管开口之间见膀胱瘘口。

病情,暂不手术治疗,留置膀胱尿管1个月,欲促进瘘道自愈,并关注患者阴道流液情况。1个月后拔除尿管,如果仍有阴道流液,建议择期手术治疗。

(2)留置尿管1个月,拔出尿管后仍有持续人工阴道流液,遂到另一家三甲医院就诊,行膀胱镜检查提示"三角后区局部黏膜皱缩,似可见一瘘口",临床结合病史考虑膀胱人工阴道瘘诊断明确,有手术指征,无手术禁忌,拟行膀胱人工阴道修补术。择期在全麻下行"经腹、经人工阴道联合膀胱人工阴道瘘修补术(生物补片法)+双侧输尿管支架管置入术"。术中切开膀胱前壁全层,见瘘口位于膀胱三角后区,双侧输尿管开口距离膀胱瘘口约20mm,置入双侧输尿管支架管。手术顺利,术后膀胱留置18号导尿管。术后3周拔除导尿管后排尿通畅,无人工阴道漏尿。术后2个月拔出"双侧输尿管支架管",排尿正常,无人工阴道漏尿现象。

5. 最后临床诊断(图13-293)

MRKH综合征腹膜阴道成形术后并发膀胱人工阴道瘘。

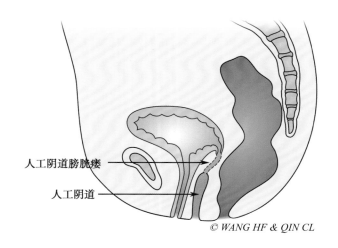

图13-293　病例59示意图

6. 病例分享要点　MRKH综合征腹膜阴道成形术后并发膀胱人工阴道瘘不少见。本例患者于术后2个多月即出现膀胱人工阴道瘘的表现,分析患者的病史和手术记录,考虑:术中切除了双侧始基子宫,同时也切除了位于膀胱后方的连接两侧始基子宫下缘的索状带,索状带是MRKH综合征盆腔重要的支持结构,人工阴道顶端锚定的部位,在人工阴道顶端和膀胱后壁之间形成一个重要的支撑,索状带切除后,阴道顶端失去支撑,且与膀胱后壁紧邻,

术后阴道模具的顶压,势必会造成未完全成熟的人工阴道顶端损伤,最后累及膀胱后壁,造成膀胱人工阴道瘘。所以,对于罕见的生殖道畸形,建议转诊至有丰富诊治经验的医疗机构进行治疗。MRKH综合征腹膜阴道成形术后并发膀胱人工阴道瘘超声表现见视频13-59。

 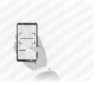

视频 13-59

(王慧芳　胡艳　李环　胡小红)

【病例60】

1. 病史摘要　患者女性,37岁,阴道成形术后1年9个月,发现膀胱阴道瘘2个多月。患者14岁时感乳房发育及腋毛、阴毛生长等表现,但一直无月经来潮,到当地医院就诊,诊断为"先天性无阴道综合征",自述曾行染色体检查提示为"46,XX"。9年前(28岁)在某地市级人民医院行"腹膜阴道成形术",术后自行用手扩张人工阴道。1年9个月前(35岁)因"人工阴道短小,顶端瘢痕形成"在某私立医院再次行"腹腔镜探查术+双侧始基子宫融合术+盆腔粘连分解术+口腔黏膜代阴道成形术",术后放置阴道模具。术后1年7个月患者自觉阴道模具脱落,并发现有淡黄色液体自阴道流出,遂到手术医院检查,诊断为"膀胱阴道瘘",予以留置尿管,建议至上级医院就诊。患者到当地医院就诊,行膀胱镜检查发现"膀胱三角区可见输尿管间嵴黏膜水肿改变,经人工阴道置入导丝,膀胱镜下可见导丝位于膀胱内,膀胱镜经人工阴道进入膀胱,见瘘口约40mm",膀胱镜检查提示"膀胱阴道瘘"。为进一步诊治,至笔者医院就诊,门诊拟"膀胱阴道瘘"收入院。入院后专科检查:外阴发育正常,色素正常,阴毛呈女性型分布,阴蒂正常,尿道口正常,见留置导尿管,成形阴道深约60mm,顶端为盲端,内诊阴道可容2指,前壁顶端可扪及一大小约20mm×20mm的瘘口,盆腔可扪及一大小约50mm×30mm的条状肿物,触之有疼痛感。肛门指诊:直肠黏膜光滑,未触及明显异常。

2. 超声检查

(1)超声表现：外院 MRKH 综合征阴道成形术后经腹及经直肠超声扫查，盆腔内可见融合始基子宫回声，呈"蝴蝶形"，左右径约 47mm，前后径约 11mm，内部回声尚均匀。右侧卵巢内可见一大小约 28mm×21mm 的囊性回声，边界清晰，内透声好；左侧卵巢可显示，内未见明显异常回声。膀胱内可见导尿管球囊，膀胱无法充盈，膀胱轮廓显示不清，于膀胱区域可见一腊肠形异常回声，大小约 81mm×29mm，边界光滑清晰，内回声不均匀。经

直肠双平面超声检查，膀胱后壁可见连续中断，动态观察可见尿液经膀胱后壁连续中断处流向人工阴道内。在经直肠双平面超声的监测下，经人工阴道插入子宫造影通水管，可见子宫造影通水管直接进入膀胱内，充盈球囊，再慢慢向外拉子宫造影通水管，同时调节球囊大小，刚好见球囊通过膀胱壁上的连续中断处，此时测量膀胱壁中断处宽约 15mm（图 13-294）。

肝、胆、脾及双肾超声检查未见异常声像。

(2)超声提示：①外院 MRKH 综合征术后，盆腔

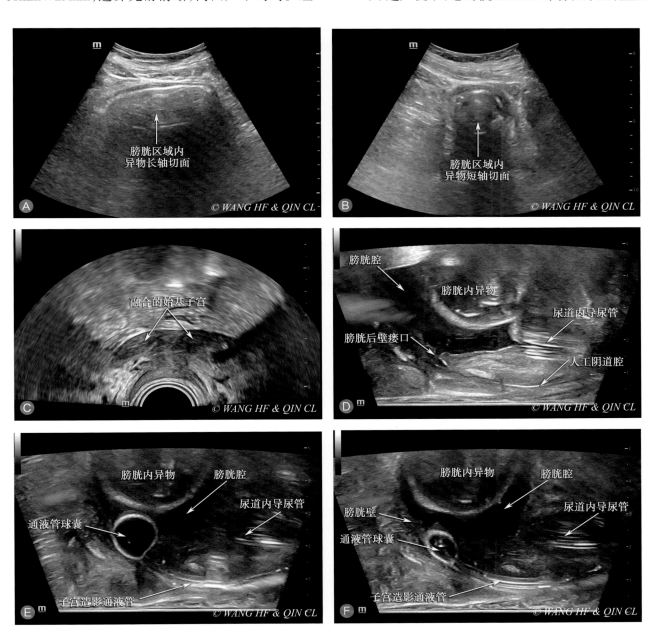

图 13-294　病例 60 超声表现

A、B. 经腹超声扫查，膀胱轮廓显示不清，膀胱区域可见一腊肠形异常回声；C. 经直肠超声检查，可见融合始基子宫呈"蝴蝶形"；D. 经直肠双平面超声检查，膀胱后壁可见连续中断；E、F. 可见子宫造影通水管直接进入膀胱内。

内见融合始基子宫声像；②膀胱人工阴道瘘；③膀胱区域所见异常声像，考虑为异物（阴道模具异位到膀胱？），请结合临床进一步检查；④右侧卵巢小囊肿声像，左侧卵巢未见异常声像。

3. CT 检查

（1）双输尿管（下腹部＋盆腔）尿路成像（CTU），双输尿管（下腹部＋盆腔）平扫＋三维成像：双侧肾脏形态、大小、位置大致如常，外缘轮廓光整，双肾实质密度均匀，双侧肾盂结构大致如常，其内未见明显异常密度影，双侧肾周脂肪间隙未见明显异常密度。

膀胱充盈欠佳，壁无明显增厚，其内可见导尿管留置，并见长椭圆形低密度影，边界光整，大小 90mm×32mm。右侧附件区可见大小 34mm×25mm 的类圆形囊性低密度影，边界光整，CT 值 20HU；子宫形态不规则，呈"蝴蝶形"改变；左侧附件区未见明显异常改变。增强后延时膀胱内见导尿管留置，并见低密度无强化影，范围 90mm×32mm；可见造影剂经膀胱后壁进入人工阴道内；双侧肾盂、肾盏及输尿管充盈良好，形态、密度未见明显异常改变，管径未见明显异常增宽征象（图 13-295）。

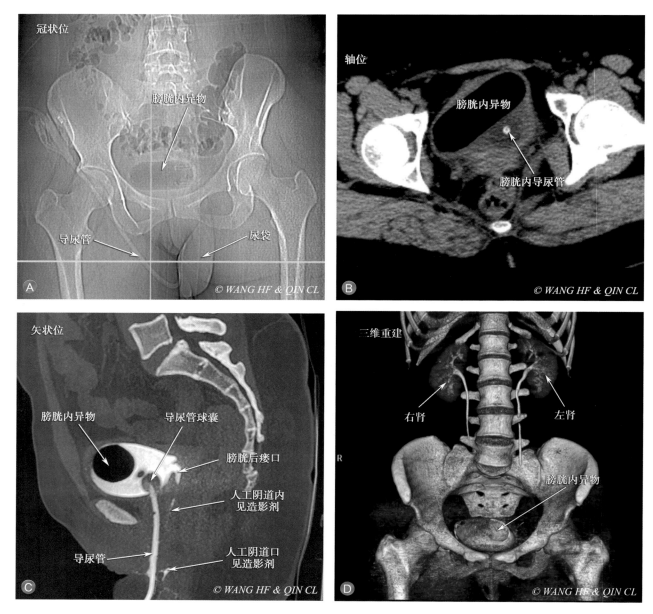

图 13-295　病例 60 CT 表现
A. 膀胱内见长椭圆形低密度影，边界光整；B. 增强后延时膀胱内见导尿管留置，并见长椭圆形低密度无强化影，膀胱后壁可见瘘口；C. 膀胱后壁可见造影剂进入人工阴道内；D. 三维成像双肾及双侧肾盂结构大致如常。

(2)CT 提示：① MRKH 综合征"阴道成形术后"，考虑膀胱 - 阴道瘘，请结合临床。②膀胱导尿管留置；膀胱内长椭圆形低密度影，请结合临床病史。③右侧附件区囊性灶，请结合超声或 MRI 检查。

4. 腹腔镜 + 膀胱镜

(1)腹腔镜监视下行膀胱镜检查：膀胱后壁黏膜水肿，膀胱内见一大小约 80mm×30mm 长椭圆形异物。膀胱后壁近膀胱颈处见一瘘口，直径约 40mm，瘘口周边可见息肉及滤泡状炎性增生组织，并见一粘连带。手指经人工阴道触诊，在其顶端前壁可触及一瘘口，经人工阴道插入导尿管，膀胱镜下可见导尿管经瘘口进入膀胱，充盈导尿管球囊，在瘘口两侧约 15mm 处分别可见双侧输尿管开口。考虑瘘口距离双侧输尿管开口较近，故双侧输尿管分别置放输尿管支架管（图 13-296）。

(2)腹腔镜：膀胱明显膨隆，盆腔内见融合后的始基子宫，部分大网膜粘连附着于其表面，双侧输卵管及卵巢大小、形态未见明显异常。考虑膀胱内异物体积大，无法经尿道取出，且膀胱 - 人工阴道瘘口大，拟行"腹腔镜下膀胱异物取出 + 膀胱瘘修补术"。超声刀于膀胱顶部横行切开长约 40mm，膀胱内见异物，取出膀胱内异物，并行进一步探查，可见导尿管穿过膀胱后壁的瘘口、两侧输尿管开口及输尿管支架管。3-0 可吸收线围绕瘘口做荷包缝合不打结。盘状拉钩暴露人工阴道，向下牵拉留置于瘘口处的导尿管充分暴露瘘口，围绕瘘口同心圆状切开旁侧黏膜，3-0 可吸收线围绕瘘口做荷包缝合不打结。腹腔镜直视下取出膀胱瘘口处导尿管并收紧荷包缝合处缝线并打结，后经人工阴道收紧荷包缝合处缝线并打结。腹腔镜下冲洗膀胱，人工阴道内未见明显液体自修补后的瘘口处流出。腹腔镜下用 2-0 无结可吸收线连续缝合膀胱顶部切口，关闭膀胱（图 13-297）。经脐部置入取物袋，将膀胱内取出之异物放入取物袋，扩大脐部切口，取出取物袋。手术台下检查异物完整，为一长椭圆形"人工阴道模具"，剖开内为棉质纱卷，外包膜为避孕套（图 13-298）。

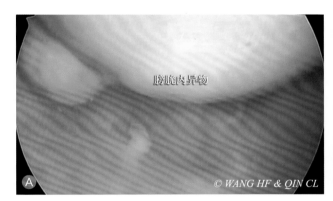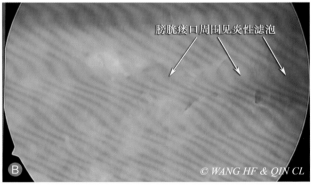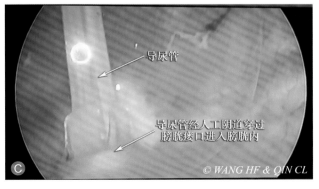

图 13-296　病例 60 膀胱镜所见
A、B. 膀胱后壁黏膜水肿，膀胱内见一长椭圆形异物，膀胱瘘口周边可见滤泡状炎性增生组织；
C. 膀胱镜下可见导尿管经瘘口进入膀胱。

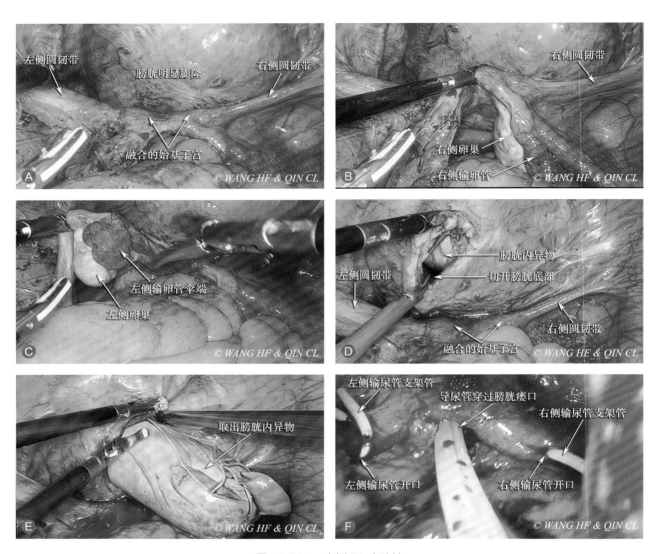

图 13-297　病例 60 腹腔镜

A. 膀胱膨隆，盆腔内见融合后的始基子宫；B、C. 双侧输卵管及卵巢未见明显异常；D. 于膀胱顶部横行切开见膀胱内异物；
E. 取出膀胱异物；F. 腹腔镜进入膀胱内进一步探查，见导尿管穿过膀胱后壁瘘口，并可见两侧输尿管支架管。

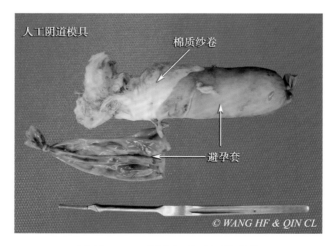

图 13-298　病例 60 取出异物所见

膀胱内异物为一长椭圆形"人工阴道模具"，剖开内为棉质
纱卷，外包膜为避孕套。

5. 经尿道膀胱镜检 + 膀胱镜下双侧输尿管支架取出术 术后 7 天行膀胱镜检查,见膀胱后壁黏膜水肿,膀胱内无结石和肿块。用异物钳将双侧输尿管内的支架管取出体外。检查输尿管支架管完整,无断裂和残留。

6. 最后临床诊断(图 13-299)

(1)MRKH 综合征阴道成形术后并发膀胱人工阴道瘘。

(2)膀胱内异物(人工阴道模具异位至膀胱)。

7. 病例分享要点 MRKH 综合征腹膜阴道成形术后并发膀胱人工阴道瘘的原因是多方面的,主要是手术造成局部损伤或粘连,手术技巧及术后患者放置和使用模具的正确性等。故要求术者了解发育异常情况下的盆腔解剖结构,掌握操作手术技巧,同时要加强对患者出院后的随访和管理。MRKH 综合征有特征性的连接两侧始基子宫下缘的索状带,索状带中央部分稍膨大(详见第十章"先天性子宫阴道缺如综合征"),在阴道成形术中,关闭盆腔时,倒刺线连续缝合盆腔腹膜边缘,提拉收口固定于索状带膨大处,形成人工阴道顶端,对人工阴道顶端的支持至关重要(详见附录"腹腔镜辅助腹膜阴道成形术")。此患者阴道模具经人工阴道 - 膀胱瘘道异位至膀胱,实属罕见。膀胱镜检查未发现阴道模具异位至膀胱,可能的原因是阴道模具太大,横置于膀胱,表面又呈光滑的乳白色,误认为是正常的膀胱内壁。2021 年《梗阻性子宫阴道发育异常诊治的中国专家共识》建议转诊至有丰富诊治经验的医疗机构进行治疗。MRKH 综合征阴道成形术后并发膀胱人工阴道瘘和膀胱内异物超声及腹腔镜表现见视频 13-60。

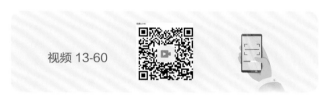

视频 13-60

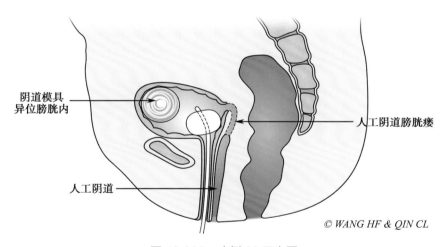

图 13-299 病例 60 示意图

(秦成路 王慧芳 赖云英 石瑾秋)

腹腔镜辅助腹膜阴道成形术

女性生殖道畸形中的阴道重建治疗是临床难点之一,传统治疗手术时间长,创伤大,效果不满意,部分患者因多次手术效果不佳而切除子宫,最终失去生育力。腹腔镜辅助腹膜阴道成形术(laparoscopic assisted peritoneum vaginoplasty)(罗湖系列术式)能较好地解决阴道重建手术难度大、创伤大、效果不确定的临床难点,获得满意临床效果。

【罗湖二式:腹腔镜腹膜阴道成形术】

1. 适应证

(1)MRKH综合征患者的阴道成形术。

(2)完全性雄激素不敏感综合征(CAIS)。

(3)其他需要阴道延长的患者。

(4)非手术治疗失败的MRKH综合征患者。

2. 手术步骤(附图1)

(1)在腹腔镜辅助下用"穿刺引导法"成形人工阴道隧道:①肛门指检指示,于阴道前庭正中(尿道与直肠之间),以气腹针刺入尿道膀胱后壁与直肠前壁之间的间隙,达盆底腹膜外,可见针尖但不刺破腹膜;②注入含有垂体后叶素及肾上腺素的液体,使用水压分离腹膜,形成白色"水囊",达两侧宫骶韧带,以充分游离盆底腹膜;③穿破腹膜达盆腔,腹腔镜吸引器套入气腹针,在气腹针的引导下到达会阴部;④肛门检查直肠黏膜有无损伤,检查尿管引流尿液是否清亮,排除直肠和膀胱尿道有无损伤;

⑤取出气腹针,将中弯血管钳套入腹腔镜吸引器中,引导中弯血管钳进入盆腔,中弯血管钳扩大人工阴道隧道;⑥再以阴道扩张器逐步扩张人工阴道隧道,形成直径约30mm的人工阴道隧道。

(2)下拉盆底腹膜,覆盖人工阴道隧道表面,形成光滑的人工阴道腔:①用卵圆钳经人工阴道隧道将缝针送入盆腔,线尾留置在会阴外;②上、下、左、右(12点、6点、9点、3点)分别缝合腹膜前后缘和左右侧缘,用卵圆钳经人工阴道隧道将缝针拉出,将腹膜下缘分别与对应的人工阴道隧道口阴道前庭黏膜缝合,使腹膜完全覆盖人工阴道隧道表面,形成表面光滑的人工阴道腔。

(3)关闭盆底:经人工阴道送入倒刺线至盆腔,倒刺线连续缝合盆腔腹膜边缘,提拉收口固定于索状带上,关闭盆底,形成人工阴道顶端。

(4)人工阴道内填塞凡士林纱条。

3. 优势 ①"穿刺引导法"是手术成功和避免膀胱尿道和直肠损伤的关键;②利用自制的阴道扩张器扩张人工阴道隧道,既能减少出血,又能避免损伤直肠和膀胱;③利用盆底直肠子宫陷凹很小范围的腹膜,最大限度地减少了创伤;④腹膜再生修复能力强、抗感染能力强、无排斥反应,成本低廉,是最理想的修复材料;⑤无须长期放置阴道模具,能减少感染和并发症的机会。

4. 手术时机的选择 一般认为在结婚前2~3

个月手术。笔者建议 18 岁性成熟后即应手术,以免影响患者的性心理和性格发展。

5. 术后恢复期 人工阴道为一盲腔。早期的人工阴道内壁由下拉的盆底腹膜覆盖而形成表面光滑的盲腔,后期阴道前庭黏膜的鳞状上皮细胞逐渐向上生长,使下拉的盆底腹膜逐渐被鳞状上皮化;人工阴道的前后壁由术前膀胱尿道后壁与直肠前壁之间的结缔组织及盆底腹膜自身的结缔组织形成,但

缺乏肌层。人工阴道前后壁由术前膀胱尿道后壁与直肠前壁之间的结缔组织及盆底腹膜自身的结缔组织形成,缺乏肌层。

人工阴道缺乏正常的阴道黏膜、肌层和纤维组织膜的三层阴道壁结构。人工阴道从形成到成熟需经历 4 个时期:①阴道形成期为术后 5~8 天;②瘢痕挛缩期为术后 8~20 天;③瘢痕软化期为术后 20 天 ~3 个月;④阴道成熟期为术后 3~6 个月。瘢痕

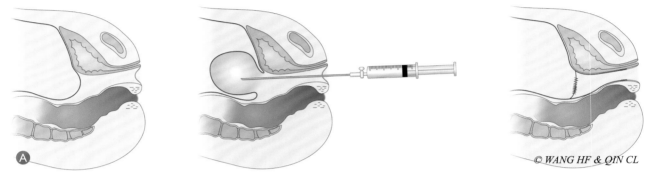

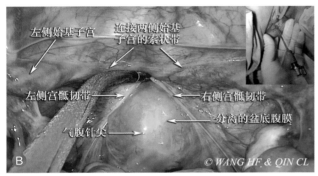

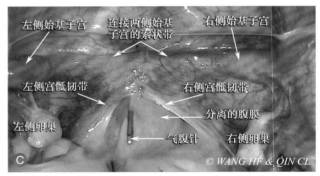

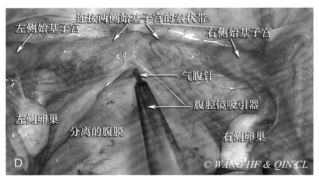

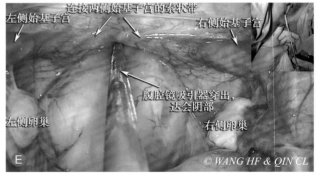

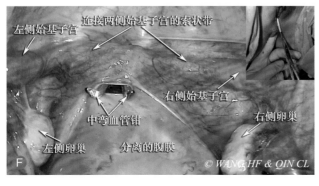

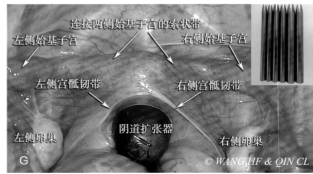

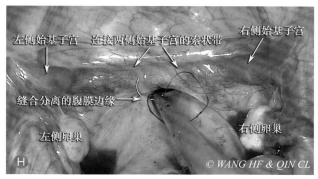
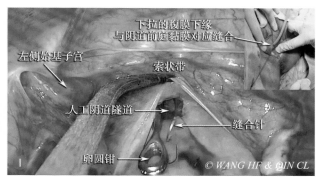
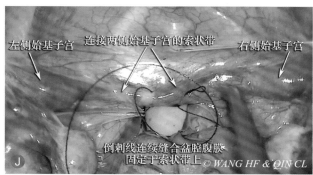
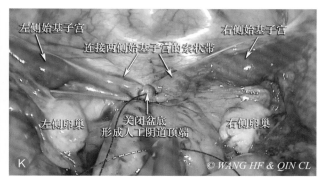

附图 1　手术步骤

A. 腹腔镜辅助下用"穿刺引导法"形成人工阴道隧道示意图；B. 气腹针穿刺达盆底腹膜外，水压分离腹膜形成白色"水囊"；C. 气腹针穿破腹膜达盆腔；D. 腹腔镜吸引器套入气腹针；E. 在气腹针的引导下到达会阴部；F. 中弯血管钳套入腹腔镜吸引器中，引导中弯钳进入盆腔，并用中弯钳扩大人工阴道隧道；G. 以阴道扩张器逐步扩张人工阴道隧道；H. 上、下、左、右分别缝合腹膜前后缘和左右侧缘；I. 用卵圆钳经人工阴道隧道将缝针拉出，将腹膜下缘分别与对应的人工阴道隧道口阴道前庭黏膜缝合；J. 倒刺线连续缝合盆腔腹膜边缘，固定于索状带上；K. 关闭盆底，形成人工阴道顶端。

挛缩期是术后处理的关键，变被动戴阴道模具为主动用模具扩张阴道，既减轻了术后患者长期戴阴道模具的痛苦，又有效地扩张了阴道。

【罗湖三式：罗湖二式 + 发育异常子宫颈切除术 + 子宫体人工阴道吻合术】

1. 适应证

（1）阴道完全闭锁（Ⅱ型阴道闭锁）合并子宫颈发育异常。

（2）阴道上段闭锁合并子宫颈发育异常。

2. 手术步骤（附图 2）

（1）腹腔镜辅助下"穿刺引导法"成形人工阴道隧道（见罗湖二式），人工阴道隧道表面覆盖腹膜（也可用生物补片），形成表面光滑的人工阴道腔。

（2）发育异常的子宫颈切除术：用超声刀充分分离发育异常的子宫颈，完全暴露发育异常的子宫颈并切除，在子宫下段形成一个直径约 20mm 大小的出口。

（3）子宫腔内放置梅花头导尿引流管：从人工阴道隧道将梅花头导尿引流管送入盆腔，将梅花头导尿引流管头端置入子宫腔，尾端自人工阴道引出。如果患者子宫腔下段狭小，可用超声刀或单极电凝切开子宫底部，腹腔镜持针器从宫底将梅花头导尿引流管的头端从子宫腔下段拉入宫腔，并固定于子宫腔底部，缝合子宫底部，引流管留置于人工阴道隧道中上段。

（4）子宫体与人工阴道吻合术：用可吸收线缝合子宫下段出口边缘与人工阴道隧道上缘，将子宫下段出口固定于人工阴道顶端，完成子宫体与人工阴道吻合。

（5）人工阴道内填塞凡士林纱条。

3. 优势　①罗湖三式微创、手术简单易行，能最大限度地恢复患者生殖管道的解剖结构，且保留有正常功能的子宫体，为保留生育功能提供了基础；②罗湖二式手术操作简单，游离腹膜容易，可塑性强，可以很好地解决患者年龄小、手术操作区域狭小导致手术不易进行的问题，使阴道成形更容易成功；

③切除发育异常的子宫颈，采用子宫下段作为子宫出口，避免了传统手术子宫颈造口处再次狭窄闭锁的可能性；④术后不需要戴阴道模具。

4. 术后恢复期 罗湖三式术后恢复期同罗湖二式，术后1~3年根据患者实际情况可拔出梅花头导尿引流管。

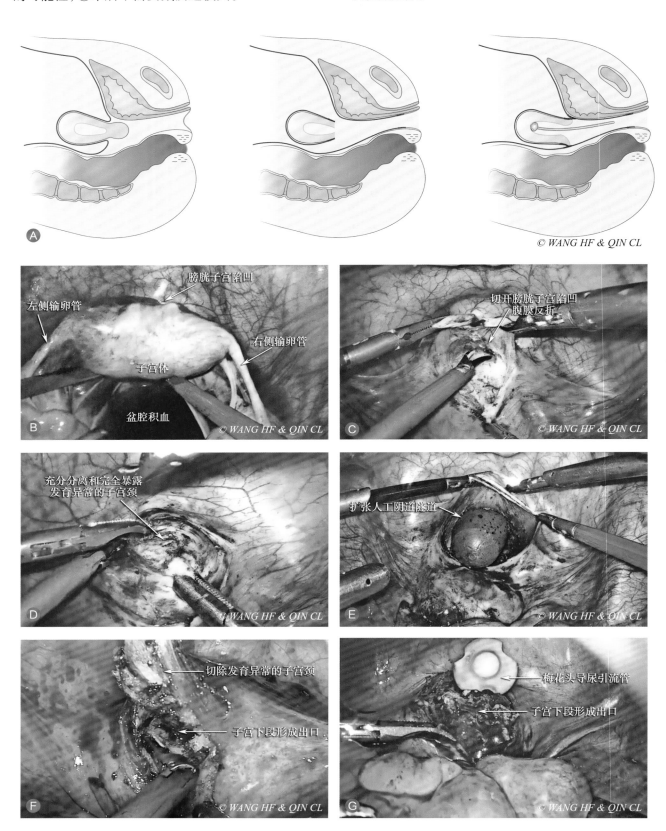

© WANG HF & QIN CL

© WANG HF & QIN CL

左侧输卵管
膀胱子宫陷凹
右侧输卵管
子宫体
盆腔积血

切开膀胱子宫陷凹腹膜反折

充分分离和完全暴露发育异常的子宫颈

扩张人工阴道隧道

切除发育异常的子宫颈
子宫下段形成出口

梅花头导尿引流管
子宫下段形成出口

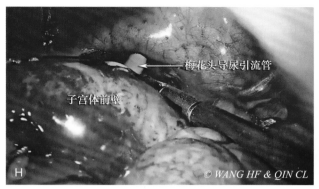
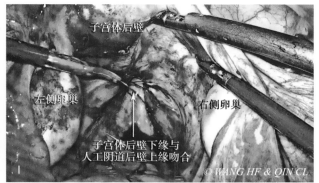
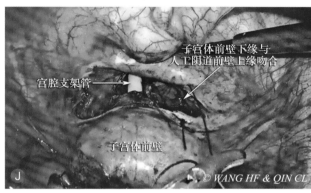
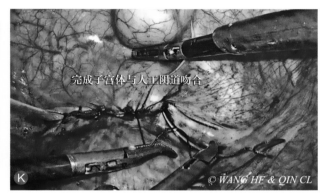

附图2　手术步骤

A. 手术示意图；B. 腹腔镜见子宫体发育良好，经血逆流，盆腔积血；C. 打开膀胱子宫腹膜反折；D. 充分游离发育异常的子宫颈，完全暴露发育异常的子宫颈；E. "穿刺引导法"成形人工阴道隧道；F. 切除发育异常的子宫颈，在子宫下段形成出口；G. 从人工阴道隧道将梅花头导尿引流管送入盆腔；H. 将梅花头导尿引流管的头端从子宫下段放置入宫腔；I. 子宫体后壁下缘与人工阴道隧道后壁上缘吻合；J. 子宫体前壁下缘与人工阴道隧道前壁上缘吻合；K. 子宫下段出口固定于人工阴道顶端，完成子宫体与人工阴道吻合。

【罗湖四式：腹腔镜下闭锁阴道切开术 + 游离积血扩张的阴道壁 + 阴道成形术】

1. 适应证

(1) 高位 I 型阴道闭锁。

(2) 年幼中高位 I 型阴道闭锁。

(3) I 型阴道闭锁术后阴道狭窄闭锁。

2. 手术步骤

(1) 早期的罗湖四式是在腹腔镜辅助下"经直肠子宫陷凹路径"，用"穿刺引导法"打通闭锁的阴道下段，游离积血扩张的阴道壁，横向切开阴道后穹窿，形成带蒂的阴道皮瓣，下拉覆盖打通的人工阴道隧道前壁，与对应的人工阴道隧道口12点处的黏膜缝合，下拉游离的腹膜覆盖人工阴道后壁，与对应的人工阴道隧道口6点处的黏膜缝合，形成表面光滑的人工阴道隧道（附图3 A）。

(2) 改良的罗湖四式是在腹腔镜辅助下"经膀胱子宫陷凹路径"，用"穿刺引导法"打通闭锁的阴道下段，游离积血扩张的阴道壁，横向切开阴道前穹窿，形成带蒂的阴道皮瓣，下拉覆盖打通的人工阴道隧道后壁，与对应的人工阴道隧道口6点处的黏膜缝合，下拉游离的腹膜覆盖人工阴道前壁（也可用生物补片），与对应的人工阴道隧道口12点处的黏膜缝合，形成表面光滑的人工阴道隧道（附图3 B）。

(3) 当中位阴道闭锁阴道上中段积血多，阴道扩张明显，阴道壁延展好时，可用"阴道壁下拉贯通法"（附图3 C），打开膀胱子宫陷凹腹膜反折，游离积血扩张的上中段阴道至最低点，"穿刺引导法"打通闭锁的阴道，成形人工阴道隧道，于阴道积血最低处切开，吸净其内的陈旧性积血，将游离的阴道壁前、后壁下缘下拉至人工阴道口处，分别覆盖人工阴道隧道前、后壁表面，将下拉的阴道壁分12点、3点、6点和9点与人工阴道口黏膜对应缝合固定，形成表面光滑的人工阴道腔（附图4）。

（4）有条件的可放置 2.5mm 的宫腔镜于人工阴道内检查，进一步确定人工阴道与子宫颈及子宫腔相通，避免假道的形成，导致手术的失败。

（5）人工阴道内填塞凡士林纱条。

3. 优势 ①由于年幼患儿会阴发育差，组织薄而脆弱，在腹腔镜直视下分离积血扩张的阴道壁，以及使用"穿刺引导法"快速打通膀胱尿道后壁与直肠前壁之间的间隙，可最大限度避免膀胱、尿道和直肠的损伤。②利用积血扩张的上段阴道壁，充分游离，形成具有光滑面、质地柔软、弹性好，具有一定厚度和长度的阴道壁皮瓣，覆盖人工阴道隧道的后壁，与正常女性的阴道后壁相似。人工阴道前壁采用

游离腹膜（有条件的可用生物补片）作为覆盖物，可形成表面光滑的人工阴道，减少术后粘连的可能性。③游离的阴道壁及腹膜均带有蒂，血运好，术后很快紧贴创面生长，有利于阴道成形，且恢复快。④阴道壁及腹膜作为覆盖物为患者自身组织，取材便利，无排斥，无额外费用产生，体表无瘢痕，体内无明显结构改变，与其他人工阴道覆盖物相比有明显优势。⑤由于有较厚的阴道游离皮瓣作为闭锁阴道切开后的阴道壁覆盖物，所以无须长期放置子宫阴道支架管或阴道模具，减少逆行感染机会。

4. 术后恢复期 同罗湖二式。

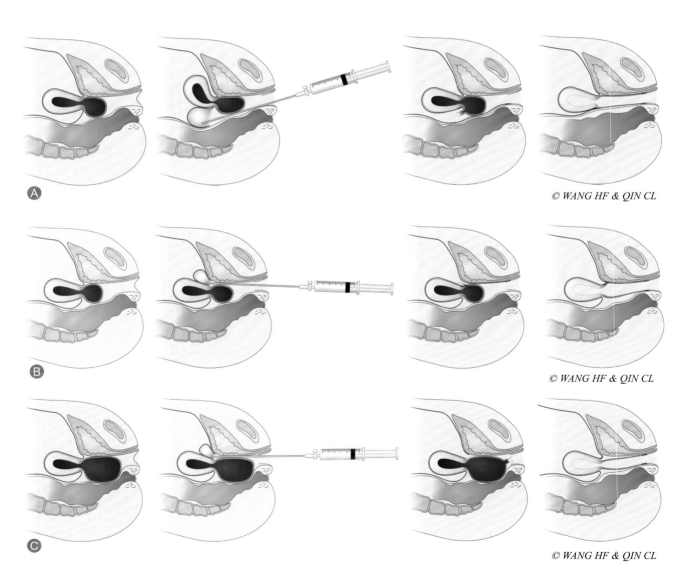

© WANG HF & QIN CL

附图 3　手术示意图
A. 经直肠子宫陷凹路径；B. 经膀胱子宫陷凹路径；C. 阴道壁下拉贯通法。

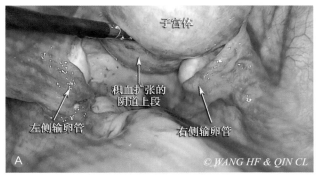

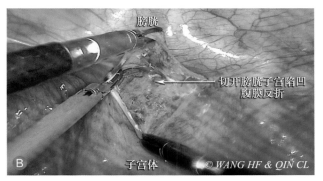

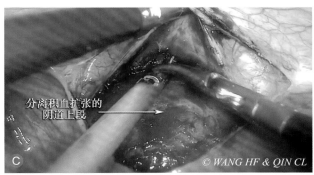

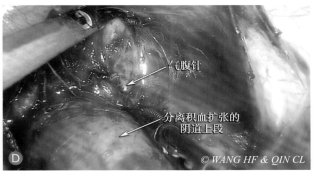

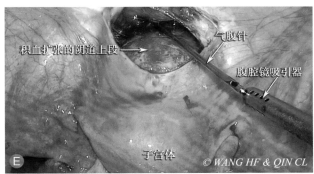

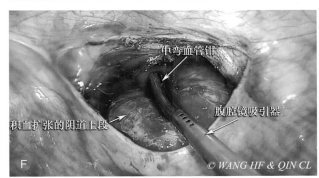

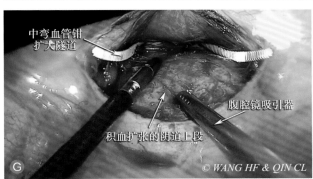

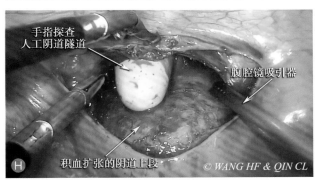

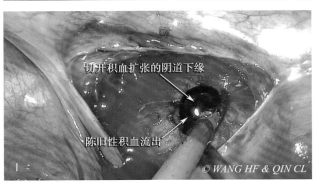

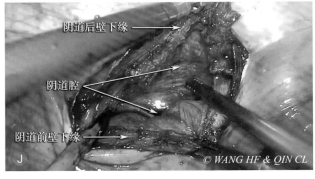

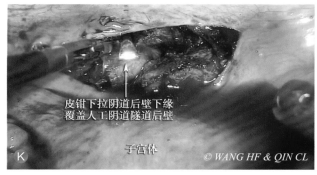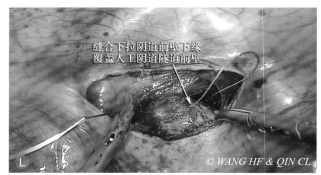

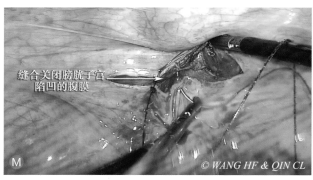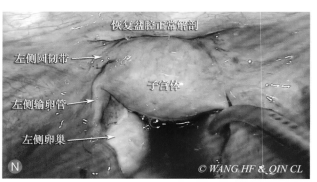

附图4　阴道壁下拉贯通法手术步骤

A. 腹腔镜见阴道积血扩张；B. 切开膀胱子宫陷凹腹膜反折；C. 充分分离并尽可能暴露积血扩张的阴道上段；D~H. "穿刺引导法"打通闭锁的阴道，成形人工阴道隧道；I. 切开积血扩张的阴道下缘，陈旧性积血流出；J. 暴露扩张的阴道内腔；K. 皮钳下拉阴道后壁下缘覆盖人工阴道隧道后壁；L. 缝合阴道前壁下缘，下拉覆盖人工阴道隧道前壁；M. 缝合关闭膀胱子宫陷凹的腹膜；N. 恢复盆腔正常解剖。

【罗湖五式：罗湖二式 +MRKH 综合征宫腔发育良好的始基子宫与人工阴道吻合术】

1. 适应证

（1）MRKH 综合征一侧始基子宫有发育良好的宫腔。

（2）MRKH 综合征双侧始基子宫有发育良好的宫腔。

2. 手术步骤（附图5）

（1）在腹腔镜辅助下"穿刺引导法"打通人工阴道隧道（见罗湖二式）。

（2）宫腔发育良好的始基子宫切开术：沿始基子宫内侧缘从宫底部弧形切开，暴露宫腔。如果是双侧始基子宫有发育良好的宫腔，则行双侧始基子宫内侧缘切开，并行双侧始基子宫融合术。

（3）始基子宫宫腔内置放梅花头导尿引流管：从人工阴道隧道将包绕生物补片的梅花头导尿引流管送入盆腔，将梅花头导尿引流管的头端置于始基子宫宫腔内，并固定于宫腔底部，引流管留置于人工阴道隧道内，连续缝合关闭子宫切口。

（4）始基子宫人工阴道吻合术：用可吸收线缝合始基子宫下段出口边缘与人工阴道隧道上段，将始基子宫下段出口固定于人工阴道顶端，关闭盆底。

（5）人工阴道内填塞凡士林纱条。

3. 优势　①能最大限度地恢复宫腔发育良好的始基子宫患者生殖道解剖结构；②保留了患者的始基子宫，重建了人工阴道，让患者从生理上和心理上得到了极大的安慰；③术后放置宫腔支架，充分引流经血，减少术后粘连的机会。

4. 术后恢复期　同罗湖二式。术后 1~3 年根据患者具体情况可拔出梅花头导尿引流管。

【MRKH 综合征始基子宫融合术】

1. 适应证

（1）MRKH 综合征自愿要求做始基子宫融合的患者。

（2）MRKH 综合征并卵巢下降不良或卵巢异位自愿要求做始基子宫融合的患者。

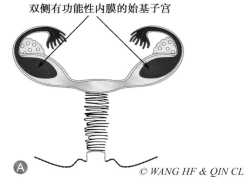

双侧有功能性内膜的始基子宫

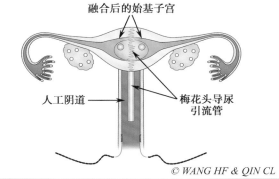

融合后的始基子宫

人工阴道 梅花头导尿引流管

© WANG HF & QIN CL

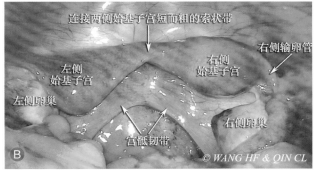

连接两侧始基子宫短而粗的索状带

右侧输卵管

左侧始基子宫

左侧卵巢

右侧始基子宫

右侧卵巢

宫骶韧带

© WANG HF & QIN CL

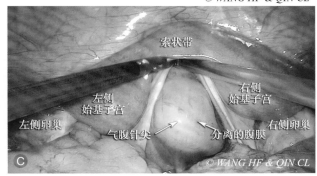

索状带

左侧始基子宫

左侧卵巢

右侧始基子宫

右侧卵巢

气腹针尖 分离的腹膜

© WANG HF & QIN CL

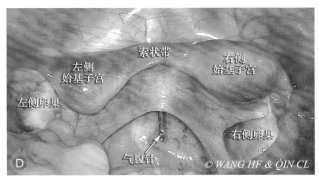

索状带

左侧始基子宫

左侧卵巢

右侧始基子宫

右侧卵巢

气腹针

© WANG HF & QIN CL

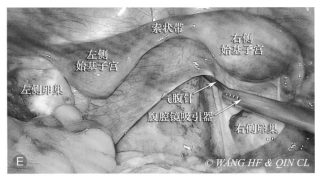

索状带

左侧始基子宫

左侧卵巢

右侧始基子宫

右侧卵巢

气腹针 腹腔镜吸引器

© WANG HF & QIN CL

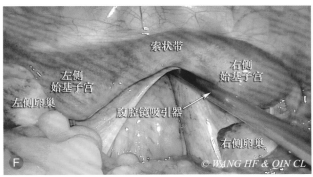

索状带

左侧始基子宫

左侧卵巢

右侧始基子宫

右侧卵巢

腹腔镜吸引器

© WANG HF & QIN CL

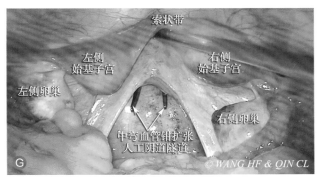

索状带

左侧始基子宫

左侧卵巢

右侧始基子宫

右侧卵巢

中弯血管钳扩张人工阴道隧道

© WANG HF & QIN CL

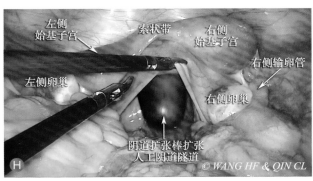

左侧始基子宫

索状带

右侧始基子宫

右侧输卵管

左侧卵巢

右侧卵巢

阴道扩张棒扩张人工阴道隧道

© WANG HF & QIN CL

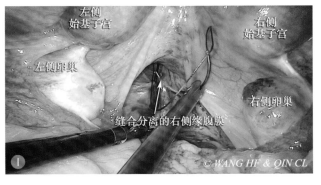

左侧始基子宫

右侧始基子宫

左侧卵巢

右侧卵巢

缝合分离的右侧缘腹膜

© WANG HF & QIN CL

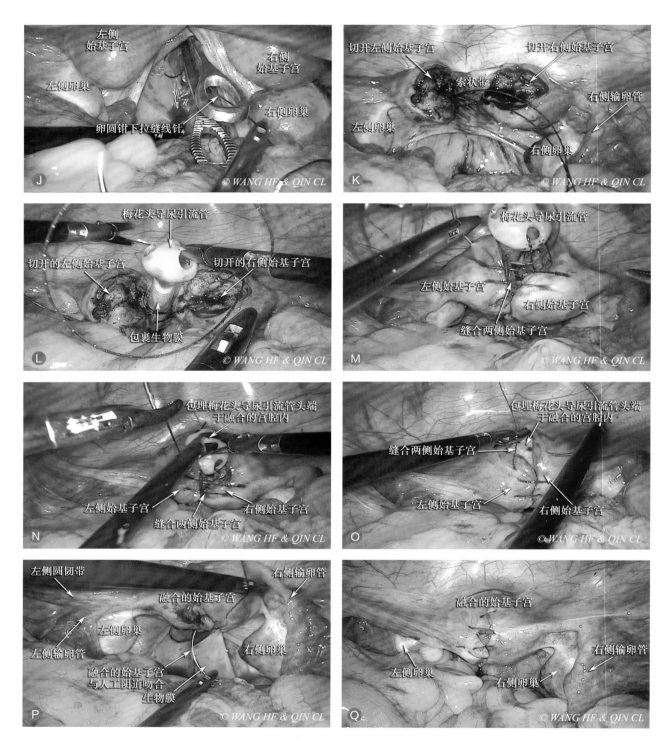

附图 5　手术步骤

A. 手术示意图；B. 腹腔镜见双侧有功能性内膜的始基子宫；C~H. "穿刺引导法"成形人工阴道隧道；I. 缝合分离的腹膜边缘；J. 卵圆钳下拉腹膜缝线针至外阴；K. 切开两侧始基子宫；L. 经人工阴道隧道置入梅花头导尿引流管；M~O. 融合两侧始基子宫，包埋梅花头导尿引流管的头端于融合的始基子宫宫腔内；P. 融合的始基子宫和人工阴道吻合；Q. 两侧始基子宫融合成形后的盆腔。

2. 手术步骤（附图 6）

（1）在腹腔镜辅助下用"穿刺引导法"成形人工阴道隧道。

（2）下拉盆底腹膜，覆盖人工阴道隧道表面，形成光滑的人工阴道腔。

（3）经人工阴道送倒刺线入盆腔，倒刺线连续缝合盆腔腹膜边缘,提拉收口固定于索状带中部,关闭盆底,形成人工阴道顶端。

(4)倒刺线从索状带中部开始连续缝合至双侧始基子宫底部。始基子宫融合前,左、右侧卵巢分别位于左、右侧始基子宫内上方;始基子宫融合后,始基子宫和卵巢的位置发生了明显改变,融合的始基子宫呈"蝴蝶形",位于盆腔中央,双侧卵巢向盆腔中部靠拢,位于融合的始基子宫左、右后方。

3. 优势　①罗湖二式+始基子宫融合术,手术过程操作简单,最大限度地恢复了盆腔脏器解剖的位置,在心理上给予患者极大的安慰,有子宫(融合的始基子宫)、有卵巢、有阴道(人工阴道),和"正常女孩"一样;②MRKH综合征患者的左、右侧卵巢分别位于左、右侧始基子宫内上方,超声科医生往往会漏诊卵巢的观察,始基子宫融合术后,两侧卵巢位于融合子宫左、右后方,超声很容易观察到,卵巢及附件的早期病变也很容易发现;③MRKH综合征的患者由于米勒管发育异常,可导致引带的发育异常,发生始基子宫腹股沟疝或卵巢腹股沟疝的机会要高,所以子宫融合手术可以避免以后发生始基子宫和卵巢腹股沟疝的风险;④MRKH综合征的患者由于米勒管发育异常,可影响卵巢的下降受阻,停滞在腹腔,由于肠气的干扰且有肠管损伤的风险,很难经腹取卵,而从人工阴道取卵,无法显示位于腹腔的卵巢。始基子宫融合术后,双侧卵巢向盆腔中部靠拢,位于融合的始基子宫左、右后方,即可从人工阴道安全取卵。

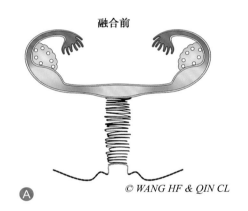
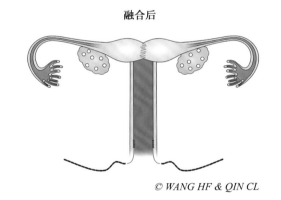
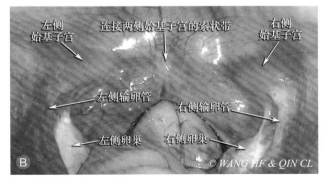
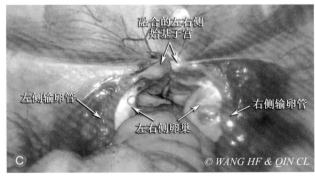

附图6　MRKH综合征始基子宫融合术示意图

A. MRKH综合征始基子宫融合前与融合后;B. 腹腔镜见双侧始基子宫位于盆腔两侧,双侧卵巢紧邻同侧始基子宫内侧;C. 始基子宫融合术后,双侧卵巢向盆腔中部靠拢,位于融合的始基子宫两侧。

(秦成路　石瑾秋　王慧芳)

参 考 文 献

1. 朱兰, 郎景和, 宋磊, 等. 关于阴道斜隔综合征、MRKH综合征和阴道闭锁诊治的中国专家共识. 中华妇产科杂志, 2018, 53 (1): 35-42.

2. 罗光楠. 阴道成形术. 北京: 人民军医出版社, 2009.

3. 杜敏. 妇科腹腔镜手术学图谱. 北京: 人民军医出版社, 2014.

4. 秦成路, 罗光楠. 先天性宫颈闭锁手术治疗的方法介绍. 实用妇产科杂志, 2015, 31 (2): 93-95.

5. QIN C L, LUO G N, DU M, et al. The clinical application of laparoscope-assisted peritoneal vaginoplasty for the treatment of congenital absence of vagina. Int J Gynaecol Obstet, 2016, 133 (3): 320-324.

6. 秦成路, 杜敏, 张可, 等. 罗湖三式治疗先天性阴道闭锁合并宫颈闭锁1例报告. 中国微创外科杂志, 2016, 16 (1): 75-78.

7. 秦成路, 张可, 龚旭, 等. 罗湖四式治疗合并功能性子宫的阴道闭锁 (I型) 5例报告. 中国微创外科杂志, 2016, 13 (10): 927-930.

8. 秦成路, 罗光楠, 罗新. 基于生理功能需求的阴道成形术后系统管理. 中国计划生育和妇产科, 2020, 12 (12): 13-16.

9. 秦成路, 罗光楠, 罗新. 先天性阴道闭锁治疗策略探讨. 中国计划生育和妇产科, 2020, 12 (3): 13-19.

10. ZHU L, WONG F, LANG J. Atlas of surgical correction of female genital malformation. Springer Netherlands, 2015.

11. 夏恩兰, 黄胡信. 妇科内镜学. 北京: 人民卫生出版社, 2020.

12. PAN H X, LUO G N, QIN C L, et al. Laparoscopic uterovaginal anastomosis in patients with congenital cervicovaginal atresia: An institutional experience with 23 patients. Eur J Obstet Gynecol Reprod Biol, 2021, 260: 218-224.